CB018479

SÉRIE MANUAL DO MÉDICO-RESIDENTE

ENDOCRINOLOGIA E METABOLOGIA

 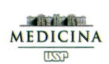 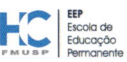 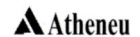

SÉRIE MANUAL DO MÉDICO-RESIDENTE

Coordenadores da Série
Jose Otavio Costa Auler Junior
Luis Yu

<table>
<tr><td>

» *Acupuntura e Medicina Tradicional Chinesa*

» *Alergia e Imunologia*

» *Cardiologia*

» *Cirurgia*

» *Cirurgia de Cabeça e Pescoço*

» *Cirurgia do Aparelho Digestivo*

» *Cirurgia Geral*

» *Cirurgia Pediátrica*

» *Cirurgia Plástica*

» *Cirurgia Torácica*

» *Cuidados Paliativos – Falências Orgânicas*

» *Dermatologia*

» *Endocrinologia e Metabologia*

» *Endoscopia*

</td><td>

» *Gastroenterologia e Hepatologia*

» *Genética Médica*

» *Geriatria*

» *Ginecologia e Obstetrícia*

» *Mastologia*

» *Medicina de Família e Comunidade*

» *Medicina Legal e Perícia Médica*

» *Neurocirurgia*

» *Neurologia*

» *Neurologia Infantil*

» *Nutrologia*

» *Ortopedia*

» *Otorrinolaringologia*

» *Patologia*

» *Pediatria*

» *Pneumologia*

» *Radiologia e Diagnóstico por Imagem*

» *Radioterapia*

» *Reumatologia*

» *Transplante*

» *Urologia*

</td></tr>
</table>

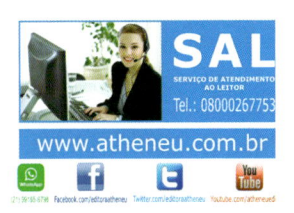

SAL
SERVIÇO DE ATENDIMENTO AO LEITOR
Tel.: 08000267753
www.atheneu.com.br

SMMR Série Manual do Médico-Residente do Hospital das Clínicas da Faculdade de Medicina da Universidade de São Paulo

Coordenadores da Série
JOSE OTAVIO COSTA AULER JUNIOR
LUIS YU

VOLUME
ENDOCRINOLOGIA E METABOLOGIA

Editoras do Volume
ANA CLAUDIA LATRONICO
BERENICE BILHARINHO DE MENDONÇA

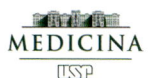
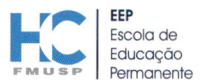
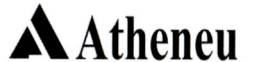

| EDITORA ATHENEU | São Paulo | — | Rua Maria Paula, 123, 13º andar – Conjuntos 133 e 134 Tel.: (11) 2858-8750 E-mail: atheneu@atheneu.com.br |
| | Rio de Janeiro | — | Rua Bambina, 74 Tel.: (21) 3094-1295 E-mail: atheneu@atheneu.com.br |

CAPA: Equipe Atheneu
PRODUÇÃO EDITORIAL: MKX Editorial

CIP-BRASIL. CATALOGAÇÃO NA PUBLICAÇÃO
SINDICATO NACIONAL DOS EDITORES DE LIVROS, RJ

E46

Endocrinologia e metabologia / coordenadores da série Jose Otavio Costa Auler Junior, Luis Yu ; editoras do volume Ana Claudia Latronico Xavier, Berenice Bilharinho de Mendonça ; [[colaboração Alexander Augusto de Lima Jorge ... [et al.]]. - 1. ed. - Rio de Janeiro : Atheneu, 2022.
    720 p. ; 18 cm. (Manual do médico-residente do Hospital das Clínicas da Faculdade de Medicina da Universidade de São Paulo)

    Inclui bibliografia e índice
    ISBN 978-65-5586-298-0

    1. Endocrinologia. 2. Metabologia. I. Auler Junior, Jose Otavio Costa. II. Yu, Luis. III. Xavier, Ana Claudia Latronico. IV. Mendonça, Berenice Bilharinho de. V. Jorge, Alexander Augusto de Lima. VI. Série.

21-73712

CDD: 616.4
CDU: 616.4

Leandra Felix da Cruz Candido - Bibliotecária - CRB-7/6135

06/10/2021   07/10/2021

Latronico AC, Mendonça BB
Série Manual do Médico-Residente do Hospital das Clínicas da Faculdade de Medicina da Universidade de São Paulo – Volume Endocrinologia e Metabologia.

Coordenadores da Série

Jose Otavio Costa Auler Junior
Professor Titular da Disciplina de Anestesiologia da Faculdade de Medicina da Universidade de São Paulo (FMUSP). Diretor da FMUSP (2014-2018).

Luis Yu
Professor-Associado de Nefrologia da Faculdade de Medicina da Universidade de São Paulo (FMUSP). Ex-Coordenador-Geral da Comissão de Residência Médica (COREME) da FMUSP.

Editoras do Volume

Ana Claudia Latronico
Professora Titular do Departamento de Clínica Médica, Disciplina de Endocrinologia e Metabologia da Faculdade de Medicina da Universidade de São Paulo (FMUSP). Chefe da Divisão de Endocrinologia e Metabologia do Hospital das Clínicas da FMUSP (HCFMUSP).

Berenice Bilharinho de Mendonça
Professora Titular do Departamento de Clínica Médica, Disciplina de Endocrinologia e Metabologia da Faculdade de Medicina da Universidade de São Paulo (FMUSP). Chefe do Laboratório de Hormônios e Genética Molecular (LIM-42) do Hospital das Clínicas da FMUSP (HCFMUSP).

Colaboradores

Alexander Augusto de Lima Jorge

Professor-Associado da Disciplina de Endocrinologia e Metabologia da Faculdade de Medicina da Universidade de São Paulo (FMUSP). Responsável pela Unidade de Endocrinologia Genética (LIM-25) e Pesquisador da Unidade de Endocrinologia do Desenvolvimento (LIM-42). Médico da Unidade de Endocrinologia do Desenvolvimento (LIM-24) do Hospital das Clínicas da FMUSP (HCFMUSP).

Amanda Meneses Ferreira

Graduação em Medicina pela Universidade Federal do Paraná (UFPR). Residência Médica em Clínica Médica pela Universidade Federal de São Paulo (Unifesp). Residência Médica em Endocrinologia e Metabologia pela Faculdade de Medicina da Universidade de São Paulo (FMUSP). Especialista em Endocrinologia e Metabologia pela Sociedade Brasileira de Endocrinologia e Metabologia (SBEM). Doutora em Ciências pelo Programa de Endocrinologia da USP.

Ana Amélia Fialho de Oliveira Hoff

Doutora em Endocrinologia pela Universidade Federal de São Paulo (Unifesp). *Ex-Assistant Professor of Medicine* na University of Texas M.D. Anderson Cancer Center. Chefe da Endocrinologia no Instituto do Câncer do Estado de São Paulo (ICESP) da Faculdade de Medicina da Universidade de São Paulo (FMUSP).

Andrea Glezer

Médica-Assistente da Unidade de Neuroendocrinologia da Disciplina de Endocrinologia e Metabologia do Departamento de Clínica Médica do Hospital das Clínicas da Faculdade de Medicina da Universidade de São Paulo (HCFMUSP). Pós-Doutora em Ciências pela FMUSP. Doutora em Ciências pela FMUSP. Médica Pesquisadora da Unidade de Endocrinologia Genética (LIM-25) da FMUSP.

Bruno Ferraz de Souza

Médico-Assistente e Líder de Grupo de Pesquisa na Divisão de Endocrinologia e Laboratório de Endocrinologia Celular e Molecular (LIM-25) do Hospital das Clínicas da Faculdade de Medicina da Universidade de São Paulo (FMUSP).

Caio Célio Santiago Moisés

Médico Preceptor do Serviço de Endocrinologia e Metabologia do Hospital das Clínicas da Faculdade de Medicina da Universidade de São Paulo (HCFMUSP).

Carolina de Castro Rocha Betônico

Especialista em Endocrinologia e Metabologia pela Sociedade Brasileira de Endocrinologia e Metabologia (SBEM). Doutora em Ciências da Saúde pela Universidade de São Paulo (USP).

Cintia Cercato

Médica do Grupo de Obesidade e Síndrome Metabólica da Disciplina de Endocrinologia e Metabologia do Hospital das Clínicas da Faculdade de Medicina da Universidade de São Paulo (HCFMUSP). Coordenadora do Ambulatório de Obesidade. Doutora em Ciências na Área de Endocrinologia e Metabologia pela FMUSP.

Daniel Fiordelisio de Carvalho

Graduação em Medicina pela Faculdade de Medicina da Universidade de São Paulo (FMUSP). Doutorado em Endocrinologia pela FMUSP. Residência em Endocrinologia pelo Hospital das Clínicas da FMUSP (HCFMUSP).

Daniela Rodrigues de Moraes

Médica Endocrinologista. Pós-Graduanda da Faculdade de Medicina da Universidade de São Paulo (HCFMUSP).

Débora Lucia Seguro Danilovic

Doutora e Pós-Doutora em Endocrinologia pela Faculdade de Medicina da Universidade de São Paulo (FMUSP). Médica do Laboratório de Endocrinologia Celular e Molecular (LIM-25) da FMUSP. Médica-Assistente do Instituto do Câncer do Estado de São Paulo (ICESP) do Hospital das Clínicas da FMUSP (HCFMUSP).

Delmar Muniz Lourenço Júnior

Doutor e Pós-Doutor em Endocrinologia pela Faculdade de Medicina da Universidade de São Paulo (FMUSP). Médico-Assistente da Disciplina de Endocrinologia e Metabologia do Hospital das Clínicas da FMUSP (HCFMUSP) e do Instituto do Câncer do Estado de São Paulo (ICESP). Médico Pesquisador da Unidade de Endocrinologia Genética (UEG) e do Laboratório de Investigação Médica 25 (LIM-25) da FMUSP.

Edna Regina Nakandakare

Médica-Chefe do Grupo de Lípides do Serviço de Endocrinologia e Metabologia da Divisão de Clínica Médica do Hospital das Clínicas da Faculdade de Medicina da Universidade de São Paulo (HCFMUSP). Responsável pelo Laboratório de Lípides (LIM-10) do HCFMUSP. Doutora em Endocrinologia pela FMUSP. Pós-Doutor pela University College of London.

Elaine Maria Frade Costa

Professora Livre-Docente da Disciplina de Endocrinologia e Metabologia da Faculdade de Medicina da Universidade de São Paulo (FMUSP), Médica-Chefe da Unidade de Endocrinologia do Desenvolvimento do Serviço de Endocrinologia do Hospital das Clínicas da FMUSP (HCFMUSP), Pesquisadora do Laboratório de Hormônios e Genética Molecular (LIM-42) do HCFMUSP.

Fernanda Cavalieri Costa

Doutoranda da Disciplina de Endocrinologia da Faculdade de Medicina da Universidade de São Paulo (FMUSP).

Flávia Siqueira Cunha

Doutora em Endocrinologia pela Faculdade de Medicina da Universidade de São Paulo (FMUSP).

Gabriela de Andrade Vasques

Médica Pesquisadora da Unidade de Endocrinologia Genética (LIM-25) e Unidade de Endocrinologia do Desenvolvimento (LIM-24) do Hospital das Clínicas da Faculdade de Medicina da Universidade de São Paulo (HCFMUSP).

Helena Pantaliou Lima Valassi

Doutora em Ciências – Endocrinologia pela Universidade de São Paulo (USP). Farmacêutica Bioquímica responsável pelo Núcleo Multiusuário de Cromatografia Líquida acoplada à Espectrometria de Massas do Laboratório de Hormônios e Genética Molecular (LIM-42) da Faculdade de Medicina da USP (FMUSP).

Ivo Jorge Prado Arnhold

Médico-Assistente da Divisão de Endocrinologia e Metabologia do Hospital das Clínicas da Faculdade de Medicina da Universidade de São Paulo (HCFMUSP). Professor Livre-Docente da Disciplina de Endocrinologia da FMUSP.

Larissa Garcia Gomes

Doutora em Endocrinologia pela Universidade de São Paulo (USP). Assistente-Doutora da Divisão de Endocrinologia e Metabologia do Hospital das Clínicas da Faculdade de Medicina da Universidade de São Paulo (HCFMUSP).

Leila Suemi Harima Letaif

Médica da Diretoria Clínica do Hospital das Clínicas da Faculdade de Medicina da Universidade de São Paulo (HCFMUSP). Residência de Endocrinologia e Metabologia e de Clínica Médica pelo HCFMUSP. Graduada pela FMUSP.

Luciana Pinto Brito

Doutorado em Ciências – Endocrinologia pela Universidade de São Paulo (USP). Médica-Assistente do Laboratório de Hormônios e Genética Molecular (LIM-42) do Hospital das Clínicas da Faculdade de Medicina da Universidade de São Paulo (HCFMUSP).

xii

Madson Queiroz de Almeida

Professor Livre-Docente da Disciplina de Endocrinologia e Metabologia do Hospital das Clínicas da Faculdade de Medicina da Universidade de São Paulo (HCFMUSP) e Instituto do Câncer do Estado de São Paulo (ICESP).

Marcello Delano Bronstein

Professor Livre-Docente pela Faculdade de Medicina da Universidade de São Paulo (FMUSP). Chefe da Unidade de Neuroendocrinologia da Disciplina de Endocrinologia e Metabologia do Hospital das Clínicas da FMUSP (HCFMUSP). Editor-Chefe do *Archives of Endocrinology and Metabolism*.

Márcia Nery

Médica-Assistente da Unidade de Diabetes da Divisão de Endocrinologia do Hospital das Clínicas da Faculdade de Medicina da Universidade de São Paulo (FMUSP). Mestrado e Doutorado em Endocrinologia pela FMUSP.

Márcia Silva Queiroz

Médica-Assistente da Unidade de Diabetes da Divisão de Endocrinologia do Hospital das Clínicas da Faculdade de Medicina da Universidade de São Paulo (FMUSP). Mestra em Endocrinologia pela FMUSP. Doutora em Ciências pela FMUSP.

Marcio C. Mancini

Chefe do Grupo de Obesidade e Síndrome Metabólica da Disciplina de Endocrinologia e Metabologia do Hospital das Clínicas da Faculdade de Medicina da Universidade de São Paulo (FMUSP). Doutor em Ciências na Área de Endocrinologia e Metabologia pela FMUSP. Membro da Câmara Técnica de Endocrinologia e Metabologia do Conselho Regional de Medicina do Estado de São Paulo (CREMESP). Diretor Nacional da Sociedade Brasileira de Endocrinologia e Metabologia (SBEM).

Márcio Carlos Machado

Médico-Assistente-Doutor do Serviço de Endocrinologia e Metabologia do Hospital das Clínicas da Faculdade de Medicina da Universidade de São Paulo (HCFMUSP). Médico Titular do Serviço de Endocrinologia do AC Camargo Cancer Center.

Marcos Tadashi Kakitani Toyoshima

Residência Médica em Endocrinologia e Metabologia pela Faculdade de Medicina da Universidade de São Paulo (FMUSP). Médico-Assistente do Instituto do Câncer do Estado de São Paulo (ICESP).

Maria Adelaide Albergaria Pereira

Graduação em Medicina pela Universidade de São Paulo (USP). Doutorada em Endocrinologia pela USP. Médica-Assistente do Serviço de Endocrinologia e Metabologia do Hospital das Clínicas da Faculdade de Medicina da Universidade de São Paulo (HCFMUSP).

Maria Candida Barisson Villares Fragoso

Professora Livre-Docente pelo Hospital das Clínicas da Faculdade de Medicina da Universidade de São Paulo (HCFMUSP). Doutora em Endocrinologia e Metabologia pelo HCFMUSP. Chefe da Unidade de Suprarrenal do HCFMUSP. Assistente da Unidade de Neuroendocrinologia do HCFMUSP. Médica Endocrinologista do Instituto do Câncer do Estado de São Paulo (ICESP). Médica Pesquisadora do Laboratório de Hormônios e Genética Molecular (LIM-42) do HCFMUSP. Médica responsável pelo Ambulatório e Sala de Testes do Serviço de Endocrinologia e Metabologia do HCFMUSP.

Maria Edna de Melo

Médica do Grupo de Obesidade e Síndrome Metabólica da Disciplina de Endocrinologia e Metabologia do Hospital das Clínicas da Faculdade de Medicina da Universidade de São Paulo (HCFMUSP). Coordenadora da Liga de Obesidade Infantil. Doutora em Ciências na Área de Endocrinologia e Metabologia pela FMUSP.

Maria Elizabeth Rossi da Silva

Assistente-Doutora do Hospital das Clínicas da Faculdade de Medicina da Universidade de São Paulo (HCFMUSP). Professora Colaboradora da FMUSP. Responsável pelo Laboratório de Carboidratos e Radioimunoensaios (LIM-18) da FMUSP.

Maria Gabriela Figueiredo

Médica Endocrinologista pelo Instituto Estadual de Diabetes e Endocrinologia Luiz Capriglione (IEDE/RJ). Formada em Medicina pela Universidade Federal do Triângulo Mineiro (UFTM).

Maria Lucia Cardillo Côrrea Gianella

Professora-Associada da Disciplina de Endocrinologia da Faculdade de Medicina da Universidade de São Paulo (FMUSP).

Mario Kehdi Carra

Médico-Assistente do Serviço de Endocrinologia do Hospital das Clínicas da Faculdade de Medicina da Universidade de São Paulo (HCFMUSP). Presidente da Associação Brasileira para o Estudo da Obesidade (ABESO). Diretor do Departamento de Obesidade da Sociedade Brasileira de Endocrinologia e Metabologia (SBEM).

Marisa Passareli

Bióloga. Responsável substituta pelo Laboratório de Lípides (LIM-10) do Hospital das Clínicas da Faculdade de Medicina da Universidade de São Paulo (HCFMUSP). Doutora em Fisiologia e Biofísica pelo Instituto de Ciências Biomédicas da USP. Pós-Doutora na Divisão de Metabolismo, Endocrinologia e Nutrição da Universidade de Washington, Seattle (EUA).

Meyer Knobel

Professor Livre-Docente de Endocrinologia pela Faculdade de Medicina da Universidade de São Paulo (FMUSP). Doutor em Endocrinologia pela FMUSP. Médico-Assistente da Unidade de Tireoide, Serviço de Endocrinologia e Metabologia, Divisão de Clínica Médica I do Hospital das Clínicas da FMUSP (HCFMUSP).

Milena Gurgel Teles Bezerra

Médica Endocrinologista pelo Hospital do Servidor Público Estadual de São Paulo (HSPE/SP). Especialista em Endocrinologia e Metabologia pela Sociedade Brasileira de Endocrinologia e Metabologia (SBEM). Título de Especialista em Medicina Laboratorial pela Sociedade Brasileira para o Progresso da Ciência (SBPC). Doutorado (período sanduíche na Harvard Medical School) e Pós-Doutorado. Serviço de Endocrinologia e Metabologia do Hospital das Clínicas da Faculdade de Medicina da Universidade de São Paulo (HCFMUSP). Médica-Assistente e Pesquisadora do Serviço de Endocrinologia e Metabologia do HCFMUSP.

Nina Rosa de Castro Musolino

Doutora em Endocrinologia pela Faculdade de Medicina da Universidade de São Paulo (FMUSP). Supervisora da Divisão de Neurocirurgia Funcional do Instituto de Psiquiatria do HCFMUSP (IPq-HCFMUSP).

Patrícia Helena Zanoni

Graduação em Medicina pela Universidade de São Paulo (USP). Residência em Clínica Médica no Hospital das Clínicas da Faculdade de Medicina da USP (FMUSP). Residência em Endocrinologia e Metabologia no Hospital das Clínicas da FMUSP (HCFMUSP).

Raquel Soares Jallad

Médica-Assistente da Unidade de Neuroendocrinologia da Disciplina de Endocrinologia e Metabologia do Departamento de Clínica Médica do Hospital das Clínicas da Faculdade de Medicina da Universidade de São Paulo (HCFMUSP). Doutora em Endocrinologia e Metabologia pela FMUSP. Pesquisadora Científica do Laboratório de Endocrinologia Celular e Molecular (LIM-25) da FMUSP.

Regina Matsunaga Martin

Médica Endocrinologista. Chefe da Unidade de Doenças Osteometabólicas da Divisão de Endocrinologia e Metabologia do Hospital das Clínicas da Faculdade de Medicina da Universidade de São Paulo (HCFMUSP).

xvi

Ricardo Vessoni Perez

Doutor em Endocrinologia pela Faculdade de Medicina da Universidade de São Paulo (FMUSP). Médico Preceptor do Serviço de Endocrinologia e Metabologia do Hospital do Servidor Público Estadual de São Paulo (HSPE/SP).

Rosalinda Yossie Asato de Camargo

Doutorado em Ciências pela Faculdade de Medicina da Universidade de São Paulo (FMUSP). Médica-Assistente do Serviço de Endocrinologia do Hospital das Clínicas da FMUSP (HCFMUSP). Professora Colaboradora da FMUSP. Médica Voluntária do Serviço de Endocrinologia do Instituto do Câncer do Estado de São Paulo (ICESP).

Sharon Nina Admoni

Médica pela Faculdade de Medicina da Universidade de São Paulo (FMUSP). Residência em Clínica Médica e em Endocrinologia no Hospital das Clínicas da FMUSP (HCFMUSP). Doutora em Endocrinologia pelo HCFMUSP. Colaboradora do Grupo de Diabetes do HCFMUSP. Endocrinologista do Grupo de Pé Diabetes do Instituto de Ortopedia do HCFMUSP (IOT-HCFMUSP).

Simão Augusto Lottenberg

Doutor em Endocrinologia pela Faculdade de Medicina da Universidade de São Paulo (FMUSP). Médico-Assistente da Disciplina de Endocrinologia do Hospital das Clínicas da FMUSP (HCFMUSP). Coordenador da Liga de Diabetes da FMUSP. Endocrinologista do Hospital Israelita Albert Einstein (HIAE).

Sorahia Domenice

Doutora em Endocrinologia pela Faculdade de Medicina da Universidade de São Paulo (FMUSP). Médica-Assistente da Disciplina de Endocrinologia e Metabologia do Departamento de Clínica Médica do Hospital das Clínicas da FMUSP (HCFMUSP).

xvii

Suemi Marui

Médica pela Faculdade de Medicina da Universidade de São Paulo (FMUSP). Doutora e Pós-Doutora pela Disciplina de Endocrinologia e Metabologia do Hospital das Clínicas da FMUSP (HCFMUSP). Chefe da Unidade de Tireoide – Disciplina de Endocrinologia e Metabologia do HCFMUSP. Responsável pelo Laboratório de Endocrinologia Celular e Molecular (LIM-25) do HCFMUSP.

Tânia Sanchez Bachega

Professora-Associada da Disciplina de Endocrinologia da Faculdade de Medicina da Universidade de São Paulo (FMUSP).

Vânia Balderrama Brondani

Médica Endocrinologista. Pós-Graduanda da Disciplina de Endocrinologia e Metabologia/Unidade de Suprarrenal do Hospital das Clínicas da Faculdade de Medicina da Universidade de São Paulo (HCFMUSP).

Vinicius Nahime Brito

Mestre e Doutor em Endocrinologia pela Universidade de São Paulo (USP). Assistente-Doutor e Médico Pesquisador da Unidade de Endocrinologia do Desenvolvimento e do Laboratório de Hormônios e Genética Molecular (LIM-42) do Hospital das Clínicas da Faculdade de Medicina da USP (HCFMUSP).

Apresentação da Série

A *Série Manual do Médico-Residente do Hospital das Clínicas da Faculdade de Medicina da Universidade de São Paulo (HCFMUSP)*, em parceria com a conceituada editora médica Atheneu, foi criada como uma das celebrações ao centenário da Faculdade de Medicina. Trata-se de uma justa homenagem à instituição e ao hospital onde a residência médica foi criada, em 1944. Desde então, a residência médica do HCFMUSP vem se ampliando e se aprimorando, tornando-se um dos maiores e melhores programas de residência médica do país. Atualmente, os programas de residência médica dessa instituição abrangem quase todas as especialidades e áreas de atuação, totalizando cerca de 1.600 médicos-residentes em treinamento.

A despeito da grandeza dos programas de residência médica, há uma preocupação permanente da instituição com a qualidade do ensino, da pesquisa e da assistência prestada por nossos residentes. O HCFMUSP, o maior complexo hospitalar da América Latina, oferece um centro médico-hospitalar amplo, bem estruturado e moderno, com todos os recursos diagnósticos e terapêuticos para o treinamento adequado dos residentes. Além disso, os residentes contam permanentemente com médicos preceptores exclusivos, médicos-assistentes e docentes altamente capacitados para o ensino da prática médica.

Esta Série visa à difusão dos conhecimentos gerados na prática médica cotidiana e na assistência médica qualificada praticada pelos professores e assistentes nas diversas áreas do HCFMUSP.

Este volume – *Endocrinologia e Metabologia* –, editado pelas Professoras Titulares de Endocrinologia, Ana Claudia Latronico e Berenice Bilharinho de Mendonça, se constitui em um Manual que honra uma das clínicas mais tradicionais do HCFMUSP e um dos primeiros programas de residência médica nessa especialidade. O Manual aborda as principais glândulas hormonais e os seus distúrbios, assim como contempla os distúrbios da reprodução, os distúrbios do metabolismo do cálcio e ósseo e descreve os distúrbios metabólicos, como o diabetes e a obesidade, de maneira prática e atualizada. Aborda, ainda, as urgências endocrinológicas e a investigação complementar, como as dosagens hormonais e a investigação genética. Os capítulos demonstram a excelência do programa, bem como atestam a experiência prática dos médicos assistentes que os escreveram. Certamente, será muito útil aos residentes de Endocrinologia e a todos os médicos interessados nessa especialidade.

Este volume – *Endocrinologia e Metabologia* – certamente se constituirá em um grande êxito editorial, complementando os lançamentos desta bem-sucedida *Série Manual do Médico-Residente do HCFMUSP*.

Jose Otavio Costa Auler Junior
Luis Yu
Coordenadores da Série

Apresentação do Volume

A residência médica representa uma etapa fundamental na formação completa do médico especialista, que detém a capacidade de realizar com segurança o diagnóstico inicial, o diagnóstico diferencial, o tratamento e seguimento corretos das mais diversas doenças, simples ou complexas, de sua especialidade. A tradicional Residência Médica em Endocrinologia e Metabologia do Hospital das Clínicas da Faculdade de Medicina da Universidade de São Paulo (HCFMUSP), criada na década de 1970, é considerada uma das melhores residências do país pela sua abrangência, qualidade de tutores, organização e estrutura hospitalar. Este manual é mais um fruto da qualidade e dedicação dos médicos assistentes da Divisão de Endocrinologia e Metabologia do HCFMUSP, que participam diretamente da formação dos médicos residentes nas distintas subáreas da especialidade. O manual traz, de forma concisa e didática, temas relevantes da especialidade e reflete a enorme experiência e qualidade assistencial e científica de um serviço de saúde (nível terciário) de grande prestígio nacional, mantido por verbas públicas (Sistema Único de Saúde – SUS), que se destaca principalmente pela formação de seus profissionais, incluindo líderes nacionais e internacionais.

Nossos agradecimentos sinceros a todos os autores que contribuíram com este manual que, certamente, será um importante instrumento acadêmico na formação de endocrinologistas em todo o país.

Ana Claudia Latronico
Berenice Bilharinho Mendonça
Editoras do Volume

Prefácio

Coube-me a honrosa oportunidade de apresentar o volume *Endocrinologia e Metabologia* da *Série Manual do Médico-Residente do Hospital das Clínicas da Faculdade de Medicina da Universidade de São Paulo*, que tem como editoras as professoras Ana Claudia Latronico e Berenice Bilharinho de Mendonça e, como autores de capítulos, docentes e médicos-assistentes da Divisão de Endocrinologia e Metabologia do Departamento de Clínica Médica da Faculdade de Medicina da Universidade de São Paulo (FMUSP).

As palavras-chave deste livro poderiam ser tradição e modernidade.

A Divisão de Endocrinologia e Metabologia tem origens que remontam aos meados dos anos 1940, com a criação do Serviço de Moléstias da Nutrição e Dietética do Hospital das Clínicas pelos Professores Antonio Barros de Ulhoa Cintra, Helio Lourenço de Oliveira e Emílio Mattar. Esses pioneiros haviam retornado de estágios em universidades norte-americanas, onde aprenderam a importância da investigação científica para o esclarecimento de problemas clínicos. Ressalte-se que, nessa época, vivia-se um clima de grande confiança na Ciência, como transformadora e promotora da qualidade de vida. Assim, o Serviço de Moléstias da Nutrição e Dietética do HCFMUSP foi um serviço ímpar nos país. O seu laboratório tinha modernos métodos bioquímicos e metabólicos que ampliavam a compreensão da fisiopatologia e do diagnóstico. Mais importante que a metodologia moderna foi o ambiente instigante e criativo que oferecia para a formação de médicos. O Serviço ganhou prestígio nacional e passou atrair estudantes e médicos com a disposição para investigação.

Coincidentemente, na década de 1940 surgiam no Brasil os primeiros programas de Residência Médica no recém-inaugurado Hospital das Clínicas da FMUSP. Desse modo, a Residência em Endocrinologia e Metabologia encontrou no seu nascedouro o ambiente acadêmico propício para amalgamar o treinamento clínico com o espírito científico. O processo de aprendizado envolvia atividades práticas nos ambulatórios e enfermarias, passava pelos laboratórios e pelo contato com a produção científica da Divisão de Endocrinologia e Metabologia, sob a supervisão dos docentes da FMUSP e dos médicos-assistentes do HCFMUSP.

O valor do aprendizado da Medicina e da Endocrinologia, permeado pela Ciência, foi transmitido para gerações de alunos, residentes e pós-graduandos ao longo de sete décadas, sem perder a essência dessa convicção.

Muitos deles são hoje cientistas independentes ou médicos renomados e estão espalhados por diferentes faculdades e hospitais do país.

Nessa perspectiva histórica, coloco-me como um observador privilegiado da excelência da Divisão de Endocrinologia e Metabologia da FMUSP. Como aluno de Medicina, convivi com parte desses docentes e médicos-assistentes, oriundos do Serviço de Moléstias da Nutrição e Dietética que, liderados pelo professor Helio Lourenço, trouxeram o mesmo espírito, ao fundarem o Departamento de Clínica Médica da Faculdade de Medicina de Ribeirão Preto da Universidade de São Paulo. Posteriormente, já como docente da USP, fui um observador próximo e testemunhei a manutenção da qualidade médica e do elevado espírito universitário dos docentes e médicos-assistentes das gerações subsequentes da Divisão de Endocrinologia e Metabologia da FMUSP.

O fio condutor desse compromisso histórico da Divisão de Endocrinologia e Metabologia da FMUSP com a Educação, lastreada pela Ciência com a modulação da prática clínica, fica evidente em todos os 43 capítulos deste livro. Observa-se um *continuum*, que vai da Anatomia à Fisiologia das diferentes glândulas endócrinas, passando pela Fisiopatologia, características clínicas e investigação laboratorial, culminando com o tratamento. Além disso, o livro atualiza o conhecimento das doenças e síndromes endócrinas conhecidas de longa data, boa parte no tempo dos nossos mestres. Por outro lado, contém capítulos sobre novas situações, como a disforia de gênero, a moderna investigação genética e novas técnicas de dosagens hormonais.

Os capítulos representam uma reflexão crítica do conhecimento embasado na prática dos autores e não sendo, simplesmente, uma revisão bibliográfica. A combinação da atividade do investigador e professor com a experiência do médico prático está refletida no texto e facilitará a utilização deste livro pelos residentes, aos quais este livro foi dirigido. Acredito que o livro também poderá ser útil aos alunos de graduação e de pós-graduação, além de profissionais de saúde em geral. A leitura do livro possibilitará aos leitores uma percepção do Ensino da prática médica, embasada na Ciência, exibindo, dessa maneira, os valores mais genuínos da Divisão de Endocrinologia e Metabologia da FMUSP. A publicação deste livro comprova que a atual geração de docentes e médicos-assistentes continua cultuando a integração da tradição com a modernidade.

Prof. Dr. Ayrton Custódio Moreira
Professor Titular do Departamento de Clínica Médica
Divisão de Endocrinologia e Metabologia
Faculdade de Medicina de Ribeirão Preto da Universidade de São Paulo

Sumário

Parte 1

· · · · · · · · · ·

Tireoide

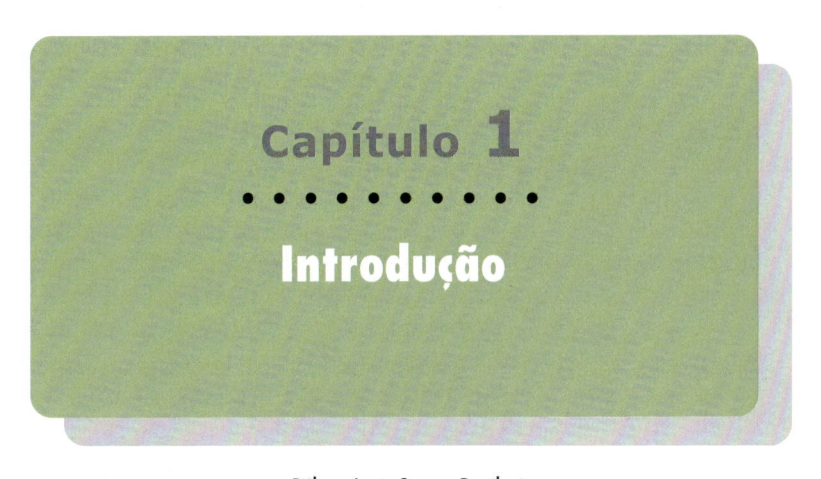

Capítulo 1

Introdução

Débora Lucia Seguro Danilovic
Rosalinda Yossie Asato Camargo
Suemi Marui

Anatomia

A tireoide está localizada na região cervical anterior abaixo da laringe, anterior à traqueia, com peso estimado de 10 a 20 g no adulto. A glândula é vascularizada bilateralmente pelas artérias tireoidianas superior e inferior, ramos das artérias carótida externa e tronco braquiocefálico. A drenagem venosa é feita a partir das veias tireoidianas superior, média e inferior para veia jugular interna e veia inonimada. O nervo laríngeo recorrente localiza-se bilateralmente anterior ou posterior à artéria tireoidiana inferior e deve ser identificado para evitar lesão quando a tireoidectomia é realizada.

A drenagem linfática é bilateral, feita para os compartimentos cervicais central (nível VI) e laterais (níveis II a V) (Figura 1.1).

Na microscopia, a tireoide é composta de folículos circundados por tecido conjuntivo vascularizado. Cada folículo, responsável por síntese, armazenamento e secreção de hormônios tireoidianos, é formado por uma camada única de tireócitos, que delimitam espaço interno preenchido por material coloidal rico em tireoglobulina. As células parafoliculares ou células C ficam dispersas entre os folículos e são responsáveis por produção e secreção de calcitonina.

Figura 1.1. Anatomia cervical.[1]

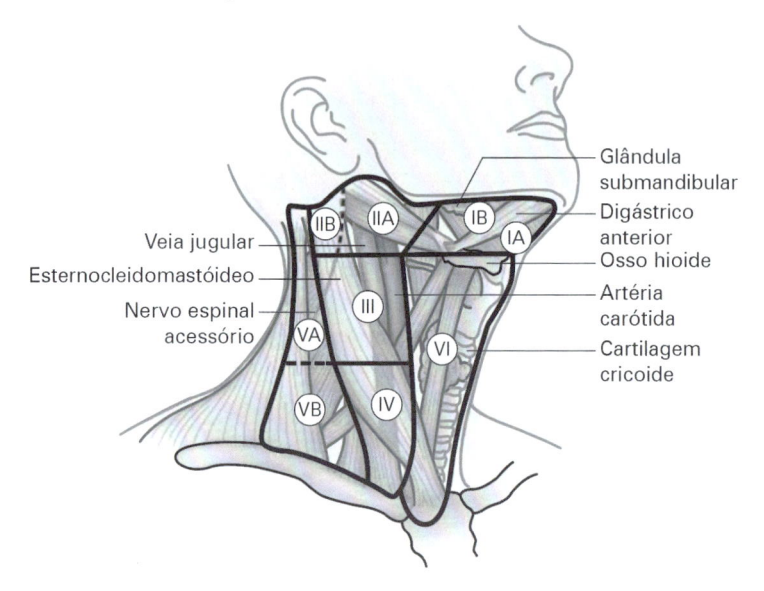

Fisiologia

O iodo obtido a partir da dieta é utilizado na síntese dos hormônios tireoidianos. A Organização Mundial de Saúde (OMS) orienta ingestão diária de 150 mcg em adultos, aumentando para 200-250 mcg na gravidez e lactação. Uma ingestão adequada de iodo de uma população pode ser avaliada através da iodúria, sendo considerada adequada quando a mediana está entre 100 e 150 mcg/L.

A captação de iodeto pelo tireócito é feita por transporte ativo pelo cotransportador sódio-iodeto (NIS) localizado na membrana basolateral. O iodeto é, então, transportado para o lúmen do folículo por transportadores apicais, pendrina e anoctamina-1, onde está o coloide. No coloide, ocorre a oxidação do iodeto e incorporação de iodo a resíduos de tirosina presentes na molécula da tireoglobulina (Tg). Esse processo, conhecido por organificação, é catalisado pela enzima expressa na membrana apical, a tireoperoxidase (TPO), cuja ação depende da presença de peróxido de hidrogênio (H_2O_2), gerado pela oxidase tireoidiana (DUOX).

A incorporação de uma molécula de iodo à tirosina na molécula de Tg gera 3-monoiodotirosina (MIT) ou duas moléculas de iodo, 3,5-di-iodotirosina (DIT), que conjugadas pela TPO, originam T3 (tri-iodotironina – MIT e DIT) e T4 (tiroxina ou tetradiodotironina – duas DIT) (Figura 1.2).

Figura 1.2. Estrutura dos hormônios tireoidianos, seus metabólitos e as desiodases (D1, D2 e D3). As esferas em verde representam a molécula de iodo.[2]

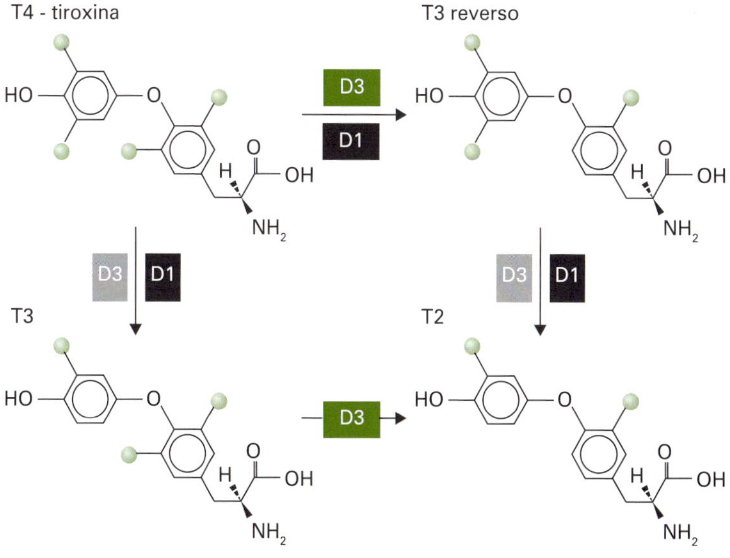

A secreção dos hormônios tireoidianos ocorre a partir da endocitose de coloide, hidrolisado em lisossomos contendo principalmente T3, T4 e Tg. O transporte na membrana basolateral para a circulação ocorre por transportadores específicos, como o transportador de monocarboxilato 8 (MCT8).

A tireoide secreta 100% do T4 circulante e cerca de 20% de T3, que deriva principalmente da desiodação periférica de T4 em T3 (Figura 1.2).

A regulação da produção e secreção dos hormônios tireoidianos ocorre por ação do hormônio tireotrófico (TSH) e pela conversão periférica extratireoidiana de T4 a T3. O TSH secretado pela hipófise, por sua vez, é regulado pelo hormônio regulador de tireotrofina (TRH) hipotalâmico. O controle da secreção hormonal é feito por mecanismo de retrorregulação positiva (diminuição de T4/T3 estimula TSH/TRH) ou negativa (aumento T4/T3 inibe TSH/TRH). A ação de TSH ocorre a partir de sua ligação com receptor (TSHR), acoplado a proteína Gs e Gq, na membrana basolateral das células foliculares. As selenoproteínas desiodases (5' desiodases tipo 1 – D1 e tipo 2 – D2) transformam T4 em T3, por retirar uma molécula de iodo. Atividade de D1 predomina em fígado, rins e tireoide, enquanto a atividade de D2 predomina em células musculares, cérebro, hipófise, pele e placenta. A inativação de T4 em T3 reverso (T3R) e T3 em T2 é feita pela desiodase 3 (D3), na placenta regulando a transferência de hormônios tireoidianos para o feto e, também, no sistema nervoso central (Figura 1.2).

O excesso de iodo leva a uma expressão menor de NIS na membrana basolateral e, consequentemente, diminui a entrada de iodo para formação dos hormônios tireoidianos, mecanismo conhecido como efeito Wolff-Chaikoff, prevenindo a produção excessiva de hormônios. Com a diminuição da produção após alguns dias, a menor concentração estimula a secreção de TSH e, consequentemente, retornando à produção normal do indivíduo.

Os hormônios tireoidianos são transportados na corrente sanguínea, principalmente pela globulina ligadora de tiroxina (TBG) e também pela transtirretina ou pré-albumina (TTR), albumina e lipoproteínas. Os hormônios tireoidianos entram na célula alvo através de proteínas transportadores, como MCT8 e MCT10 (Figura 1.3). As ações genômicas, transcricionais ou nucleares decorrem da ligação de T3 a receptores nucleares que se heterodimerizam com RXR (Figura 1.3). As ações não genômicas, extranucleares ou pós-transcricionais, ocorrem por ação de T3, mas também T4, T3R e T2.

Existem dois tipos de receptores nucleares de hormônios tireoidianos: alfa (TRα) e beta (TRβ). O TRα é mais expresso em cérebro, coração, musculatura esquelética e gordura marrom, enquanto o TRβ é mais expresso em cérebro, fígado, rins, hipófise e hipotálamo.

Figura. 1.3. Ação do hormônio tireoidiano no núcleo da célula-alvo. O T3 se liga ao receptor nuclear de hormônio tireoidiano dimerizando com RXR situado no elemento responsivo ao hormônio tireoidiano (TRE), desencadeando a síntese proteica.[3]

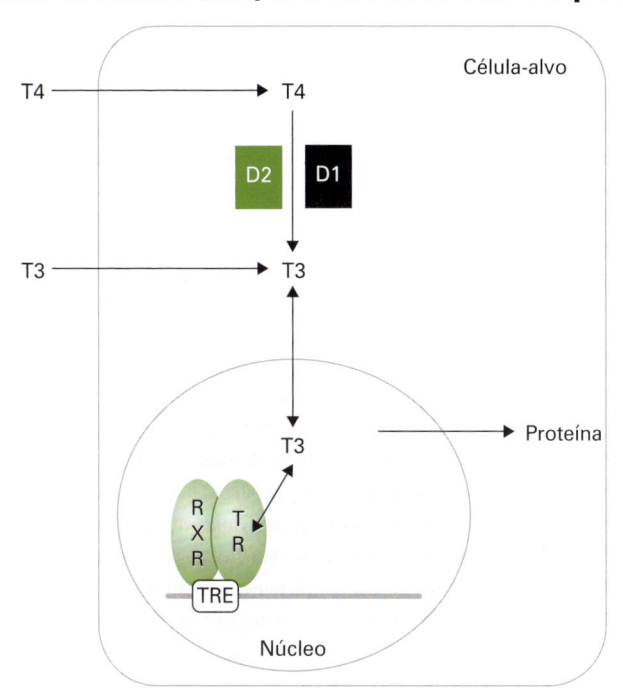

Os hormônios tireoidianos possuem as ações fisiológicas sobre o crescimento, desenvolvimento e metabolismo. No Quadro 1.1, estão as principais ações nos respectivos sistemas.

Dosagens hormonais

A avaliação tireoidiana pode ser feita através de TSH, T4 (total e livre) e T3 (total e livre). Raramente são necessárias as dosagens da proteína transportadora de tiroxina (TBG) e T3 reverso (T3R). A dosagem de Tg é específica da tireoide, sendo considerada marcador tumoral. Atualmente, os laboratórios utilizam ensaios imunométricos automatizados, com excelente sensibilidade e especificidade.

Quadro 1.1. Ações fisiológicas dos hormônios tireoidianos.[1]

Geral	Catabolismo, produção de calor
Aparelho cardiovascular	Contratilidade muscular, frequência cardíaca, hipertrofia cardíaca
Aparelho respiratório	Frequência respiratória
Trato gastrointestinal	Peristaltismo
Ossos	Crescimento, maturação e remodelação óssea
Sistema neurológico	Desenvolvimento do sistema nervoso central e controle nível de alerta
Sistema muscular	Catabolismo e contração muscular
Sistema endócrino	Metabolismo de carboidratos, metabolismo de LDL

TSH

Os ensaios quimioluminescentes de terceira geração são ampla-mente usados, e apresentam limites de detecção de aproximadamente 0,01 mU/L, diagnosticando facilmente os pacientes com hipertireoidis-mo e diferenciando-os dos indivíduos eutireoidianos. A concentração de TSH está inversamente relacionada a concentração de T4 em uma relação logarítmica, ou seja, mínimas variações nas concentrações de T4 estão relacionadas a grandes variações de TSH (Figura 1.4).

Valores abaixo do menor valor de detecção indicam TSH supri-mido e, quando estão inversamente proporcionais à concentração de T4, indicam hipertireoidismo e o inverso hipotireoidismo. As variações normais de TSH dependem da idade, etnia, horário da coleta, ensaio usado, suficiência de iodo, IMC e gestação. A distribuição de TSH não é normal em uma população, pois cerca de 95% apresentam TSH que variam em torno de 1 a 2, 5 mIU/L. A distribuição de TSH se des-via para direita quanto maior a idade e IMC da população estudada. Valores acima 10 mIU/L determinam o diagnóstico de hipotireoidis-mo primário. Entretanto, valores acima do limite superior do valor de referência do ensaio precisam ser avaliados com cautela, pois podem refletir hipotireoidismo primário ou variações normais. O uso de bioti-na causa supressão dos valores de TSH *in vitro* nos imunoensaios com

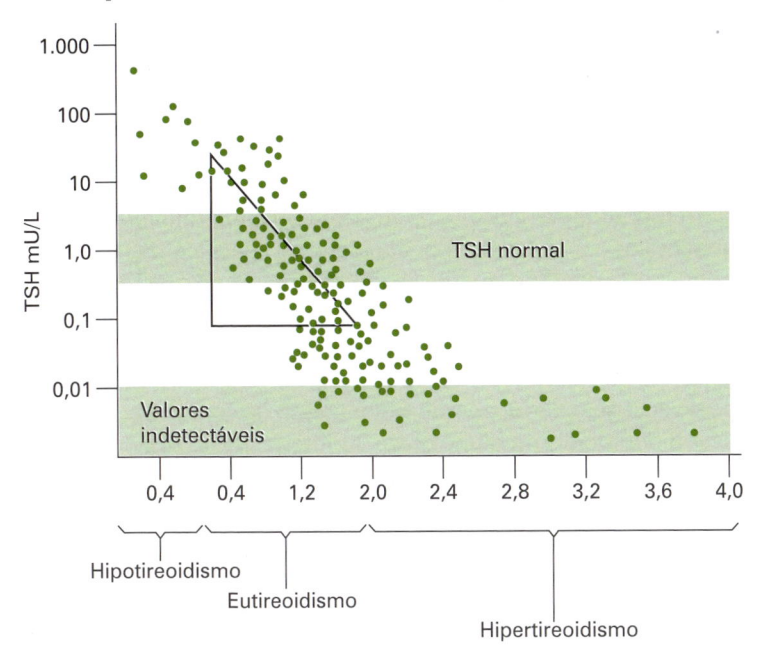

Figura 1.4. Relação log/linear entre as concentrações de tirotropina (TSH) (eixo vertical) e de tiroxina livre (FT4) e as concentrações típicas de T4 livre em pacientes com hipotireoidismo, eutireoidismo e hipertireoidismo.

Modificada de Spencer CA, LoPresti JS, Patel A, e outros. Aplicações de um novo ensaio quimiluminométrico de tirotropina para medição subnormal. J Clin Endocrinol Metab 1990; 70: 453460.

estreptavidina. A presença de anticorpos heterofílicos, geralmente, eleva a concentração de TSH de maneira importante, sendo incompatível com a concentração de T4L e com a apresentação clínica. Quando dosado em outro método, geralmente o TSH está dentro do valor de referência normal.

T4

A tiroxina sérica total (T4), geralmente, é medida rotineiramente por imunoensaios e reflete o T4 sérico ligado a TBG, transtirretina, albumina e a porção não ligada, o T4 livre (T4L). O hormônio ligado representa uma fonte de armazenamento circulante que não está imediatamente disponível para absorção pelas células. Os intervalos normais variam entre os laboratórios e situações que aumentam a concentrações das proteínas ligadoras, como gestação e uso de estrógeno, elevam a concentração de T4 total, assim como situações com menor concentração de albumina, como insuficiência hepática ou renal grave podem diminuir a concentração, mas a fração livre está normal.

T3

Tri-iodotironina sérica (T3) também é medida rotineiramente por imunoensaios e o T3 tem menor afinidade de ligação à TBG e pré-albumina, mas está mais fortemente ligado à albumina do que T4. Na prática ambulatorial, a dosagem de T3 total pode auxiliar no hipertireoidismo subclínico, diagnosticando T3 toxicose, uso exógeno de T3 ou recidiva do hipertireoidismo. Por outro lado, no hipotireoidismo não há necessidade de dosagem de T3, porque a diminuição da concentração só ocorrerá no hipotireoidismo muito grave. As interferências nas dosagens de T3 são as mesmas da dosagem de T4.

T4 livre

A fração livre do hormônio ou o hormônio não ligado às proteínas carreadoras é aquele que está disponível para absorção pelas células. A dosagem de T4L sofre menos alterações que a dosagem de T4 total, sendo, portanto, mais indicada na avaliação do estado tireoidiano. Nas situações em que as proteínas carreadoras estão alteradas, a dosagem de T4L é mandatória.

A determinação do T4L pode ser feita diretamente, através de diálise de equilíbrio ou ultrafiltração, ou através de métodos indiretos de imunoensaios. A medição de T4L por diálise de equilíbrio está disponível apenas em alguns laboratórios de referência, que usa uma membrana de diálise que separa a fração livre de T4 da ligada às proteínas carreadoras. O método é caro e trabalhoso, não sendo usado rotineiramente. Assim, a maioria dos laboratórios mede o T4L usando métodos indiretos, que são automatizados e apresenta uma excelente correlação com o método direto. Somente nas situações de hiperTBGnemia ou hipoTBGnemia, a concentração de T4L pelo método indireto fica falsamente baixa ou alta, respectivamente. Com uso de heparina e furosemida, há deslocamento do T4 das lipoproteínas carreadoras, elevando *in vitro* as concentrações de T4L pelo método indireto, sem causar hipertireoidismo clínico. O uso de biotina também causa elevação de T4L *in vitro* nos imunoensaios com estreptavidina.

T3 livre

A dosagem de T3L é feita por método indireto, semelhante a dosagem de T4L. As indicações de dosagem de T3L são iguais às de T3 total, não havendo vantagens de metodologias e o custo ainda é alto.

T3 reverso

A dosagem de T3 reverso (T3R) não tem indicação para avaliar hipotireoidismo de qualquer etiologia ou como parâmetro de tratamento com levotiroxina ou indicativo de tratamento com liotironina. A determinação de T3R pode auxiliar no prognóstico de paciente com a síndrome do eutireoidiano doente, mas sem indicar benefícios para se estabelecer o tratamento com hormônio tireoidiano.

Tireoglobulina

A tireoglobulina (Tg) é sintetizada pelas células foliculares e secretada no lúmen do folículo tireoidiano, onde é armazenada como coloide. A sua concentração sérica está diretamente relacionada ao volume da tireoide e é específica da célula tireoidiana. Portanto, a Tg sérica é um excelente marcador de carcinoma diferenciado da tireoide, pois valores indetectáveis ou baixos indicam ausência de resposta do tecido tireoidiano normal e tumoral. A interpretação de Tg sérica deve ser feita sempre na ausência de anticorpo antitireoglobulina. A Tg também pode ser feita a partir de lavado de linfonodos após a punção por agulha fina. Valores elevados indicam metástase de carcinoma da tireoide, auxiliando o diagnóstico em punção indeterminada.

A dosagem de Tg sérica também auxilia no diagnóstico diferencial de tireoidite subaguda dolorosa, quando está muito elevada, enquanto na tireotoxicose factícia, a Tg está indosável.

Não há indicação de mensurar Tg em pacientes com nódulo(s) da tireoide, bócio ou para avaliar função tireoidiana.

Autoanticorpos tireoidianos

A medição de rotina de anticorpos antitireoidianos não é necessária para a avaliação da função tireoidiana. Os anticorpos que marcam o processo autoimune contra a tireoide são anticorpo antitireoperoxidase (anti-TPO) e anticorpo antitireoglobulina (anti-TG). O TRAb, anticorpo contra o receptor de TSH, é encontrado principalmente na doença de Graves e possui ação no receptor de TSH da célula folicular, podendo estimular ou inibir, ocupando a ação do TSH.

Anticorpo antitireoperoxidase (anti-TPO)

A presença de anti-TPO é indicativo de tireoidite de Hashimoto e pode ser útil para prever a probabilidade de progressão para o hipotireoidismo permanente em pacientes com hipotireoidismo subclínico. A positividade de anti-TPO no período pós-parto também está associado a maior probabilidade de desenvolvimento de tireoidite pós-parto em futuras gestações. Pacientes com outras doenças autoimunes apresentam anti-TPO positivo, auxiliando no diagnóstico precoce de hipotireoidismo. Diversos trabalhos mostram associação entre anti-TPO com depressão e urticária idiopática, sem benefícios com tratamento com levotiroxina. A presença de anti-TPO também está associada a infertilidade, aborto e eventos obstétricos, como descolamento prematuro de placenta e parto prematuro. O tratamento com levotiroxina é controverso na literatura, assim como o uso de selênio. Mulheres em idade fértil e grávidas com anti-TPO positivo devem ser sempre avaliadas juntamente com o TSH para decisão de tratamento com levotiroxina.

Anticorpo antitireoglobulina (anti-TG)

O anti-TG também está presente em cerca de 20% da população normal, sem doença tireoidiana. Nos pacientes com tireoidite de Hashimoto, comumente encontramos a presença de anti-TG. Devido à maior especificidade para tireoidite de Hashimoto, o diagnóstico deve ser feito pela presença de anti-TPO, tornando dispensável a dosagem de anti-TG. A dosagem de anti-TG é mandatória na monitorização de pacientes com câncer de tireoide, pois sua presença interfere na dosagem de Tg sérica, prejudicando a sua avaliação (ver Capítulo 4 – Câncer de Tireoide). Nos pacientes com câncer diferenciado de tireoide e anti-TG, a monitorização pode ser feita pela queda das concentrações de anti-TG ao longo dos meses.

Anticorpo contra o receptor de TSH (TRAb)

O TRAb é uma imunoglobulina envolvida na patogênese da doença de Graves, sendo sensível e especifica para o diagnóstico (ver Capítulo 2 – Tireotoxicose). TRAb deve ser solicitado quando há dúvida no diagnóstico de tireotoxicose, pois raramente está presente na tireoidite subaguda linfocítica ou pós-parto. Pode ser útil para avaliar a resposta ao tratamento medicamentoso da doença de Graves e em oftalmopatia atípica. Em mulheres grávidas com história atual ou pregressa de doença de Graves, a dosagem de TRAb ajuda no seguimento de risco fetal para hipo ou hipertireoidismo neonatal.

Ultrassonografia da tireoide

A tireoide normal apresenta textura homogênea, com ecogenicidade elevada, superior à musculatura adjacente, pois o folículo tireoidiano normal reflete, de maneira intensa, o som emitido pelo transdutor.

Nas doenças autoimunes, como a doença de Graves e a tireoidite de Hashimoto, costumam apresentar redução da ecogenicidade do parênquima tireoidiano, que pode se tornar heterogêneo, apresentando áreas hipoecoicas dispersas em toda a glândula. A hipoecogenicidade da tireoide na doença de Graves é condicionada pelo aumento da celularidade, devido à hiperplasia das células foliculares, presença de infiltrado linfocitário e diminuição do conteúdo de coloide no interior dos folículos. Além disso, existe um aumento difuso da vascularização, que pode variar desde um aumento leve, moderado até acentuado (também descrito como inferno tireoidiano). Após tratamento com drogas antitireoidianas e remissão da doença, nota-se diminuição do volume glandular, desaparecimento da hipervascularização e restabelecimento da ecogenicidade normal da glândula. Na tireoidite de Hashimoto, a hipoecogenicidade do parênquima é uma das características da doença, devido à intensa infiltração linfocítica, atrofia dos folículos e diminuição do conteúdo coloide. Um padrão heterogêneo, micro ou macronodular, pode estar presente na tireoidite de Hashimoto, devido à intensa infiltração linfocitária focal, e esses pseudonódulos devem ser corretamente diferenciados dos nódulos verdadeiros, que requerem acompanhamento ou investigação.

Avaliação ultrassonográfica de nódulos tireoidianos

A maioria das lesões apresenta um padrão de reflexão diferente do órgão em que se situam, aparecendo mais brilhante (hiperecoicas), menos brilhante (hipoecoicas) ou com ecogenicidade semelhante (isoecoicas) em relação ao mesmo. Lesões císticas praticamente não causam reflexão (anecoicas) e nódulos mistos apresentam áreas císticas anecoicas de permeio. Os nódulos que apresentam folículos menores (microfolículos) e predomínio de células em relação ao coloide, apresentam ecogenicidade diminuída (hipoecoicos), enquanto os nódulos com características semelhantes ao tecido tireoidiano normal, são isoecoicos ou hiperecoicos (quando há maior quantidade de coloide no interior dos folículos).

Embora nenhuma característica ultrassonográfica isolada seja patognomônica de malignidade, a combinação de algumas características como presença de microcalcificações, hipoecogenicidade e contornos irregulares, aumenta o risco de malignidade de uma lesão.

Classificação ultrassonográfica dos nódulos

As seguintes características ultrassonográficas devem ser avaliadas: conteúdo (sólido, cístico ou misto), ecogenicidade (isoecoico, hipoecoico ou hiperecoico), contornos (regulares ou irregulares), presença de calcificações e formato (p. ex., mais alto que largo) e presença de outras imagens (p. ex., extensão extra tireoidiana e presença de linfonodos atípicos). De acordo com essas características, os nódulos podem ser classificados ou agrupados de acordo com a probabilidade de malignidade da lesão. As classificações mais utilizadas são da American Thyroid Association e a American College of Radiology, muito semelhantes, indicando o prosseguimento da investigação através da punção aspirativa por agulha fina (PAAF) (Tabela 1.1).

Tabela 1.1. Classificação ultrassonográfica e o risco de malignidade em cada categoria (TI-RADS).

Classificação ultrassonográfica	Características ultrassonográficas	Diagnósticos prováveis	Risco de malignidade
Categoria I (TI-RADS 1) (benigno)	Imagem anecoica arredondada de conteúdo líquido e paredes lisas	Cisto simples de tireoide	< 1%
Categoria II (TI-RADS 2) (provável benigno)	Nódulo misto semelhante a uma esponja	Nódulo adenomatoso ou adenoma folicular	1 a 6%
Categoria IIIa (TI-RADS 3) (pouco suspeito)	Nódulo sólido, isoecóico, com ou sem área líquida central. Cisto com tumoração sólida isoecoica em sua parede	Nódulo adenomatoso ou neoplasia folicular ou variante folicular do carcinoma papilífero	7 a 15%
Grau III b (TI-RADS 4) (suspeito intermediário)	Nódulo sólido, hipoecóico, com ou sem área líquida central. Cisto com tumoração sólida em sua parede apresentando pontos hiperecogênicos	Nódulo adenomatoso ou neoplasia folicular ou Carcinoma papilífero	15 a 40%
Categoria IV (TI-RADS 5) (muito suspeito)	Nódulo sólido hipoecóico, com contornos irregulares, microcalcificações, altura maior que largura ou presença de linfonodos atípicos	Carcinoma papilífero	> 65%

Punção aspirativa por agulha fina de nódulos tireoidianos

A punção aspirativa por agulha fina (PAAF), guiada por ultrassonografia, é uma das melhores técnicas utilizadas para o diagnóstico dos nódulos benignos e malignos da tireoide, pois apresenta alta sensibilidade e especificidade. Sua utilização diminuiu muito o número de tireoidectomias desnecessárias. Entretanto, existem algumas limitações, inerentes ao método, que acarreta um certo número de resultados inconclusivos, indeterminados, falso-negativos e falso-positivos. Além disso, mesmo utilizando a técnica adequada, 2% a 20% das biópsias resultarão em material insuficiente ou inadequado para análise. A quantidade mínima de células necessárias para análise citológica é de, pelo menos, 6 agrupamentos contendo 10 células cada um.

Classificação de Bethesda para citopatologia da tireoide

Atualmente a classificação citológica do sistema Bethesda é utilizada pelos principais serviços de patologia em todo o mundo. A classificação auxilia na determinação de benignidade e malignidade do nódulo tireoidiano, assim como a conduta terapêutica (observação ou cirurgia). A frequência das 6 categorias que compõem a classificação citológica de Bethesda e o risco de malignidade para cada categoria estão na Tabela 1.2.

É importante a avaliação em conjunto dos dados clínicos, com a combinação das características ultrassonográficas e os resultados citológicos, na decisão de conduta em relação a nódulos tireoidianos.

Nos casos de Bethesda I, a repunção está indicada, assim como em lesões foliculares de significado indeterminado (Bethesda III). Na presença de citologias Bethesda IV e V, a tireoidectomia diagnóstica geralmente é indicada. Na citologia Bethesda VI, a tireoidectomia é indicada (ver Capítulo 4 – Câncer de tireoide).

Tabela 1.2. Classificação citopatológica de Bethesda para nódulo tireoidiano e o risco de malignidade.

Classe Bethesda	Frequência	Risco de malignidade
Classe I Material insuficiente ou inadequado para diagnóstico	1,8% a 23,6%	5-10%
Classe II Benigno	39% a 73,8%	0-3%
Classe III Lesão folicular/atipia de significado indeterminado	3% a 27,2%	10-30%
Classe IV Suspeito para neoplasia folicular	1,2% a 25,3%	25-40%
Classe V Suspeito para malignidade	1,4% a 6,3%	50-75%
Classe VI Maligno	2% a 16,2%	97-99%

Referências bibliográficas

1. Cibas ES, Ali SZ. The 2017 Bethesda System for Reporting Thyroid Cytopathology. Thyroid. 2017;27(11):1341-6.

2. Faix JD. Principles and pitfalls of free hormone measurements. Best Practice & Research Clinical Endocrinology & Metabolism. 2013;27(5):631-45.

3. Maenhaut C, Christophe D, Vassart G, et al. Ontogeny, Anatomy, Metabolism and Physiology of the Thyroid. In: www.thyroidmanager.org, (2018). Published by Endocrine Education Inc, South Dartmouth, MA 02748.

4. Middleton WD, Teefey SA, Reading CC, et al. Comparison of Performance Characteristics of American College of Radiology TI-RADS, Korean Society of Thyroid Radiology TIRADS, and American Thyroid Association Guidelines. AJR Am J Roentgenol. 2018; 210(5):1148-54.

5. Tessler FN, Middleton WD, Grant EG, et al. ACR Thyroid Imaging, Reporting and Data System (TI-RADS): White Paper of the ACR TI-RADS Committee. J Am Coll Radiol. 2017; 14(5):587-95.

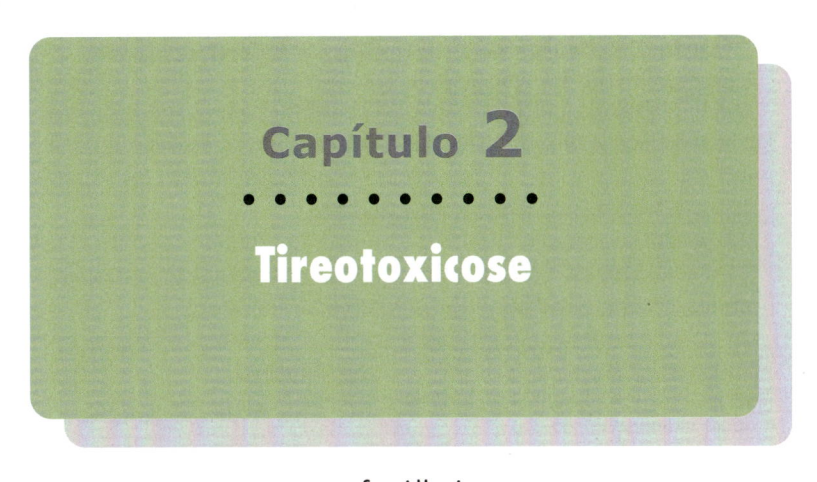

Capítulo 2

Tireotoxicose

Suemi Marui

Embora os termos tireotoxicose e hipertireoidismo sejam usados como sinônimos na prática clínica, o correto seria referir-se a tireotoxicose como uma síndrome caracterizada por excesso de hormônios tireoidianos nos tecidos, independentemente da fonte (tireoide, exógena ou ectópica). O hipertireoidismo refere-se a uma das etiologias da tireotoxicose, quando a produção excessiva dos hormônios tireoidianos é proveniente da tireoide. A causa mais comum de hipertireoidismo é a doença de Basedow-Graves.

Etiologia

É importante a determinação da etiologia da tireotoxicose para o correto tratamento e prognóstico. As diversas etiologias podem ser divididas entre tireotoxicose e hipertireoidismo (Tabela 2.1).

Tabela 2.1. Causas de tireotoxicose e hipertireoidismo.

1. Tireotoxicose não associada ao hipertireoidismo

Tireoidite subaguda dolorosa (tireoidite granulomatosa, tireoidite de Quervain)

Tireoidite subaguda linfocítica ou tireoidite silente

Tireotoxicose factícia ou exógena

Tireoidite induzida por drogas (lítio, interferon, amiodarona)

2. Tireotoxicose decorrente de hipertireoidismo

Doença de Graves (doença de Basedow-Graves)
• Bócio multinodular tóxico

Adenoma tóxico

Adenoma hipofisário produtor de TSH

Tumor trofoblástico (mola hidatiforme, coriocarcinoma)

Tecido tireoideo ectópico:
• Metástases funcionantes de carcinoma diferenciado da tireoide
• *Struma ovarii* (neoplasia ovariana)

3. Resistência ao hormônio tireoidiano

Classificação de acordo com a captação de iodo

1. Captação normal ou aumentada
• Doença de Graves
• Bócio multinodular tóxico
• Adenoma tóxico
• Adenoma hipofisário produtor de TSH
• Tumor trofoblástico (mola hidatiforme, coriocarcinoma)
• Tecido tireóideo ectópico:
    – Metástases funcionantes de carcinoma diferenciado da tireoide
    – *Struma ovarii* (neoplasia ovariana)

2. Captação ausente ou baixa
• Tireoidite subaguda dolorosa (tireoidite granulomatosa, tireoidite de Quervain)
• Tireoidite subaguda linfocítica ou tireoidite silente
• Tireotoxicose factícia ou exógena
• Tireoidite induzida por amiodarona

Manifestações clínicas

Independentemente da etiologia, o excesso de hormônios tireoidianos nos diferentes tecidos causa sintomas e sinais dependendo da idade do paciente, velocidade de instalação e gravidade da doença (Tabela 2.2). Menopausa, feocromocitoma, abuso e abstinência de drogas ilícitas e arritmias cardíacas devem ser excluídas. O uso de medicações para emagrecer e compostos vitamínicos deve ser sempre questionado.

Tabela 2.2. Manifestações da tiretoxicose.

Sintomas	Sinais
Hiperatividade, irritabilidade	Taquicardia sinusal, fibrilação atrial
Insônia, ansiedade	Tremores finos, hipercinesia
Intolerância ao calor	Hiper-reflexia
Sudorese excessiva	Pele quente e úmida
Palpitações	Eritema palmar
Fadiga, fraqueza	Queda de cabelos
Dispneia ao exercício	Miopatia proximal
Perda de peso (com hiperfagia)	Insuficiência cardíaca congestiva
Ganho ponderal (raro)	Aumento da velocidade de crescimento
Hiperdefecação	Osteopenia
Oligomenorreia/amenorreia	

Doença de Graves

A doença de Graves é uma doença autoimune, caracterizada pela presença de anticorpos contra o receptor de TSH (TRAb), que mimetiza a ação do TSH, ligando-se ao receptor do TSH, estimulando a cascata de produção de hormônio tireoidiano, e levando a hiperplasia e hipertrofia das células foliculares da tireoide. Geralmente o diagnóstico da doença de Graves é clínico: hipertireoidismo com bócio associado a oftalmopatia e/ou dermopatia (Figura 2.1). Raramente observa-se acropatia.

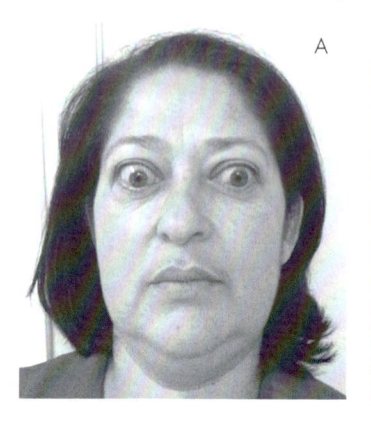 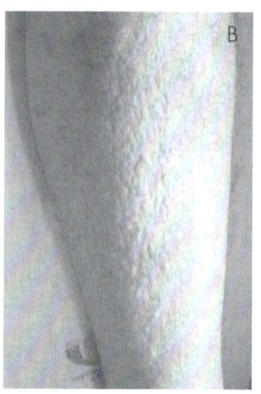

O diagnóstico de hipertireoidismo é demonstrado pela elevação dos níveis de T3 e T4, associado a TSH suprimido. A dosagem de TRAb pode ser feita quando há dúvida no diagnóstico clínico, estando positivo em > 95% dos pacientes com doença de Graves. A captação da tireoide com iodo ou tecnécio pode ser realizada se houver dúvida no diagnóstico ou na presença de nódulos tireoidianos. A ultrassonografia auxilia somente na caracterização dos nódulos, pois na doença de Graves, o parênquima tireoidiano está heterogêneo e hipoecogênico, com a vascularização difusamente aumentada ao Doppler, características tipicamente encontradas também na tireoidite autoimune.

A oftalmopatia de Graves é clinicamente evidente em cerca de 50% dos pacientes com doença de Graves, podendo ocorrer antes, concomitante ou após a instalação do hipertireoidismo. Ocorre infiltrado linfocítico e depósito de glicosaminoglicans na musculatura e gordura retrorbital, causando proptose ocular, retração palpebral, diplopia até compressão de nervo óptico e perda visual. A avaliação da oftalmopatia de Graves pode ser feita de acordo com a atividade inflamatória (CAS) e a gravidade do acometimento ocular (Tabela 2.3). A avaliação da gravidade auxilia na determinação do tratamento definitivo do hipertireoidismo e abordagem cirúrgica. Suspensão do tabagismo e controle do hipertireoidismo devem ser sempre orientados. O encaminhamento para o oftalmologista deve ser sempre feito na presença de perda visual ou piora visual, principalmente com diminuição da visão para cores, na presença de úlcera de córnea, e piora da movimentação ocular.

Tabela 2.3. Avaliação da oftalmopatia de Graves.

Dor retrorbital
Dor a movimentação ocular
Eritema palpebral
Edema palpebral
Eritema da conjuntiva
Quemose (edema da conjuntiva)
Edema da carúncula (saliência no ângulo medial do olho)

CAS ≥ 3 indica doença em atividade inflamatória

Avaliação de gravidade

	Tecidos moles afetados	Proptose	Diplopia	Exposição da córnea	Nervo óptico
Leve	Leve	< 3 mm	Transitória ou ausente	Ausente	Normal
Moderada	Moderada	≥ 3 mm	Inconstante	Sim	Normal
Grave	Grave	≥ 3 mm	Constante	Sim	Normal

Limite normal de proptose: negros: F/M = 23/24 mm; brancos: F/M = 19/21 mm; amarelos: F/M = 16/18 mm. F: sexo feminino; M: sexo masculino.

A dermopatia de Graves ou mixedema pré-tibial é caracterizada por infiltrado de linfócitos na derme, com acúmulo de glicosaminoglicanos e ácido hialurônico, resultando em edema não compressível, com espessamento da pele. A dermopatia tem como localização principal a área pré-tibial e dorso dos pés, onde existem traumas (Figura 2.1). A manifestação é rara e os pacientes apresentam concomitante exoftalmopatia e níveis extremamente elevados de TRAb. O diagnóstico deve ser feito por biópsia cutânea, afastando etiologias como dermatite ocre ou eritema nodoso.

Tratamento

O tratamento de qualquer sintoma adrenérgico típico da tireotoxicose pode ser feito principalmente com repouso e com o uso de betabloqueador. Classicamente, utiliza-se propranolol em doses de 20 até 80 mg, divididas a cada 8 ou 12 horas. A capacidade do propranolol em diminuir a conversão de T4 em T3 ocorre somente em doses acima de 80 mg/dia. Como alternativa, para maior aderência, pode ser dado atenolol 25 a 100 mg, uma vez ao dia. Por ser uma droga mais cardiosseletiva, os sinais de taquicardia melhoram, mas os demais sintomas adrenérgicos (nervosismo e tremores) não diminuem. O uso de betabloqueador deve ser evitado em pacientes com asma e com insuficiência cardíaca grave. Alternativamente, drogas como bloqueadores de canal de cálcio podem ser usados para controle da taquicardia.

Para diminuir a produção excessiva de hormônio tireoidiano podemos escolher entre drogas antitireoidianas, iodo radioativo ou a cirurgia. As sugestões para cada um dos tratamentos estão na Tabela 2.4.

Tabela 2.4. Condições clínicas que favorecem ou não um tipo de tratamento em pacientes com hipertireoidismo por doença de Graves.

Condição clínica	DAT	RIT	Cirurgia
Desejo de gestação dentro de 6 meses	👍	👎	⚠️
Comorbidades ou risco cirúrgico alto	👍	👍	⛔
Bócio > 80 g	⚠️	⚠️	👍
Nódulo(s) tireoidiano(s) suspeito(s) ou indeterminado(s)	👍	👎	👍
Oftalmopatia ativa ou grave	👍	⛔	👍
Cirurgia cervical prévia	👍	👍	⚠️

DAT: droga antitireoidiana; RIT: radioiodoterapia.
👍: tratamento indicado; 👎: tratamento não indicado; ⚠️: tratamento pode ser feito com cuidado; ⛔: tratamento contraindicado.

Tratamento medicamentoso

As tionamidas, metimazol (tiamazol°, tapazol°) e propiltiouracil (PTU) são as drogas de escolha para o tratamento da doença de Graves no Brasil. As tionamidas inibem a tireoperoxidase, diminuindo a organificação do iodeto e consequentemente a produção dos hormônios. Somente o PTU em concentrações elevadas, bloqueia a enzima 5'-deiodase, que converte T4 a T3 perifericamente. Esse efeito pode ser vantajoso somente em pacientes com crise tireotóxica. As drogas antitireoidianas têm efeitos imunosupressores, promovendo diminuição dos títulos de TRAb, bem como diminuição da infiltração linfocítica tireoidiana. Cerca de 25% dos pacientes tratados somente com droga antitireoidiana apresentam remissão do hipertireoidismo, considerando TSH e hormônios tireoidianos normais após suspensão da medicação por pelo menos 12 meses. Os aspectos considerados favoráveis ao uso de droga antitireoidiana como tratamento definitivo da doença de Graves são: bócio pequeno, hipertireoidismo leve e concentrações baixas de TRAb.

O metimazol é a droga de escolha, com dose inicial de 15 a 30 mg, uma única vez ao dia, com dose máxima recomendada de 40 mg, e diminuindo-se progressivamente. O uso combinado de altas doses de metimazol com levotiroxina (*block and replace*) não é usado no Brasil. A droga antitireoidiana pode ser mantida por 12 até 18 meses. Na suspensão da medicação, níveis indetectáveis de TRAb favorecem a remissão. A chance de remissão não aumenta com tratamento medicamentoso além de 18 meses. Por outro lado, paciente idoso, com hipertireoidismo leve e que apresenta contraindicações para radioiodoterapia ou cirurgia, pode ser mantido com doses baixas de medicação (2,5 a 5 mg/dia) por vários anos.

Em até 13% dos usuários, a droga antitireoidiana podem provocar efeitos colaterais leves e autolimitados, como prurido, *rash* e reações urticariformes, principalmente nos primeiros dias de uso de medicação. Não há necessidade de suspensão, podendo associar-se anti-histamínicos. Artralgias e desconforto abdominal, também ocorrem e desaparecem após alguns dias de tratamento.

Em até 5% dos usuários, aumento de enzimas hepáticas, tipicamente as canaliculares pode ocorrer. A inflamação hepática, com elevação de AST e ALT é mais rara. O seguimento laboratorial das enzimas hepáticas é questionável, porém a medicação deve ser diminuída ou suspensa quando há elevação acima de 5 vezes o limite superior da normalidade.

Todo paciente deve receber a orientação de suspender o metimazol na presença de sintomas e sinais de hepatite medicamentosa.

A agranulocitose é um efeito colateral raro (até 0,5%), mas extremamente grave e com alta mortalidade. Geralmente ocorre nos primeiros meses do tratamento com metimazol, em pacientes idosos, em doses superiores a 30 mg/dia. Porém, existem relatos de agranulocitose independentemente da dose, idade, duração do tratamento, ou da segunda exposição ao antitireoidiano. O acompanhamento com leucograma não é recomendado, mas o seguimento com leucograma durante os primeiros dois meses de terapia pode ser útil. Todo paciente em uso de metimazol deve ser orientado a realizar leucograma quando apresentar febre, dor de garganta ou outra infecção, e interromper a droga até a exclusão de agranulocitose. A recuperação de agranulocitose normalmente leva alguns dias, mas pode ser letal se a infecção não for prontamente tratada. Fator estimulador de granulócitos (G-CSF) tem sido utilizado como terapia adjuvante em casos graves. No caso de agranulocitose, o PTU também não deve ser administrado.

PTU tem sido usado cada vez menos na prática clínica, restringindo seu uso apenas no primeiro trimestre da gestação e no tratamento inicial da crise tireotóxica (por inibir a 5'-deiodinase em doses altas). Cerca de 50% dos pacientes que apresentam efeitos colaterais com metimazol, também podem apresentar com PTU. A hepatotoxicidade do PTU é a complicação mais preocupante, por levar a necrose hepática focal, até hepatite fulminante, com necessidade de transplante e óbito, especialmente em crianças. A hepatotoxicidade ocorre tipicamente dentro dos primeiros 90 dias de uso e não está relacionada com a dose. PTU não deve ser utilizado se houver elevação de transaminases. A dose de PTU varia de 100 a 300 mg, que deve ser dividida em 2 a 3 vezes ao dia, pois sua meia-vida é menor, em comparação ao metimazol. Os efeitos colaterais do PTU também incluem prurido, rash e artralgia. A presença de vasculite com anticorpo citoplasmático de neutrófilo (ANCA) tem sido relatada em associação ao uso de PTU, caracterizando lesões cutâneas e nefrite.

Radioiodoterapia

O tratamento da doença de Graves com radioiodo (RIT) é considerado um recurso seguro, eficiente e com excelente relação custo-benefício.

A RIT pode ser oferecida como tratamento inicial da doença de Graves ou como tratamento definitivo, após recidiva ou falha do tratamento medicamentoso. Não deve ser usado em grávidas ou em mulheres que estão amamentando. Os pacientes devem ser advertidos para evitar a concepção por 3-6 meses após o tratamento. A RIT deve ser evitada em pacientes com nódulo tireoidiano de citologia suspeita ou indeterminada, pois o nódulo mudará suas características ultrassonográficas e citológicas, dificultando o seguimento. A RIT também é contraindicada na presença de oftalmopatia em atividade e na oftalmopatia grave. Nos casos com exoftalmopatia leve, a piora pode ser prevenida com o uso de glicocorticoide em dose baixa, como prednisona 0,3 a 0,5 mg/kg/dia, iniciado no mesmo dia ou no dia seguinte à dose de radioiodo, com manutenção por 30 dias e redução progressiva após 2 a 3 meses.

Dez a quinze dias após o tratamento, o paciente pode apresentar dor na região anterior do pescoço e piora do hipertireoidismo, em decorrência do processo inflamatório. Geralmente, os anti-inflamatórios não-hormonais são suficientes para obter analgesia e prednisona raramente é necessária. A administração de droga antitireoidiana imediatamente antes ou após o radioiodo pode reduzir sua eficiência terapêutica, particularmente o PTU. Os pacientes com tireotoxicose leve a moderada podem receber a RIT sem necessidade de tratamento prévio com droga antitireoidiana. Entretanto recomenda-se utilizar o betabloqueador para prevenir o aumento da frequência cardíaca e outros sintomas adrenérgicos. Em pacientes com tireotoxicose grave ou idosos ou portadores de doença cardiovascular é aconselhável utilizar a droga antitireoidiana, com a sua suspensão até 7 dias antes e a sua reintrodução 5 a 7 dias após a RIT. Raros casos de crise tireotóxica foram relatados após RIT, embora piora da insuficiência cardíaca e tromboembolismo são observados. O tratamento pode ser realizado com dose única, geralmente 10 ou 15 mCi para glândula de volume pequeno e médio. Ou baseado no cálculo de acordo com o percentual de captação de iodo em 24 horas e no volume da glândula obtido por ultrassonografia ou cintilografia. Geralmente as doses variam de 10 a 30 mCi. O objetivo da RIT é obter o hipotireoidismo definitivo, que geralmente ocorre nos primeiros 3 meses e raramente após 6-12 meses. A redução do volume da glândula também é notada até no primeiro ano após a dose. Menos de 5% dos pacientes submetidos a RIT necessitam de nova dose após 12 meses. Nesses casos, a nova dose, sempre mais alta, pode ser dada após 12 meses.

Tratamento cirúrgico

A opção cirúrgica para doença de Graves está indicada em indivíduos com contraindicações para o tratamento medicamentoso (reações adversas graves) e com a impossibilidade de submeter-se a RIT, como na gravidez, coexistência de nódulo tireoidiano de natureza indeterminada, bócio muito volumoso (> 80 g) ou com sintomas compressivos, com exoftalmopatia grave e pacientes que desejam engravidar nos próximos 6 meses. O ideal é submeter o paciente a tireoidectomia total em eutireoidismo, evitando o risco de crise tireotóxica por manipulação cirúrgica. Quando não há possibilidade do preparo pré-operatório do paciente com droga antitireoidiana é preconizado o uso de betabloqueador.

A administração de antitireoidiano em combinação com iodeto de potássio 7 a 10 dias antes da cirurgia proporcionam a diminuição da vascularização da glândula, diminuindo o risco de hemorragia e maior controle do hipertireoidismo. A incidência de complicações pós-cirúrgicas depende essencialmente da habilidade do cirurgião. Lesão do nervo laríngeo recorrente, e hematoma são as possíveis complicações cirúrgicas, embora raras com cirurgião experiente. Hipocalcemia pós-cirúrgica e hipoparatireoidismo permanente são mais frequentes no paciente com doença de Graves, que podem ser evitadas com correção de vitamina D no pré-operatório e suplementação oral de cálcio já no pós-operatório imediato. A hipocalcemia geralmente ocorre entre o 1º e 2º dia pós-operatório, quando o paciente já está de alta. Ele deve ser orientado a receber suplementação de cálcio e procurar atendimento médico com aparecimento de câimbras e formigamentos. A dosagem de PTH no 1º dia pós-operatorio < 8 ng/mL indica alta probabilidade de hipopartireoidismo definitivo. A recuperação da hipocalcemia é maior quando o tratamento com calcitriol e suplementação de cálcio é feita prontamente. Hipotireoidismo é esperado em 100% dos casos, pois a tireoidectomia indicada sempre é a total para a doença de Graves.

Bócio multinodular tóxico

É a segunda causa mais comum de hipertireoidismo em nosso meio, com patogênese ainda desconhecida. A história natural do bócio multinodular tóxico (BMNT) é o paciente com bócio nodular, de longa duração, que evolui para hipertireoidismo subclínico e depois hipertireoidismo sintomático devido a autonomia de alguns nódulos tireoidianos. O hipertireoidismo pode ser precipitado pelo aumento da oferta de iodo, por exemplo após exame com contraste iodado, uso de amiodarona ou suplementação com iodo. As manifestações clínicas são mais discretas, com predominância de manifestações cardíacas, como fibrilação atrial. O BMNT não se associa a oftalmopatia ou dermopatia por não ter origem autoimune. O bócio tende a ser volumoso e pode provocar sintomas compressivos, como disfagia com decúbito e compressão de vasos.

Os exames laboratoriais podem revelar desde hipertireoidismo subclínico, TSH suprimido com níveis normais de hormônios tireoidianos, até o hipertireoidismo evidente, porém mais discreto que a doença de Graves. Como a patogênese não é autoimune, TRAb não está presente. A ultrassonografia da tireoide irá determinar o tamanho e as características dos nódulos. Na presença de nódulos tireoidianos e TSH baixo ou suprimido, o mapeamento e captação da tireoide deve ser feito sequencialmente, pois se um ou mais nódulos forem captantes ("quentes"), não há indicação de punção, pois a chance de malignidade é muito baixa. Caso o mapeamento revele um nódulo frio, a indicação de punção deve seguir os critérios de punção de nódulo tireoidiano (ver capítulo de Nódulos). De maneira geral, no BMNT a ultrassonografia mostra uma tireoide aumentada com parênquima heterogêneo às custas de mais de um nódulo de tamanhos variados, heterogêneos, mistos, hipo ou hiperecoicos. A ultrassonografia além de determinar o volume, também pode indicar se o bócio é mergulhante e se há desvio da traqueia.

A cintilografia da tireoide pode ser feita com ^{99}Tc ou ^{123}I ou ^{131}I, mostrando distribuição heterogênea, com áreas exibindo maior ou menor captação do radiotraçador (Figura 2.2). O exame também é válido para determinar a presença de extensão subesternal da tireoide. A captação com iodo mostra-se aumentada, não tão elevados como na doença de Graves. A radiografia simples de tórax pode mostrar desvio da traqueia e alargamento do mediastino superior quando existe um componente mergulhante. Para estabelecer a extensão do componente subesternal, desvio traqueal, com determinação do grau de estreitamento da luz traqueal e compressão de outras estruturas cervicais, somente a tomografia computadorizada oferece essas informações precisamente. A tomografia computadorizada com contraste iodado deve ser evitada pela possibilidade de induzir o hipertireoidismo.

Figura 2.2. A. Mapeamento de captação cervical de tireoide com ^{131}I em paciente com bócio multinodular, revela áreas "quentes", principalmente em lobo direito e nódulos "frios". Captação de 24 h = 37 % (VR 8-32%). B. Ultrassonografia da tireoide mostra nódulos de diferentes tamanhos, hipoecogenicos, mistos. C. Tomografia computadorizada de região cervical. Observa-se estreitamento da luz traqueal às custas de bócio nodular volumoso, sem ultrapassar a fúrcula esternal, não caracterizando bócio mergulhante. D. Produto de tireoidectomia total. Nota-se diversos nódulos em ambos os lobos. Histologia revelou bócio multinodular.

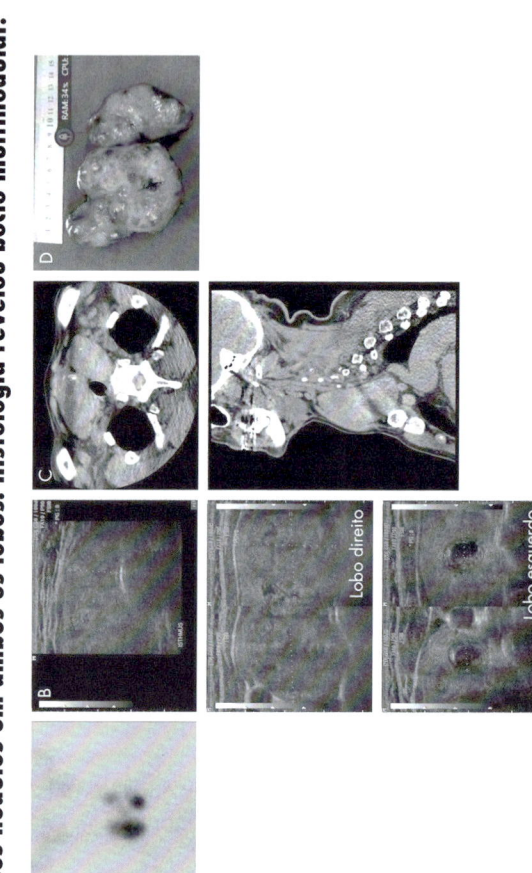

Tratamento cirúrgico

O tratamento de escolha para o BMNT é a tireoidectomia total, principalmente para tireoide de grande volume (> 100 g) e provoca sintomas compressivos. O risco de hipoparatireoidismo é maior quanto maior o volume tireoidiano e inexperiência do cirurgião.

Tratamento com drogas antitireóideas e radioiodoterapia

As tionamidas podem ser usadas como alternativa ao tratamento cirúrgico, pois controlam o hipertireoidismo, mas não definitivamente e não impedem o aumento dos nódulos. Paciente idoso, portador de hipertireoidismo leve, com contraindicações para cirurgia ou RIT pode se beneficiar com dose de metimazol baixa, variando de 5 a 10 mg ao dia.

Geralmente são requeridas doses elevadas ^{131}I para o sucesso terapêutico, (em torno de 30 mCi), pois o bócio é volumoso e a captação não tão elevada quanto na doença de Graves. A radiação levará a destruição das áreas captantes de iodo, com controle do hipertireoidismo. A redução do volume do bócio pode levar meses a anos, não sendo tão eficaz quanto o controle do hipertireoidismo. Em casos com compressão de vias aéreas, pode haver um aumento transitório no volume da tireoide piorando os sintomas nas duas primeiras semanas de tratamento. Nesse período, hipertireoidismo foi observado na maioria dos pacientes, consequentemente aumentando a morbidade particularmente em idosos.

Adenoma tóxico

O adenoma tóxico ou nódulo tireoidiano funcionante autônomo ocorre por mutações somáticas ativadoras do TSHR ou outras alterações não conhecidas em um clone de tireócitos, que levam a hiperplasia e aumento da captação de iodo e consequentemente a síntese de hormônio tireoidiano. Afeta adulto jovem e mais o sexo feminino. A partir de 3-4 cm os adenomas tóxicos já são palpáveis e apresentam produção hormonal suficiente para causar as manifestações clínicas da tireotoxicose. Os sintomas apresentam-se de forma mais insidiosa e leve, quando comparados a doença de Graves. Como a patogênese não é autoimune, não existe a oftalmopatia e dermatopatia da doença de Graves, assim como TRAb está ausente. Como o eixo hipófise-tireoide está conservado, a produção autônoma do adenoma tóxico de hormônios tireoidianos, especialmente

T3, inibe a secreção de TSH. Consequentemente, o TSH baixo não estimula o tecido tireoidiano normal. Na presença de TSH baixo ou suprimido e nódulo, a cintilografia da tireoide é mandatória. Com o uso de 99mTc ou iodo radioativo, o adenoma tóxico surge como área "quente", ou seja, mais captante que o tecido tireoidiano normal (Figura 2.3).

Figura 2.3. Adenoma tóxico. Paciente com nódulo em lobo esquerdo com 4 cm no maior diâmetro. Mapeamento e captação da tireoide com 131I revela área hipercaptante em lobo esquerdo da tireoide, com supressão do lobo contralateral. Captação de 24 horas está aumentada: 42% (normal até 32%).

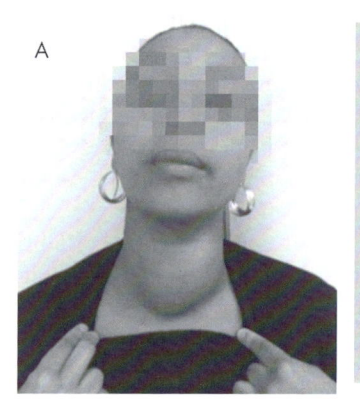
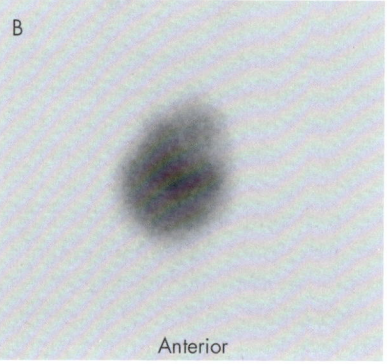

A ultrassonografia revela nódulo único (raramente mais de um nódulo), geralmente ocupando quase todo um lobo, com características ultrassonográficas bastante variáveis. Habitualmente, encontra-se um nódulo grande, sólido ou misto, geralmente hipoecogênico, com vascularização periférica e central. Apesar do tamanho (> 3 cm) e das características ultrassonográficas, não há necessidade de punção aspirativa, pois o adenoma tóxico tem sempre etiologia benigna.

Tratamento

Os tratamentos de escolha para o adenoma tóxico são a RIT ou a cirurgia (lobectomia). As tionamidas levam o paciente ao eutireoidismo, mas com a descontinuidade, certamente a produção autônoma se manterá.

A RIT tem sido usada com sucesso para tratamento do hipertireoidismo do adenoma tóxico. A dose de radioiodo preconizada é alta, em comparação com o tratamento da doença de Graves (geralmente 30 mCi). Observa-se a diminuição do tamanho do nódulo, mas não seu desaparecimento. Pode ocorrer hipotireoidismo transitório, pois o radioiodo destrói o adenoma, mas o tecido adjacente e o lobo contralateral sadio estão suprimidos, levando algumas semanas para ser estimulado pelo aumento progressivo do TSH. O hipotireoidismo pode ser definitivo também por destruição do tecido sadio por contiguidade e captação leve da radiação. A chance de recorrência do hipertireoidismo é rara.

A remoção cirúrgica dos adenomas tóxicos pode ser indicada, quando há sinais compressivos ou na presença de grandes nódulos (> 6 cm de diâmetro). A lobectomia é o procedimento indicado, e cerca de 40% dos pacientes desenvolvem hipotireoidismo permanente, principalmente idosos, pois o lobo remanescente não é suficiente para produzir hormônios tireoidianos adequadamente.

Tireoidite subaguda

A tireoidite subaguda, tireoidite de De Quervain, tireoidite dolorosa, tireoidite de células gigantes ou tireoidite granulomatosa, é causada por processo inflamatório na tireoide, geralmente precedido por uma infecção viral do trato respiratório superior. O quadro clínico típico é de dor na região cervical anterior, irradiada para os ouvidos (simulando otite), mandíbula ou área occipital. Pode ser uni ou bilateral. A tireoide, usualmente, encontra-se firme e bastante dolorosa a palpação e a deglutição. Os sintomas sistêmicos são comuns, como mal estar geral, febre baixa, mialgia e cansaço. O episódio de tireoidite subaguda é geralmente autolimitado, com duração de 6 a 12 semanas. Durante a fase inflamatória, com a lesão dos folículos ocorre liberação de altas concentrações de tireoglobulina e T4 na circulação, com uma relação T4:T3 > 20. A velocidade de hemossedimentação e proteína C reativa, marcadores de processo inflamatório, geralmente encontram-se bastante elevados. Nessa fase, a captação com radioiodo está caracteristicamente diminuída. A ultrassonografia demonstra um parênquima glandular marcadamente hipoecogênico, podendo ser focal e confundir o diagnóstico com nódulo de características suspeitas. A punção aspirativa por agulha fina não é indicada, mas quando realizada, revela células gigantes características do processo inflamatório. A tireoidite subaguda evoluirá para uma fase de recuperação da função glandular, com hipotireoidismo transitório, que pode levar até 2 meses até finalmente a normalização da função tireoidiana (Figura 2.4).

Figura 2.4. Tireoidite subaguda. Evolução trifásica característica: tireotoxicos em hipotireoidismo e recuperação e os respectivos níveis de T4, TSH e captação da tireoide com ^{131}I.

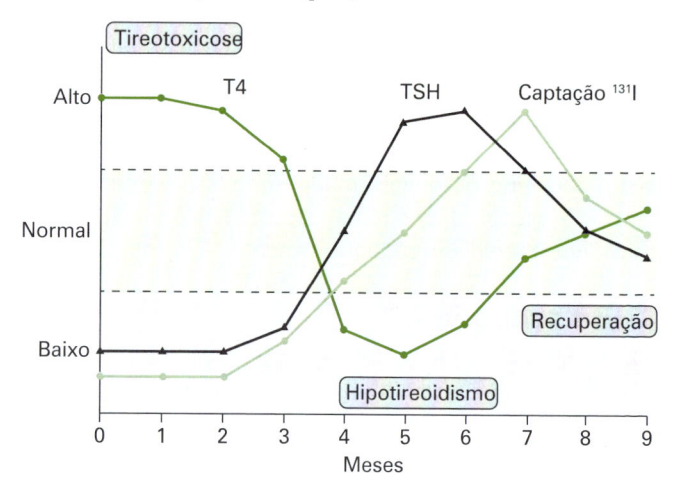

Modificada de E. Pearce NEJM 2003.

Tratamento

Geralmente anti-inflamatórios não hormonais, alivia quando a dor é leve. Para dores mais intensas pode ser administrado prednisona 20 mg, 1 vez ao dia, por 1 a 2 semanas, reduzindo a dose progressivamente no transcorrer de 4 semanas, pois a retirada precoce, favorece a recidiva da dor. Os sintomas de tireotoxicose não exigem tratamento específico, sendo indicado somente o uso de betabloqueadores se a taquicardia e tremores forem importantes. Na fase de hipotireoidismo, o tratamento deve ser instituído somente se o paciente estiver sintomático. O hipotireoidismo será definitivo quando ocorre elevação dos anticorpos antitireoidianos. A ultrassonografia revela recuperação do parênquima tireoidiano cerca de 6 meses após o processo inflamatório.

Tireoidite subaguda linfocítica

A tireoidite subaguda linfocítica é também conhecida como tireoidite esporádica silente ou tireoidite pós-parto, quando associa-se a esse período (até 12 meses do parto). O que difere da tireoidite subaguda dolorosa é a ausência de quadro infeccioso associado e, portanto, o paciente não apresenta dor ou elevação de VHS ou PCR. As concentrações de anti-TPO estão muito elevadas. A evolução é semelhante, entretanto o hipotireoidismo acontece com maior frequência. Ocorre lesão das células tireoidianas pelo processo autoimune, com liberação dos hormônios tireoidianos para a circulação, caracterizando a fase tóxica. O paciente evolui para a fase de recuperação, com hipotireoidismo e depois a recuperação ou hipotireoidismo. A ultrassonografia revela um parênquima difuso ou com áreas focais de heterogeneidade e hipoecogenicidade. O tratamento deve ser feito somente com betabloqueadores para melhora dos sintomas adrenérgicos na fase tóxica. Se os sintomas persistirem por período superior a 3 ou 4 meses, é aconselhável reavaliação para excluir o diagnóstico de doença de Graves.

Tireotoxicose factícia

O uso de dose inadequada de levotiroxina (LT4) ou de medicações que contêm inapropriadamente hormônio tireoidiano, como produtos que visam perda de peso, queima de gordura ou aumento de disposição é muito frequente em nosso meio. O quadro clínico dependerá da quantidade e duração da ingestão hormonal. O paciente não apresenta bócio ou dor cervical. A história clínica é fundamental. O TSH estará baixo ou suprimido, com nível circulante de T4 acima do limite superior da normalidade, mas estará baixo se houver consumo preferencial de liotironina (LT3). Concentrações baixas ou indetectáveis de tireoglobulina associado a captação com iodo baixa, são indicativos de tireotoxicose factícia. No Brasil, formulações com T3 e derivados (Triac) são proibidos, mas podem ser amplamente encontrados e usados via oral ou mesmo em produtos injetáveis para mesoterapia. O tratamento consiste no ajuste da dose de LT4. Na suspeita de uso indevido, a retirada da medicação é mandatória, com o paciente podendo evoluir para hipotireoidismo transitoriamente, até a recuperação normal do eixo TSH-tireoide. Raramente há necessidade de introdução de LT4.

Tireotoxicose induzida por iodo

Um excesso de iodo através da ingestão dietética, drogas ou outros compostos contendo iodo pode levar à tireotoxicose através do aumento da síntese de hormônios tireoidianos na presença de doença tireoidiana de base, particularmente BMN. As fontes de iodo que podem levar ao hipertireodismo são inúmeras (Tabela 2.5).

Para adultos, a Organização Mundial de Saúde recomenda a ingestão de 150 µg de iodo, sendo o Brasil considerado adequado na ingestão de iodo graças ao programa de iodização do sal. A maioria dos indivíduos com glândula tireoide normal tolera um excesso de iodeto sem sintomas clínicos. No entanto, em alguns indivíduos, mesmo a exposição a quantidades modestas de excesso de iodo pode induzir hipertireoidismo. A apresentação clínica inclui os sinais típicos de

Tabela 2.5. Compostos contendo iodo que podem estar associados à tireotoxicose.

Agentes de contraste iodado para tomografia computadorizada

Preparações tópicas de iodo
- Tintura com iodo
- Teste de Schiller
- Povidona

Soluções orais
- Iodeto de potássio saturado (SSKI)
- Lugol
- Glicerol iodado
- Xarope de ácido hidriódico

Drogas
- Amiodarona
- Expectorantes
- Vitaminas contendo iodo
- Iodeto de potássio
- Iodeto de isopropamida (descongestionante)

Componentes alimentares
- Algas marinhas
- Corantes: eritrosina (cor vermelha e variantes)

tireotoxicose e, na maioria dos pacientes, o achado de bócio multi-nodular. Outros pacientes podem ter doença tireoidiana autoimune latente. O diagnóstico é baseado na história clínica de realização de exames contrastados recentes, uso de lugol, doses excessivas de iode-to em paciente com bócio. A reversão espontânea para um estado eutireoidiano pode ocorrer após um período médio de 6 meses em cerca de 50% dos pacientes. O retorno ao eutireoidismo pode ser precedido por hipotireoidismo subclínico (186). Em pacientes com bócios mul-tinodulares, as considerações terapêuticas são as mesmas discutidas para bócios nodulares tóxico.

Hipertireoidismo subclínico

Denomina-se hipertireoidismo subclínico quando o valor de TSH está abaixo do menor valor de referência do método ou suprimido (menor que o valor de detecção do método), na presença de concen-trações normais de T4 e a dosagem de T3 também deve estar normal. Geralmente, essa condição é observada em pacientes com adenoma tóxico ou bócio multinodular. Na presença de TSH baixo ou suprimido e nódulo tireoidiano, o mapeamento e captação da tireoide são manda-tórios. Assim, o mapeamento auxilia na identificação de nódulo autôno-mo antes mesmo da ultrassonografia. Raramente a doença de Graves se apresenta com quadro de hipertireoidismo subclínico. A conduta inicial é confirmar as alterações de TSH após 6-8 semanas. A história de uso de drogas que interferem na função da tireoide deve ser sempre investiga-da (Ver tópico tireotoxicose factícia), assim como afastar quadro recente de tireoidite subaguda dolorosa (Figura 2.5).

O tratamento deve ser indicado após confirmação do hipertireoi-dismo subclínico de acordo com idade, fatores de risco e nível do TSH (Tabela 2.6).

A incidência de fibrilação atrial em pacientes com mais de 65 anos com TSH < 0,1 mUI/L é 3 vezes maior em relação a indivíduos com TSH normal; se TSH entre 0,1 e 0,4 mUI/L, o risco não está definido e a escolha por tratar ou não deve ser individualizada. Em mulheres na menopausa sem tratamento específico para a perda de massa óssea, deve-se consi-derar o tratamento pelo risco aumentado de piora da perda da massa óssea. O tratamento deve levar em consideração a etiologia do hiperti-reoidismo, conforme os tópicos abordados neste capítulo.

Figura 2.5. Esquema sugerido de investigação para hipertireodismo subclínico.

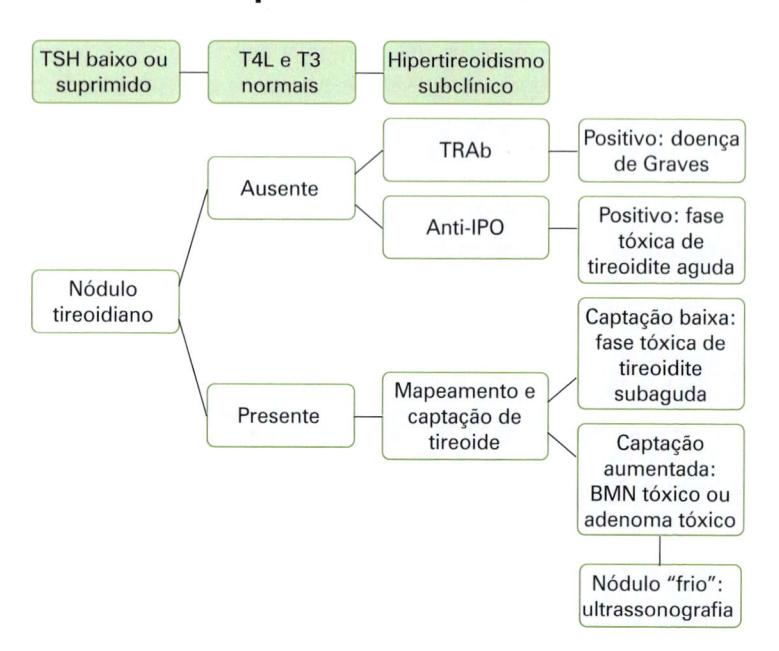

Tabela 2.6. Indicações de tratamento do hipertireoidismo subclínico.

	TSH < 0,1 mIU/L	TSH 0,1 a 0,4 mIU/L*
> 65 anos	Sim	Considerar tratar
< 65 anos com comorbidades		
Cardiopatia	Sim	Considerar tratar
Osteoporose	Sim	Considerar tratar

(Continua)

Tabela 2.6. Indicações de tratamento do hipertireoidismo subclínico. (continuação)

	TSH < 0,1 mIU/L	TSH 0,1 a 0,4 mIU/L*
Menopausa sem TRH ou bisfosfonatos	Sim	Considerar tratar
Sintomas de hipertireoidismo	Sim	Considerar tratar
< 65 anos assintomático	Considerar tratar	Observar

* Quando 0,4 mIU/L é o limite inferior do valor de referência para TSH. TRH: terapia de reposição hormonal.
Adaptada de Ross D.S. et al. (2016).

Tireotoxicose induzida por amiodarona

A amiodarona tem 37 mg de iodo estável em cada 100 mg, acumula-se no tecido adiposo, funcionando como um grande reservatório, que é liberado ao longo de meses, mesmo após a suspensão da droga e pode causar, além de hipotireoidismo, tireotoxicose por dois mecanismos principais (Tabela 2.7).

A tireotoxicose tipo I (com hipertireoidismo), tanto de causa autoimune (doença de Graves) ou, mais comumente, devido à hiperfunção de nódulo(s) autônomo(s) e a tireotoxicose tipo II, devido a uma tireoidite destrutiva. Como o tratamento e prognóstico são diferentes, o diagnóstico do tipo de tireotoxicose deve ser sempre feito prontamente. Quando o paciente está com grave acometimento clínico, a associação de droga antitireoidiana (metimazol 30 mg) e glicocorticoide (prednisona 40 mg) deve ser feita. Assim, quando há melhora clínica rápida, o glicocorticoide deve ser mantido, com retirada da droga antitireoidiana, pois a tireotoxicose tipo II é a forma mais provável. Na resposta discreta, mantém-se a droga antitireoidiana, com redução progressiva do glicorticoide em 4 semanas.

Tabela 2.7. Características das formas de tireotoxicose induzida por amiodarona.

	Tipo I	Tipo II
Doença tireoidiana de base	Presente	Geralmente ausente
Vascularização à ultrassonografia	Aumentada	Ausente
Captação com radioiodo	Muito baixa	Ausente
Anticorpos antitireoidianos	Presentes	Geralmente ausentes
Início da tireotoxicose após início da amiodarona	Após curto uso (cerca de 3 meses)	Após longo tempo de uso (até 30 meses)
Remissão espontânea	Não	Provável
Hipotireoidismo subsequente	Não	Provável
Tratamento de escolha	Droga antitireoidiana	Glicocorticoide
Necessidade de parar amiodarona	Sim	Não necessariamente
Tratamento definitivo da tireotoxicose	Geralmente necessário	Não necessariamente

Tireotoxicose na gravidez

Diversas alterações na função tireoidiana ocorrem durante uma gestação normal, desde a concepção até o período pós-parto. Observa-se um aumento da concentração plasmática de TBG (*thyroxine binding protein*) desde o 1º trimestre, mantendo-se elevada até o parto. Esse aumento deve-se a estimulação do estradiol na produção hepática de proteínas, por diminuição da degradação hepática e também por diminuição discreta das outras proteínas carreadoras. Consequentemente, observa-se aumento nas concentrações dos hormônios tireoidianos totais (T4T e T3T) durante toda a gestação, em comparação a não grávidas. Devido a semelhança da subunidade α do hCG, o nível de TSH é exatamente a imagem em espelho do nível de hCG, ou seja, no primeiro trimestre de gestação observa-se TSH baixo que posteriormente se eleva, em paralelo a elevação do hCG que depois diminui ao longo da gestação. Como a dosagem de T4L é feita na maioria das vezes por ensaio competitivo sem separação física, observa-se diminuição dos níveis de T4L principalmente no 2º e 3º trimestres, devido a influência do excesso de TBG na gestação. Em decorrência dessa interferência, idealmente durante a gestação deveriam ser usados métodos diretos, como ultrafiltração ou espectrometria de massa. Entretanto esses métodos não são viáveis em nosso meio para uso rotineiro. Como não existe um padrão de normalidade dos níveis de T4L durante os trimestres da gestação, aconselha-se avaliar o T4T. Usualmente considera-se adequado para gestante valor de T4T 1,5x o valor normal de não gestante a partir do 2º trimestre. Não existe vantagem na dosagem de T3L e T3T, pois os mesmos fenômenos interferem nas dosagens (Tabela 2.8).

Na gravidez, podemos encontrar hipertireoidismo mediado por hCG e a doença de Graves durante esse período. Observa-se hipertireoidismo subclínico transitório em 10 a 20% das grávidas normais durante o 1º trimestre devido as alterações fisiológicas. Desse modo, não há necessidade de tratamento. A hiperêmese gravídica é uma síndrome caracterizada por náusea e vômitos graves, associado a perda de 5% do peso, desidratação e cetose. Provavelmente o hCG em nível muito elevado e/ou estradiol ou a secreção de uma molécula de hCG mais ativa cause os sintomas. Algumas gestantes com hiperêmese gravídica podem apresentar hipertireoidismo caracterizado por elevação muito discreta de T4L, porém com T3 normal. Raramente há necessidade de tratamento

Tabela 2.8. Avaliação tireoidiana esperada em gestantes.

		TBG	T4T	TSH	T4L	TRAb
Gestação normal	1º Trimestre	↓	Normal alto	↑	Normal ou baixo	Ausente
	2º Trimestre	↓↓	↓	Normal baixo	Normal ou baixo	Ausente
	3º Trimestre	↓↓	↓	Normal baixo	Normal ou baixo	Ausente
Doença de Graves		↓	↓↓↓↓	Suprimido	↓↓	Positivo
Hiperêmese gravídica		↓	Normal alto	↑	Normal ou pouco elevado	Negativo

TBG: thyroxine binding protein; T4T: T4 total; T4L: T4 livre; TRAb: anticorpo contra receptor de TSH.

para o hipertireoidismo, pois há resolução espontânea até a 20º semana. Suporte com hidratação e administração de antieméticos e internação, se necessária devem ser instituídos.

A doença de Graves pode ter seu início na gestação. O diagnóstico clínico é difícil porque os sintomas e sinais hiperdinâmicos da gestante são semelhantes, como taquicardia, pele quente e intolerância ao calor. A presença de bócio ajuda a diferenciar, já que a presença de oftalmopatia é rara. O diagnóstico diferencial com as alterações fisiológicas que ocorrem na gravidez são níveis de T4L e T4T muito elevados para os níveis esperados de gestantes. A presença de TRab indica a doença de Graves, pois mapeamento com material radioativo é contraindicado na gestação. Com a confirmação diagnóstica, o tratamento da doença de Graves na gestação deve ser instituído devido ao maior risco de pré-eclampsia, retardo de crescimento intraútero, parto prematuro e aborto.

O tratamento com droga antitireoidiana é o tratamento de escolha com a preferência por PTU, em vez de MMZ, por ter menor passagem placentária e não estar associado a teratogênese (aplasia cútis, atresia esofágica e coanal). A dose deve ser sempre de acordo com a gravidade do hipertireoidismo, sendo o indicado sempre a menor dose possível. Geralmente a doença de Graves cursa com piora no 1º trimestre e melhora importante no 3º trimestre de gestação, com suspensão da medicação em muitos casos. O uso de betabloqueador deve ser feito com cautela, pois doses elevadas de propranolol (> 80 mg) pode causar retardo de crescimento intrauterino. Tratamento cirúrgico deve ser indicado somente quando há necessidade de doses elevadas de medicação para controle (PTU > 600 mg/d), intolerância ou efeito colateral grave e sintomas compressivos do bócio. Idealmente deve ser realizada no 2º trimestre, antes da 24º semana. O objetivo do tratamento é manter o nível 1,5 × o valor de T4T para não gestantes ou T4L no limite superior do normal. A monitorização deve ser feita a cada 2-4 semanas para não haver comprometimento fetal, tanto de hipo quanto hipertireoidismo. Valores elevados de TRAb no 3º trimestre da gestação podem indicar risco aumentado de hipertireoidismo neonatal, devido a passagem placentária, mesmo na gestante já tratada de doença de Graves. Durante o período de aleitamento materno, o uso de metimazol é preferível, após a mamada, para evitar a possibilidade, mesmo que mínima, da passagem para o lactente.

Outras causas de tireotoxicose

Tireotoxicose por metástase de carcinoma diferenciado da tireoide

Geralmente acomete pacientes com carcinoma folicular de tireoide metastático, com massas extensas sendo, portanto, muito raro. Caracteriza-se por T3 tireotoxicose, por produção tumoral de hormônio tireoidiano e consequentemente supressão do TSH. Alguns casos podem apresentar concentrações elevadas de T3 por atividade aumentada da deiodinase (D1 e D2) pela metástase. Após a suspensão de LT4, observou-se queda na concentração de T3, demonstrando que não havia produção tumoral de hormônio tireoidiano, mas sim a maior ação da deiodinase na conversão de T4 exógeno em T3.

Struma ovarii

Nessa síndrome, o ovário ou o pedículo ovariano contém tecido tireoidiano ectópico, que eventualmente pode tornar-se hiperativo, resultando em um tireotoxicose leve. É extremamente rara, e corresponde a cerca de 2% dos tumores ovarianos e surgem antes da 5ª ou 6ª décadas da vida. A malignidade ocorre em cerca de 25% dos casos com metástases descritas em fígado e peritônio. O tratamento é a remoção cirúrgica devido ao risco de malignidade no tecido *struma* e com a cura do hipertireoidismo.

Tumor produtor de TSH (TSHoma)

O tumor hipofisário funcionante secretor de TSH é raro e acomete geralmente adulto jovem. A maioria dos pacientes apresenta bócio difuso e tireotoxicose mais leve que na doença de Graves. A avaliação laboratorial característica é de elevação dos hormônios tireoidianos com TSH inapropriadamente normal ou discretamente elevado. A determinação da subunidade alfa pode auxiliar no diagnóstico, exceto em mulheres na menopausa, que também apresentam altas concentrações, devido à elevação concomitante das gonadotrofinas. A cosecreção de outros hormônios hipofisários é rara (prolactina e GH foram descritas). O teste de TRH pode ser empregado, mostrando ausência de resposta do TSH pela autonomia do TSHoma. Pode ocorrer deficiência dos demais hormônios hipofisários, por inibição do eixo hipotálamo-hipófise, pelo efeito de massa do tumor. A ressonância nuclear magnética da região hipotálamo-hipofisária é mandatória no diagnóstico, que mostra frequentemente um macroadenoma (> 1 cm), podendo causar compressão de quiasma óptico e comprometimento de seio cavernoso, causando déficits visuais ou de pares cranianos. O diagnóstico diferencial deve ser feito com resistência aos hormônios tireoidianos (Tabela 2.9). O tratamento de escolha é a cirurgia para retirada do tumor. O tratamento alternativo pode ser feito com análogos da somatostatina, que inibem a secreção de TSH. O uso de drogas antitireoidianas, assim como RIT e tireoidectomia não são recomendadas pela autonomia do adenoma, podendo haver estímulo dos tirotrófos e consequentemente aumento da hipófise, piorando o quadro de compressão (óptica, hipotalâmica ou de seio cavernoso).

Tabela 2.9. Diagnóstico diferencial de adenoma produtor de TSH (TSHoma) e resistência aos hormônios tireoidianos (RHT).

	TSHoma	RHT
Etiologia	Adenoma hipofisário	Mutação no receptor beta do hormônio tireoidiano
História familiar	Não há	Sim
Bócio	Presente	Presente
Idade de acometimento	Adulto jovem	Infância
TSH	Inapropriadamente normal	Inapropriadamente normal
T3 e T4	Aumentados	Aumentados
Subunidade alfa	Elevada	Normal
SHBG	Alto	Normal
Resposta do TSH ao TRH	Ausente	Responde com elevação do TSH
Resposta do TSH a uso de T3 em altas doses	Não diminui	Diminui

Resistência aos hormônios tireoidianos

Mutação no gene do receptor beta do hormônio tireoidiano causa a síndrome de resistência ou insensibilidade aos hormônios tireoidianos (RHTβ) e é o principal diagnóstico diferencial com o TSHoma, pois ambos apresentam bócio com elevação dos hormônios tireoidianos e TSH inapropriadamente normal ou pouco elevado (Tabela 2.9). O diagnóstico atual é o estudo genético do paciente e dos familiares. O uso de betabloqueadores auxilia no controle da taquicardia, tremores e agitação psicomotora. Altas doses de LT4 devem ser administradas com cautela em crianças que apresentam retardo de crescimento. Atualmente essa síndrome também engloba pacientes com mutação no receptor alfa do hormônio tireoidiano (RHTα), no gene transportador de hormônios tiroidianos (MCT8) e na selenoproteina (SECISBP2). São etiologias genéticas raras, associadas a fenótipos típicos, manifestação clínica de hipotireoidismo e concentração de hormonos tireoidianos incompatíveis com a concentração de TSH.

Hipertiroxinemia eutireoidiana

Na exclusão de TSHoma e RHTβ, pode ocorrer elevação dos hormônios tireoidianos, sem a supressão do TSH, mas o indivíduo está clinicamente em eutireoidismo.

HiperTBGnemia

Excesso de TBG pode ser hereditária (ligada ao X) ou adquirida, como a que ocorre durante a gestação, hepatites aguda e crônica e durante uso de estrogênios. Observa-se elevação de T4T, geralmente cerca de 1,5 a 2 vezes o limite superior do normal. A dosagem de T4L pode estar dentro do normal ou mesmo baixa, quando realizada por métodos rotineiros. A dosagem de T4L por método direto mostra concentrações normais. O TSH está sempre normal e o T3T pode estar pouco elevado ou normal, pois a afinidade de T3 pela TBG é menor.

Hipertiroxinemia disalbuminêmica familial

É uma doença genética com herança autossômica dominante, causada por uma albumina mutante, com maior afinidade de ligação ao T4, resultando em altas concentrações de T4T (2 a 3 vezes), com TSH normal em individuo em eutireoidismo. Com a dosagem rotineira de T4L, a concentração pode estar normal ou aumentada, mas a dosagem direta está normal. Variantes raras que causam elevação somente de T3 já foram descritas, assim como mutações na transtiretina (pré-albumina).

Uso de heparina e furosemida

A administração de heparina e furosemida podem deslocar, *in vitro*, os ácidos graxos livres, elevando a concentração apenas de T4L. O diagnóstico é feito com a coleta normal antes da administração dessas medicações.

Uso de biotina

Alguns ensaios para dosagens dos hormônios tireoidianos usam anticorpos antiestreptavidina que sofrem interferência na presença de altas doses de biotina, comumente usada para tratamento cosmético e presente em diversos polivitamínicos. Essa interferência causa TSH suprimido e elevação de T4L, com individuo em eutireoidismo. Com a retirada da medicação por 48-72 horas, os valores dos hormônios tireoidianos estão normais.

Referências bibliográficas

1. Burch HB, Cooper DS. Management of Graves Disease: A Review. JAMA. 2015; 314(23):2544-2554.

2. De Leo S, Lee SY, Braverman LE. Hyperthyroidism. Lancet 2016;388(10047):906-918.

3. Franklyn JA, Boelaert K. Thyrotoxicosis. Lancet. 2012 (379): 1155-1166.

4. Maia AL, Scheffel RS, Meyer EL, et al. The Brazilian consensus for the diagnosis and treatment of hyperthyroidism: recommendations by the Thyroid Department of the Brazilian Society of Endocrinology and Metabolism. Arq Bras Endocrinol Metabol. 2013;57(3):205-232.

5. Ross DS, Burch HB, Cooper DS, et al. 2016 American Thyroid Association Guidelines for Diagnosis and Management of Hyperthyroidism and Other Causes of Thyrotoxicosis. Thyroid. 2016;26(10):1343-1421.

6. Smith TJ, Hegedüs L. Graves' Disease. N Engl J Med. 2017;376(2):185.

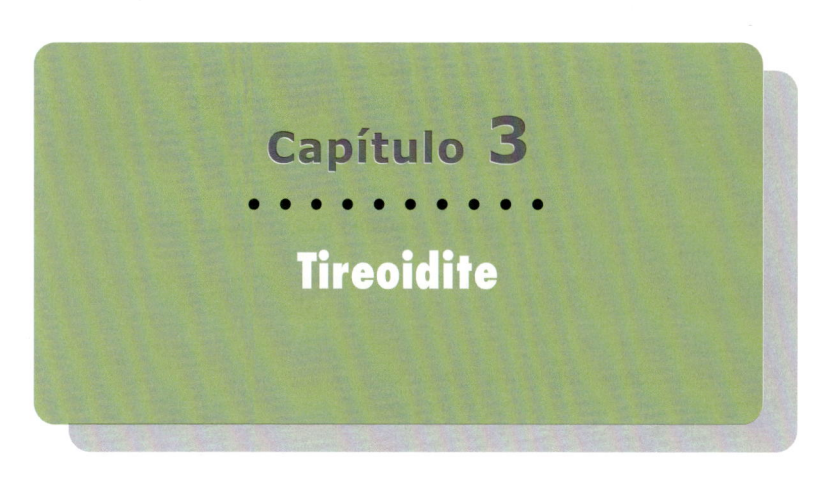

Capítulo 3

Tireoidite

Meyer Knobel

Introdução

» O termo tireoidite abrange um grupo heterogêneo de distúrbios inflamatórios de diversas etiologias e características clínicas.

» Existem vários tipos de tireoidites, que se encontram resumidos na Tabela 3.1.

Tabela 3.1. Classificação dos distúrbios inflamatórios da tireoide.[1]

Tireoidite com dor
Agentes infecciosos
• Tireoidite piogênica (bacteriana: *Staphylococcus aureus*, estreptococos, *Escherichia coli*, Tuberculose)
• Tireoidite subaguda (virótica)
• Tireoidite por agentes oportunísticos (p.ex., *Pneumocystis carinii*, *Mycobacteriae, Arpergillus*)

(Continua)

Tabela 3.1. Classificação dos distúrbios inflamatórios da tireoide.[1] (continuação)

Tireoidite com dor

Trauma
- Trauma direto (p.ex., aspiração por agulha fina, cirurgia, palpação)
- Tireoidite por radiação

Tireoidite indolor

Distúrbios espontâneos
- Tireoidite crônica autoimune (Hashimoto)
- Tireoidite linfocitária subaguda (pós-parto)
- Tireoidite linfocitária esporádica

Agentes farmacológicos
- Citocinas (interferon alfa, interleucina 2)
- Tireoidite induzida por amiodarona
- Carbonato de lítio

Tireoidite fibrosa invasiva (Riedel)

Tireoidite com dor

Tireoidite infecciosa (tireoidite supurativa, tireoidite bacteriana, tireoidite piogênica)

A infecção glandular por bactérias, micobactérias, fungos, proto-zoários ou alguns vermes é rara.

Aspectos clínicos

Ocorre geralmente (50% dos casos) em indivíduos portado-res de doença tireóidea preexistente: câncer da tireoide, tireoidite de Hashimoto, bócio multinodular, anomalias congênitas da tireoide, como fístula do seio piriforme (a causa mais comum de infecção em crianças) e do 3º arco branquial ou persistência do duto tireoglosso; imunodeprimi-dos, idosos ou indivíduos debilitados.

Os afetados exibem dor intensa, unilateral irradiada para mandíbu-la ou orelhas, acompanhada de flutuação e eritema cutâneo na região da tireoide.

A etiologia predominante é a infecção bacteriana (especialmente *Staphylococcus aureus*, *Streptococcus pyogenes* ou *Streptococcus pneumoniae*), mas foram descritas infecções por *Meningococcus*, *Salmonella* e *Escherichia colli*.

Achados laboratoriais

- » Velocidade de hemossedimentação (VHS): elevada; leucograma – leucocitose com desvio para a esquerda.
- » Avaliação hormonal: função tireóidea normal (raramente pode haver hipotireoidismo ou hipertireoidismo).
- » Diagnóstico: PAAF da lesão e obtenção de material para coloração para Gram, cultura e antibiograma.
- » Ultrassonografia do pescoço: formação de abscesso ou inchaço unilobar.
- » Raios-X simples do pescoço: calcificações (infecção por *Echinococcus* ou *Pneumocistis*) e abscesso com nível hidroaéreo (infecção por anaeróbicos).
- » Cintilografia radioisotópica: captação diminuída ou ausente, em área "fria" no lobo tireóideo afetado.
- » Fístula do seio piriforme: esofagografia contrastada com bário ou laringoscopia direta da hipofaringe.

Tratamento

Antibioticoterapia EV e drenagem cirúrgica do abscesso.

Tireoidite subaguda (TSU)

É também denominada tireoidite de De Quervain, tireoidite subaguda não supurativa ou tireoidite granulomatosa subaguda. Tem origem virótica ou pós-virótica.

Em geral, ocorre após infecção do trato respiratório superior.

Aspectos clínicos

- » A TSU é uma doença inflamatória autolimitada.
- » Dor tireóidea, inchaço glandular e tireotoxicose transitória (em aproximadamente 50% dos indivíduos): liberação de hormônios pré-formados, seguida por fase de hipotireoidismo, em geral transitório.

» Função tireóidea: normaliza-se (95% dos casos) após 6 a 12 meses; hipotireoidismo persiste em 5% dos casos. A TSU recorre em 2% dos afetados.
» Envolve os vírus Coxsackie grupos A e B, echovírus, Epstein-Barr, adenovírus, da influenza, da caxumba, do sarampo, da imunodeficiência humana primária (HIV) e casos recentes provocados pelos vírus da influenza H1N1 e da Covid-19 (SARS-CoV-2).

Achados laboratoriais
» Alterações inflamatórias: VHS muito elevada (frequentemente > 50 mm), bem como a concentração da proteína C reativa; número de leucócitos normal ou pouco aumentado.
» Avaliação hormonal: dependente da fase da doença; fase de tireotoxicose: TSH diminuído ou indetectável e o T4 livre elevado; fase de hipotireoidismo: TSH elevado e T4 livre normal ou baixo.
» Títulos de antiTPO e antiTG: negativos durante toda a evolução da doença; valores aumentados colocam em dúvida o diagnóstico de TSU; tireoglobulina sérica (TG) elevada.
» Captação de radioiodo (CRAI): baixa (< 5%) durante a fase tireotóxica. Fase de recuperação (hipotireoidismo): captação normal ou elevada.
» Ecografia da tireoide: textura heterogênea hipoecogênica, às vezes com nódulos, devido ao processo inflamatório; *Doppler* colorido: baixo fluxo, refletindo vascularização entre normal e diminuída.

Tratamento
» Sintomas de hipertireoidismo: controlados com betabloqueadores.
» Dor: salicilatos ou anti-inflamatórios não hormonais; glicocorticoides para os casos mais graves (40-60 mg de prednisona; 6-8 semanas).
» Levotiroxina: se houver intenção de gravidez.

Tireoidite por *Pneumocystis carinii* (TPC)
» Características clínicas semelhantes as da TSA: dor cervical, hiper ou hipotireoidismo e CRAI suprimida.
» Em indivíduos imunocomprometidos com dor no pescoço.

- » Diagnóstico: punção aspirativa por agulha fina (PAAF) e coloração de metanamina de prata de Grocott-Gomori.

Tireoidite induzida por trauma da tireoide

Trauma direto

- » Após trauma físico glandular: manipulação intraoperatória da tireoide, manifestando-se com dor e hipersensibilidade local.
- » Alterações laboratoriais: captação baixa de radioiodo, T4 livre normal ou elevado e TSH normal ou suprimido.
- » Tireotoxicose transitória: 2 semanas após ressecção de adenoma de paratireoide; CRAI diminuída.
- » Quadros clínico e laboratorial: normalizam-se após 2 meses.

Tireoidite induzida por radiação

- » Em 1% dos indivíduos submetidos à terapia actínica, entre 5 e 10 dias após o procedimento.
- » Pós-radioterapia externa para linfoma ou câncer de cabeça ou pescoço.
- » Dor na região anterior do pescoço por vezes acompanhada de exacerbação da tireotoxicose.
- » Alívio da dor: anti-inflamatórios não hormonais; raramente é necessário utilizar esteroides (prednisona).
- » Sintomas de hipertireoidismo: betabloqueadores.
- » Fatores de risco: juventude, sexo feminino, hipotireoidismo preexistente e irradiação com doses elevadas.
- » Indivíduos submetidos à radioterapia externa: determinação prévia do TSH, T4 livre, antiTPO, antiTG e TRAb.
- » Reavaliar a função tireóidea 1 mês após o tratamento e a cada 3 a 6 meses, durante os 5 anos seguintes.

Tireoidite indolor

Distúrbios espontâneos

Tireoidite autoimune

- » Designada também como tireoidite crônica, tireoidite de Hashimoto (TH) ou tireoidite linfocitária crônica.

» *Tireoidite focal não específica:* variante da TH, assim como a tireoidite silenciosa ou indolor e a tireoidite pós-parto (TPP).

Aspectos clínicos

» A TH é a mais frequente das tireoidites; principal causa de hipotireoidismo (em áreas com aporte suficiente de iodo) e bócio.
» As duas formas principais do distúrbio são a tireoidite autoimune com bócio e a tireoidite autoimune atrófica.
» Maior frequência em mulheres (cerca de 95% dos afetados) de meia idade com bócio pequeno assintomático.

Diagnóstico

» Presença de bócio difuso firme, indolor, simétrico, e sem sinais de tireotoxicose. A glândula é bocelada. A associação de bócio com hipotiroidismo é praticamente diagnóstica dessa condição.
» Dor e sensibilidade locais aumentados são incomuns.
» Dez porcento dos indivíduos apresentam a glândula atrófica.
» O bócio incide de modo significativo em mulheres adultas.

Achados laboratoriais

» *Avaliação hormonal:* eutireoidismo ou hipotireoidismo.
» *Avaliação imunológica:* antiTPO e, menos frequentemente, antiTG estão elevados.
» A PAAF é dispensável para o diagnóstico de TH.
» *CRAI (raramente necessária) é variável:* valores abaixo do normal e elevados.
» *Ultrassonografia:* padrão heterogêneo micronodular, com predomínio hipoecogênico e aumento da vascularização ao *Doppler*.

Tratamento

» Feito pela administração de LT4, segundo as medidas do TSH e T4 livre.
» A LT4 suficiente para a normalização do TSH (0,5-4,0 µU/mL), considerando-se 1,0 a 2,0 µg de LT4/kg de peso/dia (média de 1,6 µg/kg/dia).
» *Dor cervical:* glicocorticoide.

» *Cirurgia usada raramente:* dor local incontrolável, razão cosmética ou sintomas compressivos permanentes.

Tireoidite silenciosa

Entidade ainda mal caracterizada e de diagnóstico difícil, devido à sua natureza casual.

Aspectos clínicos

» Classicamente, apresenta a mesma sequência trifásica presente na tireoidite subaguda (TSU) l. A duração total da doença é, em geral, inferior a um ano.
» *Fase hipotireóidea:* persiste usualmente por até 6 meses, antes do retorno à normalidade. É comum sobrevir um bócio pequeno indolor.

Achados laboratoriais

» *Fase tireotóxica:* TSH baixo e T4 livre elevado, dependendo do grau da disfunção. A CRAI é baixa.
» *Fase de hipotireoidismo:* TSH alto e T4 livre pode ser baixo; a CRAI torna-se elevada.
» *Cerca de 50% dos afetados:* antiTPO positivo, geralmente em títulos inferiores aos da TH.
» *Ultrassonografia da tireoide:* textura heterogênea hipoecogênica.

Tratamento

» *Fase de hipertireoidismo:* betabloqueadores; tionamidas não são recomendadas.
» *Fase de hipotireoidismo:* a LT4 pode ser usada. Deve ser administrada se houver interesse em gravidez.

Tireoidite linfocitária subaguda (pós-parto)

» *Tireoidite pós-parto (TPP):* clínica e patogeneticamente similar à tireoidite silenciosa.
» Frequentemente, ocorre após gravidez a termo; pode sobrevir após aborto.

Aspectos clínicos

» Curso clínico clássico: trifásico, no decorrer de 12 meses.
» Padrão de disfunção da tireoide: 25% a 40% dos indivíduos apresentam o decurso trifásico; 20% a 30% exibem apenas tireotoxicose e 40% desenvolvem somente hipotireoidismo.
» Fase tireotóxica: ocorre em 2 a 6 meses após o parto; dura tipicamente de 2 a 3 meses.
» Fase de hipotireoidismo: ocorre entre 3 a 12 meses pós-parto.
» Maioria exibe bócio indolor.
» Ocorre em 8% a 11% das gestações.
» Mulheres antiTPO positivas em recuperação da TPP: taxa de recorrência de 70% nas gravidezes subsequentes.

Achados laboratoriais

» Função tireóidea: semelhante a encontrada na TSU e tireoidite indolor.
» CRAI baixa (inferior a 5%); retorna ao normal ou se eleva durante o período de hipotireoidismo.
» Ultrassonografia da tireoide: textura heterogênea hipoecogênica.

Tratamento

Semelhante ao da tireoidite silenciosa.

Tireoidite de Riedel (TR)

» A tireoidite de Riedel (também conhecida como tireoidite fibrosa) é condição rara caracterizada por um extenso processo fibrótico de etiologia desconhecida, envolvendo a tireoide e estruturas adjacentes.
» Até o presente. foram identificadas quatro subcategorias de doenças da tireoide com elevação de IgG4: tireoidite de Riedel, variante fibrosante de tireoidite de Hashimoto, tireoidite de Hashimoto relacionada à IgG4 e doença de Graves com níveis elevados de IgG4.[4]

» Pode estar associada a processo fibrótico tireóideo – difuso ou unilateral – que compromete múltiplos tecidos (fibroesclerose multifocal idiopática).

» As mulheres são quatro vezes mais afetadas que os homens, com a maior prevalência ocorrendo em indivíduos entre 30 e 60 anos de idade.

» Os indivíduos apresentam bócio de consistência pétrea, fixo, indolor, frequentemente acompanhado de sintomas de compressão esofágica ou traqueal.

» As queixas mais comuns são estridor, dispneia, sensação de sufocamento, disfagia e rouquidão.

» Aproximadamente 1/3 dos pacientes tem hipotireoidismo devido à extensa substituição da glândula pelo tecido cicatricial.

» Os anticorpos antiTPO estão presentes em 2/3 dos afetados.

» A CRAI é tipicamente baixa.

» PAAF: não é elucidativa. Material citológico costuma ser insuficiente; a biópsia cirúrgica é indicada para diagnóstico.

» A base do tratamento é a cirurgia para aliviar a compressão traqueal e esofágica. Esteroides, tamoxifeno, rituximabe e mofetil micofenolato têm sido usados como tratamento, com algum sucesso.

» A Tabela 3.2 resume as principais características das tireoidites acima mencionadas.

Tireoidite indolor induzida por agentes farmacológicos

Várias drogas provocam tireoidite inflamatória autoimune ou destrutiva: amiodarona, lítio,[6] interferon alfa,[7] interleucina 2, inibidores da tirosina-cinase[8] e inibidores de *checkpoint* imunológico.[9] Acompanha-se de hipertireoidismo ou hipotireoidismo, CRAI baixa e presença variável de autoanticorpos tireóideos. O tratamento é semelhante ao da tireoidite granulomatosa subaguda ou linfocítica subaguda. As anormalidades da tireoide geralmente desaparecem com a descontinuação do medicamento responsável.

Tabela 3.2. Características principais das tireoidites.[1]

	Tireoidite de Hashimoto	Tireoidite pós-parto	Tireoidite indolor	Tireoidite subaguda	Tireoidite infecciosa	Tireoidite de Riedel
Curso clínico	Perda gradual da função tireóidea; hipertireoidismo transitório; episódios sequenciais de hiper e hipotireoidismo	Curso trifásico clássico (tireotoxicose, hipotireoidismo, recuperação), mas variável; hipotireoidismo permanente (15-50%) no transcorrer de 1 ano	Curso trifásico clássico (tireotoxicose, hipotireoidismo, recuperação), mas variável; hipotireoidismo permanente (10-20%) no transcorrer de 1 ano	Curso trifásico clássico (tireotoxicose, hipotireoidismo, recuperação), mas variável; hipotireoidismo permanente (5-15%) no transcorrer de 1 ano	Recorrência pós-operatória (16%)	Hipotireoidismo permanente em 80% dos casos; hipopatireoidismo em 14%; complicações locais em decorrência do processo fibrótico
Demografia	♀:♂ 15-20:1; pico: 30-50 anos; incidência 0,3-1,5/1000/ano	Somente ♀; ocorre nos 12 meses após o período gestacional; 8-11% das gravidezes	♀:♂ 4:1; todas as idades; pico: 30-40 anos; mais comum em áreas iodo suficientes	♀:♂ 4:1; incidência ~3/100.000/ano; pico: 40-50 anos; sazonal?	♀:♂ 1:1; infância e adolescência; pico: 20-40 anos	♀:♂ 4:1; incidência ~ 1/100.000/ano; pico: 30-50 anos
Etiologia	Autoimune	Autoimune	Provavelmente autoimune	Provavelmente virótica	Infecciosa não virótica	Desconhecida
Presença de anticorpos antiTPO	Títulos elevados e persistentes	Títulos elevados e persistentes	Títulos elevados e persistentes	Títulos baixos transitórios ou ausentes	Ausentes	Presentes
Velocidade de hemossedimentação	Normal	Normal	Normal	Elevada	Elevada	Normal

(Continua)

Tabela 3.2. Características principais das tireoidites.[1] (continuação)

	Tireoidite de Hashimoto	Tireoidite pós-parto	Tireoidite indolor	Tireoidite subaguda	Tireoidite infecciosa	Tireoidite de Riedel
Aspectos citopatológicos	Linfócitos abundantes, fragmentos de centros germinativos, tireócitos com alterações oncocíticas (células de Hurthle)	–	–	Escassa celularidade, células gigantes, aglomerados de histiócitos epitelioides, inflamação crônica, tireócitos com alterações degenerativas	Neutrófilos abundantes, histiócitos, fragmentos necróticos, tireócitos escassos com alterações reparadoras (citoplasma abundante, núcleos aumentados, nucléolos proeminentes) bactérias ou outros organismos identificados em esfregaços	Usualmente não diagnóstica; tireócitos escassos e ausência do material fibroso característico
Ultrassom	Textura heterogênea hipoecogênica	Textura heterogênea variável; hipoecogeneidade	Textura heterogênea variável; hipoecogeneidade	Textura heterogênea variável; hipoecogeneidade	Presença frequente de abscesso ou inchaço unilobar	Hipoecogeneidade e hipovascularização difusas devido ao extenso processo de fibrose
Captação de 131I - 24 h	Normal ou baixa	< 5% na fase tireotóxica	< 5% na fase tireotóxica	<5% na fase tireotóxica	Normal	Normal ou baixa
Taxa de recorrência	–	70% em gravidezes subsequentes	5-10%	1-4% após um ano	16%	–

Adaptada e modificada.[1]

Referências bibliográficas

1. Pearce EN, Farwell AP, Braverman LE. Thyroiditis. N Engl J Med. 2003; 348:2646-55.

2. Szabo SM, Allen DB. Thyroiditis. Differentiation of acute suppurative and subacute. Case report and review of the literature. Clin Pediatr (Phila). 1989;28:171-4.

3. Hennessey JV. Clinical review: Riedel's thyroiditis: a clinical review. J Clin Endocrinol Metab. 2011;96:3031-41.

4. Rotondi M, Carbone A, Coperchini F, Fonte R, Chiovato L. DIAGNOSIS OF ENDOCRINE DISEASE: IgG4-related thyroid autoimmune disease. Eur J Endocrinol. 2019;180: R175-R183.

5. Martino E, Bartalena L, Bogazzi F, Braverman LE. The effects of amiodarone on the thyroid. Endocr Rev 2001;22:240-54.

6. Lazarus JH. Lithium and thyroid. Best Pract Res Clin Endocrinol Metab. 2009;23:723-33.

7. Carella C, Mazziotti G, Amato G, Braverman LE, Roti E. Clinical review 169: Interferon-alpha-related thyroid disease: pathophysiological, epidemiological, and clinical aspects. J Clin Endocrinol Metab. 2004;89:3656-61.

8. Makita N, Iiri T. Tyrosine kinase inhibitor-induced thyroid disorders: a review and hypothesis. Thyroid. 2013;23:151-9.

9. Ferrari SM, Fallahi P, Galetta F, Citi E, Benvenga S, Antonelli A. Thyroid disorders induced by checkpoint inhibitors.. Fundam Clin Pharmacol. 2019;33:241-249.

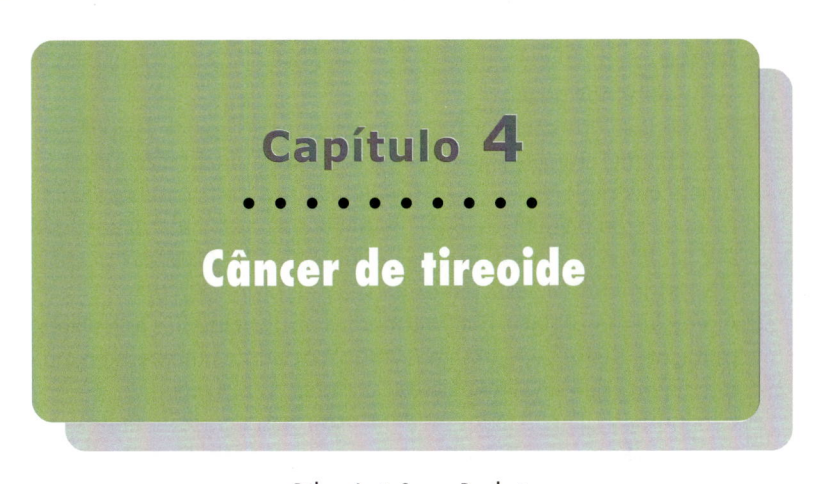

Capítulo 4

Câncer de tireoide

Débora Lucia Seguro Danilovic
Rosalinda Yossie Asato de Camargo
Ana Amélia Fialho de Oliveira Hoff

Epidemiologia

» Aumento da prevalência de câncer de tireoide nas últimas décadas, sendo hoje a 4ª neoplasia mais frequente na população feminina brasileira.

» Geralmente não causa sintomas e usualmente representa achado incidental de exame de imagem cervical por patologia não relacionada a tireoide. Pacientes podem apresentar tumoração cervical de crescimento gradativo e, raramente, sintomas compressivos, rouquidão ou diagnóstico feito por metástases cervicais ou à distância.

» Fatores de risco para malignidade: exposição à radiação cervical na infância ou adolescência, antecedente pessoal ou familiar de carcinoma de tireoide e associação com síndromes genéticas de câncer de tireoide.

Etiologia

» Origem monoclonal.
» Patogênese dos carcinomas diferenciados de tireoide (papilíferos e foliculares) envolve a ativação da cascata de sinalização MAPK.
» Alterações moleculares mais frequentes nos carcinomas papilíferos: mutação p.V600E de *BRAF*, mutações de *RAS* e rearranjos *RET/PTC1* e *RET/PTC3*. A associação de mutações de *BRAF* e da região promotora de *TERT* está relacionada a pior prognóstico.
» Alteração moleculares mais frequentes nos carcinomas foliculares: mutações de *RAS* e rearranjo *PAX8/PPARγ*, ambos também encontrados em adenomas foliculares.
» Carcinomas diferenciados podem estar associados a síndromes tumorais hereditárias (carcinomas papilíferos familiares, polipose adenomatosa familiar, síndrome de Cowden, síndrome de Werner, complexo de Carney, síndrome Peutz-Jeghers).

Carcinomas papilíferos de tireoide

» 85% dos tumores malignos da tireoide.
» Maior incidência em mulheres com 30 a 50 anos.
» Metástases linfonodais clinicamente aparente ocorrem em cerca de 30% dos pacientes e metástases à distância em < 10%, mais frequentes em pulmão e ossos. Mortalidade baixa.
» Variantes histológicas de evolução favorável: clássica e folicular.
» Fatores de risco para recorrência e metástases: idade < 20 ou > 55 anos, tumores > 4 cm, multifocalidade, extensão extratireoidiana e variantes histológicas mais agressivas, como esclerosante difusa, de células altas, de células colunares ou sólida.

Carcinomas foliculares de tireoide

» 10 % dos carcinomas de tireoide.
» Maior incidência em mulheres com 40 a 60 anos.
» Via principal de disseminação é hematogênica, portanto, metástases linfonodais não são frequentes. Metástases à distância, principalmente, pulmão e ossos, ocorrem em com maior frequência do que nos carcinomas papilíferos.
» Minimamente invasivos ou extensamente invasivos.

Carcinoma de células de Hurthle

» 3-5% dos cânceres de tireoide.
» Metástases linfonodais e a distância.
» Podem não captar iodo e têm maior frequência de recorrência e mortalidade.

Acompanhamento

» Tratamento: tireoidectomia, terapia com I^{131} e supressão do TSH com levotiroxina.
» Extensão da cirurgia depende do diagnóstico citológico no pré-operatório:

1. Nódulos únicos Bethesda III, IV ou V: lobectomia com istmectomia. Totalização da tireoidectomia se confirmado carcinoma, exceto em casos de microcarcinoma papilífero (< 1 cm), unifocal, com variante histológica de boa evolução (clássica ou folicular), sem invasão vascular ou extensão extratireoidiana, na ausência de metástases linfonodais ou à distância e sem antecedente de radiação ou antecedente familiar de carcinoma.

Lobectomia pode ser opção de tratamento em carcinomas diferenciados de baixo risco, < 4 cm, unifocais, em pacientes com idade < 45 anos, desde que seguimento com ultrassonografia cervical do lobo remanescente esteja garantida.

2. Nódulo único Bethesda VI ou nódulos bilaterais Bethesda III, IV ou V: tireoidectomia total.

3. Dissecção de linfonodos cervicais: se diagnóstico de metástases linfonodais no pré ou intraoperatório. Casos suspeitos de malignidade (Bethesda V e VI) devem realizar ultrassonografia cervical no pré-operatório.

» Terapia com I^{131} e supressão de TSH: dependem de estadiamento clínico.

1. Estadiamento da American Joint Comission in Cancer (AJCC): prediz mortalidade.

2. Estadiamento da American Thyroid Association: prediz risco de recorrência:
A Tabela 4.1 mostra a análise dos riscos.

Tabela 4.1. Análise dos riscos.

Baixo risco	Risco intermediário	Alto risco
Sem metástases	Extensão extratireoidiana mínima	Extensão extratireoidiana macroscópica
Ressecção completa	invasão vascular	Ressecção incompleta
Sem invasão local ou vascular	N1 (< 3 cm)	Metástases à distância
Histologia favorável (variantes clássica e folicular dos carcinomas papilíferos e minimamente invasiva dos carcinomas foliculares)	Histologia agressiva	Tireoglobulina aumentada, sugestiva de metástase à distância
PCI sem captação fora do leito tireoidiano	PCI com captação cervical fora do leito tireoidiano (N1)	N1 com linfonodos 3 3 cm N1 com extensão extranodal
N1: ≤ 5 micrometástases (≤ 0,2 cm) em compartimento central		Ca folicular com extensa invasão vascular (> 4 focos)

PCI, pesquisa de corpo inteiro com I[131]; N1, metástase linfonodal.

» Terapia com I[131]:

1. Indicação:
  - Baixo risco: não está indicado de rotina. Considerar em tumores > 4 cm se idade > 45 anos. Dose de 30 mCi.
  - Risco intermediário: indicado. Dose de 30-150 mCi.
  - Alto risco: indicado. Dose de 150-200 mCi.

2. Preparo:
  - Dieta pobre em iodo (< 50 µg/d): 1 a 2 semanas antes.

- Retirada da levotiroxina para atingir níveis de TSH > 30 mU/L ou uso de TSH recombinante (rhTSH): administração intramuscular, após diluição, 0,9 mg no 1° e 2° dia para administração de I^{131} no 3° dia.

3. Pesquisa de corpo inteiro antes da dose de I^{131}: considerar nos riscos intermediário e alto de recorrência.

4. Pesquisa de corpo inteiro após dose de I^{131}: sempre realizar .

» Supressão do TSH com levotiroxina

1. Iniciar após a tireoidectomia: levotiroxina na dose de 2 mcg/kg de peso. Considerar doses menores nos indivíduos idosos ou cardiopatas.

2. Alvo TSH no primeiro ano:
- Baixo risco: TSH 0,1-0,5 mU/L ou TSH 0,5-2,0 mU/L, quando realizada a lobectomia ou tireoglobulina sérica for < 0,2 ng/mL.
- Risco intermediário: TSH 0,1-0,5 mU/L.
- Alto risco: TSH < 0,1 mU/L.

» Seguimento:

1. Exames:
- Tireoglobulina (Tg) e anticorpo antitireoglobulina (anti-Tg): a cada 6 a 12 meses.
 Considerar tireoglobulina estimulada após 1 ano (retirada de levotiroxina ou rhTSH) em pacientes submetidos a tireoidectomia total seguida de dose ablativa de I^{131} quando Tg < 1 ng/mL ou Tg 0,2 a 1,0 ng/mL, se utilizado método de dosagem ultrassensível.
 Na presença de anti-Tg, pode ocorrer interferência na dosagem de Tg por ensaio imunométrico (falso-negativo). Acompanhar a tendência da antiTg.
- Ultrassonografia cervical: cada 6 a 12 meses.
 - Características suspeitas de linfonodos: aparência cística, presença de microcalcificações ou vascularização periférica. Presença hiloide hiperecogênico central sugere linfonodo benigno. Apenas a forma arredondada ou perda de hilo não justifica biópsia.

- Punção aspirativa por agulha fina (PAAF) de linfonodo suspeito > 8-10 mm no menor diâmetro para avaliar citologia e tireoglobulina no lavado. Tg no lavado > 10 ng/mL é altamente suspeito e entre 1-10 ng/mL moderadamente suspeito (comparar com Tg sérica).
- Linfonodos suspeitos < 8-10 mm: seguir sem PAAF até aumento ou ameaça de estruturas vitais.
- Outros exames: indicados quando Tg > 10 ng/dL. Pesquisa de corpo inteiro com I^{131}, especialmente nos casos de risco intermediário ou alto de recorrência, tomografia computadorizada (TC) de tórax, TC ou ressonância magnética de pescoço, especialmente em casos com metástases linfonodais anteriores, e PET com F-18 fluorodeoxiglicose (FDG[18]).

2. Resposta ao tratamento após 1 ano, na Tabela 4.2.

3. Tratamento de doença persistente ou recorrente
- Levotiroxina para TSH < 0,1 mU/L
  - Mulher peri ou pós-menopausa: considerar cálcio, vitamina D e antireabsortivo.
  - Idosos: considerar betabloqueador para prevenir aumento VE e taquicardia.
- Tratamentos focais
  - Cirurgia: doença locorregional potencialmente curável.
  - Radioterapia externa.
  - Embolização, radiofrequência, crioablação, injeção de cimento.
- Tratamentos sistêmicos
  - Se lesões ávidas por I^{131}: radioiodoterapia.
  - Se doença metastática refratária a iodo estável ou com progressão lenta (> 12 meses), assintomática, sem risco com a progressão: observação, manter supressão TSH e exames de imagens cada 3-12 meses.
  - Se doença metastática refratária a iodo em progressão rápida, sintomática e/ou risco iminente: considerar inibidores de tirosina quinase aprovados, sorafenibe ou lenvatinibe, ou inclusão e estudos clínicos.

Tabela 4.2. Resposta ao tratamento com I¹³¹, após 1 ano.

	Definição	Conduta
Resposta excelente	Tg < 0,2 ng/mL Tg estimulada < 1 ng/mL (antiTg-) US sem alterações	Tg cada 12 meses (se risco baixo ou intermediário) ou 6 meses (se alto risco) TSH 0,5-2,0 mU/L (se risco baixo ou intermediário)/0,1-0,5 mU/L (se alto risco nos primeiros 5 anos)
Resposta bioquímica incompleta	Tg > 1 ng/mL Tg estimulada > 10 ng/mL AntiTg aumentando US sem alterações Outros exames de imagem sem alterações	Tg, antiTg estável ou em queda: observação Tg/antiTg aumentando: exames de imagem complementares, considerar terapias adicionais Tg cada 6 meses TSH < 0,1 mU/L ou 0,1-0,5 mU/L, se níveis mais baixos e tendência de queda de Tg
Resposta estrutural incompleta	Evidência de persistência de doença locorregional ou à distância	Tg cada 6 meses TSH < 0,1 mU/L Terapias adicionais ou observação
Resposta indeterminada	Alterações inespecíficas: Tg 0,2-1,0 ng/mL Tg estimulada 1-10 ng/mL AntiTg estável ou em queda linfonodos avasculares < 1 cm ou atípico não biopsiado captação no leito na PCI diagnóstica e Tg estimulada < 1 ng/mL	Observação com Tg e US cada 6 meses TSH 0,1-0,5 mU/L Considerar TSH 0,5-2,0 mU/L (risco baixo ou intermediário, alterações estáveis ou em regressão)

US: ultrassonografia cervical; Tg: tireoglobulina; AntiTg: antitireoglobulina; PCI: pesquisa de corpo inteiro com I¹³¹.

Carcinoma anaplásico

» Tumor raro, mais frequente em mulheres com mais de 50 anos.
» Sobrevida mediana de 3-5 meses; sobrevida de 12 meses após o diagnóstico em 20% dos casos.

- » Maioria se origina de carcinomas diferenciados ou pouco diferenciados.
- » Tumor de crescimento rápido, mais frequentemente localmente invasivo, com metástases cervicais e com metástases à distância em mais de 60% dos casos.
- » Alterações moleculares: mutações do gene BRAF, NRAS, KRAS, HRAS e da região promotora do TERT semelhante aos carcinomas diferenciados além de mutações em genes supressores de tumor, como p53, NF1 e PTEN.
- » Estadiamento com TC ou RM de pescoço, TC de tórax e PET/CT com FDG[18]. De acordo com AJCC, todos os pacientes com carcinoma anaplásico são considerados como estadio IV (IVA: doença intratireoidiana; IVB: doença extratireoidiana, mas sem metástase a distância; IVC: metástase a distância ao diagnóstico).
- » Ressecção cirúrgica:
  - – Tumor intratireoidiano: tireoidectomia total com esvaziamento cervical.
  - – Tumor com extensão extratireoidiana: ressecção em bloco, se possível, ou cirurgia paliativa para desobstrução de via aérea e/ou digestiva.
- » Em tumores ressecáveis cirurgicamente e paciente em bom estado geral, a radioterapia externa com quimioterapia para radiosensibilização deve ser idealmente iniciada dentro de 4 semanas da cirurgia.
- » Tumores irressecáveis e/ou com metástase a distância, a radioterapia com quimioterapia pode ser considerada para controle local. Em casos de doença local e/ou metastática extensa, a quimioterapia sistêmica sem radioterapia é recomendada.
  - – Tratamento com inibidores de BRAF são promissores e estão em investigação.

Carcinoma medular da tireoide

- » Origina-se de células parafoliculares (células C) e é hereditário em 25% dos casos, nas neoplasias endócrinas múltiplas (NEM) tipo 2A e 2B Alteração molecular das formas hereditárias e parte dos casos hereditários: mutações ativadoras do proto-oncogene *RET*.

- » Nos casos familiares, o diagnóstico é frequentemente feito por rastreamento. Podem apresentar neuromas, alterações esqueléticas (habito marfanoide), feocromocitoma (que deve ser sempre investigado antes do tratamento do carcinoma medular), hiperparatireoidismo primário, síndrome de Cushing por secreção ectópica ACTH ou síndromes paraneoplásicas (diarreia e rubor facial).
- » Casos esporádicos são mais frequentes em pacientes com 50-60 anos.
- » Metástases para linfonodos cervicais e à distância, principalmente pulmão, ossos e fígado, são frequentes e a mortalidade é superior aos carcinomas diferenciados de tireoide.
- » Tratamento:
  - – Tireoidectomia total e esvaziamento cervical central (nível VI) é o tratamento principal.
  - – Esvaziamento cervical ipsilateral ou bilateral: se metástases linfonodais diagnosticadas no pré ou intraoperatório (US cervical, exame físico, inspeção durante a cirurgia).
  - – A realização de esvaziamento cervical lateral baseado em nível sérico de calcitonina (> 200 pg/mL) é controverso.
  - – No portador de mutação do proto-oncogene RET, é recomendado a tireoidectomia total profilática antes do desenvolvimento da doença.
- » Seguimento:
  - – Calcitonina, CEA e US cervical periódico.
  - – Calcitonina elevada (> 150 pg/mL): TC de tórax com contraste, TC de abdome com contraste em fase arterial ou RM de abdome, cintilografia óssea. RM de pelve e esqueleto axial em vigência de sintomas ou alterações na cintilografia óssea.
  - – Periodicidade dos exames radiológicos se baseiam na evolução da calcitonina e CEA (a cada 3, 6 meses ou anual).
  - – Doença persistente ou recorrente:
    - – Cirurgia, se possível.
    - – Radioterapia externa: se doença cervical persistente ou metástases ósseas ou em sistema nervoso central.
    - – Doença progressiva e sintomática: considerar inibidores de tirosina quinase, vandetanibe ou cabozantinibe.

Referências bibliográficas

1. Haugen BG, Alexander EK, Bible KC, Doherty GM, Mandel SJ, Nikiforov IE, et al. 2015 American Thyroid Association Management Guidelines for Adult Patients with Thyroid Nodules and Differentiated Thyroid Cancer: The American Thyroid Association Guidelines Task Force on Thyroid Nodules and Differentiated Thyroid Cancer. Thyroid. Jan 2016: 1-133.

2. Wells Jr SA, Asa SL, Dralle H, Elisei R, Evans DB, Gagel RF, et al. Revised American Thyroid Association Guidelines for the Management of Medullary Thyroid Carcinoma. Thyroid. Jun 2015: 567-610.

3. Smallridge RC, Ain KB, Asa SL, Bible KC, Brierley JD, Burman KD, et al. for the American Thyroid Association Anaplastic Thyroid Cancer Guidelines Taskforce Thyroid. American Thyroid Association Guidelines for Management of Patients with Anaplastic Thyroid Cancer. Nov 2012: 1104-1139.

Parte 2

· · · · · · · · · · ·

Hipófise

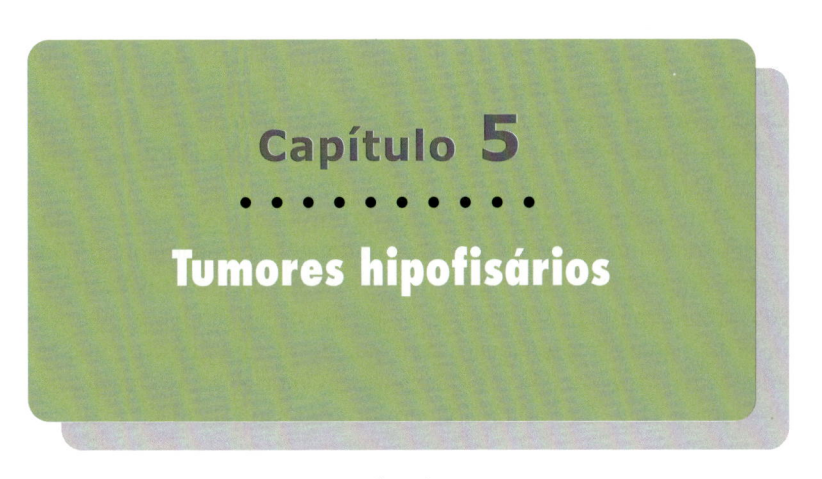

Capítulo 5

Tumores hipofisários

Andrea Glezer
Marcello Delano Bronstein

Patogênese (bases moleculares)

Os tumores hipofisários, adenomas na sua quase totalidade, constituem cerca de 15% de todos os tumores cranianos. São classificados de acordo com a morfologia em microadenomas (< 1 cm de diâmetro máximo) e macroadenomas (> 1 cm) e de acordo com a função em secretores e não secretores ou clinicamente não funcionantes. Os microadenomas, geralmente, são diagnosticados por imagem realizada em função das queixas clínicas e alterações laboratoriais nos adenomas secretores, ou por achado incidental. Já os macroadenomas são diagnosticados também por estas razões ou por efeito de massa, principalmente defeitos visuais e cefaleia. Por ordem decrescente de prevalência, os adenomas secretores se dividem em secretores de PRL (prolactinomas), de GH (acromegalia/gigantismo), de ACTH (doença de Cushing) e os produtores de hormônios glicoproteicos (TSH – hipertireoidismo central –, FSH e LH – gonadotrofinomas). Pode também ocorrer cossecreção de dois ou até mais hormônios, sendo o exemplo mais comum a cossecreção de

PRL e GH. Os adenomas clinicamente não funcionantes são aqueles que não secretam quantidades mensuráveis de hormônio, sendo diagnosticado ao exercerem efeito de massa ou como incidentalomas. Podem, no entanto, imunoexpressar hormônios à imuno-histoquímica, principalmente FSH e LH.

O crescimento e caráter invasivo de um adenoma hipofisário parece depender menos do tempo dispensado ao seu crescimento do que da presença de oncogenes e genes supressores tumorais envolvidos na sua tumorigênese. Assim, tumores secretores de GH tendem a ser maiores e mais agressivos em jovens com gigantismo hipofisário do que em adultos na sexta década. As características morfológicas e secretoras dos tumores hipofisários irão influenciar a decisão e a indicação do seu tratamento.[1]

Hiperprolactinemia

A prolactina (PRL) é um hormônio polipeptídico secretado pelos lactotrofos, cujo principal controle é dado pela ação inibitória da dopamina hipotalâmica. A PRL pode ser classificada, de acordo com seu peso molecular em PRL monomérica, dimérica ou macroprolactina, que habitualmente representam mais de 85%, de 10 a 15% e menos de 5% da PRL sérica total, respectivamente. A hiperprolactinemia é fisiológica durante a gestação, permitindo o desenvolvimento adicional das glândulas mamárias, e durante a amamentação, por promover a galactopoiese. Fora dessas condições, a hiperprolactinemia é deletéria, podendo causar galactorréia e hipogonadismo hipogonadotrófico, secundário principalmente à redução da secreção pulsátil do GnRH, mas também por reduzir diretamente a secreção das gonadotrofinas na hipófise e a esteroidogênese nas gônadas. O hipogonadismo pode levar à irregularidade menstrual nas mulheres, à disfunção erétil nos homens, à infertilidade e à redução de massa óssea em ambos. O hipogonadismo, associado à ação direta da prolactina sob o hipotálamo, podem também ser causa de redução da libido.[2]

Assim, a hipeprolactinemia definida pela elevação do nível sérico de PRL, deve ser investigada na presença de galactorreia, ginecomastia, infertilidade e/ou hipogonadismo hipogonadotrófico. Após confirmação da hiperprolactinemia, procede-se a investigação de sua etiologia, que pode ser fisiológica, farmacológica, secundária e endocrinopatias, como o hipotireoidismo, secundária a insuficiência renal ou hepática, por desconexão de haste, por produção tumoral autônoma, como nos prolactinomas e nos somatotropinomas, na macroprolactinemia ou, ainda, idiopática, após a exclusão das causas acima arroladas. Na desconexão de haste, tumores selares sem produção autônoma de PRL, tumores extra selares que comprimam mecanicamente a haste hipofisária, ou ainda, processos que infiltrem a haste hipofisária, tais como sarcoidose, tumores de células germinativas, tuberculose, hipofisites etc., reduzem o fluxo de dopamina sob a hipófise anterior, levando à hiperprolactinemia. As medicações relacionadas à hiperprolactinemia estão listadas na Tabela 5.1 e seu uso deve ser ativamente investigado durante a anamnese. Com exceção das drogas psiquiátricas, PRL sérica normal dosada três dias após suspensão da medicação aponta para um diagnóstico de hiperprolactinemia.[3]

Após as causas fisiológicas e farmacológicas, os prolactinomas são a principal causa de hiperprolactinemia e, em geral, os níveis de PRL séricos apresentam proporção com o tamanho tumoral. Portanto, nos microprolactinomas os níveis de PRL em geral chegam a 200-250 ng/mL, enquanto que nos macroprolactinomas, em geral os níveis são maiores que 250 a 300 ng/mL. Portanto, macroadenomas predominantemente sólidos com níveis de PRL acima de 250 ng/mL são macroprolactinomas, enquanto que níveis de até 100 ng/mL indicam tumores hipofisários sem produção autônoma de PRL, com hiperprolactinemia secundária à desconexão de haste. Essa diferenciação é fundamental, uma vez que há implicação na terapêutica proposta.

A macroprolactinemia é definida quando a principal isoforma de PRL sérica é a macroprolactina. Por apresentar baixa atividade biológica, a macroprolactinemia com níveis normais de PRL monomérica é condição benigna, que não necessita de investigação adicional ou terapêutica.[4]

Vale ressaltar que o estresse gerado pela punção venosa para coleta sanguínea é descrito como causa de hiperprolactinemia discreta, possibilidade que deve ser avaliada em pacientes assintomáticos, após a realização da investigação acima descrita, com nova dosagem de PRL em 30 minutos de repouso após a punção venosa.

Na hiperprolactinemia idiopática, diz-se que na maioria dos casos deva haver microprolactinoma não visível aos métodos diagnósticos de imagem.

Tabela 5.1. Drogas relacionadas à hiperprolactinemia.

Drogas	Aumento na PRL	Drogas	Aumento na PRL	Drogas
Antipsicóticos típicos		**Antidepressivos tricíclicos**		**Anti-hipertensivos**
Fenotiazinas	+++	Clomipramina	+++	Verapamil
Butirofenonas	+++	Amitriptilina	+	Metildopa
Tioxantenos	+++			
Antipsicóticos atípicos		**Inibidores de recaptação de serotonina**		**Pró-cinéticos**
Risperidona	+++	Fluoxetina	RC	Metoclopramida
Olanzapina, quetiapina	+	Paroxetina, citalopram	+-	Domperidona
Clozapina, Ziprasidona, aripiprazol	0	Venlafaxina, bupropiona	0	Estrogênios
Opiáceos e Cocaína				Inibidores de protease para HIV

0: sem efeito; RC: relatos de casos; +/-: mínimo aumento, ainda dentro do normal; +: aumento em poucos casos; ++: aumento em 25-50% dos pacientes; +++: aumento em mais de 50% dos casos.

No fluxograma da Figura 5.1, verifica-se os exames laboratoriais e de imagem realizados na investigação diagnóstica da hiperprolactinemia.[2]

Figura 5.1. Fluxograma de investigação diagnóstica da hiperprolactinemia.

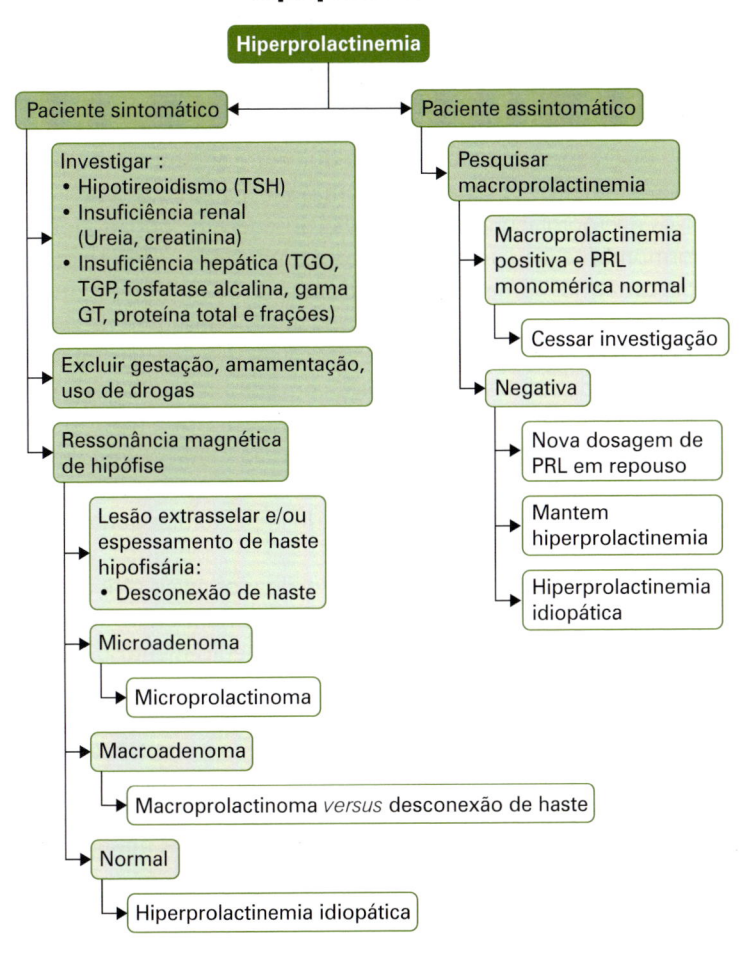

Prolactinomas

Os prolactinomas são os tumores hipofisários mais frequentes, com incidência de 27 casos por milhão por ano e prevalência de 44 a 62 casos por cem mil habitantes. Acometem preferencialmente mulheres entre as terceira e quarta décadas de vida, e após os 50 anos, incidem igualmente em ambos os sexos. Mais de 99% dos casos são adenomas, sendo os carcinomas definidos pela presença de metástases e geralmente apresentam resistência tardia aos tratamentos habituais, impactando em morbimortalidade importantes. Com relação ao tamanho tumoral, 60% são micro e 40% são macroadenomas, ressaltando que entre adolescentes e pacientes do sexo masculino, os macroadenomas são mais frequentes.

Nos microprolactinomas, além das dosagens de gonadotrofinas e dos hormônios sexuais, realizamos as dosagens séricas de GH e de IGF-1 para descartarmos somatotropinomas que secretem GH e PRL. Nos casos de macroprolactinomas, deve-se proceder as dosagens de todos os hormônios hipofisários, investigando possíveis deficiências hormonais, além das gonadotrofinas. Nos tumores com compressão quiasmática, a avaliação neuroftalmológica está indicada. Nos micros e macroprolactinomas, realizamos as dosagens relacionadas ao metabolismo de cálcio e o PTH, a fim de investigar a possibilidade de NEM-1, bem como realizamos a densitometria óssea, para avaliar do impacto hipogonadismo na massa óssea.

Os objetivos do tratamento são normalizar os níveis séricos de PRL, restaurar o hipogonadismo e outras deficiências hormonais, além da redução das dimensões tumorais. O tratamento medicamentoso com agonistas dopaminérgicos (AD) é o de escolha, por ser eficaz em 80 a 90% dos pacientes. Nos microprolactinomas e nos macroprolactinomas intrasselares, em geral, há restauração do eixo gonadal com a obtenção da normoprolactinemia. Adicionalmente, cerca de 20% dos pacientes podem manter-se normoprolactinêmicos após a suspensão da medicação, em geral após ao menos dois anos de tratamento, redução tumoral importante e manutenção dos níveis normais de PRL após redução gradual e em doses mínimas de AD. Os AD disponíveis em nosso meio são: a bromocriptina, em dose de 2,5 a 15 mg divididas em duas a três doses ao dia, e a cabergolina, em dose de 0,25 a 2 mg semanais. A cabergolina é mais eficaz, de mais fácil posologia e com melhor tolerabilidade, no entanto, a bromocriptina ainda pode ser indicada para a indução da gestação.

O tratamento cirúrgico, em geral por via transesfenoidal, está indicado nos casos de microprolactinoma bem circunscrito com opção do paciente pela cirurgia, de intolerância e/ou resistência aos AD, de fístula liquórica após redução tumoral importante em macroprolactinomas, de apoplexia sintomática, ou ainda de resistência parcial aos AD na tentativa de que remoção de parte da massa tumoral pode promover melhor resposta medicamentosa (*debulking*). A radioterapia raramente é indicada e reservada nos casos de tumores invasivos e/ou agressivos, em crescimento a despeito do tratamento medicamentoso e cirúrgico.[5]

Tumores hipofisários não funcionantes

Os adenomas clinicamente não funcionantes (ACNF) representam 30% dos tumores hipofisários e são diagnosticados quando não há evidência clínica e bioquímica de secreção hormonal autônoma. Assim, o diagnóstico ocorre, em geral, com sintomas compressivos pelo efeito de massa de um macroadenomas, por um achado incidental, ou na apoplexia. Os ACNF são, em sua maioria, gonadotrofinomas, mas também incluem os somatotropinomas, prolactinomas e corticotropinomas silentes. Esses apresentam comportamento mais agressivo e o acompanhamento mais próximo está indicado.

O tratamento cirúrgico está indicado para descompressão, levando a melhora da cefaleia e de deficiência visual em mais de 80% dos casos. Ainda que não seja indicação cirúrgica, a melhora ou recuperação do hipopituitarismo é descrita em 30 a 70% dos casos. No entanto, nem sempre a ressecção cirúrgica macroscópica é possível e quando houver remanescente tumoral, o acompanhamento mais próximo faz-se necessário pelo maior risco de progressão da lesão e aumento do volume tumoral. Após a cirurgia, ressonância magnética (RM) selar deve ser realizada em 3 meses, em 6 meses a um ano, anualmente nos primeiros cinco anos e a seguir bi ou trianual, se houver estabilidade. Nessas condições, a reabordagem cirúrgica e, por vezes, a radioterapia, estão indicadas. Não há estudos controlados que definam a melhor estratégica para o paciente com massa tumoral remanescente assintomática, tais como acompanhamento (*watch and see*), radioterapia e tratamento clínico, com cabergolina. Assim, o tratamento deve ser individualizado.

Os incidentalomas de hipófise, diagnosticados por exame motivado por sintomas não relacionados à massa hipofisária, ocorrem em 10%

das autópsias e nos exames de imagem: 10% das RM com microadenomas e 0,2% das tomografias de crânio com macroadenomas. Vale ressaltar que a maioria dos incidentalomas são adenomas de hipófise, porém, o diagnóstico diferencial por imagem faz-se necessário. O *guideline* da Endocrine Society de 2011 recomenda a investigação da hipersecreção hormonal, por dosagem sérica de PRL e de IGF-1, em todos os casos, e investigação de hipopituitarismo nos microadenomas de 6 a 9 mm e nos macroadenomas. Nos macroadenomas em contato com o quiasma óptico, deve-se realizar a avaliação neuroftalmológica. O tratamento cirúrgico está indicado nos casos com alteração visual, ou ainda pode ser sugerido para lesão próxima às vias ópticas e desejo de gestação, crescimento tumoral significativo, progressão de perda da função hipofisárias e risco de apoplexia. Se não houver indicação de tratamento, o paciente deve ser acompanhado, conforme fluxograma da Figura 5.2.

Figura 5.2. Diagnóstico e acompanhamento do incidentaloma de hipófise, baseado nas recomendações da Endocrine Society.

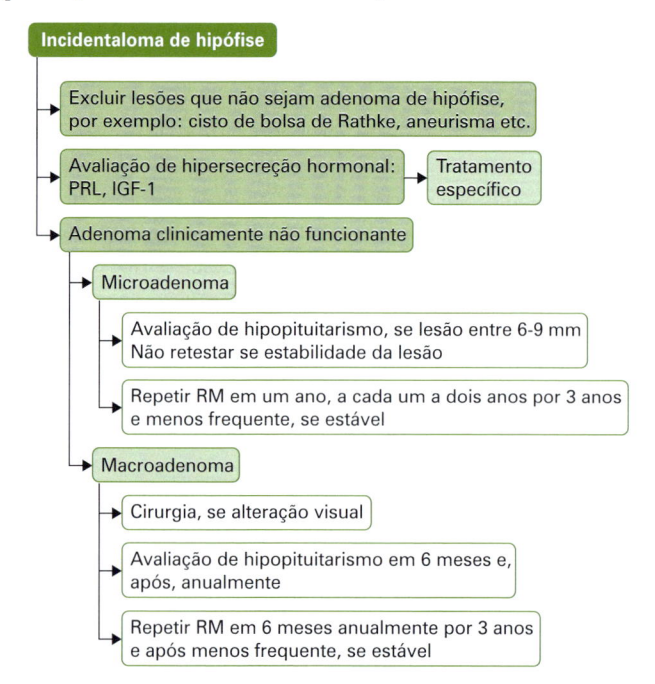

Gonadotrofinomas

A maioria dos gonadotrofinomas são silentes por não secretarem gonadotrofinas, ainda que as expressem na imuno-histoquímica. Representam mais de 50% dos adenomas clinicamente não funcionantes. No entanto, quando funcionantes, fato extremamente raro, causam quadro clínico caraterístico pela hipersecreção hormonal, a depender da idade e gênero acometidos. Em mulheres na pré-menopausa, ocorre irregularidade menstrual, síndrome da hiperestimulação ovariana e infertilidade, bem como hiperestrogenismo com níveis de FSH normais ou discretamente elevados e de LH normais ou supressos. Em mulheres no período pós-menopausa, o quadro clínico decorre apenas dos efeitos compressivos do adenoma de hipófise. Em homens, o aumento do volume testicular e o hipogonadismo são os achados clínicos mais frequentes, com níveis de FSH elevados e de LH e de testosterona abaixo do normal. Mais raramente, ocorrem tumores secretores de LH. Em ambos os sexos, os macroadenomas são mais frequentes e pode haver elevação dos níveis de subunidade alfa. O tratamento cirúrgico, frequentemente, é indicado.[7]

Tireotrofinomas

Os tireotrofinomas são muito raros e correspondem a menos de 1,5% dos tumores hipofisários e acometem mais comumente indivíduos na meia-idade. Esses tumores podem também secretar GH e/ou PRL e o quadro clínico predominante pode ser decorrente da acromegalia e/ou da hiperprolactinemia. Os tireotrofinomas causam hipertireoidismo com níveis séricos de TSH inapropriadamente normais ou elevados e os diagnósticos diferenciais são: a doença de Graves, deficiência de TBG, a resistência aos hormônios tireoideanos e a síndrome de secreção inapropriada de TSH. Interferentes nos ensaios utilizados nas dosagens dos hormônios tireoideanos, como anticorpos heterofílicos, também deve ser excluidos. Alguns testes diagnósticos podem favorecer o diagnóstico de tireotrofinoma, como aumento dos níveis séricos de subunidade alfa, elevação dessa subunidade e ausência de elevação de TSH ao estímulo com TRH, ainda que esses resultados sejam encontrados em menos de 90% dos casos. Os macroadenomas correspondem a 80% dos casos, o que pode ocasionar sintomas compressivos como cefaléia e alteração visual. O tratamento pode ser cirúrgico, ou medicamentosos, com ligantes do receptor de somatostatina.[8] Devem ser suspeitados nos quadros de hipertireoidismo com níveis elevados ou inapropriadamente normais de TSH, em contraposição à supressão desse hormônio no muito mais frequente hipertiroidismo primário.

Carcinomas hipofisários

Os carcinomas hipofisários são definidos pela presença de tumor não contíguo com o tumor primário e/ou tecido tumoral em metástases à distância da hipófise. As metástases por disseminação hematogênica e linfática são mais frequentes que a cerebroespinal. São extremamente raros e correspondem a 0,1% das lesões hipofisárias. Acometem, preferencialmente, indivíduos entre as terceira e quinta décadas de vida, portadores de tumores hipofisários com comportamento agressivo, resistentes aos tratamentos habituais ao diagnóstico, ou que se tornam resistente em sua evolução, geralmente são secretores de PRL ou ACTH. A sobrevida mediana de pacientes com metástases sistêmicas é de 12 meses e alguns autores apontam que o tratamento com temozolamida possa modificá-la.[9]

Metástases hipofisárias

As metástases hipofisárias são raras e representam menos de 1% das lesões selares. Acometem, geralmente, pacientes nas sexta e sétima décadas de vida com diagnóstico conhecido de neoplasia com outros sítios de metástases. A maioria dos casos é descrito em câncer de mama e de pulmões, seguidos de câncer de cólon e de próstata.

Não há características específicas na imagem e o rápido crescimento da lesão, aparecimento de *diabetes insipidus*, cefaleia e oftalmoplegia paresia de nervo craniano e cefaleia, em indivíduo com mais de 50 anos, podem sugerir o diagnóstico.[10]

Craniofaringeomas e cistos periselares

Craniofaringeomas são tumores intracranianos não gliais, com origem em malformações embriogênicas selares e parasselares. Incidem em 0,5 a 2 casos por milhão de pessoas por ano, sendo que até 50% dos casos ocorrem na infância e adolescência. Nessa faixa etária, o tipo mais comum é o adamantinomatoso, com formações císticas, enquanto que nos adultos o tipo mais comum é o papilar. Apesar de alta taxa de sobrevida com os tratamentos disponíveis atualmente, há prejuízo importante da qualidade de vida. Os sintomas compreendem cefaleia, alteração visual, hipopituitarismo, incluindo *diabetes insipidus* e, mais raramente, obesidade hipotalâmica. Frequentemente, comprometem o crescimento nas crianças pela deficiência de GH.

O craniofaringeoma na criança, frequentemente, é intra e supras-selar, com componente cístico e calcificações, melhores vistas à tomografia, em 90% dos casos. Na RM, as lesões sólidas são isointensas em T1 e os cistos, com sinal variável, a depender do conteúdo proteico.

O tratamento de escolha é cirúrgico, em geral, por via transcraniana, mas a via transesfenoidal endoscópica estendida tem sido utilizada com sucesso. Se houver hidrocefalia, é necessário realizar um *shunt* antes da abordagem cirúrgica, por via estereotáxica ou aberta, para colocação de catéter para drenagem, quando necessário, e mesmo instilação de substâncias esclerosantes. A radioterapia pode ser indicada quando há remanescente tumoral em progressão, após novas abordagens cirúrgicas, especialmente para as porções císticas.

As deficiências hormonais, em geral, se mantêm e podem se agravar após as cirurgias. O *diabetes insipidus* acomete mais da metade dos pacientes no pós-operatório. As deficiências visuais são frequentes, devido à localização suprasselar da lesão, havendo melhora em cerca de 40% dos casos. A disfunção hipotalâmica, caracterizada por obesidade, sonolência diurna, distúrbios do ritmo circadiano, alterações comportamentais, alterações da sede, temperatura corporal e/ou pressão arterial podem se agravar de sobremaneira após as cirurgias. Portanto, deve-se risco de piora na qualidade de vida na tentativa de ressecção total de lesão que infiltre o hipotálamo, tornando o planejamento cirúrgico individualizado.[11]

Os cistos de bolsa de Rathke são lesões benignas, com origem nos restos epiteliais da bolsa de Rathke que incidem habitualmente em indivíduos dos 30 aos 50 anos. Na maioria das vezes, são lesões incidentais e raramente sintomáticos. Em autópsias não selecionadas, são encontrados em 11% dos indivíduos. O cisto contém material mucoide ou gelatinoso encapsulado em uma fina parede de cisto de epitélio simples ou pseudoestratificado cuboidal ou colunar, podendo compartilhar características histopatológicas com craniofaringioma papilar. Os sintomas decorrem do efeito de massa, quando o cisto apresenta maiores dimensões, tais como, cefaleia, distúrbios visuais e alterações hormonais hipofisárias. Na RM, apresentam-se como lesões homogêneas, de localização selar e, por vezes, também suprasselar, com intensidade variável, a depender do conteúdo de cisto, que pode variar de fluido claro, fluido semelhante ao liquor, a material espesso e mucoide. O tratamento é cirúrgico, visando drenar o conteúdo de cisto e remover a cápsula circundante; indicado quando há sintomas relacionados ao efeito de massa da lesão.[12]

Outras massas selares

Além dos tumores hipofisários, metástases para a região selar e craniofaringeomas, outras patologias, como hipofisites, histiocitose X, sarcoidose e muitos outras, de maior raridade, entram no diagnóstico diferencial, uma vez que podem mimetizar um adenoma hipofisários.[10]

Referências bibliográficas

1. Bronstein MD, Melmed S. Pituitary tumorigenesis. Arq Bras Endocrinol Metabol. 2005 Oct;49(5):615-25.

2. Glezer A, Bronstein M. Hyperprolactinemia. Em: De Groot LJ, Chrousos G, Dungan K, Feingold KR, Grossman A, Hershman JM, et al., editors. Endotext [Internet]. South Dartmouth (MA): MDText.com, Inc., 2000-2014 Mar 2.

3. Molitch ME. Drugs and prolactin. Pituitary. 2008;11(2):209-18.

4. Glezer A, Soares CR, Vieira JG, Giannella-Neto D, Ribela MT, Goffin V, Bronstein MD. Human macroprolactin displays low biological activity via its homologous receptor in a new sensitive bioassay. J Clin Endocrinol Metab. 2006 Mar;91(3):1048-55.

5. Glezer A, Bronstein MD. Prolactinomas. Endocrinol Metab Clin North Am. 2015 Mar;44(1):71-8.

6. Vieira L Neto, Boguszewski CL, Araújo LA, Bronstein MD, Miranda PA, Musolino NR, et al. A review on the diagnosis and treatment of patients with clinically nonfunctioning pituitary adenoma by the Neuroendocrinology Department of the Brazilian Society of Endocrinology and Metabolism. Arch Endocrinol Metab. 2016 Aug;60(4):374-90.

7. Ntali G, Capatina C, Grossman A, Karavitaki N. Clinical review: Functioning gonadotroph adenomas. J Clin Endocrinol Metab. 2014 Dec;99(12):4423-33.

8. Tjörnstrand A, Nyström HF. Diagnosis of Endocrine Disease: Diagnostic approach to TSH-producing pituitary adenoma. Eur J Endocrinol. 2017 Oct;177(4):R183-97.

9. Sav A, Rotondo F, Syro LV, Di Ieva A, Cusimano MD, Kovacs K. Invasive, atypical and aggressive pituitary adenomas and carcinomas.Endocrinol Metab Clin North Am. 2015 Mar;44(1):99-104.

10. Glezer A, Paraiba DB, Bronstein MD. Rare sellar lesions. Endocrinol Metab Clin North Am. 2008;37(1):195-211.

11. Hermann L. Müller Chapter 16 - Craniopharyngioma. Em: Handbook of Clinical Neurology. Volume 124, Pages 235-53. Edited by Eric Fliers, Márta Korbonits and Johannes A. Romijn, 2014.

12. Larkin S, Karavitaki N, Ansorge O. Rathke's cleft cyst. Handb Clin Neurol. 2014;124:255-69.

PARTE 2 – HIPÓFISE

85

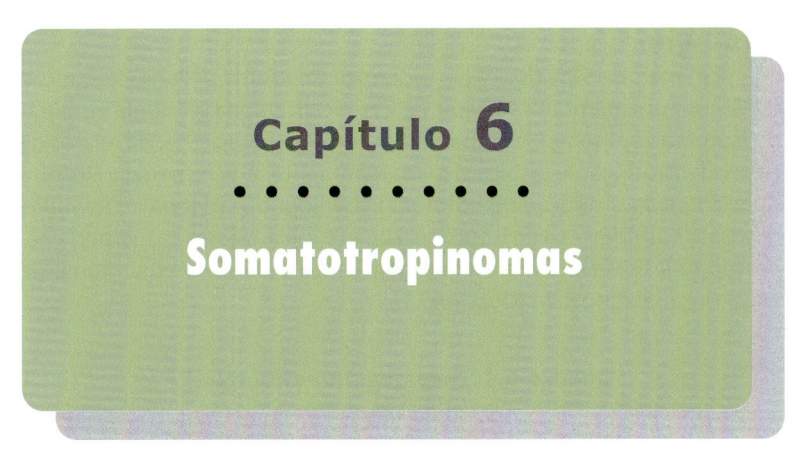

Capítulo 6

Somatotropinomas

Raquel Soares Jallad

Introdução

A acromegalia é uma doença crónica, decorrente da produção excessiva do hormônio do crescimento (GH) e do fator de crescimento semelhante à insulina tipo 1 (IGF-1).[1] Gigantismo ocorre quando o excesso de GH se manifesta no jovem, antes da fusão epifisária.[1]

Epidemiologia

É uma condição rara com incidência, aproximada, de 3-10 casos/milhão/ano e prevalência estimada de 30-100 casos por milhão de pessoas.[2] Ela acomete igualmente ambos os sexos, com maior incidência entre a 3.a e 4.a décadas de vida.[1] Essa está associada com aumento da mortalidade, de cerca de 2-3 vezes, em relação à população geral, sendo essa, sobretudo, secundária à doença cardiovascular (60%), respiratória (25%) ou neoplásica (15%).[1]

Etiologia

Em mais de 98% dos casos, a doença é causada pela hipersecreção de GH por um adenoma secretor de GH, localizado na glândula hipofisária (somatotropinoma), macroadenoma em 70% dos casos. Há relatos de casos de produção ectópica de GH. Raramente, a acromegalia decorre do excesso de produção do hormônio liberador do GH (*growth hormone releasing hormone* – GHRH) eutópica ou ectópica. Nesses casos, pode haver hiperplasia da hipófise e a dosagem sérica do GHRH frequentemente esclarece o diagnóstico (Quadro 6.1).[1]

Quadro 6.1. Acromegalia: etiologia.[1]

Hipersecreção de GH
Tópica
• Hipofisária
– Adenoma
– Carcinoma
• Extra-hipofisária
– Adenoma de seios esfenoidal ou paranasal
• Ectópica
– Secreção ectópica de GH em pâncreas ou linfoma, ou iatrogênica

Hipersecreção de GHRH
• Central (eutópica)
– Tumor hipotalâmico: harmatomaa, coriostoma, glioma, gangliocitoma
• Periférico (ectópica)
– Tumor de células pancreáticas, carcinoides brônquico e intestinal

Fonte: Melmed S. Acromegaly. Em: The Pituitary, 2017. Cap. 15, p. 423-66. Cambridge, MA, USA: Academic Press, 2017.

Patologia

A classificação de 2017 da OMS definiu o adenoma somatotrófico como um tumor que expressa principalmente GH e surge das células da linhagem Pit-1.[3] Em sua maioria, eles são adenomas puros de células somatotróficas, incluindo os densamente e os esparsamente granulados. Os primeiros são acidófilos, ocorrem em uma faixa etária mais elevada, tem crescimento lento e apresentação clínica insidiosa. Os esparsamente granulados são cromófobos, acometendo indivíduos mais jovens e tem crescimento rápido. Os adenomas, células mamos-somatotróficas, são compostos por uma única população de células que expressa GH e PRL, a secreção de PRL é menor do que a GH. Os adenomas mistos são compostos por uma população celular dupla: células somatotróficas (produtoras de GH) e lactotróficas (produtoras de PRL), correspondem a 25-30% dos adenomas secretores de GH e causam acromegalia associada a níveis moderadamente elevados de PRL. Além dos somatotropinomas, outros tipos histológicos como: adenoma acidofílico de células tronco, adenoma silent tipo 3 e adenoma pluri-hormonal podem estar relacionados com quadro de acromegalia (Tabela 6.1).[3]

Tabela 6.1. Classificação morfofuncional dos adenomas relacionados à acromegalia (OMS 2017).[3]

Tipos	Variante morfológica	Imuno-histoquina	Fatores de transcrição e cofatores
Adenoma somatotrófico	Densamente granulado	GH, α-subunidade	Pit-1
	Esparsamente granulado	GH	Pit-1
	Manossomatotrófico	GH + PRL (mesa célula) ± α-subunidade	Pit-1, ERα
Adenoma lactotrófico	Ácido de células tronco	PRL, GH (focal e variável)	Pit-1, ERα
Adenoma pluri-hormonal	Pit-1-positivo (adenoma silent subtipo 3)	GH, PRL, β-TSH ± α-subunidade	Pit-1

Fonte: Mete O, Lopes MB. Overview of the 2017 WHO Classification of Pituitary Tumors. Endocr Pathol, 2017. 28(3):228-43.

Patogênese

Os mecanismos moleculares de iniciação e promoção da tumorigênese hipofisária ainda não estão totalmente esclarecidos. A hipótese mais aceita sugere um defeito intrínseco da célula hipofisária levando à expansão monoclonal, cuja progressão e potencial evolução para comportamento invasivo seria resultante de um efeito permissivo dos hormônios hipotalâmicos e outros fatores locais,[1,4] Anormalidades tanto em genes que levam à progressão do ciclo e divisão celular como em genes que bloqueiam a progressão do ciclo, podem levar à formação de uma célula com características neoplásicas. Os primeiros são exemplos de proto-oncogenes e os segundos de genes de supressão tumoral, respectivamente.[1,4]

Geralmente, a acromegalia ocorre como uma doença esporádica. A presença do oncogene gsp em adenomas secretores de GH é a alteração genética melhor estabelecida na tumorigênese somatotrófica. As mutações somáticas ativadoras na subunidade Gα da proteína G (Gs) são encontradas em até 40% dos somatotrofinomas que, no geral, são menores e mais responsivos ao tratamento com agonista dopaminérgico (AD) e aos ligantes dos receptores da somatostatina (LRS). Em relação à hipófise normal, o proto-oncogene PTTG (*pituitary tumor transforming gene*, gene transformador de tumores hipofisários) encontra-se hiperexpresso, podendo em alguns casos está associado com invasividade tumoral.[1,4] Acromegalia é observada em 10-20% dos pacientes com síndrome de McCune Albright, doença genética resultante de mutação pós-zigótica ativadora no gene Gs alpha (gene GNAS1).[1,4]

Ocasionalmente, ela ocorre no contexto familiar, podendo estar associada a outras anormalidades endócrinas (neoplasia endócrina múltipla e complexo de Carney), fazendo parte de uma síndrome, ou ocorrer como manifestação isolada. Essa última condição é chamada de adenoma hipofisário familiar isolado (*familial isolated pituitary adenomas* – FIPA).[1,4]

As síndromes genéticas associadas à acromegalia estão resumidas na Tabela 6.2.

Tabela 6.2. Acromegalia – síndromes genéticas.[3]

Síndrome	Gene	Principais características clínicas
Síndrome de McCune Albright	GNAS	Displasia óssea fibropolicistótica, manchas "café com leite" e endocrinopatias (puberdade precoce periférica, hipertireoidismo, acromegalia, prolactinome e síncrome de Cushing)
MEN-1	MEN1	Hiperparatireoidismo primário, tumores pancreáticos, tumores carcinoides intestinais
MEN-4	CDKN1B	Similar às do MEN-1
Complexo de Carney	PRKAR1A	Alteração de pigmentação, doença nodular pigmentosa primária das adrenais, mixomas cardíacos e cutâneos
FIPA	AIP GPR101	Adenomas em pacientes jovens Gigantismo
Síndrome de X-Lag	GPR101	Gigantismo de início precoce

Fonte: Mete O, Lopes MB. Overview of the 2017 WHO Classification of Pituitary Tumors. Endocr Pathol, 2017. 28(3):228-43.

Características clínicas

As manifestações clínicas são muito variadas e dependem dos níveis de GH e IGF-1, da idade do paciente, do tamanho do tumor e do tempo decorrido entre o início da doença e o seu diagnóstico.[1] As características clínicas da acromegalia incluem sinais e sintomas associados ao efeito compressivo do tumor sobre as estruturas vizinhas (cefaleia, distúrbios visuais, hipopituitarismo e hiperprolactinemia não tumoral) e manifestações clínicas secundárias à hipersecreção hormonal como: alterações craniofaciais típicas, aumento de extremidades, síndrome do túnel do carpo, hiperidrose, artralgias, alterações do metabolismo glicídico (resistência insulínica, intolerância à glicose e *diabetes mellitus*), apneia do sono, doença cardiovascular (hipertensão, insuficiência cardíaca), manifestações respiratórias, ósseas e articulares, manifestações gastrointestinais, e outras manifestações endócrinas (bócio, hipercalciúria, diminuição da libido, irregularidades menstruais) e papilomas cutâneos (*skin tags*), sendo esses últimos importantes marcadores da presença de pólipos colônicos.[1] Embora as alterações fisionômicas e somáticas sejam muito sugestivas da doença, elas podem ter um desenvolvimento indolente e insidioso. Em alguns casos, essas alterações fenotípicas são tão sutis que passam desapercebidas pelo paciente, familiares e até pelo médico.[1] Em média, os pacientes experimentam um diagnóstico tardio da doença de 6 a 10 anos. A avaliação neuro-oftalmológica deve ser realizada em pacientes com sintomas de efeito de massa do tumor.[1] A investigação das comorbidades é importante para abordagem terapêutica precoce, o que impactará na morbimortalidade.[1]

Diagnóstico

A suspeita clínica da acromegalia é confirmada pela avaliação laboratorial com a demonstração de níveis séricos elevados de GH e de IGF-I.[1,5] O diagnóstico de acromegalia é definido por ausência de supressão dos níveis de GH séricos para < 1,0 ng/mL (< 0,4 ng/mL, ensaios ultrassensíveis) durante o teste oral de tolerância à glicose (TOTG), e IGF-1 sérico elevado para idade.[1,5] O TTGO pode apresentar resultados conflitantes casos de desnutrição, doença renal e hepática, e diabetes mellitus não controlado (DM). O IGF-1 sérico é um biomarcador da secreção integrada de GH, sendo indicado como exame de rastreio da acromegalia.[1,5] No entanto, a concentração sérica de IGF-1 pode ser influenciada alguns fatores (Quadro 6.2) e a dosagem necessita de padronização no ensaio do IGF-1. Em alguns casos, os valores séricos elevados de GH randômico e de IGF-I sérico são suficientes para o diagnóstico da acromegalia, dispensando o TOTG,[1,5] conforme a Figura 6.1.

Após a confirmação laboratorial da acromegalia, o paciente deve ser submetido, preferencialmente, a uma ressonância magnética de sela para identificação e caracterização do adenoma hipofisário (Figura 6.1).[1,5]

Quadro 6.2. Interpretação do IGF-1 sérico.[1]

Falso positivo	Falso negativo
Puberdade	Desnutrição
Gravidez	Anorexia
Hipertireoidismo	*Diabetes mellitus* descompensado
	Doenças crônicas (anemia, renal, hepática)
	Uso oral de estrogênios

Fonte: Melmed S. Acromegaly. In The Pituitary, 2017, ch 15, pp 423-66. Cambridge, MA, USA: Academic Press, 2017.

Figura 6.1. Acromegalia – Diagnóstico.[5]

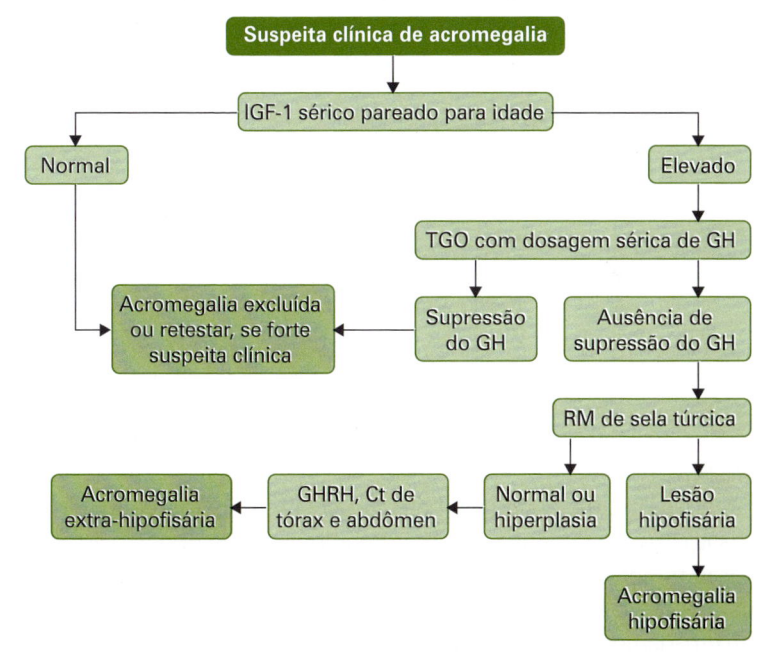

Fonte: Katznelson L, Laws Jr ER, Melmed S, et al. Acromegaly: an endocrine society clinical practice guideline. J Clin Endocrinol Metab, 2014; 99(11):3933 51.

Tratamento

O tratamento da acromegalia tem por objetivos: resolução do quadro clínico, principalmente de efeito compressivo do tumor sobre as estruturas adjacentes; controle dos níveis hormonais e do volume tumoral; e preservação da função hipofisária normal (Tabela 6.3).[1,5]

As opções terapêuticas incluem cirurgia, medicamentos e radioterapia. Essas opções podem ser usadas de maneira isolada ou combinada.

Tabela 6.3. Tratamento e critérios de controle.[3]

Tratamento cirúrgico
GH randômico (basal) < 1 ng/mL ou nadir de GH < 0,4 ng/mL durante o TTGO e IGF-I normal para a idade
Tratamento medicamentoso (exceto antagonista receptor de GH-pegvisomanto)
GH randômico (basal) < 1 ng/mL e IGF-I normal para a idade
Tratamento medicamentoso – antagonista receptor de GH-pegvisomanto
IGF-I normal para a idade

Fonte: Katznelson L, Laws Jr ER, Melmed S, et al. Acromegaly: an endocrine society clinical practice guideline. J Clin Endocrinol Metab 2014; 99(11):3933 51.

Cirurgia

A cirurgia transesfenoidal é o tratamento primário de escolha. A eficácia cirúrgica depende de vários fatores: tamanho do tumor, grau de invasão tumoral, níveis de GH sérico e experiência do neurocirurgião.[1,5] Recomenda-se avaliação laboratorial associada com RM de sela túrcica aproximadamente 12 semanas após a cirurgia. Remissão cirúrgica da doença é observada em 70-80% dos casos com microadenomas, em 50-60% dos pacientes com macroadenomas e menos de 40% dos pacientes com macroadenomas invasivos.[1,5] Portanto, um percentual importante de pacientes necessita de tratamento adjuvante, medicamentoso e/ou radioterápico (Figura 6.2).[1,5]

Figura 6.2. Acromegalia – Tratamento.[5]

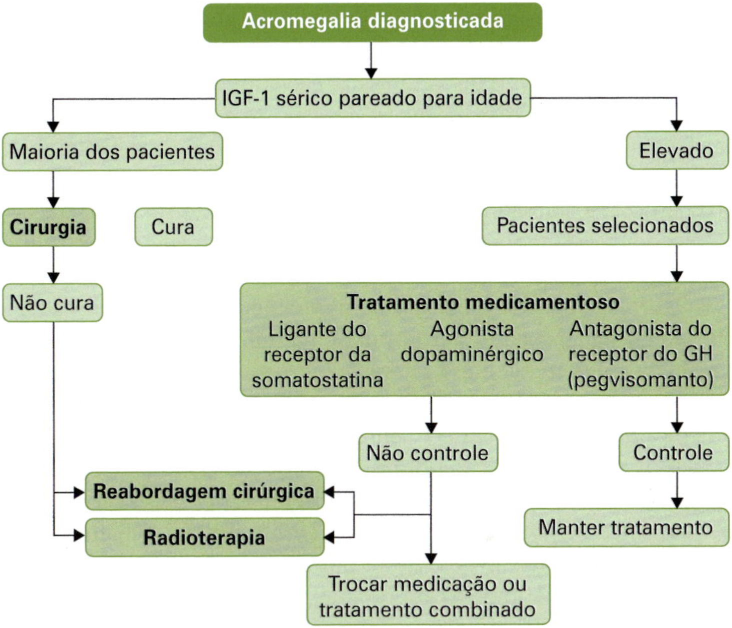

Fonte: Katznelson L, Laws Jr ER, Melmed S, et al. Acromegaly: an endocrine society clinical practice guideline. J Clin Endocrinol Metab, 2014; 99(11):3933-51.

Reabordagem cirúrgica pode ser indicada se houver tumor residual, cirurgicamente acessível e com probabilidade significativa de cura cirúrgica, ou se houver efeito de massa persistente sobre o quiasma óptico.[1,5]

Tratamento medicamentoso

Três classes de drogas estão disponíveis para o tratamento medicamentoso da acromegalia: agonistas dopaminérgicos (AD), ligantes do receptor da somatostatina (LRS) e antagonista do receptor de GH- peg-visomanto (Tabela 6.4). A sua principal indicação é como tratamento adjuvante em pacientes com evidência de doença residual após a cirurgia. O tratamento medicamentoso pode no entanto constituir a terapêutica inicial em pacientes não candidatos à cirurgia: recusa do paciente, razões médicas (comorbidades graves, risco anestésico) e características do tumor (adenomas com invasão do seio cavernoso, com baixa probabilidade de controle cirúrgico).[1,5] Os AD são indicados, principalmente, em pacientes com níveis discretamente elevados de GH/IGF-1 e/ou com adenomas co-secretores GH/PRL.[1,5,6] A resposta à cabergolina, AD mais usado, está relacionada à expressão do receptor D2 longo. O tratamento combinado cabergolina e LRS é uma opção em pacientes com dose máxima do LRS sem controle hormonal.[1,5-7] Ela pode ser associada aos LRS em dose máxima, em pacientes que não alcançaram controle da doença.[1,5-7]

Os LRS são considerados o tratamento medicamentoso de escolha, pela sua eficácia no controle tumoral e na redução tumoral. Eles exercem seus efeitos mediante a interação com os subtipos de receptores da somatostatina (SSTR) expressos nos somatotropinomas.[1,5] Os LRS de primeira geração, octreotide e lanreotide, apresentam eficácia similar em termos de normalização hormonal e redução tumoral.[1,5] Em termos gerais, os LRS de primeira geração determinam normalização do GH e IGF-I em cerca de 40% dos pacientes.[1,5,8]. Portanto, um percentual considerável de pacientes necessita de outra opção terapêutica. Além do tratamento combinado com cabergolina, o LRS de segunda geração, pasireotide LAR pode ser indicado nesses pacientes.[1,5-7] O pasireotide, com amplo perfil de ligação aos SSTRs, apresenta eficácia hormonal superior aos LRS de primeira geração.[9-11] No entanto, ambos os LRS de primeira e de segunda geração determinam redução tumoral [3] 20% em 70-85% dos pacientes.[8-11] A maioria dos efeitos secundários do tratamento com LRS são transitórios e de intensidade leve a moderada.[8-11] No entanto, hiperglicemia é significativamente mais encontrada no tratamento com pasireotide.[9-11]

Antagonista do receptor de GH, pegvisomanto é um análogo artificialmente mutado do GH. Ele age como antagonista competitivo da ação do GH, evitando a dimerização funcional do seu receptor e, consequentemente, reduzindo a geração de IGF-1.[1,5] Diferentemente dos LRS, o pegvisomanto não reduz a secreção de GH pelo tumor hipofisário.

Tabela 6.4. Acromegalia – Tratamento medicamentoso.[5]

Droga (classe/tipos)	Receptor	Administração (dose/via)	IGF-1 nl (%)	Reações adversas
Ligantes do SSTR				
Octreotida	SSTR2,5	50-400 µg SC 8/8h	30-40	GI
Lanreotida autogel	SSTR2,5	60-120 mg SC profunda 28/28d	30-40	GI
Octreotida LAR	SSTR2,5	10-40 mg IM profunda (glúteo) 28/28d	30-40	GI
Pasireotida LAR	SSTR5,2,3,1	20-60 mg IM profunda (glúteo) 28/28d	> 40	GI, hipeglicemia
Antagonista do receptor de GH				
Pegvisomanto	GH	10-30 mg SC / dia	70-90	GI
Agonista dopaminérgico				
Cabergolina	DR2	1,0-4 mg VO/ semana	~ 34	GI, cefalkeia, hipotensão, alteração de humor

Fonte: Katznelson L, Laws Jr ER, Melmed S, et al. Acromegaly: an endocrine society clinical practice guideline. J Clin Endocrinol Metab, 2014; 99(11):3933-51.

Ele bloqueia os efeitos sistêmicos do GH. A ausência de retrocontrole negativo do IGF-1 na hipófise pode favorecer o crescimento tumoral, similarmente ao que ocorre na síndrome de Nelson.[1,5] Embora esse efeito adverso seja observado em apenas 3% dos casos, recomenda-se precaução ao usar esse antagonista do receptor de GH nos casos em que o adenoma é inferior a 3 mm do quiasma óptico. Ele pode elevar as aminotransferases hepáticas.[1,5,12] A combinação pegvisomanto semanal com LRS mensal facilita a aderência ao tratamento e reduz o seu custo econômico. Também, há dados publicados referentes a combinação pegvisomanto com cabergolina.[1,5,12]

Os estrogênios e os moduladores seletivos do receptor de estrogénio (SERMs) podem ser indicados em acromegalia, devido a sua ação em reduzir os níveis de IGF-1, seja quando usados isoladamente ou em combinação com cabergolina ou LRS.[1,13] Adicionalmente, o citrato de clomifeno, utilizado em homens, determina um aumento nos níveis de testosterona sérica. A evidência sugere que os SERMs podem ser considerados como terapia adjuvante para pacientes resistentes a terapias aprovadas.[1,13]

Geralmente, a radioterapia é considerada um tratamento de terceira linha quando o tratamento medicamentoso não é eficaz ou não é tolerado, tumores invasivos grandes, agressivos e/ou em casos em que custo do tratamento a longo prazo é uma preocupação. Após a radiação, o tratamento medicamentoso necessita ser mantido até o alcance da normalização hormonal, que pode demorar 5-10 anos. Os efeitos adversos, principalmente hipopituitarismo, devem ser levados em consideração ao se indicar radioterapia.

Referências bibliográficas

1. Melmed S. Acromegaly. In The Pituitary, 2017, ch 15, pp 423-66. Cambridge, MA, USA: Academic Press, 2017.

2. Lavrentaki A, Paluzzi A, Wass JAH, Karavitaki N. Epidemiology of acromegaly: review of population studies. Pituitary 201720, 4-9. (10.1007/s11102-016-0754-x).

3. Mete O, Lopes MB. Overview of the 2017 WHO Classification of Pituitary Tumors. Endocr Pathol, 2017. 28(3):228-43.

4. Caimari F, Korbonits M. Novel genetic causes of pituitary adenomas. Clinical Cancer Research 2016. 22:5030-42.

5. Katznelson L, Laws Jr ER, Melmed S, et al. Acromegaly: an endocrine society clinical practice guideline. J Clin Endocrinol Metab 2014;99(11):3933-51.

6. Kuhn E, Chanson P. Cabergoline in acromegaly. Pituitary, 2017. 20:121-28.

7. Jallad RS, Bronstein MD. Optimizing medical therapy of acromegaly: beneficial effects of cabergoline in patients uncontrolled with long-acting release octreotide. Neuroendocrinology. 2009;90(1):82-92. doi: 10.1159/000218323.

8. Jallad RS, Musolino NR, Salgado LR, Bronstein MD. Treatment of acromegaly with octreotide-LAR: extensive experience in a Brazilian institution. Clin Endocrinol. 2005;63(2):168-75. doi: 10.1111/j.1365-2265.2005.02317.x.

9. Colao A, Bronstein MD, Freda P, Gu F, Shen CC, Gadelha M, et al. Pasireotide versus octreotide in acromegaly: a head-to-head superiority study. Journal of Clinical Endocrinology and Metabolism 2014 99 791-9.

10. Bronstein MD, et al Pasireotide C2305 Study Group. Switching patients with acromegaly from octreotide to pasireotide improves biochemical control: crossover extension to a randomized, double-blind, Phase III study. BMC Endocr Disord, 2016. 2;16:16. doi: 10.1186/s12902-016-0096-8.

11. Gadelha MR, et al Pasireotide C2402 Study Group. Pasireotide versus continued treatment with octreotide or lanreotide in patients with inadequately controlled acromegaly (PAOLA): a randomised, phase 3 trial. Lancet Diabetes Endocrinol 2014;2:875-84.

12. Neggers SJ, Franck SE, de Rooij FW, Dallenga AH, Poublon RM, Feelders RA, et al. Long-term efficacy and safety of pegvisomant in combination with long-acting somatostatin analogs in acromegaly. Journal of Clinical Endocrinology and Metabolism, 2014. 99:3644-52.

13. Duarte FH, Jallad RS, Bronstein MD. Clomiphene citrate for treatment of acromegaly not controlled by conventional therapies. J Clin Endocrinol Metab, 2015. 100(5):1863-9.

14. Jallad RS, et al. Treatment of acromegaly:is there still a place for radiotherapy? Pituitary, 2007. 10:53-9.

PARTE 2 – HIPÓFISE

99

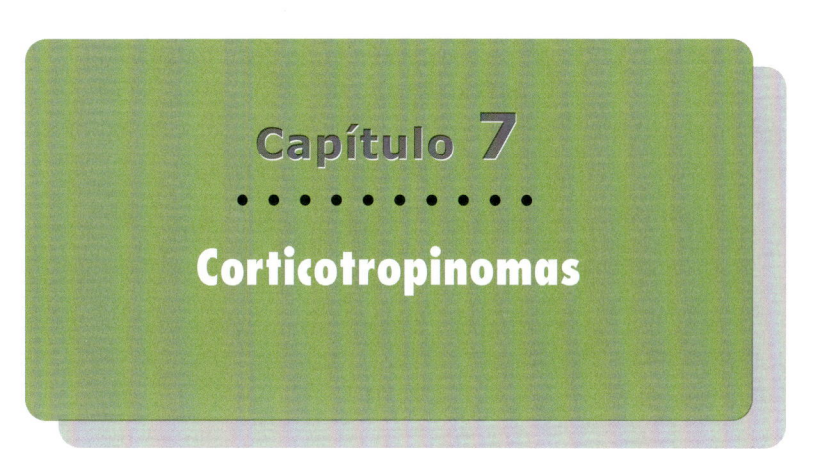

Capítulo 7

Corticotropinomas

Márcio Carlos Machado
Maria Candida Barisson Villares Fragoso

Introdução

A síndrome de Cushing (SC) endógena é uma condição rara, definida como um estado clínico resultante da secreção excessiva, crônica e inapropriada de cortisol. A doença de Cushing (DC) se refere a um tumor hipofisário-adenoma produtor de corticotropinoma (ACTH), sendo responsável por mais de 80% das causas da síndrome de Cushing ACTH-dependente (Tabela 7.1).

A DC apresenta incidência estimada em 2 a 3 casos por milhão de habitantes por ano, apresentando maior prevalência no sexo feminino na razão de 3-8:1 após os 6 anos de idade e com maior frequência ente 20 e 40 anos.[1] A mortalidade dos pacientes com SC é cerca de 3 a 4 vezes maior em relação à população geral, principalmente devido aos eventos cardiovasculares e aos processos infecciosos.

Tabela 7.1. Classificação e prevalência das etiologias da síndrome de Cushing.

Etiologias da síndrome de Cushing[20,34,44,45]	Prevalência em adultos
Síndrome de Cushing ACTH-dependente	**80%**
Doença de Cushing	70%
Secreção Ectópica de ACTH	10%
Secreção ectópica de CRH	< 1%
Carcinoma de hipófise produtor de ACTH	Raro
Secreção Ectópica de CRH/ACTH	Raro
Síndrome de Cushing ACTH-independente	**20%**
Adenoma adrenal produtor de cortisol	10%
Carcinoma adrenal produtor de cortisol	5%
Hiperplasia macronodular adrenal primária (PMAH)	< 2%
Hiperplasia micronodular pigmentosa primaria (PPNAD)	< 2%
Síndrome de McCune-Albright	Raro
Secreção ectópica de cortisol	Raro
Síndrome de hipersensibilidade ao cortisol	Raro

Quadro clínico

O quadro clínico compreende uma história de ganho de peso especialmente de modo centrípeto, fadiga, alterações menstruais como oligomenorreia e amenorreia, redução da libido e/ou disfunção erétil, diminuição da velocidade de crescimento e ganho de peso nas crianças, depressão e outras queixas neuropsicológicas, como diminuição da concentração e memória, irritabilidade e insônia (Tabela 7.2).

Tabela 7.2. Principais características clínicas de pacientes com síndrome de Cushing.

Sintomas, sinais e morbidades[2,15,20,46,47]	Prevalência
Ganho de peso ou obesidade/obesidade central	95%
Pletora facial	90%
Face em lua cheia	90%
Diminuição da libido/disfunção erétil	90%
Pele fina	85%
Irregularidade menstrual	80%
Diminuição do crescimento em crianças	70-80%
Hipertensão arterial	75%
Hirsutismo	75%
Depressão/labilidade emocional/manifestações neuropsiquiátricas	70%
Dislipidemia	70%
Estrias violáceas	70-90%
Giba dorsal/preenchimento das fossas supraclaviculares	50-70%
Equimoses espontâneas	65%
Intolerância a glicose/diabete melito	60%
Fraqueza muscular proximal	60%
Osteopenia ou osteoporose/fratura vertebral	50%
Nefrolitíase	50%
Exoftalmo	45%
Poliúria	30%
Cefaleia	20-50%
Dor lombar	20-50%

Continua

Tabela 7.2. Principais características clínicas de pacientes com síndrome de Cushing. (continuação)

Sintomas, sinais e morbidades[2,15,20,46,47]	Prevalência
Edema membros inferiores	20-50%
Infecções recorrentes/fúngicas	20-50%
Hipocalemia	10-70%
Acne	< 20%
Alopecia	< 20%
Hiperpigmentação	10%

Ao exame físico, podem ser verificados sobrepeso ou obesidade, face em lua cheia, giba dorsal, fossas supraclaviculares preenchidas, atrofia cutânea, acne, hirsutismo, queda de cabelo, edema periférico e nas crianças, baixa estatura, virilização anormal e retardo puberal. Além disso, são comuns morbidades associadas como hipertensão arterial, diabete melito, nefrolitíase, osteopenia ou osteoporose, hipocalemia, infecções não usuais/micoses e incidentalomas adrenais.

Entretanto, todos esses sinais, sintomas e morbidades não são específicos e podem estar presentes em outras situações clínicas mais prevalentes como a síndrome metabólica, diabete melito descompensado, síndrome dos ovários policísticos, obesidade grau III, depressão e alcoolismo crônico. Assim, é importante a pesquisa de sinais considerados mais específicos da SC que são a pletora facial, fraqueza muscular proximal, estrias cutâneas largas (> 1 cm) avermelhadas/violáceas e a fragilidade capilar/equimoses espontâneas.[2,3]

Por outro lado, pacientes portadores da SC, devido à secreção ectópica de ACTH (SEA), particularmente aqueles com doenças malignas, como o carcinoma pulmonar de pequenas células, podem apresentar quadro clínico atípico predominando o estado consumptivo e maior frequência de hipocalemia, hiperpigmentação, osteopenia/osteoporose e alterações metabólicas, como a intolerância a glicose.

Em resumo, recomenda-se investigar a SC nos pacientes que apresentem múltiplos e progressivos sinais e sintomas, especialmente os considerados mais específicos, assim como a presença de osteoporose vertebral e hipertensão arterial, e nas crianças com ganho de peso com redução da velocidade de crescimento e naqueles portadores de incidentalomas de suprarrenal, não sendo recomendado a investigação de rotina em outros grupos de pacientes, como os portadores somente de obesidade e hirsutismo.[2,3]

Diagnóstico

Após a suspeita clínica e da exclusão exaustiva de fonte exógena de glicocorticoides, o diagnóstico da SC apresenta duas etapas sequenciais. A primeira etapa consiste de exames para a confirmação do hipercortisolismo, da perda de ritmo circadiano normal de secreção do cortisol e da autonomia relativa da secreção do cortisol. Numa etapa subsequente, geralmente realizada em centros de referência, dever ser realizado o diagnóstico diferencial da SC ACTH-dependente ou independente. Ressalta-se aqui que é necessário a alteração de exames obtidos por pelo menos dois métodos distintos para o diagnóstico inicial da SC (Tabela 7.3). O achado de somente um método alterado pode estar presente em casos de pseudo-Cushing. Em algumas situações, como gestação, insuficiência renal, epilepsia e incidentalomas adrenais, os métodos devem ser cuidadosamente escolhidos devido às limitações de acurácia nessas condições em particular.

Tabela 7.3. Métodos diagnósticos na doença de Cushing.

Método	Valor	Sens. %	Espec. %
Primeira linha			
Cortisol sérico após dose baixa de dexametasona (1 mg *overnight*)[2]	> 1,8 μg/dL	> 95	80
Cortisol sérico após dose baixa de dexametasona (0,5 mg 6/6h, 2 dias, oito doses, última dose 2 ou 6h antes da coleta)[48]*	> 1,8 μg/dL	92-100	92-100
Cortisol salivar noturno (μg/dL ou ng/dL ou mmol/L)[5]	> 2 × VSN	88-100	82-100
Cortisol urinário livre 24h (μg/24h)[48]	> 3-4 × VSN	90-98	45-95
Outros testes (segunda linha)			
Cortisol sérico noturno/meia noite (paciente acordado)[10]	> 7,5 μg/dL	96	100
Teste CRH ovino após supressão com dexametasona (cortisol sérico)[49-52]	> 1,4 μg/dL[15]	< 100	< 100
Teste do CRH humano (ACTH, pg/mL; cortisol, μg/dL)[11]	Pico > 54 pg/mL e > 12 μg/dL (basal)	91,3	98,2
Teste da desmopressina (ACTH, pg/mL; cortisol, μg/dL)[12]	Δ > 18 pg/mL e > 12 μg/dL (basal)	86,6-100	92,8

*Sens.: sensibilidade; Espec.: especificidade; Δ (delta): valor do pico menos o valor basal; VSN: valor superior da normalidade.
*Metanálise mostrou igual ou menor acurácia em relação ao teste de supressão com 1 mg *overnight*.[53]

Testes de primeira linha

Teste de supressão do cortisol sérico após dose baixa de dexametasona

Deve ser realizado após ingestão de 1 mg de dexametasona via oral *overnight* (entre 23:00 h e 24:00 h) e coleta de sangue para mensuração do cortisol sérico na manhã subsequente entre 8:00 h e 9:00 h, sendo considerado alterado ou positivo os valores acima de 1,8 μg/dL (50 nmol/L), apresentando sensibilidade de > 95% e especificidade de 80%.[2]

Falsos positivos podem ocorrer em situações de hiperativação do eixo hipotálamo-hipófise adrenal (estado de pseudo-Cushing como depressão e alcoolismo), situações que aumentem a globulina transportadora de cortisol (CBG), como uso de estrógenos (até 50% de falsos positivos, é necessário a interrupção do uso por pelo menos 6 semanas antes do teste), gestação, uso de mitotane, má-absorção do medicamento ou condições que aumentem o metabolismo da dexametasona por ativar a enzima CYP3A4 (fenitoína, fenobarbital, rifampicina, carbamazepina, pioglitazona, topiramato, entre outras). Falsos negativos podem ocorrer em SC "leve" e uso de medicamentos que diminuam a ação da enzima CYP3A4 (fluoxetina, cimetidine, itraconazol, ritonavir, diltiazem, amiodarona, entre outras). Uma lista completa dos medicamentos pode ser encontrada no site http://medicine.iupui.edu/flockhart/table.htm. Uma estratégia para melhorar a confiabilidade desse método em pacientes polimedicados é a mensuração da dexametasona sérica (para 1 mg *overnight*: > 140-220 ng/mL)[2] concomitante ao cortisol sérico.

Alternativamente e menos recomendado atualmente,[3] o teste pode ser realizado utilizando doses fracionadas de dexametasona ao invés de 1 mg *overnight*. Nesses casos, administra-se 0,5 mg a cada 6 horas por dois dias (8 doses), começando mais comumente com a primeira dose às 09:00 h no primeiro dia e a última dose às 03:00 h no último dia (6 horas antes da coleta de sangue às 09:00 h), sendo adotado atualmente o mesmo critério de cortisol sérico > 1,8 μg/dL.

Nos casos de SC leve, a complementariedade e concordância de diferentes métodos é que vai confirmar o diagnóstico e ressaltando que somente um método alterado não confirma o diagnóstico da SC.

Cortisol salivar noturno

Deve ser solicitado, sempre que disponível, especialmente em centros que contam com metodologia estabelecida e com valores de corte estudados em diferentes populações (normais, obesidade/pseudo-Cushing e SC), tendo uma sensibilidade de 88-100% e especificidade de 82-100% para adultos[4,5] e 100% e 95,2% para crianças, respectivamente.[6] Valor alterado desse exame reflete a perda do ritmo circadiano normal de secreção de cortisol que é considerado um dos primeiros eventos que ocorrem na SC.

Num estudo com 11 casos de SC de difícil diagnóstico, a dosagem do cortisol salivar mostrou-se persistentemente alterada na maioria dos pacientes, em comparação à maioria de amostras normais de cortisol urinário.[7] Outro estudo recente encontrou maior acurácia diagnóstica do cortisol salivar noturno em comparação ao cortisol urinário em 52 pacientes com SC.[8]

Várias são as vantagens desse método como a facilidade de coleta, não ser invasivo e da estabilidade da amostra em temperatura ambiente (1 semana ou algumas semanas se refrigerado).

Recomenda-se a coleta de pelo menos duas amostras em dias consecutivos ou alternados. Valores de cortisol salivar noturno mais do que duas vezes acima do limite superior do método aumentam a especificidade para o diagnóstico do hipercortisolismo.[9] É recomendado não fumar por 24 h antes da coleta, devido ao ácido glicirrízico (derivado do alcaçuz), que inibe a enzima salivar 11β-hidroxiesteroide de-hidrogenase tipo 2 (11β-HSD2), que inativa o cortisol, podendo também ser causa de falso positivo.

Cortisol urinário de 24 h

A cortisolúria de 24 h reflete a produção diária integrada de cortisol, quase sempre elevada no hipercortisolismo. Devem ser solicitadas pelo menos duas amostras, consecutivas ou alternadas, para excluir falso negativo devido a variação na secreção de cortisol e sempre avaliados em conjunto com creatinúria de 24 h, para se confirmar a adequação da amostra. Cada amostra é coletada durante 24 h, desprezando a primeira urina do dia e incluindo a primeira urina da manhã seguinte, devendo a amostra ser mantida refrigerada até a entrega no laboratório.

Falsos positivos podem ocorrer em situações de pseudo-Cushing como depressão, alcoolismo, obesidade, gestação, poliúria (p. ex., pacientes com *diabetes insipidus*), pela interferência de medicamentos (carbamazepina, fenofibrato, digoxina, alguns corticoides sintéticos) ou drogas que inibam a enzima 11β-HSD2 (licorice, carbenoxolone). Entretanto, nesses casos, as concentrações do cortisol estão somente $< 1,5\text{-}2 \times$ acima do limite superior do método. Falsos negativos podem ocorrer em pacientes com insuficiência renal (*clearance* de creatinina < 60 mL/min) mas, principalmente, devido à coleta de urina inadequada.[2]

Além disso, amostras normais ou pouco elevadas também ocorrem na SC leve, incidentalomas adrenais, SC cíclica e macrodenomas secretores de ACTH.

Continua sendo um método importante, complementar aos outros métodos diagnósticos, mas especialmente valorizado e mais específico quando o resultado observado for 3 a 4 vezes superior ao limite superior do método empregado.

Testes adicionais ou de segunda linha

São indicados quando persiste dúvida diagnóstica após a realização dos testes de primeira linha, particularmente nos casos de SC leve. São testes menos utilizados que os de primeira linha (Tabela 7.3).

Cortisol sérico noturno

É considerado um exame de segunda linha, pois exige internação do paciente para a coleta após 48 h da admissão, entre 23:00 h e 24:00 h.

O valor de corte mais utilizado na literatura é procedente de um estudo de 1998, que utilizou o valor de cortisol $> 7,5$ μg/dL como sugestivo de SC (paciente em repouso, mas acordado) com sensibilidade de 96% e especificidade de 100%.[10]

Teste de estímulo com CRH ovino após supressão com dexametasona

É realizado com a supressão de dexametasona 0,5 mg por dois dias (8 doses), sendo a última dose as 6:00 h. Duas horas após, infunde-se IV 1 μg/kg ou 100 μg de CRH (hormônio liberador do ACTH) ovino. É considerado positivo o valor de cortisol sérico $>1,4$ μg/dL (valor absoluto) no tempo 15 minutos.

Teste do CRH humano

Foi estudado num trabalho de 2009, com o objetivo de diferenciar a SC das condições de pseudo-Cushing.[11] O melhor critério é o valor de cortisol sérico > 12 µg/dL no tempo basal (valor absoluto, média do tempo entre - 15 e 0) e pico ACTH > 54 pg/mL (valor absoluto) após infusão de CRH humano 100 µg IV, com sensibilidade de 91,3% e especificidade de 98,2%.

Teste da desmopressina

Tem sido utilizado no contexto diagnóstico da SC desde a década de 1990. Um estudo, de 2010, validou o critério de resposta: cortisol sérico > 12 µg/dL no tempo basal (média entre - 15 e 0) e aumento de ACTH Δ > 18 pg/mL (ACTH: pico encontrado até o tempo 30 menos o valor basal). Utilizando esse critério, encontrou uma sensibilidade de 86,6-100% e especificidade de 92,8%. Importante ressaltar que esse trabalho deu ênfase no diagnóstico diferencial da SC leve vs. pseudo--Cushing.[12] Outro estudo recente demonstrou pela curva ROC que um pico de ACTH de 71,8 pg/mL pós-desmopressina apresentou especificidade de 94,6%, sensibilidade de 90,8%, valor preditivo negativo (VPN) de 89,8% e valor preditivo positivo (VPP) de 95,3% para o diagnóstico de DC.[13] Assim, devido à maior disponibilidade no nosso meio e menor custo da desmopressina, esse método parece ser bom para o diagnóstico diferencial entre a SC ACTH-dependente e as condições de pseudo-Cushing, necessitando ser melhor estudado.

Em algumas situações, como gestação, insuficiência renal, epilepsia e incidentalomas adrenais, os métodos para o diagnóstico da SC devem ser cuidadosamente escolhidos devido às limitações de acurácia nessas condições especificas (Tabela 7.4).

Tabela 7.4. Métodos diagnósticos da síndrome de Cushing em condições específicas.

Condição específica	Método de escolha	Observação
Gestação	Cortisol salivar noturno (54) e cortisol urinário 24h > 3 ´ o VSN[55]	Pode ocorrer falso positivo no teste LDDST devido aumento da CBG estrógeno-dependente
Epilepsia	Cortisol salivar noturno e cortisol urinário 24 h	Pode ocorrer falso negativo ou falso positivo devido metabolização anormal da dexametasona
Insuficiência renal	Cortisol salivar noturno e LDDST	Excreção renal reduzida do UFC quando clearance de cretinina < 60 mL/min
Ciclicidade	Cortisol salivar noturno	Necessidade frequente de coleta[56]
Incidentaloma adrenal	LDDST	Cortisol salivar noturno é menos sensível que o teste de LDDST[9,57-60]

VSN: valor superior da normalidade; LDDST: teste de supressão do cortisol com dose baixa de dexametasona; CBG: globulina transportadora de cortisol; UFC: cortisol urinário livre.

Diagnóstico diferencial da SC ACTH-dependente

Após a confirmação laboratorial da SC endógena, inicia-se a segunda etapa não menos difícil e trabalhosa do diagnóstico diferencial da SC ACTH-dependente (ACTH > 20 pg/mL: DC vs. SEA) ou ACTH-independente (ACTH < 10 pg/mL: adenoma, carcinomas ou hiperplasia de adrenal). Devido à variação na secreção do ACTH, é recomendada a realização de pelo menos duas dosagens em dias distintos para confirmar a condição.[1] Valores de ACTH no intervalo de 10-20 pg/mL estão em faixa indeterminada e devem ser confirmados (Figura 7.1).

Muitos métodos são utilizados nessa etapa, mas os mais importantes são a ressonância magnética (RM) da hipófise, teste do CRH e o teste da supressão do cortisol sérico após dose alta de dexametasona. Se esses três métodos não forem conclusivos ou concordantes, o teste padrão-ouro continua sendo o cateterismo bilateral e simultâneo de seios petrosos inferiores (CBSSPI).[1,3]

RM hipófise

A RM da hipófise é, geralmente, um dos primeiros a ser solicitado e o método mais importante para se definir a necessidade de realizar o CBSSPI.

A DC é causada em 80-90% dos casos por tumores hipofisários com diâmetro menor que 10 mm (microadenomas). Devido ao pequeno diâmetro tumoral, em muitos casos e limitações do método (p. ex., tumores isocaptantes de contraste), artefatos (p. ex., hiposinal do parênquima hipofisário adjacente a inserção de septo ósseo do seio esfenoidal no assoalho da sela), a sensibilidade da RM convencional *spin echo* é de 50-60%,[14] mesmo utilizando a série dinâmica.

Atualmente, considera-se como sugestivo de DC lesões hipofisárias com diâmetro máximo [3] 6 mm, especialmente para aqueles com resposta ao teste do CRH e supressão do cortisol no teste com dose alta de dexametasona. Outros achados secundários da RM, apesar de inespecíficos, são também importantes: desvios da haste hipofisária devido ao efeito de massa lateral ou superior, infra e/ou supradesnivelamento do assoalho selar e contorno superior do parênquima hipofisário respectivamente, alterações de sinal da sequência ponderada em T2 por pequenas degenerações císticas intratumorais e invasão de seios cavernosos.

Figura 7.1. Algoritmo do diagnóstico etiológico da síndrome de Cushing ACTH-dependente

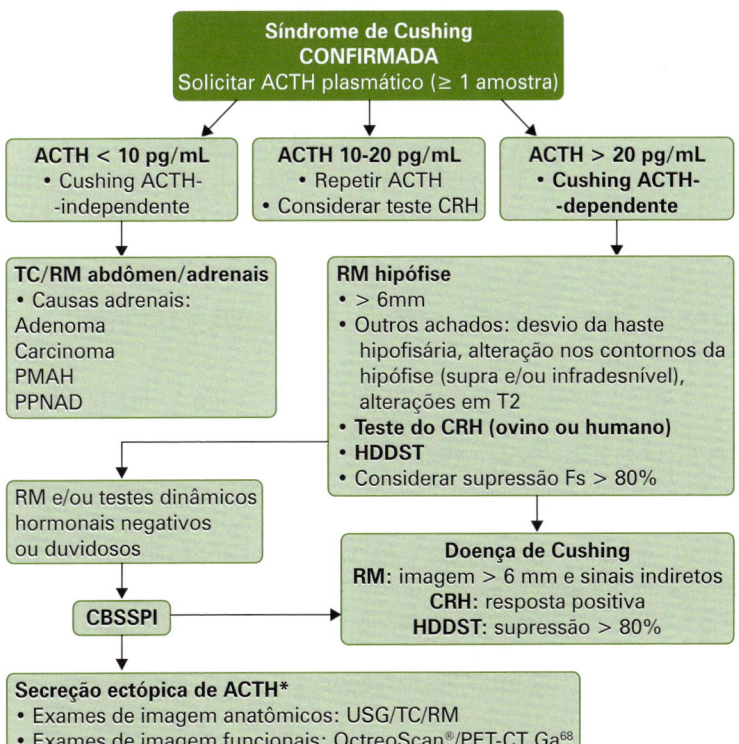

TC: tomografia computadorizada; RM: ressonância magnética; USG: ultrassom; PMAH: hiperplasia adrenal macronodular primária; PPNAD: doença adrenocortical nodular primária pigmentosa; CBSSPI: cateterismo bilateral e simultâneo de seios petrosos inferiores; PET: tomografia por emissão de pósitrons; HDDST: teste de supressão com dose alta de dexametasona; *Mesmo antes da confirmação da secreção ectópica de ACTH pelo CBSSPI, é comum serem realizados os exames de imagem anatômicos na investigação da doença de Cushing.

Teste do CRH

É o melhor teste dinâmico não invasivo para diferenciar a DC da SEA. A maioria dos casos de DC responde significativamente ao CRH (86-93%),[15] enquanto na SEA ocorre resposta em 5,5-8,2%.[16,17]

O teste é realizado com CRH ovino ou humano (1 µg/kg ou 100 µg, IV), sendo o primeiro peptídeo o mais estudado, com estimulo mais potente e prolongado. Mais comumente, é definido como resposta um incremento em relação ao basal (pico *versus* basal) de > 20% de cortisol e > 35% de ACTH, com CRH ovino (18) e > 14% de cortisol e > 105% de ACTH com CRH humano.[11,19]

Teste da supressão do cortisol sérico após dose alta de dexametasona

É um método questionado na literatura devido à sua limitada acurácia para diferenciar a DC da SEA.[20] O racional desse método é a capacidade de *feedback* negativo de doses mais elevadas de corticoides nos pacientes com DC. Contudo, 25-30% dos pacientes com SEA[21,22] podem apresentar o mesmo resultado. Atualmente, é realizado com a dosagem de cortisol sérico entre 8:00 h e 9:00 h antes e após ingestão de dose elevada de dexametasona, sendo considerado sugestivo de DC uma redução > 50% em relação ao valor basal. Basicamente pode ser realizado de dois modos: dexametasona 2 mg 6/6 horas por dois dias (8 doses, método clássico) ou simplificadamente com a ingestão de 8 mg dose única *overnight*.

Utilizando um critério mais rigoroso de > 80% para a supressão do cortisol com 8 mg *overnight*, um trabalho mostrou 100% de especificidade num grupo pequeno (n = 7) de pacientes com SEA, sendo que 28,6% deles suprimiram o cortisol em > 50%. Entretanto, nesse mesmo estudo, somente 56% dos 39 pacientes com DC suprimiram > 80%, conferindo no total uma acurácia de somente 63%.[22]

Cateterismo bilateral e simultâneo de seios petrosos inferiores

Continua sendo o método padrão-ouro com acurácia em torno de 90 a 98%.[23-25] Está indicado nos casos em que os exames não forem conclusivos ou concordantes, especialmente após a RM de hipófise.

Podem ocorrer falsos negativos (5-10%), devido a dificuldades técnicas, variações anatômicas como seios plexiformes, secretagogo não responsivo ou uso de drogas moduladoras da secreção de ACTH, tendo um estudo encontrado falsos negativos somente nos casos com pico de ACTH < 400 pg/mL.[25] Felizmente, falsos positivos são raros e podem ocorrer em casos de SEA em eucortisolismo (nadir de secreção na SC cíclica ou em uso de medicamentos para Cushing) ou na rara secreção ectópica de CRH. Assim, deve ser realizado na vigência de supressão do CRH/ACTH endógeno, ou seja, em hipercortisolismo. Para isso, é necessário coleta de cortisol urinário e/ou salivar noturno na véspera do exame ou em dias muito próximos para validar o procedimento.

Por se tratar de um procedimento invasivo, não isento de risco e melhor realizado com profissionais experientes no método, deve ser realizado em centros de referência. Normalmente infunde-se 5.000 UI de heparina IV após o início das punções.[26] Felizmente, a taxa de complicações sérias (lesão vascular cerebral, trombose venosa profunda, tromboembolismo pulmonar, hemorragia subaracnoide, paralisia de par craniano, entre outras) é muito baixa ou ausente em várias casuísticas. As complicações mais comuns são hematomas no local de venopunção em cerca de 4%.

É realizado sob estímulo do CRH ovino ou humano ou com a desmopressina, nas mesmas doses que nos testes dinâmicos de secreção. Gradiente centro-periferia positivo de ACTH (gradiente central) sugestivo de DC é definido com ≥ 2× no tempo basal (0) e/ou ≥ 3× no pico, normalmente em tempos precoces (3 a 5 minutos, são colhidas amostras nos tempos 0, 3, 5 e 10 minutos). Lateralização é definida com gradiente interseios petrosos ≥ 1,4 ×. Em geral, a lateralização é confirmada cirurgicamente em torno de 60 a 80% dos casos.[15,27]

Por último, estudos recentes verificaram a utilidade da dosagem da prolactina no cateterismo com o objetivo de corrigir possíveis gradientes falso-negativos.[28,29] É realizado inicialmente através do cálculo do gradiente centro-periferia de prolactina ipsilateral ao maior gradiente de ACTH (tempo basal) que deve ser maior >1,8×. Se for < 1,8×, constata-se uma coleta não fidedigna do seio petroso inferior. Em seguida, é realizada uma relação normatizada entre os gradientes de ACTH e prolactina ipsilateral sendo quanto maior o valor, > 0,8 num estudo[28] e > 1,3 em outro,[29] sugestivo de DC. A utilização da prolactina com objetivo de auxiliar na lateralização é mais controverso.

Teste da desmopressina

Tem sido utilizado no diagnóstico diferencial da SC ACTH-dependente desde 1993.[30] Entretanto, devido à frequente resposta (em torno de 30-50%) de ACTH e cortisol em pacientes com SEA, deve ser cada vez menos utilizado com essa finalidade.

Outros exames

Outros achados laboratoriais podem auxiliar no diagnóstico entre a DC e SEA, mas são coadjuvantes: hipocalemia, presente em 70% dos pacientes com SEA *versus* 10% daqueles com DC, devido a atividade mineralocorticoide do cortisol em situações de saturação da enzima 11β-HSD2 renal, concentrações muito elevadas de ACTH plasmático (> 400-500 pg/mL) são sugestivos de SEA, marcadores tumorais positivos sugerem SEA (exemplos: calcitonina, gastrina, cromogranina, βhCG, alfa-fetoproteína, CEA, CA 19-9, CA125);[15,31] e dosagem da POMC (pró-opiomelanocortina) e/ou precursores do ACTH comumente presentes nos pacientes com SEA, mas indisponíveis no nosso meio.

Pesquisa da fonte produtora de ACTH na SEA

Naqueles com ausência de gradiente central no CBSSPI, está indicado a realização de exames de imagem para procurar a fonte produtora de ACTH. Os métodos de imagem mais comuns são os anatômicos: ultrassonografia (USG), tomografia computadorizada (CT) e RM. Deve ser solicitado para a região torácica (CT ou RM), abdômen/pelve (CT ou RM) e cervical (USG).

As causas mais frequentes são intratorácicas (83%),[32] sendo os tumores carcinoides brônquicos/pulmonares atualmente as etiologias mais comuns. Assim, apesar da investigação sugerida inicialmente nesse texto, é comum a realização de imagem torácica e abdominal (TC ou RM), pois uma lesão francamente suspeita pode até dispensar a realização do CBSSPI num paciente sem imagem hipofisária. Menos disponíveis, a cintilografia de receptores de somatostatina com Índio

(^{111}In-DTPA-octreotide, OctreoScan®) e, atualmente, o PET-CT com ^{68}Gálio, são exames funcionais importantes, especialmente naqueles tumores neuroendócrinos menores.

Em relação ao seguimento dos pacientes com SEA oculta, após o tratamento do hipercortisolismo, devem ser submetidos pelo menos uma vez ao ano a novos exames de imagem da região cervical, torácica/pélvica e especialmente da região torácica, visto que a fonte produtora de ACTH pode aparecer muitos anos após o início do quadro, sendo os carcinoides brônquicos os mais comuns.[33]

A fonte produtora pode permanecer oculta (8-27%)[16,17,21,32] e sendo diagnosticada somente pela ausência de gradiente central no CBSSPI.

Tratamento e seguimento da doença de Cushing

Tratamento cirúrgico da doença de Cushing

A cirurgia hipofisária é o tratamento de escolha para a DC. É realizada, geralmente, por via transesfenoidal (abordagem microscópica ou endoscópica), mesmo nos casos de macroadenomas, sendo reservada a via transcraniana para casos específicos com tumores inacessíveis a via transesfenoidal (Figura 7.2).[34-37] De modo geral, não é realizado tratamento medicamentoso de rotina objetivando a redução do cortisol no pré-operatório, sendo preferível a cirurgia o mais precoce possível. Quando esse tratamento é realizado, os medicamentos mais comumente utilizados são o cetoconazol (inicial de 200 mg duas vezes por dia, longe das refeições) ou cabergolina (inicial de 0,5 mg duas vezes por semana, ao deitar ou junto com jantar), tendo esse último a desvantagem de poder prejudicar a avaliação do cortisol sérico (Fs) pós-operatório (PO). Por outro lado, é sempre realizado vigoroso tratamento pré-operatório das morbidades associadas, especialmente da HAS e DM, além do tratamento da hipocalemia, dislipidemia, hipovitaminoses (D, B12) entre outras com o objetivo de melhorar as condições clínicas para a cirurgia. Lembrar da importância de correta avaliação cardiológica pré-operatória especialmente para o risco de doença isquêmica.[37]

Figura 7.2. Algoritmo de tratamento da doença de Cushing.

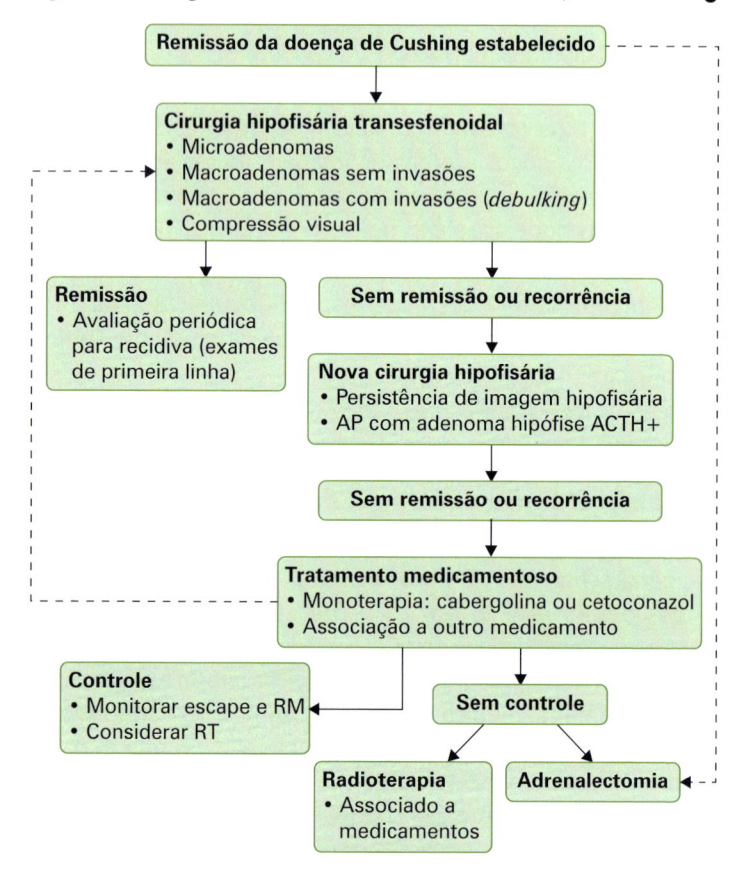

AP: anatomia patológica; RT: radioterapia hipofisária; *Tratamento medicamentoso primário (inicial) pode ser realizado com o objetivo de melhorar as condições clínicas para a cirurgia ou na ausência de equipe cirúrgica experiente.

Acompanhamento pós-operatório da doença de Cushing

No Hospital das Clínicas da Faculdade de Medicina da Universidade de São Paulo (HCFMUSP), é utilizada rotineiramente a reposição com glicocorticoides no pós-operatório (PO) dos pacientes, não sendo utilizado nem necessário no intra-operatório, embora outros centros não façam nenhuma reposição nas primeiras 24-48 horas para a coleta de curva de

Fs 6/6h e observação de quadro clínico de insuficiência adrenal. No PO imediato, o paciente recebe hidrocortisona IV de horário (25-50 mg a cada 8 horas). A partir do primeiro PO, com o paciente em bom estado geral e alimentando-se por via oral, é iniciada a reposição com corticoide de curta duração, hidrocortisona, 20 mg cedo (antes de levantar) e 10 mg (meio comprimido) as 14:00 h, sendo eficiente em evitar um quadro clínico franco de insuficiência adrenal na maioria dos pacientes. Em geral no 5° PO, entre 8:00 h e 9:00 h e em jejum, são colhidos os primeiros exames hormonais PO: Fs e ACTH, 18 a 24 horas sem uso da hidrocortisona (não ingerir na tarde anterior preferencialmente ou mesmo usando). Até o primeiro retorno ambulatorial, normalmente o paciente colhe mais algum Fs para termos pelo menos 2 a 3 amostras de Fs PO. Se Fs < 5 μg/dL e clínica sugestiva de insuficiência adrenal, definimos que o paciente obteve remissão. Mesmo se o paciente apresentar Fs > 5 μg/dL, é necessária a observação clínica para a melhora dos sintomas, pois 15-20% dos pacientes podem ter remissão com Fs > 5 μg/dL e 14% dos nossos pacientes apresentaram remissão "tardia" (*late remission* ou *delayed remission*) (definido no nosso meio como melhora clínica e nadir de Fs PO em < 30 dias após primeiros resultados mais elevados), como também para a ausência de melhora clínica. Nesse último caso, é iniciada a redução da dose da hidrocortisona com auxílio do comprimido de 5 mg até a completa retirada. Somente após a retirada completa da hidrocortisona, volta-se a pedir o cortisol urinário de 24 h e cortisol salivar noturno para o estabelecimento de persistência da doença. Além de toda a dinâmica de ACTH e Fs, são colhidos exames rotineiros no PO, especialmente Na diário e observada clínica de podipsia-poliúria (diabete insípido) e gotejamento nasal (fístula liquórica), até a alta hospitalar. Em torno de 21 a 30 dias PO, são colhidos outros hormônios a fim de verificar melhora ou piora em relação ao pré-operatório: testosterona ou estradiol, LH, FSH, IGF1, T4 livre e prolactina. Assim, a definição de remissão PO engloba vários parâmetros (e/ou): Fs baixo PO, clínica de insuficiência adrenal, necessidade de reposição com corticoides, melhora clínica da SC e cortisol urinário normal (naqueles já sem reposição) por pelo menos 6 meses PO.

Opções de tratamento após falha cirúrgica

Após falha cirúrgica inicial, normalmente é instituído um tratamento medicamentoso do mesmo modo que no pré-operatório. Não é rotineiro a reabordagem cirúrgica precoce, pelos motivos já abordados. A partir de 3 meses PO, nova RM de hipófise é realizada, especialmente nos casos sem remissão clínica. Com os resultados da RM e resultado do tratamento medicamentoso, o caso é reavaliado. Nova cirurgia hipofisária é o primeiro tratamento a ser considerado após falha inicial.[34-37] Entretanto, de modo geral, a taxa de remissão da segunda cirurgia é limitada, em torno de 40-50%. Consideramos uma nova cirurgia especialmente nos casos com confirmação neurocirúrgica do tumor, histopatológico com adenoma de hipófise ACTH positivo e principalmente a persistência de imagem sugestiva de lesão hipofisária com possibilidade de exérese (avaliar invasões). Nos macroadenomas invasivos submetidos a cirurgia para *debulking*, normalmente não há benefício de novo procedimento. Assim, após esgotar a modalidade de cirurgia hipofisária, consideramos outras opções de tratamento sendo que a partir desse momento, não há um consenso na literatura sobre a melhor opção, cada uma tendo vantagens e desvantagens sendo a escolha individualizada e muitas vezes várias modalidades são empregadas até atingir a remissão do hipercortisolismo. Vale ressaltar que o principal parâmetro laboratorial de controle é a normalização do cortisol urinário, sendo que, em alguns casos, com o tratamento medicamentoso ou radioterapia conseguimos a normalização do cortisol urinário, mas sem conseguir normalizar o cortisol salivar noturno ou o Fs pós-dexa 1 mg.

O tratamento medicamentoso pode ser dividido em primário ou secundário. O tratamento primário é realizado quando existe a necessidade de reduzir o cortisol para melhorar as condições clínicas pré-operatórias, nos casos de contraindicação ou recusa cirúrgica ou antes de algum outro tratamento definitivo.

O tratamento secundário, mais comum, é indicado principalmente após insucesso cirúrgico, naqueles com recidiva sem indicação de nova cirurgia ou nos pacientes submetidos a radioterapia hipofisária.

Os medicamentos são, normalmente, divididos em três classes: medicamentos com ação no tumor corticotrófico, inibidores da esteroidogênese adrenal e antagonista do receptor do cortisol. As duas primeiras classes são compostas por vários medicamentos, alguns em uso e vários outros não disponíveis ou em pesquisa, refletindo a dificuldade do controle do cortisol nos pacientes com DC, não existindo um tratamento ideal. Entretanto, a cabergolina e o cetoconazol são os dois medicamentos mais utilizados difusamente (Tabela 7.5).

Tabela 7.5. Tratamento medicamentoso da doença de Cushing.

Medicamento	Dose inicial	Dose máxima	Controle (UFC)	Tempo de uso (meses)	Observações
Ação no tumor corticotrófico					
Cabergolina	0,5 mg VO 2×/sem	3,5 mg/sem (um estudo 7 mg)	25-40% (61-63)	24 (media)	Escape 18-30%
Pasireotide	600 µg SC 2×/dia	1800 µg/dia	29% (64)	12	Hiperglicemia frequente
Pasireotide LAR	10-30 mg IM/mês	40 mg IM/mês	51% (65)	12	Hiperglicemia frequente
Inibidores da estereoidogênese adrenal					
Cetoconazol	200 mg VO 2-3 ×/dia	1.200 mg/dia	50%[66]	24 (media)	Escape em 33%; aumento discreto de ALT/AST comum; melhora hirsutismo; hipogonadismo em homens
Metirapona*	250 mg VO 2-4 ×/dia	4 g/dia	43%[67]	8 (media)	Aumento rebote de ACTH: hirsutismo/acne, HAS/hipocalemia; não disponível
Etomidato	Bólus IV 0,03 mg/kg; 0,1 mg/kg/h	0,3 mg/kg/h	100%[68]	7 dias (5h-56 dias)	Utilizado em casos graves; uso hospitalar (monitorização)
Mitotane	500 mg VO/dia	2-3 g/dia	72%[69]	7 (media)	Frequentes efeitos colaterais; difícil manejo; custo elevado

Continua

Tabela 7.5. Tratamento medicamentoso da doença de Cushing. (continuação)

Medicamento	Dose inicial	Dose máxima	Controle (UFC)	Tempo de uso (meses)	Observações
Inibidores da estereoidogênese adrenal					
Osilodrostate	4 mg VO/dia	60 mg VO/dia	79%[70]	6	Risco de insuficiência adrenal, hirsutismo
Antagonista do receptor do cortisol					
Mifepristone	300 mg VO/dia	1.200 mg/dia	60% (AUC glicemia)[71]	24	Aprovado para controle do DM em Cushing; indisponível; custo muito elevado
Combinação medicamentosa					
Mitotane + metirapona + cetoconazol*	3.000/2.250/800 mg/dia	3.000/2.250/800 mg/dia	100%[72]	< 6	Pacientes muito graves; efeito em 24-48 h
Cabergolina + cetoconazol	1 mg/sem/100 mg/dia	3 mg/sem/400 mg/dia	75-79%[73,74]	12	Estudos de curto prazo
Pasireotide + cabergolina + cetoconazol	100 µg SC 3×/dia/1,5 mg/sem/600 mg/dia	250 µg SC 3×/dia/4,5 mg/sem/600 mg/dia	88%[75]	80 dias	Redução IGF1 em > 50%; hiperglicemia frequente

UFC: cortisol urinário 24 h; *síndrome de Cushing (doença de Cushing e outras etiologias).

Outra opção de tratamento é a radioterapia hipofisária, especialmente naqueles casos com invasão parasselar (seios cavernosos). Atualmente, é praticamente somente realizada por técnica estereotaxica, fracionada ou em dose única. A escolha da técnica é feita por médico especializado sendo o tamanho/volume tumoral e a distância das estruturas ópticas (> 5 mm do nervo e quiasma óptico) os principais fatores para essa decisão. Outra particularidade da DC é que em casos selecionados onde se tenha confirmação prévia do tumor (histopatológico ou remissão pós-operatória), pode ser feita a radioterapia de toda a sela túrcica na ausência de tumor/alvo bem visível. O efeito pode começar aos 6 meses, mas normalmente começa em torno de 12-18 meses, aumentando com o tempo de seguimento. Ocorre controle do cortisol urinário em cerca de dois terços dos casos.[34,35,37] Ainda existe dúvida na literatura se ocorre efeito mais precoce e maior taxa de controle da radiocirurgia em relação a técnica fracionada, bem como da incidência de efeitos colaterais, especialmente do hipopituitarismo. Ressalta-se aqui que a radioterapia é uma modalidade combinada ao tratamento medicamentoso.

Por último, pode ser indicada a adrenalectomia bilateral. É uma modalidade menos utilizada, mas ainda com um papel relevante. É indicada nos casos refratários aos outros tratamentos (cirurgia e medicamentoso), em casos graves, nos quais o controle do hipercortisolismo se faz rápido (exemplo: secreção ectópica de ACTH oculta) e pode ser uma opção em mulheres que desejam manter a fertilidade.[35,37] Atualmente, é feita basicamente por via laparoscópica diminuindo em muito as complicações pós-operatórias. Os dois grandes inconvenientes dessa modalidade são a necessidade contínua de reposição de glico e mineralocorticoide e a possibilidade de progressão corticotrófica tumoral (síndrome de Nelson) em torno de 21% dos casos.[38,39]

Seguimento a longo prazo

Infelizmente, ao contrário dos outros tumores funcionantes, a recidiva pós-operatória na DC ocorre em torno de 25% a longo prazo (> 60 meses).[40] Parâmetros de bom prognóstico PO utilizados na literatura são ACTH baixo PO, necessidade de reposição de glicocorticoides por > 12 meses, retorno do ritmo circadiano de secreção de cortisol e ausência de resposta de ACTH e Fs a estímulos no PO precoce (principalmente com a desmopressina). Assim, uma constante vigilância do paciente é realizada no seguimento a fim de detectar a recidiva. Enquanto faz uso de hidrocortisona oral, observa-se trimestralmente o Fs (18-24 h após última dose). Quando esse está acima de 5 µg/dL, inicia-se o desmame utilizando-se o comprimido de 5 mg de acordo com a tolerância e clínica do paciente e o teste da cortrosina (preferencialmente com 1 µg IV: Fs: 0, 30, 60 minutos), atualmente indisponível no nosso meio. A suspensão é realizada após desmame efetivo e/ou após teste da cortrosina com Fs >18 µg/dL. Após o paciente tem parado com o corticoide, são colhidos semestralmente em média o cortisol urinário de 24 h, cortisol salivar noturno e Fs pós 1 mg dexa (sem uso de estrógeno por 6 semanas). Algumas evidências sugerem que seja o cortisol salivar noturno seja o primeiro método a alterar no seguimento. A recidiva ocorre mais comumente nos primeiros cinco anos, mas pode ocorrer a muito longo prazo. Vale ressaltar que a confirmação clínica e laboratorial da recidiva pode ser menos evidente que no diagnóstico inicial pois comumente o quadro clínico é menos florido e os exames podem ser menos alterados. Basicamente, os métodos diagnósticos são os mesmos bem como as opções de tratamento. A cirurgia hipofisária na recidiva no nosso meio tem taxa de remissão limitada em torno de 40-50%, sendo mais indicada naqueles casos com imagem sugestiva e confirmação cirúrgica prévia (achado do cirurgião e AP). Além disso, todas as morbidades dos pacientes são reavaliadas e tratadas no seguimento como a HAS, DM, dislipidemia, alterações ósseas, função hipofisária entre outras, entretanto, existem evidências na literatura que mesmo o paciente em remissão clínica da síndrome a longo prazo possui alteração na qualidade de vida.[35]

Síndrome de Cushing na infância

A SC endógena na população pediátrica apresenta algumas diferenças em relação a SC que se inicia na idade adulta. Em relação as etiologias, a SC ACTH-dependente e a DC em particular são as etiologias mais prevalentes após 6-7 anos de idade. Antes disso, etiologias adrenais e a síndrome de McCune-Albright são mais comuns.[1] O quadro clínico de um modo geral é semelhante ao adulto sendo o ganho de peso o sintoma mais comum. Ressalta-se que o ganho de peso associado a redução da velocidade de crescimento é um achado muito específico, embora o acometimento relacionado à altura dependa do estágio puberal. Em relação à DC, não existe maior predileção do sexo feminino, sendo ambos os sexos igualmente acometidos.

A investigação da SC e o diagnóstico diferencial etiológico são semelhantes aos adultos. Entretanto, dependendo da idade e tamanho/peso do paciente, alguns métodos tem alguma adaptação. Recentemente publicamos nossa experiência na realização do cateterismo de seios petrosos inferiores na população pediátrica de síndrome de Cushing ACTH-dependente tendo sido observada acurácia semelhante aos adultos na confirmação da etiologia central da produção de ACTH - doença de Cushing, mas com menor acurácia no seu objetivo de lateralizarão e localização tumoral. Em relação ao teste de supressão com dose baixa de dexametasona, geralmente é recomendado o mesmo procedimento utilizado na população adulta e a mesma correção (15-20 µg/kg) para pacientes com menos de 40 kg.[6,41] Em relação ao teste de supressão com dose alta de dexametasona, nas crianças acima de 45 kg, pode ser utilizado os mesmos valores de referência dos adultos, com sensibilidade em torno de 89%.[42,43] Em relação à DC, a taxa de remissão pós-operatória é, em geral, semelhante à da população adulta, embora dificuldades técnicas possam ocorrer, decorrentes da sela túrcica pequena e maior prevalência de seios esfenoidais pouco aerados.

Resumo e considerações finais

A SC tem mortalidade 2-4 × maior que a esperada, especialmente nos casos sem remissão. Assim, um correto e rápido controle do hipercortisolismo são desejáveis.

A cirurgia hipofisária é a primeira opção de tratamento na DC e a primeira opção a ser aventada nos casos de insucesso inicial. As outras opções de tratamento são o medicamentoso, radioterapia mais medicamentoso e adrenalectomia bilateral, sendo a escolha individualizada. Recidiva ocorre em torno de 25% a longo prazo. Assim, uma constante vigilância é necessária a fim de detectar a recidiva, sendo a avaliação e tratamento semelhante ao diagnóstico inicial.

Referências bibliográficas

1. Lacroix A, Feelders RA, Stratakis CA, Nieman LK. Cushing's syndrome. Lancet. 2015 Aug 29;386(9996):913-27.

2. Nieman LK, Biller BM, Findling JW, Newell-Price J, Savage MO, Stewart PM, Montori VM. The diagnosis of Cushing's syndrome: an Endocrine Society Clinical Practice Guideline. J Clin Endocrinol Metab. 2008 May;93(5):1526-40.

3. Machado MC, Fragoso MC, Moreira AC, Boguszewski CL, Vieira L Neto, Naves LA, et al. Recommendations of the Neuroendocrinology Department of the Brazilian Society of Endocrinology and Metabolism for the diagnosis of Cushing's disease in Brazil. Arch Endocrinol Metab. 2016 Jun;60(3):267-86.

4. Castro M, Elias PC, Quidute AR, Halah FP, Moreira AC. Out-patient screening for Cushing's syndrome: the sensitivity of the combination of circadian rhythm and overnight dexamethasone suppression salivary cortisol tests. J Clin Endocrinol Metab. 1999 Mar;84(3):878-82.

5. Raff H. Utility of salivary cortisol measurements in Cushing's syndrome and adrenal insufficiency. J Clin Endocrinol Metab. 2009 Oct;94(10):3647-55.

6. Martinelli CE Jr, Sader SL, Oliveira EB, Daneluzzi JC, Moreira AC. Salivary cortisol for screening of Cushing's syndrome in children. Clin Endocrinol (Oxf). 1999 Jul;51(1):67-71.

7. Kidambi S, Raff H, Findling JW. Limitations of nocturnal salivary cortisol and urine free cortisol in the diagnosis of mild Cushing's syndrome. Eur J Endocrinol. 2007 Dec;157(6):725-31.

8. Elias PC, Martinez EZ, Barone BF, Mermejo LM, Castro M, Moreira AC. Late-night salivary cortisol has a better performance than urinary free cortisol in the diagnosis of Cushing's syndrome. J Clin Endocrinol Metab. 2014 Jun;99(6):2045-51.

9. Raff H. Update on late-night salivary cortisol for the diagnosis of Cushing's syndrome: methodological considerations. Endocrine. 2013 Oct;44(2):346-9.

10. Papanicolaou DA, Yanovski JA, Cutler GB Jr, Chrousos GP, Nieman LK. A single midnight serum cortisol measurement distinguishes Cushing's syndrome from pseudo-Cushing states. J Clin Endocrinol Metab. 1998 Apr;83(4):1163-7.

11. Arnaldi G, Tirabassi G, Papa R, Furlani G, Trementino L, Cardinaletti M, et al. Human corticotropin releasing hormone test performance in the differential diagnosis between Cushing's disease and pseudo-Cushing state is enhanced by combined ACTH and cortisol analysis. Eur J Endocrinol. 2009 Jun;160(6):891-8.

12. Tirabassi G, Faloia E, Papa R, Furlani G, Boscaro M, Arnaldi G. Use of the desmopressin test in the differential diagnosis of pseudo-Cushing state from Cushing's disease. J Clin Endocrinol Metab. 2010 Mar;95(3):1115-22.

13. Rollin GA, Costenaro F, Gerchman F, Rodrigues TC, Czepielewski MA. Evaluation of the DDAVP test in the diagnosis of Cushing's Disease. Clin Endocrinol (Oxf). 2015 Jun;82(6):793-800.

14. Patronas N, Bulakbasi N, Stratakis CA, Lafferty A, Oldfield EH, Doppman J, Nieman LK. Spoiled gradient recalled acquisition in the steady state technique is superior to conventional postcontrast spin echo technique for magnetic resonance imaging detection of adrenocorticotropin-secreting pituitary tumors. J Clin Endocrinol Metab. 2003 Apr;88(4):1565-9.

15. Newell-Price J, Trainer P, Besser M, Grossman A. The diagnosis and differential diagnosis of Cushing's syndrome and pseudo-Cushing's states. Endocr Rev. 1998 Oct;19(5):647-72.

16. Ilias I, Torpy DJ, Pacak K, Mullen N, Wesley RA, Nieman LK. Cushing's syndrome due to ectopic corticotropin secretion: twenty years' experience at the National Institutes of Health. J Clin Endocrinol Metab. 2005 Aug;90(8):4955-62.

17. Isidori AM, Kaltsas GA, Pozza C, Frajese V, Newell-Price J, Reznek RH, et al. The ectopic adrenocorticotropin syndrome: clinical features, diagnosis, management, and long-term follow-up. J Clin Endocrinol Metab. 2006 Feb;91(2):371-7.

18. Nieman LK, Oldfield EH, Wesley R, Chrousos GP, Loriaux DL, Cutler GB Jr. A simplified morning ovine corticotropin-releasing hormone stimulation test for the differential diagnosis of adrenocorticotropin-dependent Cushing's syndrome. J Clin Endocrinol Metab. 1993 Nov;77(5):1308-12.

19. Newell-Price J, Morris DG, Drake WM, Korbonits M, Monson JP, Besser GM, et al. Optimal response criteria for the human CRH test in the differential diagnosis of ACTH-dependent Cushing's syndrome. J Clin Endocrinol Metab. 2002 Apr;87(4):1640-5.

20. Newell-Price J, Bertagna X, Grossman AB, Nieman LK. Cushing's syndrome. Lancet. 2006 May 13;367(9522):1605-17.

21. Salgado LR, Fragoso MC, Knoepfelmacher M, Machado MC, Domenice S, Pereira MA, et al. Ectopic ACTH syndrome: our experience with 25 cases. Eur J Endocrinol. 2006 Nov;155(5):725-33.

22. Vilar L, Freitas MC, Naves LA, Canadas V, Albuquerque JL, Botelho CA, et al. The role of non-invasive dynamic tests in the diagnosis of Cushing's syndrome. J Endocrinol Invest. 2008 Nov;31(11):1008-13.

23. Lindsay JR, Nieman LK. Differential diagnosis and imaging in Cushing's syndrome. Endocrinol Metab Clin North Am. 2005 Jun;34(2):403-21.

24. Machado MC, de Sa SV, Domenice S, Fragoso MC, Puglia P Jr, Pereira MA, et al. The role of desmopressin in bilateral and simultaneous inferior petrosal sinus sampling for differential diagnosis of ACTH-dependent Cushing's syndrome. Clin Endocrinol (Oxf). 2007 Jan;66(1):136-42.

25. Wind JJ, Lonser RR, Nieman LK, DeVroom HL, Chang R, Oldfield EH. The lateralization accuracy of inferior petrosal sinus sampling in 501 patients with Cushing's disease. J Clin Endocrinol Metab. 2013 Jun;98(6):2285-93.

26. Puglia Jr P, Caldas JG, Barbosa LA, Sá Jr AT, Machado MC, Salgado LR. Inferior petrosal sinus catheterization: technical aspects. Arq Bras Endocrinol Metabol. 2008 Jun;52(4):692-6.

27. Lefournier V, Martinie M, Vasdev A, Bessou P, Passagia JG, Labat-Moleur F, et al. Accuracy of bilateral inferior petrosal or cavernous sinuses sampling in predicting the lateralization of Cushing's disease pituitary microadenoma: influence of catheter position and anatomy of venous drainage. J Clin Endocrinol Metab. 2003 Jan;88(1):196-203.

28. Findling JW, Kehoe ME, Raff H. Identification of patients with Cushing's disease with negative pituitary adrenocorticotropin gradients during inferior petrosal sinus sampling: prolactin as an index of pituitary venous effluent. J Clin Endocrinol Metab. 2004 Dec;89(12):6005-9.

29. Sharma ST, Raff H, Nieman LK. Prolactin as a marker of successful catheterization during IPSS in patients with ACTH-dependent Cushing's syndrome. J Clin Endocrinol Metab. 2011 Dec;96(12):3687-94.

30. Malerbi DA, Mendonça BB, Liberman B, Toledo SP, Corradini MC, Cunha-Neto MB, et al. The desmopressin stimulation test in the differential diagnosis of Cushing's syndrome. Clin Endocrinol (Oxf). 1993 May;38(5):463-72.

31. Zemskova MS, Nylen ES, Patronas NJ, Oldfield EH, Becker KL, Nieman LK. Diagnostic accuracy of chromogranin A and calcitonin precursors measurements for the discrimination of ectopic ACTH secretion from Cushing's disease. J Clin Endocrinol Metab. 2009 Aug;94(8):2962-5.

32. Zemskova MS, Gundabolu B, Sinaii N, Chen CC, Carrasquillo JA, Whatley M, et al. Utility of various functional and anatomic imaging modalities for detection of ectopic adrenocorticotropin-secreting tumors. J Clin Endocrinol Metab. 2010 Mar;95(3):1207-19.

33. Sookur PA, Sahdev A, Rockall AG, Isidori AM, Monson JP, Grossman AB, Reznek RH. Imaging in covert ectopic ACTH secretion: a CT pictorial review. Eur Radiol. 2009 May;19(5):1069-78.

34. Tritos NA, Biller BM, Swearingen B. Management of Cushing disease. Nat Rev Endocrinol. 2011 May;7(5):279-89.

35. Nieman LK, Biller BM, Findling JW, Murad MH, Newell-Price J, Savage MO, et al. Treatment of Cushing's Syndrome: An Endocrine Society Clinical Practice Guideline. J Clin Endocrinol Metab. 2015 Aug;100(8):2807-31.

36. Pivonello R, De Leo M, Cozzolino A, Colao A. The Treatment of Cushing's Disease. Endocr Rev. 2015 Aug;36(4):385-486.

37. Machado MC, Fragoso MCBV, Moreira AC, Boguszewski CL, Vieira Neto L, Naves LA, et al. A review of Cushing's disease treatment by the Department of Neuroendocrinology of the Brazilian Society of Endocrinology and Metabolism. Arch Endocrinol Metab. 2018;62(1):87-105.

38. Assié G, Bahurel H, Coste J, Silvera S, Kujas M, Dugué MA, Karray F, Dousset B, Bertherat J, Legmann P, Bertagna X. Corticotroph tumor progression after adrenalectomy in Cushing's Disease: A reappraisal of Nelson's Syndrome. J Clin Endocrinol Metab. 2007 Jan;92(1):172-9.

39. Ritzel K, Beuschlein F, Mickisch A, Osswald A, Schneider HJ, Schopohl J, Reincke M. Clinical review: Outcome of bilateral adrenalectomy in Cushing's syndrome: a systematic review. J Clin Endocrinol Metab. 2013 Oct;98(10):3939-48.

40. Patil CG, Prevedello DM, Lad SP, Vance ML, Thorner MO, Katznelson L, Laws ER Jr. Late recurrences of Cushing's disease after initial successful transsphenoidal surgery. J Clin Endocrinol Metab. 2008 Feb;93(2):358-62.

41. Stratakis CA. Cushing syndrome in pediatrics. Endocrinol Metab Clin North Am. 2012 Dec;41(4):793-803.

42. Batista DL, Riar J, Keil M, Stratakis CA. Diagnostic tests for children who are referred for the investigation of Cushing syndrome. Pediatrics. 2007 Sep;120(3):e575-86.

43. Chan LF, Storr HL, Grossman AB, Savage MO. Pediatric Cushing's syndrome: clinical features, diagnosis, and treatment. Arq Bras Endocrinol Metabol. 2007 Nov;51(8):1261-71.

44. Beauregard C, Dickstein G, Lacroix A. Classic and recent etiologies of Cushing's syndrome: diagnosis and therapy. Treat Endocrinol. 2002;1(2):79-94.

45. Vassiliadi D, Tsagarakis S. Unusual causes of Cushing's syndrome. Arq Bras Endocrinol Metabol. 2007 Nov;51(8):1245-52.

46. Kelly W. Exophthalmos in Cushing's syndrome. Clin Endocrinol (Oxf). 1996 Aug;45(2):167-70.

47. Pivonello R, De Martino MC, De Leo M, Lombardi G, Colao A. Cushing's Syndrome. Endocrinol Metab Clin North Am. 2008 Mar;37(1):135-49.

48. Castro MD, Moreira AC. Screening and diagnosis of Cushing's syndrome. Arq Bras Endocrinol Metabol. 2007 Nov;51(8):1191-8.

49. Yanovski JA, Cutler GB Jr, Chrousos GP, Nieman LK. Corticotropin-releasing hormone stimulation following low-dose dexamethasone administration. A new test to distinguish Cushing's syndrome from pseudo-Cushing's states. JAMA. 1993 May 5;269(17):2232-8.

PARTE 2 – HIPÓFISE

129

50. Erickson D, Natt N, Nippoldt T, Young WF Jr, Carpenter PC, Petterson T, et al. Dexamethasone-suppressed corticotropin-releasing hormone stimulation test for diagnosis of mild hypercortisolism. J Clin Endocrinol Metab. 2007 Aug;92(8):2972-6.

51. Batista DL, Courcoutsakis N, Riar J, Keil MF, Stratakis CA. Severe obesity confounds the interpretation of low-dose dexamethasone test combined with the administration of ovine corticotrophin-releasing hormone in childhood Cushing syndrome. J Clin Endocrinol Metab. 2008 Nov;93(11):4323-30.

52. Reimondo G, Bovio S, Allasino B, De Francia S, Zaggia B, Micossi I, et al. The combined low-dose dexamethasone suppression corticotropin-releasing hormone test as a tool to rule out Cushing's syndrome. Eur J Endocrinol. 2008 Nov;159(5):569-76.

53. Elamin MB, Murad MH, Mullan R, Erickson D, Harris K, Nadeem S, et al. Accuracy of diagnostic tests for Cushing's syndrome: a systematic review and metaanalyses. J Clin Endocrinol Metab. 2008 May;93(5):1553-62.

54. Lopes LM, Francisco RP, Galletta MA, Bronstein MD. Determination of nighttime salivary cortisol during pregnancy: comparison with values in non-pregnancy and Cushing's disease. Pituitary. 2016 Feb;19(1):30-8.

55. Jung C, Ho JT, Torpy DJ, Rogers A, Doogue M, Lewis JG, et al. A longitudinal study of plasma and urinary cortisol in pregnancy and postpartum. J Clin Endocrinol Metab. 2011 May;96(5):1533-40.

56. Graham UM, Hunter SJ, McDonnell M, Mullan KR, Atkinson AB. A comparison of the use of urinary cortisol to creatinine ratios and nocturnal salivary cortisol in the evaluation of cyclicity in patients with Cushing's syndrome. J Clin Endocrinol Metab. 2013 Jan;98(1):E72-6.

57. Nunes ML, Vattaut S, Corcuff JB, Rault A, Loiseau H, Gatta B, et al. Late-night salivary cortisol for diagnosis of overt and subclinical Cushing's syndrome in hospitalized and ambulatory patients. J Clin Endocrinol Metab. 2009 Feb;94(2):456-62.

58. Masserini B, Morelli V, Bergamaschi S, Ermetici F, Eller-Vainicher C, Barbieri AM, et al. The limited role of midnight salivary cortisol levels in the diagnosis of subclinical hypercortisolism in patients with adrenal incidentaloma. Eur J Endocrinol. 2009 Jan;160(1):87-92.

59. Palmieri S, Morelli V, Polledri E, Fustinoni S, Mercadante R, Olgiati L, et al. The role of salivary cortisol measured by liquid chromatography-tandem mass spectrometry in the diagnosis of subclinical hypercortisolism. Eur J Endocrinol. 2013 Feb 15;168(3):289-96.

60. Alencar GA, Lerario AM, Nishi MY, Mariani BM, Almeida MQ, Tremblay J, et al. ARMC5 mutations are a frequent cause of primary macronodular adrenal Hyperplasia. J Clin Endocrinol Metab. 2014 Aug;99(8):E1501-9.

61. Godbout A, Manavela M, Danilowicz K, Beauregard H, Bruno OD, Lacroix A. Cabergoline monotherapy in the long-term treatment of Cushing's disease. Eur J Endocrinol. 2010 Nov;163(5):709-16.

62. Pivonello R, De Martino MC, Cappabianca P, De Leo M, Faggiano A, Lombardi G, et al. The medical treatment of Cushing's disease: effectiveness of chronic treatment with the dopamine agonist cabergoline in patients unsuccessfully treated by surgery. J Clin Endocrinol Metab. 2009 Jan;94(1):223-30.

63. Ferriere A, Cortet C, Chanson P, Delemer B, Caron P, Chabre O, et al. Cabergoline for Cushing's disease: a large retrospective multicenter study. Eur J Endocrinol. 2017 Mar;176(3):305-314.

64. Colao A, Petersenn S, Newell-Price J, Findling JW, Gu F, Maldonado M, et al. A 12-month phase 3 study of pasireotide in Cushing's disease. N Engl J Med. 2012 Mar 8;366(10):914-24.

65. Lacroix A, Gu F, Gallardo W, Pivonello R, Yu Y, Witek P, et al. Efficacy and safety of once-monthly pasireotide in Cushing's disease: a 12 month clinical trial. Lancet Diabetes Endocrinol. 2018 Jan;6(1):17-26.

66. Castinetti F, Guignat L, Giraud P, Muller M, Kamenicky P, Drui D, et al. Ketoconazole in Cushing's disease: is it worth a try? J Clin Endocrinol Metab. 2014 May;99(5):1623-30.

67. Daniel E, Aylwin S, Mustafa O, Ball S, Munir A, Boelaert K, et al. Effectiveness of Metyrapone in Treating Cushing's Syndrome: A Retrospective Multicenter Study in 195 Patients. J Clin Endocrinol Metab. 2015 Nov;100(11):4146-54.

68. Preda VA, Sen J, Karavitaki N, Grossman AB. Etomidate in the management of hypercortisolaemia in Cushing's syndrome: a review. Eur J Endocrinol. 2012 Aug;167(2):137-43.

69. Baudry C, Coste J, Bou Khalil R, Silvera S, Guignat L, Guibourdenche J, et al. Efficiency and tolerance of mitotane in Cushing's disease in 76 patients from a single center. Eur J Endocrinol. 2012 Oct;167(4):473-81.

70. Fleseriu M, Pivonello R, Young J, Hamrahian AH, Molitch ME, Shimizu C, et al. Osilodrostat, a potent oral 11β-hydroxylase inhibitor: 22-week, prospective, Phase II study in Cushing's disease. Pituitary. 2016 Apr;19(2):138-48.

71. Fleseriu M, Biller BM, Findling JW, Molitch ME, Schteingart DE, Gross C, et al. Mifepristone, a glucocorticoid receptor antagonist, produces clinical and metabolic benefits in patients with Cushing's syndrome. J Clin Endocrinol Metab. 2012 Jun;97(6):2039-49.

72. Kamenický P, Droumaguet C, Salenave S, Blanchard A, Jublanc C, Gautier JF, et al. Mitotane, metyrapone, and ketoconazole combination therapy as an alternative to rescue adrenalectomy for severe ACTH-dependent Cushing's syndrome. J Clin Endocrinol Metab. 2011 Sep;96(9):2796-804.

73. Vilar L, Naves LA, Azevedo MF, Arruda MJ, Arahata CM, Moura e Silva L, et al. Effectiveness of cabergoline in monotherapy and combined with ketoconazole in the management of Cushing's disease. Pituitary. 2010 Jun;13(2):123-9.

74. Barbot M, Albiger N, Ceccato F, Zilio M, Frigo AC, Denaro L, et al. Combination therapy for Cushing's disease: effectiveness of two schedules of treatment: should we start with cabergoline or ketoconazole? Pituitary. 2014 Apr;17(2):109-17.

75. Feelders RA, de Bruin C, Pereira AM, Romijn JA, Netea-Maier RT, Hermus AR, et al. Pasireotide alone or with cabergoline and ketoconazole in Cushing's disease. N Engl J Med. 2010 May 13;362(19):1846-8.

76. Cavalcante LBCP, Freitas TC, Musolino NRC, Cescato VAS, Silva GO, Fragoso MCBV, Puglia P Jr, Bronstein MD, Machado MC. High accuracy of bilateral and simultaneous petrosal sinus sampling with desmopressin for the differential diagnosis of pediatric ACTH-dependent Cushing's syndrome. Pituitary. 2020 Oct;23(5):507-514. doi: 10.1007/s11102-020-01051-1. PMID: 32451985.

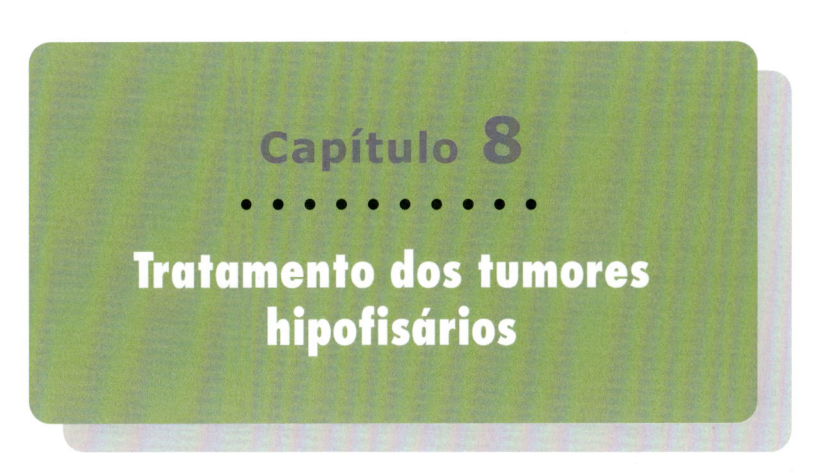

Capítulo 8

Tratamento dos tumores hipofisários

Marcello Delano Bronstein
Nina Rosa de Castro Musolino

Introdução

Tumores hipofisários são muito comuns em estudos de necropsia e estudos de imagem, de 14,4 e 22,3% respectivamente, portanto podem ser achados incidentais frequentes e, na sua grande maioria dos casos não necessitarão de tratamento.

Já os tumores hipofisários clinicamente relevantes têm prevalência relatada de 37 a 115 casos a cada 100.000 habitantes.[1] Esses, na sua maioria, vão necessitar de tratamento depois de adequada avaliação por imagem, hormonal e visual.

Estudo de ressonância magnética (RM) ou tomografia computadorizada (TC) de hipófise podem permitir avaliar tamanho e características da lesão, além de suas relações com estruturas vizinhas como quiasma óptico, seios cavernosos e seio esfenoidal. Estudo hormonal está indicado tanto para diagnosticar produção hormonal do tumor como para avaliar a função hipofisária normal. A avaliação oftalmológica incluindo campimetria está indicada em tumores que comprimem o quiasma óptico mesmo sem queixa visual.

Essas avaliações são necessárias para orientar o melhor tratamento seja medicamentoso, cirúrgico ou por irradiação. Os objetivos de qualquer tratamento incluem:

» Normalização da hiperfunção tumoral e dos sinais e sintomas dependentes do efeito de massa do tumor.
» Recuperação ou preservação da função hipofisária normal.
» Prevenção de recidivas.

No entanto, em grande parte dos casos, não é possível alcançar todos objetivos independente da terapêutica.

Recomenda-se que os tumores hipofisários devam ser tratados em centros de excelência com grande número de pacientes onde neurocirurgiões e endocrinologistas experientes possam, lado a lado, indicar em cada caso a melhor opção terapêutica com apoio de neurorradiologistas, neuropatologistas, neuroftalmologistas, intensivistas, radioterapeutas e oncologistas.[2]

Em outros capítulos deste manual, estão descritos os tratamentos e indicações para cada tipo específico de tumor enquanto aqui relatamos, resumidamente, as formas de tratamento, suas principais indicações, riscos e benefícios esperados.

Tratamento cirúrgico

Os tumores de hipófise são, na maioria, tumores benignos denominados adenomas hipofisários embora possam apresentar comportamento agressivo com crescimento rápido e invasão de estruturas locais causando sintomas como perda visual e paresia de nervos cranianos.[1]

O tratamento cirúrgico pode ser indicado em qualquer tumor hipofisário e é de fato o tratamento de escolha na maioria dos pacientes com adenoma hipofisário, exceto para aqueles com prolactinomas. Desse modo, para a correta indicação, é necessário conhecer e classificar o tumor hipofisário (Tabela 8.1) e reconhecer os sintomas relacionados ao tumor.

Tabela 8.1. Classificação prática dos tumores hipofisários

Dependendo da produção de hormônios	Prolactinoma Acromegalia Corticotrofinoma (doença de Cushing) Clinicamente não funcionante
Dependendo do tamanho do tumor	Microadenoma (< 1 cm) Macroadenoma (> 1 cm)
Dependendo da localização	Intrasselar Suprasselar Infrasselar Parasselar Combinações variáveis

Via de acesso

A mais utilizada na cirurgia dos tumores hipofisários é a via transesfenoidal, realizada por neurocirurgião experiente e dedicado no tratamento dessa doença. O acesso ao tumor por essa via pode utilizar microscópio ou endoscópio como fontes de luz e visualização. Estudos comparativos entre as duas técnicas mostram resultados semelhantes tanto em controle hormonal como em complicações gerais. A técnica endoscópica tem mostrado menor número de complicações no nariz. A escolha da técnica deve depender principalmente da experiência do cirurgião, mas também deve considerar localização do tumor.

A craniotomia para tumores de hipófise tem indicação restrita a raros casos que apresentem o maior volume do tumor fora da linha média ou em casos já operados quando o resíduo tumoral é exclusivamente suprasselar e também em casos com dilatação ventricular quando há risco de piora da hidrocefalia após ressecção parcial por via transesfenoidal.

Resultado da cirurgia

Depende de diversos fatores sendo os melhores resultados em tumores pequenos, microadenomas ou macroadenomas intrasselares, em mãos de cirurgião experiente. Nesse caso a possibilidade de controle da doença tanto em tumores funcionantes como não funcionantes é de 80 a 90% nos microadenomas e de 40 a 70% nos macroadenomas em geral. Enquanto em tumores com invasão de seio cavernoso ou gigantes, com diâmetro maior que 4 cm, a ressecção pode ser apenas parcial em mais de 85% dos casos, mesmo em centros com excelentes resultados cirúrgicos. Mesmo nesses casos, a ressecção parcial pode ser suficiente para a descompressão de vias ópticas com melhora visual.

Complicações

As complicações mais comuns da via transesfenoidal ocorrem no pós-operatório precoce e são em ordem de prevalência: *diabetes insipidus* (8%), piora da função hipofisária (8%) e fístula liquórica (2%). Felizmente, complicações mais graves como meningite, lesão de carótida, lesão cerebral, perda visual ou paresia de nervo craniano ocorrem em menos 1% dos casos, assim como mortalidade em menos de 1% dos casos. Esse baixo risco de complicações depende da experiência do cirurgião, já que a chance de complicação também é menor em centros com grande volume de cirurgias transesfenoidais.

Tratamento medicamentoso

A indicação do tratamento medicamentoso nos adenomas hipofisários depende do tipo de tumor, chance de cura com a cirurgia e dos tratamentos prévios realizados.

De maneira geral, podemos dizer que é o tratamento de escolha nos prolactinomas mas que, nos outros adenomas, costuma ser o tratamento secundário após cirurgia não curativa.

A Tabela 8.2 apresenta, resumidamente, as principais opções medicamentosas, suas indicações, resultados esperados e riscos. Maiores detalhes podem ser encontrados nos capítulos específicos de cada tipo tumoral.

Tabela 8.2. Opções medicamentosas para o tratamento dos tumores hipofisários[1,3]

Tipo de tumor	Classe do tratamento medicamentoso	Drogas	Eficácia	Riscos e efeitos adversos mais comuns
Prolactinoma	Agonista dopaminérgico[a]	Cabergolina (CAB)[a] Bromocriptina (BRC)[a]	Normalização da PRL em 60-90% dos casos Redução de macroprolactinoma em 80% dos casos	Hipotensão postural, náuseas e vômitos Apolexia e fístula liquórica – raros Transtorno complusivo
Acromegalia	Análogo da somatostatina de primeira geração[a]	Octreotida[a] lanreotida[a]	Normalização do IGF-1 em 20-35% dos casos Redução do tumor em até 65% dos casos	Diarreia, cólica abdominal, hiperglicemia, colelitíase, queda de cabelos
	Agonista da dopamina[a]	Cabergolina[a]	Normalização do IGF-1 em < 30% dos casos	Hipotensão postural, náuseas e vômitos
	Antagonista do receptor de GH	Pegvisomanto	Normalização do IGF-1 em 63-90% dos casos	Hepatotoxicidade
Corticotrofinoma (Doença de Cushing)	Análogo da somatostatina de segunda geração	Pasireotida	Normalização do cortisol urinário em 17-26 % dos casos	Diarreia, náusea, hiperglicemia e colelitíase

Continua

Tabela 8.2. Opções medicamentosas para o tratamento dos tumores hipofisários[1,3] (continuação)

Tipo de tumor	Classe do tratamento medicamentoso	Drogas	Eficácia	Riscos e efeitos adversos mais comuns
Corticotrofinoma (Doença de Cushing)	Agonista da dopamina[c]	Cabergolina[c]	Normalização do cortisol urinário em cerca de 30% dos casos	Hipotensão postural, náuseas e vômitos, transtorno compulsivo
	Inibidores da esteroidogenese adrenal[c]	Cetoconazol[c], metirapona[c], mitotane[c], aminoglutetimida[c], etomidato[c]	Normalização do cortisol urinário em 45 a 80% dos casos	Náuseas e vômitos Hepatotoxicidade Sedação (etomidato)
	Antagonista do receptor de glucocorticoide	Mifepristone[b]	Indicado apenas em casos graves com diabetes descompensado	hipocalemia, hipocortisolismo hiperplasia endometrial
Adenomas clinicamente não funcionantes	Agonista da dopamina[c]	Cabergolina[c]	Controle de crescimento de resíduo tumoral pós-operatório em até 50% dos casos	Hipotensão postural, náuseas e vômitos, transtorno compulsivo

[a] Incluídos em protocolos clínicos do Ministério da Saúde no Brasil;
[b] Não é comercializado no Brasil;
[c] Não é aprovado pela ANVISA para essa indicação.

Radioterapia

Assim como as opções medicamentosas e a técnica cirúrgica, a radioterapia também sofreu avanços nas últimas décadas. No passado era realizada em 2 ou 3 campos retangulares e opostos que concentravam a dose na região da sela túrcica localizada através de radiografia simples. Mesmo por essa técnica, ainda existente em vários centros no Brasil, sua eficácia em controle de crescimento do tumor era maior que 80%, mas a normalização da produção excessiva de hormônios nos tumores funcionantes acontecia em percentual muito menor de casos e poderia levar vários anos até que isto acontecesse.

Hoje, com localização do tumor utilizando exames de imagem mais precisos, como a TC e a RM associadas a técnicas de esterotaxia, é possível a entrega de doses de radiação altas no tumor e baixas em tecidos vizinhos e estruturas radiossensíveis como o nervo óptico. Estudos com as técnicas mais novas sugerem tempo menor para alcançar redução na hipersecreção hormonal com a mesma grande eficácia no controle de crescimento tumoral. As novas técnicas podem utilizar diferentes fontes de radiação, como irradiação gama, acelerador linear ou feixe de prótons, e podem ser entregues em dose única ou fracionada na dependência do volume tumoral e sua proximidade a estruturas que não tolerem as doses necessárias para tratar o tumor.

Complicações

De longe, a mais comum é o hipopituitarismo. Há risco de piora da função hormonal com qualquer técnica de radiação, após cinco anos da radioterapia, em cerca de 50% dos pacientes com função hipofisária normal ou parcialmente deficiente ao tempo do tratamento, que apresentam piora na produção de algum eixo hipofisário. Essa complicação, embora muito frequente, pode ser facilmente controlada pela reposição hormonal.

Felizmente, complicações mais graves são mais raras, como neurite actínica, necrose cerebral e tumor radioinduzido, que podem ter consequências graves e até morte. Essas complicações podem ser tardias e a prevalência descrita é de menos de 3% com as técnicas antigas de irradiação. Os relatos mais longos com as técnicas esterotáxicas sugere que esses riscos são ainda mais raros.

A literatura sugere ainda que pode haver complicações sérias por ação da radiação no encéfalo normal, como alterações de memória e até demência, doença arterial encefálica difusa e acidente vascular cerebral com aumento da mortalidade. Essas complicações tardias, e aparentemente frequentes, foram relatadas em estudos de longo prazo em pacientes irradiados por técnicas mais antigas e mesmo a dose e tipo de glicocorticoide utilizado para reposição pode ter influenciado esses resultados. As novas formas de radiação não têm ainda demonstração desse risco, que não foi demonstrado quando se utiliza técnicas mais atuais com uso de esterotaxia.

Indicações

Principalmente devido aos riscos da radiação e à eficácia das drogas, a radioterapia tem sido a última terapêutica nos fluxogramas de tratamento de qualquer tipo tumoral.

O adenoma não funcionante, justamente porque não possui medicação de comprovada eficácia no seu controle, ainda é o tumor onde a radioterapia tem a maior indicação. Esse tipo de tumor, geralmente, é diagnosticado pelo efeito de massa e a maioria dos casos já demonstra invasão de estruturas vizinhas à sela túrcica e hipopituitarismo na avaliação inicial. Nesses pacientes, a radioterapia pode prevenir o aumento do resíduo tumoral após cirurgia com risco pequeno de complicações, principalmente naqueles que já estejam em reposição hormonal por panhipopituitarismo.

Na acromegalia e na doença de Cushing, a radioterapia pode ser indicada também para controle hormonal em pacientes com resistência aos tratamentos médicos disponíveis e que não tiveram cura com cirurgia.

Já nos prolactinomas, é raramente indicada justamente pela grande eficácia do tratamento clínico na maioria dos casos, tanto no controle de aumento tumoral como na normalização da prolactina. Quando indicada, tem o objetivo principal de controlar crescimento do tumor em casos agressivos.

Referências bibliográficas

1. Molitch ME. Diagnosis and Treatment of Pituitary Adenomas. A Review. JAMA 2017;317(5):516-24.

2. Casanueva FF, Barkan AL, Buchfelder M, et al. Criteria for the Definition of Pituitary Tumor Centers of Excellence (PTCOE): A Pituitary Society Statement. Pituitary, 2017;20(5):489-98.

3. Fleseriu M, Petersenn S. Medical management of Cushing's disease: what is the future? Pituitary,2012;15(3):330-41.

4. Erfurth EM, Siesjö P, Björk-Eriksson T. Pituitary disease mortality: is it fiction? Pituitary, 2013;16:402-412.

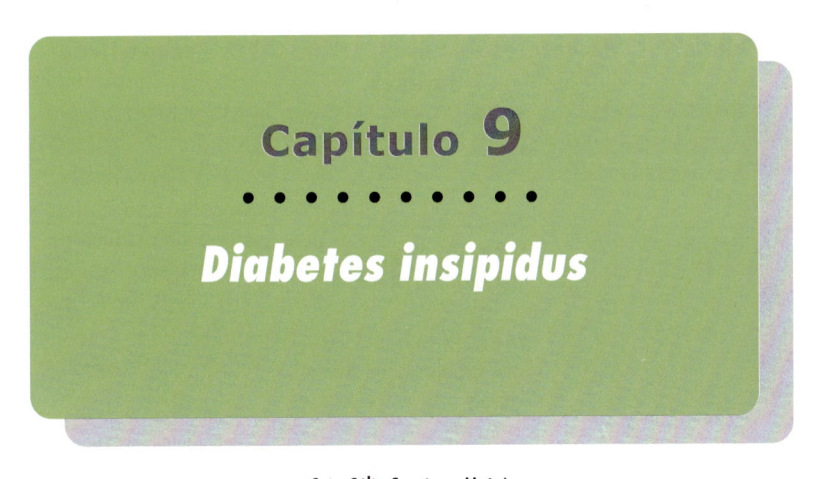

Capítulo 9

Diabetes insipidus

Caio Célio Santiago Moisés
Madson Queiroz de Almeida

Introdução

A osmolalidade plasmática é uma variável fisiológica que deve ser mantida dentro de estreitos limites de normalidade para que as funções celulares ocorram de maneira adequada. A vasopressina (AVP) ou hormônio antidiurético (ADH) é o principal hormônio envolvido na regulação da água corporal e da osmolalidade plasmática.[1,2]

A AVP desempenha sua principal função através da interação com os receptores V2, expressos na membrana basolateral dos ductos coletores renais. Esse receptor é acoplado à via adenil ciclase/AMP cíclico e, por meio dessa cascata de sinalização intracelular aumenta a expressão de aquaporina na membrana apical das células principais do ducto coletor. Por esse mecanismo, ocorre aumento da reabsorção de água livre em resposta a secreção de AVP. O ADH desempenha outras funções por outras vias, expostas na Tabela 9.1.[1,2] As disfunções na síntese e/ou secreção e ação da AVP, síndrome da secreção inapropriada de ADH (SSIADH) e *diabetes insipidus* (DI) cursam com alterações da osmolalidade plasmática.

Tabela 9.1. Receptores de vasopressina (AVP) e respectivas funções.

Receptor de vasopressina	Localização	Função
V1 (V1a)	Musculatura lisa vascular, plaquetas, hepatócitos, miométrio	Vasoconstrição, agregação plaquetária, glicogenólise, contração uterina
V2	Membrana basolateral dos túbulos coletores renais	Reabsorção de água livre
V3 (V1b)	Corticotrofos, lactotrofos	Secreção de ACTH e prolactina

O DI é definido como a ocorrência de urina hiposmolar em grande quantidade e decorre de deficiência na secreção, ação ou metabolização da vasopressina. A maior parte dos pacientes têm o mecanismo de sede preservado, o que faz com que a apresentação clínica seja poliúria hipotônica (geralmente excede 50 mL/kg) e polidipsia compensatória sem desidratação. A densidade e osmolalidade urinárias encontram-se em níveis inferiores a 1.010 e 300 mOsm/kg, respectivamente.[1,2] A classificação do DI reflete o mecanismo fisiopatológico subjacente e é feita da seguinte maneira:

» DI central: deficiência na síntese/secreção de AVP por lesões selares e parasselares.
» DI nefrogênico: ausência de resposta renal apropriada à AVP.
» DI gestacional: metabolização acelerada da AVP pela vasopressinase placentária (degrada o AVP, mas não a desmopressina).
» Polidipsia primária: supressão da secreção de AVP por ingesta excessiva de fluidos.

Polidipsia primária

No contexto da polidipsia primária, deve-se diferenciar a polidipsia psicogênica da polidipsia dipsogênica. Na primeira há associação com distúrbios psiquiátricos e a ingesta excessiva de água se deve a ansiedade ou comportamentos estereotipados, enquanto na última existe aumento da sede por disfunção hipotalâmica.[2] Nos pacientes com DI de qualquer causa, a ausência de secreção ou ação da AVP leva a formação de urina hiposmolar em grande quantidade, com consequente aumento da osmolalidade plasmática. A hiperosmolalidade plasmática, por sua vez, é compensada por ingesta de água em grande quantidade. Nota-se que, nos pacientes com polidipsia primária, ocorre o inverso: a ingesta excessiva de água ocasiona hiposmolalidade sérica e urina hiposmolar, como mecanismo de defesa, com consequente supressão da secreção de AVP.

Diabetes insipidus central

Poliúria (> 50 mL/kg/dia) e polidipsia são os principais sintomas relatados por pacientes com DI. Não é possível diferenciar os pacientes com DI central dos pacientes com DI nefrogênico ou com polidipsia primária com base no volume urinário, mas no geral pacientes com DI apresentam volume urinário entre 6 e 12 L/dia, enquanto uma diurese maior que 18 L/dia sugere polidipsia primária. A ocorrência de noctúria favorece o diagnóstico de DI, já que pacientes com polidipsia primária frequentemente apresentam poliuria apenas durante o dia. Outros sinais ou sintomas neurológicos podem estar presentes e geralmente são consequência da lesão de SNC que é a causa de base da doença ou decorrem da hiperosmolalidade plasmática. Por vezes, as queixas podem ser sutis e inespecíficas, como alterações de humor ou distúrbios cognitivos.[1,2]

Na maioria dos pacientes, a natremia e a osmolalidade (Osm) plasmática se encontram próximas ao limite superior da normalidade. A hipernatremia é mais comum em pacientes com DI e adipsia ou em situações em que o indivíduo não tenha acesso livre à água, como no pós-operatório de cirurgia hipofisária (especialmente pacientes sedados).[1,2] Por mecanismos ainda incertos, pacientes com DI central podem apresentar baixa massa óssea para a idade ou osteoporose. O tratamento da DI não leva ao aumento da massa óssea.[3]

As causas de DI central estão expostas na Tabela 9.2. Em adultos, a causa mais comum é cirurgia selar ou hipotalâmica, trauma cranioencefálico ou relacionado a aceleração/desaceleração. Em muitos casos, a causa do DI não é definida (DI idiopático) e muitos desses pacientes podem apresentar uma infundíbulo-neuro-hipofisite autoimune comprometendo apenas as células secretoras de AVP.[4,5] Outros tipos de hipofisite, doenças granulomatosas e alterações genéticas, são causas raras de DI central. Em geral, adenomas hipofisários não cursam com DI central.

Defeitos genéticos na síntese de AVP são, tipicamente, herdados de maneira autossômica dominante e causados por mutação no gene *AVP-NPII*.[6,7] O DI familial, com herança autossômica dominante, corresponde

Tabela 9.2. Causas de *diabetes insipidus* central.

DI central adquirido	DI central congênito	
	Forma	Gene mutado
Neoplasias: Craniofaringeoma Germinoma Meningeoma Metástases	DI central familial (DICF) autossômico dominante	*AVP*
	DICF autossômico recessivo a e b	*AVP*
Trauma: Cirurgia transesfenoidal ou hipotalâmica Trauma cranioencefálico Trauma com mecanismo de aceleração/desaceleração	DICF autossômico recessivo tipo c	*WFS1*
Doenças granulomatosas: Tuberculose Sarcoidose Histiocitose de células de Langerhans Síndrome de Erdheim-Chester Granulomatose de Wegener	DICF autossômico recessivo tipo d (deficiência da prohormonio convertase 1/2)	*PCSK1*
Infundibuloneurohipofisite linfocítica	DICF ligado ao X	Desconhecido
Encefalopatia hipoxêmica		
Anorexia nervosa		

a aproximadamente 1% dos casos de DI central e o quadro clínico se instala usualmente entre 1 e 6 anos de idade, mas pode se manifestar também mais tardiamente. A expressão clínica (polidipsia e poliúria) é variável em gravidade na mesma família.[6,7]

O gene *AVP-NPII* está localizado no cromossomo 20p13 e codifica a pre-pro-AVP.[8] As mutações nesse gene acarretam um defeito no processamento da pre-pro-AVP. Em consequência, o precursor pre-pro-AVP mutante não é processado e dimerizado, sendo retido no retículo endoplasmático, onde se acumula e leva à lesão neuronal.[8]

A síndrome de Wolfram ou DIDMOAD tem herança autossômica recessiva e está associada a *diabetes mellitus*, atrofia óptica, surdez neurológica e anormalidades do trato urinário. Essa síndrome é causada por mutações no gene *Wolframina*, localizado no cromossomo 4p16.1.[9] As crianças afetadas apresentam *diabetes mellitus* e atrofia óptica nos primeiros anos de vida. Após a segunda década, manifestam o quadro de DI central e surdez neurossensorial, além de apresentarem uma progressiva dilatação do trato urinário e alterações neurológicas (nistagmo, ataxia, hiporreflexia, redução de paladar e olfato).

Diagnóstico

A avaliação inicial de pacientes com suspeita clínica de DI deve envolver a aferição da Osm urinária e plasmática na mesma ocasião. Outras causas de poliuria, como hiperglicemia, poliuria osmótica e nefropatias devem ser excluídas. Pacientes que na investigação inicial apresentarem Osm plasmática maior que 295 mOsm/kg e baixa Osm urinária (menor que 800 a 900 mOsm/kg) têm o diagnóstico de DI (central ou nefrogênico) confirmado. Pacientes que apresentam poliuria hiposmolar e Osm plasmática normal devem ser submetidos a investigação complementar.[5,10]

Testes dinâmicos

O teste de restrição hídrica ou o teste de infusão de salina hipertônica são os testes mais utilizados para confirmação do diagnóstico de DI. O objetivo de ambos os testes é fazer com que o paciente atinja uma osmolalidade plasmática alta o suficiente para estimular a secreção de AVP. Nesse cenário, caso o paciente mantenha diurese hiposmolar, confirma-se o diagnóstico de DI. Durante os testes, a observação de resposta renal à infusão de desmopressina (dDAVP) permite o diagnóstico diferencial entre DI central e DI nefrogênico.[5,10]

Existem diversos protocolos para a realização do teste de restrição hídrica. No Hospital das Clínicas da Faculdade de Medicina da Universidade de São Paulo (HCFMUSP), amostras de sangue e urina são coletadas no início do teste para aferição de Osm plasmática e urinária e mantém-se restrição hídrica com dieta seca por pelo menos 8 horas. A cada duas horas, o paciente é pesado e é feita coleta de urina para nova aferição de Osm urinária. Coleta nova amostra de sangue para Osm plasmática ao final de 8 horas. O teste é interrompido caso o paciente perca 5% do peso ou caso tenha sede incontrolável. Ao fim da restrição hídrica, administra-se 1 mcg de dDAVP IM ou IV ou 10 mcg de dDAVP via nasal e coleta-se amostra de urina após 4 horas para aferição da Osm urinária. No período após a administração de dDAVP, permite-se a ingesta de água em até 1,5 a 2 vezes o volume de urina durante a fase de desidratação. A interpretação dos resultados do teste está descrita na Tabela 9.3.

No teste de infusão de salina hipertônica, o objetivo é atingir natremia de 145 a 150 mEq/L e Osm plasmática maior ou igual a 295 mOsm/kg, com infusão de NaCl 3%. Coleta-se sangue e urina para aferição da Osm no início e final do teste. Após a infusão de salina hipertônica, realiza-se a administração de dDAVP e coleta-se amostra de urina da mesma maneira que no teste de restrição hídrica.[5,10]

Recentemente, a dosagem da copeptina vem sendo empregada no diagnóstico de DI. No teste de infusão de salina hipertônica, a dosagem da copeptina ao final da infusão de NaCl 3% com um *cutoff* de 6,4 pmol/L apresentou sensibilidade de 94,9% e especificidade de 100% na diferenciação entre DI central e polidipsia primária.[11] O teste de estímulo com arginina também se mostrou efetivo no diagnóstico de DI. Pacientes com DI receberam L-arginina a 21% na dose de 0,5 mg/kg diluída em SF 0,9%, com dosagem de copeptina após 30 e 60 minutos da infusão. Valores de copeptina acima de 3,8 pmol/L discriminaram DI central da polidipsia primária com sensibilidade 93% e especificidade de 92%. Esse exame, por outro lado, não permite diferenciar de maneira acurada pacientes com DI central completo e parcial.[12]

Tabela 9.3. Interpretação dos resultados dos testes de restrição hídrica e de infusão de salina hipertônica no diagnóstico de *diabetes insipidus* (DI).

	Osm plasmática após a desidratação	Osm urinária após a desidratação	AVP plasmática	Resposta à infusão de dDAVP
DI central	> 295 mOsm/kg	< 800-900 mOsm/L	< 5 pg/μL	Aumento de 50% ou mais da Osm urinária*
DI nefrogênico	> 295 mOsm/kg	< 800-900 mOsm/L	> 5 pg/μL	Sem aumento ou aumento discreto da Osm urinária
Polidipsia primária	Normal	2-4 vezes o valor da Osm plasmática	> 5 pg/μL	Sem aumento ou incremento de até 9% na Osm urinária

Incrementos na Osm urinária após a infusão de dDAVP entre 10% a 50% podem sugerir DI central parcial.

Ressonância magnética da região selar

Estabelecido o diagnóstico de DI central, é mandatória a realização de ressonância magnética (RM) de região selar. Aproximadamente 80% dos indivíduos normais apresentam hipersinal em T1 em topografia de neurohipófise, e acredita-se que esse achado esteja relacionado à presença de neurofisinas nos grânulos secretores de AVP. A ausência desse achado favorece o diagnóstico de DI, mas não é uma característica específica, visto que muitos indivíduos normais, principalmente indivíduos mais velhos, não apresentam o hipersinal em T1.[13]

Dentre as lesões expansivas, craniofaringeoma é o tumor mais frequentemente associado a DI. Nota-se que é extremamente raro adenomas hipofisários causarem DI. Um achado que merece destaque é o espessamento de haste hipofisária. A presença de uma haste hipofisária com mais que 2 a 3 mm de espessura indica, muitas vezes, a existência de doença sistêmica, como neoplasias (metástases, germinoma), infundíbulo-neuro-hipofisite (linfocítica e por IgG4) ou doenças granulomatosas (sarcoidose, histiocitose de células de Langerhans, histiocitose de células não-Langerhans, granumolatose de Wegener).[13] Adicionalmente, a ressonância magnética de hipófise (Figura 9.1) pode sugerir causa traumática, caso seja visualizada transecção da haste hipofisária.

Figura 9.1. Ressonância magnética da região selar de paciente com DI central secundário a hipofisite linfocítica. O exame mostra espessamento da haste hipofisária (1A) e ausência do brilho espontâneo da hipófise posterior em T1 (1B). O paciente apresentou também hipogonadismo hipogonadotrófico e deficiência de GH.

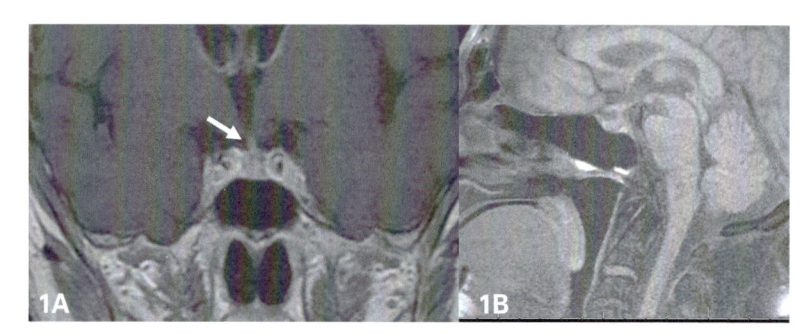

Tratamento do *diabetes insipidus* central

O tratamento do DI central consiste na reposição com o análogo sintético da vasopressina, a desmopressina (dDAVP, 1-deamino-8-d-monoacetato de argininavasopressina triidratada).[14] Esse análogo apresenta uma atividade antidiurética mais prolongada e uma reduzida atividade pressórica. O objetivo do tratamento é a reversão de hipernatremia, se presente, e controle dos sintomas. Caso o paciente tenha hipernatremia, a correção do déficit de água corporal deve ser realizada com infusão de soro glicosado 5%, com a meta de evitar variações de natremia maiores que 10 a 12 mEq/L em 24 horas.

O dDAVP está disponível em diversas formulações – *spray* nasal, solução nasal, oral, sublingual e parenteral (administração subcutânea ou IV). A formulação *spray* nasal apresenta absorção melhor e mais uniforme do que as formulações oral ou sublingual (essa última não está disponível no Brasil). Em geral, recomenda-se iniciar o tratamento com uma dose de *spray* nasal (10 µg) ou equivalente ao deitar e aumentar a dose conforme necessário para controle de diurese. É importante orientar os pacientes que a dose padrão é aplicação de apenas 1 *puff* em uma das narinas. Deve-se considerar a troca da formulação nasal para oral ou parenteral caso ocorra congestão nasal, coriza ou necessidade de cirurgia transesfenoidal. Na grande maioria das vezes, não é necessária dose superior a 10 µg do *spray* nasal três vezes por dia. A Tabela 9.4 mostra as doses disponíveis de cada formulação e suas equivalências.[10,15]

O principal efeito adverso do tratamento é a ocorrência de hiponatremia, que ocorre geralmente por doses excessivas da medicação. Na maioria das vezes, a hiponatremia é leve e reverte após redução da dose do dDDAVP ou restrição hídrica. Caso ocorra hiponatremia grave, no entanto, pode ser necessária correção com solução de NaCl em ambiente hospitalar.

Tabela 9.4. Formulações disponíveis e equivalência de doses.

Sublingual	Oral	*Spray* nasal	Solução parenteral
60 µg	100 µg	2,5 µg	Não se aplica
120 µg	200 µg	5 µg	< 0,5 µg
240 µg	400 µg	10 µg	< 1 µg

O uso de hidroclorotiazida (dose de 25-50 mg/dia) ou clorpropamida (250-500 mg/dia) pode ser indicado para os pacientes com DI central, principalmente na forma parcial, para reduzir o volume urinário. A hidroclorotiazida reduz o volume filtrado que chega nos ductos coletores, reduzindo o volume urinário. A clorpropamida age nos ductos coletores, aumentando o efeito do AVP residual e reduzindo a diurese.

Situações especiais

DI central no perioperatório de cirurgia transesfenoidal

Em adultos, o DI decorre principalmente de trauma cirúrgico na região selar ou no hipotálamo, muitas vezes relacionado à via transesfenoidal. Tradicionalmente, o curso dos distúrbios hidroeletrolíticos no PO de cirurgia transesfenoidal ou hipotalâmica é descrito como trifásico, que consiste na ocorrência de DI nos primeiros 6 dias de pós-operatório, seguido de 6 dias de SSIADH e por fim mais 4 dias de DI transitória ou definitiva. No entanto, apenas 1% dos pacientes submetidos a cirurgia transesfenoidal apresentaram esse padrão trifásico, enquanto 24% a 39% dos pacientes apresentam DI isolado no pós-operatório nos primeiros 5 dias. Um percentual menor de pacientes pode apresentar DI mais tardiamente, até o 11º-14º dia no pós-operatório.[16]

É importante ter em mente que pacientes que evoluem com insuficiência adrenal secundária no pós-operatório de transesfenoidal podem não apresentar inicialmente o quadro clínico de DI ou apresentar um quadro leve, mas podem cursar com poliúria ou com piora do quadro inicial após o início da reposição de glicocorticoide.

O protocolo de manejo da natremia no pós-operatório de CTS do HC-FMUSP sugere as seguintes medidas:

» Aferir a diurese a cada 2 horas.
» Caso o paciente apresente diurese maior que 600 mL em um período de 2 horas, coletar sódio sérico e administrar 0,5 µg de dDAVP endovenoso.
» Nunca administrar dDAVP caso sódio sério menor que 135 mEq/L ou tendência a queda da natremia.
» Nunca prescrever dDAVP em horário fixo até o 10º-14º dia de pós-operatório.

DI central em pacientes com adipsia/hipodipsia

O curso do DI pode ser complicado pela ausência de sede, que pode ocorrer por lesão hipotalâmica (mais comumente por trauma cirúrgico). Nessa situação, os pacientes tendem a evoluir com hipernatremia muitas vezes grave quando não tratados e com grandes variações no sódio sérico mesmo quando recebem desmopressina.[17] Recomenda-se que os pacientes com adipsia tenham seu tratamento iniciado, preferencialmente, em ambiente hospitalar. Deve-se ajustar a dose de dDAVP com o objetivo de atingir uma diurese de 1,5 a 2 L por dia e o paciente deve ser pesado todos os dias. Estimula-se uma ingesta de água 1,5 a 2 L por dia.

Diabetes insipidus nefrogênico

DI nefrogênico resulta de uma resistência renal a ação do AVP, podendo ser causado por condições hereditárias ou adquiridas (Tabela 9.5).[18] No DI nefrogênico hereditário, 90% dos casos são causados por uma herança recessiva ligada ao cromossomo X por mutação no gene do receptor de AVP (*V2R*), localizado no locus X_q28.[19,20] Somente 10% dos defeitos congênitos são causados por mutações autossômicas no gene *AQP2*, que codifica a aquaporina.[5] Quando o probando é do sexo feminino, a maior

Tabela 9.5. Causas de *diabetes insipidus* nefrogênico.

Nefrogênico
Familial
• Doença recessiva ligada ao cromossomo X
• Doença autossômica recessiva ou dominante
Adquirido
• Doenças renais: insuficiência renal crônica, pielonefrite crônica, necrose tubular aguda, pós-uropatia obstrutiva, pós-transplante, doença policística
• Metabólico: hipocalemia, hipercalcemia
• Drogas: demeclociclina, lítio, cisplatina, gentamicina, metoxiflurano, rifampicina, contrastes radiológicos, glibenclamida, lobenzarit, foscarnet
• Doenças sistêmicas com comprometimento renal: anemia falciforme, cistinose, sarcoidose, mieloma múltiplo, síndrome de Sjögren

probabilidade é que o DI nefrogênico seja causado por um defeito na aquaporina 2 e tenha um padrão de herança autossômica recessiva.

Geralmente, a sintomatologia aparece dentro de 3 semanas de vida. A poliúria dificilmente é reconhecida durante o período em que a criança usa fraldas e, geralmente, o que chama a atenção é a falência no desenvolvimento neuropsicomotor. Ao diagnóstico, as crianças estão geralmente desnutridas, com pele seca, ausência de lágrimas e transpiração.[18]

A forma adquirida constitui a causa mais frequente de DI e pode ser ocasionado por doenças renais ou doenças sistêmicas, alterações metabólicas ou induzida por drogas (Tabela 9.5). A capacidade de concentração da urina depende da manutenção da hipertonicidade da medula renal. Nas doenças renais crônicas, pode ocorrer incapacidade de manutenção da hipertonicidade medular e uma consequente diurese osmótica.[18] A hipocalemia e hipercalcemia levam a uma redução transitória na expressão dos canais de aquaporina 2.[21] Várias drogas estão associadas com o desencadeamento de DI nefrogênico: dimetiltetraciclina, o hipoglicemiante oral glibenclamida, alguns anestésicos voláteis como o metoxifluorano (por lesão renal) e o carbonato de lítio.[22]

O lítio constitui a causa mais frequente de DI nefrogênico adquirido, ao promover uma redução nos transportadores de uréia, reduzindo a Osm do interstício medular.[18] Além disso, o lítio também reduz a expressão de aquaporina 2, diminuindo a reabsorção de água nos ductos coletores.[23]

Tratamento do *diabetes insipidus* nefrogênico

No DI nefrogênico adquirido, deve-se prioritariamente tratar a condição desencadeante da resistência a ação do AVP. A depleção suave de volume com diuréticos tiazídicos (hidroclorotiazida 25 mg 2 ×/dia) associada à restrição salina pode reduzir o volume urinário em 50 a 70%. A resposta aos diuréticos tiazídicos pode ser potencializada pela terapia combinada com diuréticos poupadores de potássio (amilorida 10 mg/dia). Em pacientes com nefrotoxicidade induzida pelo lítio, o bloqueio dos canais de sódio pelos diuréticos poupadores de potássio impede que o lítio que foi filtrado entre nas células tubulares e interfira com a produção de AMPc. Outra alternativa terapêutica é o uso de anti-inflamatórios não esteroides (indometacina 100-150 mg/dia).[18]

Referências bibliográficas

1. Di Iorgi N, Morana G, Napoli F, Allegri AE, Rossi A, Maghnie M. Management of diabetes insipidus and adipsia in the child. Best Pract Res Clin Endocrinol Metab. 2015;29(3):415-36.

2. Christ-Crain M, Bichet DG, Fenske WK, Goldman MB, Rittig S, Verbalis JG, et al. Diabetes insipidus. Nat Rev Dis Primers. 2019;5(1):54.

3. Pivonello R, Colao A, Di Somma C, Facciolli G, Klain M, Faggiano A, et al. Impairment of bone status in patients with central diabetes insipidus. J Clin Endocrinol Metab. 1998;83(7):2275-80.

4. Masri-Iraqi H, Hirsch D, Herzberg D, Lifshitz A, Tsvetov G, Benbassat C, et al. Central Diabetes Insipidus: Clinical Characteristics and Long-Term Course in a Large Cohort of Adults. Endocr Pract. 2017;23(5):600-4.

5. Fenske W, Allolio B. Clinical review: Current state and future perspectives in the diagnosis of diabetes insipidus: a clinical review. The Journal of clinical endocrinology and metabolism. 2012;97(10):3426-37.

6. Ito M, Jameson JL, Ito M. Molecular basis of autosomal dominant neurohypophyseal diabetes insipidus. Cellular toxicity caused by the accumulation of mutant vasopressin precursors within the endoplasmic reticulum. The Journal of clinical investigation. 1997;99(8):1897-905.

7. Willcutts MD, Felner E, White PC. Autosomal recessive familial neurohypophyseal diabetes insipidus with continued secretion of mutant weakly active vasopressin. Human molecular genetics. 1999;8(7):1303-7.

8. Melo ME, Marui S, Brito VN, Mancini MC, Mendonca BB, Knoepfelmacher M. Autosomal dominant familial neurohypophyseal diabetes insipidus caused by a novel mutation in arginine--vasopressin gene in a Brazilian family. Arquivos brasileiros de endocrinologia e metabologia. 2008;52(8):1272-6.

9. Inoue H, Tanizawa Y, Wasson J, Behn P, Kalidas K, Bernal-Mizrachi E, et al. A gene encoding a transmembrane protein is mutated in patients with diabetes mellitus and optic atrophy (Wolfram syndrome). Nature genetics. 1998;20(2):143-8.

10. Fleseriu M, Hashim IA, Karavitaki N, Melmed S, Murad MH, Salvatori R, et al. Hormonal Replacement in Hypopituitarism in Adults: An Endocrine Society Clinical Practice Guideline. J Clin Endocrinol Metab. 2016;101(11):3888-921.

11. Fenske W, Refardt J, Chifu I, Schnyder I, Winzeler B, Drummond J, et al. A Copeptin-Based Approach in the Diagnosis of Diabetes Insipidus. N Engl J Med. 2018;379(5):428-39.

12. Winzeler B, Cesana-Nigro N, Refardt J, Vogt DR, Imber C, Morin B, et al. Arginine-stimulated copeptin measurements in the differential diagnosis of diabetes insipidus: a prospective diagnostic study. Lancet. 2019;394(10198):587-95.

13. Adams NC, Farrell TP, O'Shea A, O'Hare A, Thornton J, Power S, et al. Neuroimaging of central diabetes insipidus-when, how and findings. Neuroradiology. 2018;60(10):995-1012.

14. Robertson GL. Diabetes insipidus. Endocrinology and metabolism clinics of North America. 1995;24(3):549-72.

15. Oiso Y, Robertson GL, Norgaard JP, Juul KV. Clinical review: Treatment of neurohypophyseal diabetes insipidus. J Clin Endocrinol Metab. 2013;98(10):3958-67.

16. Hensen J, Henig A, Fahlbusch R, Meyer M, Boehnert M, Buchfelder M. Prevalence, predictors and patterns of postoperative polyuria and hyponatraemia in the immediate course after transsphenoidal surgery for pituitary adenomas. Clin Endocrinol (Oxf). 1999;50(4):431-9.

17. Pabich S, Flynn M, Pelley E. Daily Sodium Monitoring and Fluid Intake Protocol: Preventing Recurrent Hospitalization in Adipsic Diabetes Insipidus. J Endocr Soc. 2019;3(5):882-6.

18. Sands JM, Bichet DG, American College of P, American Physiological S. Nephrogenic diabetes insipidus. Ann Intern Med. 2006;144(3):186-94.

19. Holtzman EJ, Harris HW, Jr., Kolakowski LF, Jr., Guay-Woodford LM, Botelho B, Ausiello DA. Brief report: a molecular defect in the vasopressin V2-receptor gene causing nephrogenic diabetes insipidus. The New England journal of medicine. 1993;328(21):1534-7.

20. Pan Y, Metzenberg A, Das S, Jing B, Gitschier J. Mutations in the V2 vasopressin receptor gene are associated with X-linked nephrogenic diabetes insipidus. Nature genetics. 1992;2(2):103-6.

21. Marples D, Frokiaer J, Dorup J, Knepper MA, Nielsen S. Hypokalemia-induced downregulation of aquaporin-2 water channel expression in rat kidney medulla and cortex. The Journal of clinical investigation. 1996;97(8):1960-8.

22. Christensen S, Kusano E, Yusufi AN, Murayama N, Dousa TP. Pathogenesis of nephrogenic diabetes insipidus due to chronic administration of lithium in rats. The Journal of clinical investigation. 1985;75(6):1869-79.

23. Siegel AJ, Baldessarini RJ, Klepser MB, McDonald JC. Primary and drug-induced disorders of water homeostasis in psychiatric patients: principles of diagnosis and management. Harv Rev Psychiatry. 1998;6(4):190-200.

Parte 3

Suprarrenal

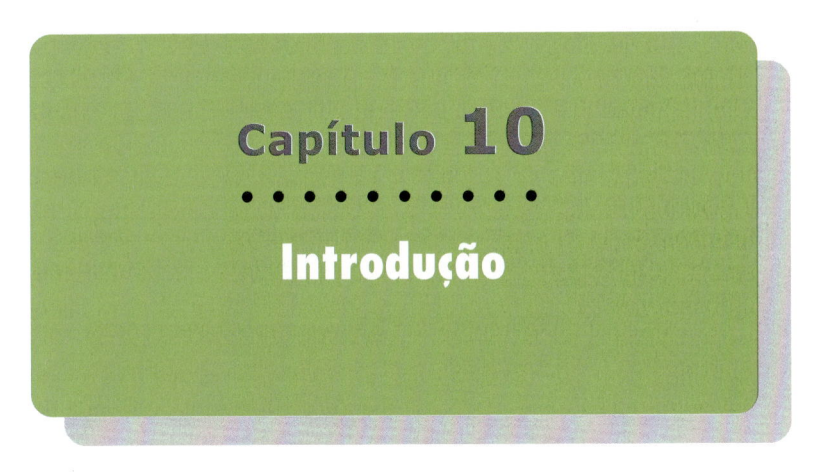

Capítulo 10

Introdução

Maria Candida Barisson Villares Fragoso

Anatomia das glândulas suprarrenais

As glândulas suprarrenais foram descritas em 1563, pelo anatomista italiano Bartolomeu Eustachius, sob a denominação de *Glandulae Renibus Incumbentes*. São órgãos retroperitoneais, se localizam entre a face superomedial dos rins e o diafragma. Apresentam cerca de 5-6 centímetros de comprimento e em torno de 6 g de peso. Elas são envolvidas pela fáscia renal, separadas dos rins pela capsula adiposa. A glândula suprarrenal direita tem um formato piramidal, repousa sobre o diafragma, apresenta contato com a veia cava inferior anteriormente e posteriormente com o lobo direito do fígado. A glândula suprarrenal esquerda tem forma de semilua e estende-se ao longo da margem medial do rim esquerdo, situa-se atrás do pâncreas, do omento e do estomago. Cada glândula é composta por duas regiões distintas no que se refere a embriologia, histologia e fisiologia denominadas de: córtex e medula.

O córtex corresponde a 80% da glândula e é a parte mais externa da mesma, apresenta cor amarelada devido a grande quantidade de colesterol. Tem origem embrionária mesodérmica e subdivide-se em três zonas de aspecto histológico e funcional distinto:

» Zona glomerulosa: de localização subcapsular cujas células estão dispostas em cordões celulares formando arcos.
» Zona fasciculada: de localização intermediaria com células dispostas em cordões paralelos entre si, e perpendiculares à cápsula da glândula.
» Zona reticular: mais interna com células dispostas em cordões arranjados em forma de rede.

A outra região mais interna da glândula é a medula, derivada da crista neural formada por células poliédricas dispostas em rede.

O suprimento sanguíneo das glândulas suprarrenais é via artéria suprarrenal superior (origem na artéria frênica inferior), artéria média (origem na artéria mesentérica superior) e artéria inferior (origem na artéria renal), que formam um plexo imediatamente abaixo da cápsula da glândula. Quanto à drenagem venosa, as redes de sinusoides do córtex convergem para um plexo profundo que drenam para as pequenas vênulas e terminam na veia central da medula. A veia suprarrenal direita converge na veia cava inferior e a veia suprarrenal esquerda drena para a veia renal esquerda.

As glândulas suprarrenais possuem um suprimento nervoso rico, proveniente do plexo celíaco e dos nervos esplâncnicos torácicos. Os nervos são principalmente fibras simpáticas pré-ganglionares mielinizadas, que derivam dos cornos laterais da medula espinal e que são distribuídas para as células cromafins da medula suprarrenal.

Fisiologia das glândulas suprarrenais

Os hormônios secretados pelas suprarrenais têm grande influência no metabolismo de forma global atuando em vários órgãos, participando da homeostase do organismo. O mecanismo de secreção obedece geralmente a uma retroalimentação negativa, monitorada pela hipófise-hipotálamo. Os hormônios do córtex das suprarrenais são sintetizados a partir de um precursor único, o colesterol plasmático e a partir da acetil-CoA (Figura 10.1). Os compostos esteroides sintetizados têm ação sobre o metabolismo das proteínas, glicídios, lipídios e dos minerais.

Figura 10.1. Esteroidogenese das camadas glomerulosa, fasciculada e reticulada do córtex da suprarrenal.

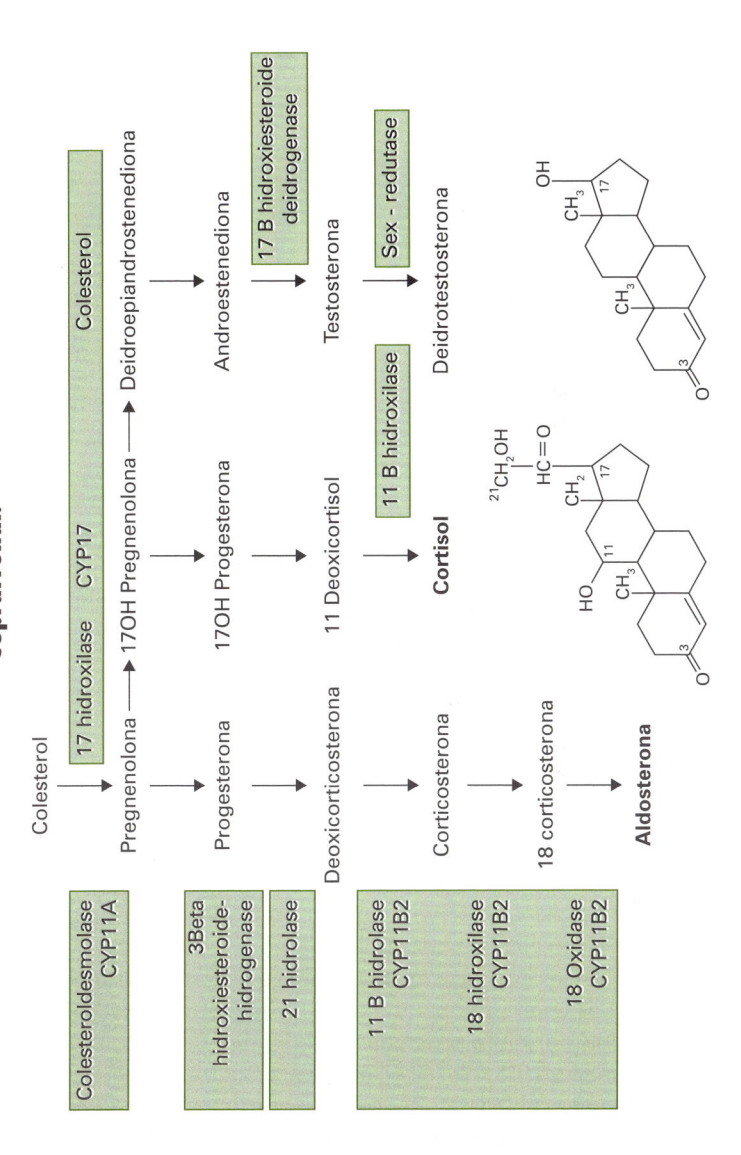

A zona glomerulosa sintetiza os mineralocorticoides: a aldosterona e a desoxicorticosterona. A aldosterona age na regulação da homeostase dos eletrólitos no líquido extracelular, principalmente sódio (Na) e potássio (K). Exerce o seu efeito nos túbulos contorcidos distais e ducto coletor do néfron. A produção da aldosterona encontra-se sob o controle principalmente das concentrações séricos de renina, angiotensina e K, e do sistema renina-agiotensina I-angiotensina II.

As células da mácula densa dos túbulos distais do rim contêm quimiorreceptores, que detectam concentrações de Na^+ no fluido do túbulo. Estímulos como baixa pressão sanguínea, hipovolemia, hiponatremia, hipercalemia; estímulos de neurotransmissores β1-adrenérgicos, vasopressina e prostaglandinas favorecem a produção de renina.

Com a secreção da aldosterona ocorre um aumento de reabsorção de Na^+ e de excreção de K, levando a um aumento na reabsorção de água e, consequentemente, aumento de volemia e do débito cardíaco, ocasionando aumento de pressão arterial.

O hormônio adrenocorticotrópico (ACTH), somente em concentrações elevadas, induz a liberação da aldosterona. Interessante que o receptor da aldosterona pode ser ocupado pelo cortisol que quando em excesso e não convertido em sua totalidade em cortisona (biologicamente inativo) pela 11-beta-hidroxiesteroide desidrogenase tipo 2 (11 β-HSD2), pode ocupar o receptor de mineralocorticoide e simular um efeito de hiperaldosteronismo primário, ou seja, hipocalemia, hipernatremia e hipertensão arterial.

A zona fasciculada é a camada mais espessa do córtex, responsável pela produção dos glicocorticoides. O principal glicocorticoide é o cortisol. A síntese dos glicocorticoides é estimulada pelo ACTH hipofisário, que se encontra sob a regulação do CRH hipotalâmico, estando ambos sujeitos a retro alimentação negativa dos glicocorticoides. Em geral, a produção de glicocorticoides é maior pela manhã e menor à tarde, atingindo nadir por volta da meia noite.

A ativação dos centros hipotalâmicos ocorre principalmente por estresse, tais como: temperatura ambiental extrema, febre, hipoglicemia, inflamação, jejum prolongado, dor, trauma e medo. Tais estímulos levam a um aumento da secreção e liberação de ACTH e, consequentemente, maior atividade adrenocortical, principalmente da zona fasciculada com a produção do cortisol.

Os principais efeitos dos glicocorticoides (cortisol) ocorrem sobre o metabolismo dos glicídios, lipídios e proteínas. O efeito primário sobre os glicídios é o aumento da gliconeogênese e da síntese de glicogênio. O cortisol inibe a utilização da glicose pelas células e estimula o armazenamento de glicogênio, por estimular a enzima glicogênio sintetase. Pode causar glicemia de jejum alterada até franco *diabetes mellitus*. O cortisol causa um aumento do catabolismo proteico, levando a um aumento no nitrogênio urinário, aumento de aminoácidos séricos com maior degradação dos mesmos, elevando a concentração de ureia plasmática. No metabolismo dos lipídeos, o cortisol estimula a lipólise, facilitando a ação dos hormônios ativadores da lipase, como o glucagon, a adrenalina e o GH. Ocorre a oxidação de ácidos graxos e, portanto, o aumento de acetil-CoA, que é uma ativadora da enzima piruvato carboxilase levando a gliconeogênese. O cortisol tem um efeito potente anti-inflamatório e antialérgico. Além disto, os corticosteroides inibem a síntese de algumas citoquinas (IL-1 e IL-2), impedindo a resposta imune adequada, tendo assim um efeito imunossupressor. O cortisol tem efeito sobre o trato gastrointestinal levando ao aumento de secreção de ácido clorídrico, pepsina e tripsina pancreática; diminui a secreção de muco, favorecendo o desenvolvimento de úlceras gastroduodenais. Apresentam efeito sobre os ossos, se administrados de forma crônica, reduzindo a matriz óssea e a diminuição de absorção de cálcio no intestino e aumentando a excreção renal de cálcio e fósforo podendo predispor o aparecimento de osteopenia/osteoporose e fraturas.

A zona reticular é uma camada estreita, fazendo limite com a medular, e produz os esteroides sexuais. São eles: os andrógenos, como a dehidro-epiandrosterona (DHEA) e a androstenediona, os estrógenos e a progesterona e testosterona. A síntese de androgênios começa com a hidroxilação da progesterona no carbono 17. A cadeia lateral é clivada para fornecer androstenediona. A testosterona é formada pela redução do grupamento C-17-ceto da androstenediona. Os estrogênios são formados a partir dos androgênios pela perda da metila C-19 e a formação de um anel aromático. Os androgênios têm efeito sobre o anabolismo proteico, pela ação de retenção de nitrogênio. Também promovem retenção de fósforo, potássio, sódio e cloro.

A medula adrenal representa 10% da glândula tem origem da crista neural e é composta por células neuroendócrinas produtoras das catecolaminas. Essas células, denominadas cromafínicas, secretam as catecolaminas: dopamina, adrenalina e noradrenalina (epinefrina e norepinefrina). Também existe um sistema extra-adrenal de grupos de células neuroendócrinas amplamente distribuídas: células do coração, fígado, rins, gônadas e neurônios adrenérgicos do sistema nervoso simpático pós-ganglionar e sistema nervoso central. Em conjunto com a medula, constituem o sistema paraganglionar. A adrenalina compõe 80% das catecolaminas secretadas na medula adrenal, embora existam variações interespécies, sendo a única catecolamina que não é sintetizada em outro tecido fora da medula adrenal. As demais catecolaminas são sintetizadas também pelos neurônios adrenérgico e dopaminérgicos. Os precursores das catecolaminas são os aminoácidos tirosina (Tyr) ou fenilalanina (Phe) (Figura 10.2).

Figura 10.2. Síntese e degradação das catecolaminas.

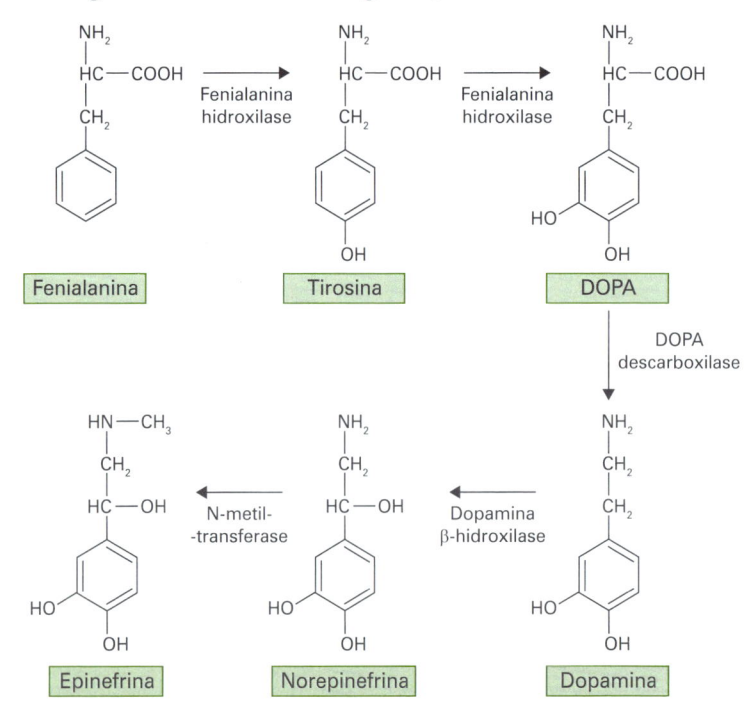

A Phe é convertida em Tyr, por ação da enzima Phe-hidroxilase. A Tyr, nas células cromafínicas, é hidroxilada pela enzima tirosina-hidroxilase, para formar DOPA (di-hidroxifenilalanina). A tirosina-hidroxilase é inibida pelas próprias catecolaminas. A DOPA é decarboxilada por uma enzima presente em todos os tecidos no compartimento citosólico, a DOPA-descarboxilase tem como coenzima o piridoxal-fosfato e forma a dopamina. Por sua vez, essa necessita entrar nos grânulos cromafínicos de secreção, onde ocorre a conversão de dopamina em noradrenalina, pela ação catalítica da β-hidroxilase. Por fim a feniletanolamina-N-metil transferase, uma enzima presente no citosol, catalisa a N-metilação da noradrenalina, formando a adrenalina. A adrenalina sintetizada pode armazenar-se nos grânulos de secreção. As catecolaminas são liberadas por exocitose estimulada por agentes colinérgicos e β-adrenérgicos e inibido por agentes α-adrenérgicos. Têm uma meia-vida de cerca de dois minutos. A metabolização das catecolaminas ocorre pela ação da catecol-O-metil transferase e da monoamino oxidase (MAO). Quando transformadas, as catecolaminas são hidrossolúveis e excretadas na urina.

Mecanismo de ação das catecolaminas

Os diferentes mecanismos de ação são explicados pela presença de diferentes tipos de receptores encontrados nas células. Esses receptores encontram-se em vários tecidos e mediam diferentes respostas. Os receptores α adrenérgicos são mediadores de ações estimulatórias de adrenalina e noradrenalina sobre a musculatura lisa. Os receptores β têm ação inibitória sobre a mesma musculatura. Os receptores α-adrenérgicos levam a um aumento da concentração de Ca_2^+ citosólico nas células alvo, sendo que nos receptores α1 pela liberação do Ca dos depósitos intracelulares e nos receptores α2 pelo aumento do fluxo de Ca extracelular. A ativação dos receptores β-adrenérgicos está associada com a ativação da adenilciclase. As catecolaminas adrenérgicas promovem a vasoconstrição por ativação dos receptores α1 e α2. Podem causar vasodilatação em baixas doses, no músculo esquelético e no fígado, por ativação de receptores β. Esses, quando ativados também são responsáveis pelo aumento de frequência cardíaca por broncodilatação. A dopamina tem ação sobre a adenilciclase. Os receptores dopaminérgicos D1 ativam a adenilciclase, levando a um aumento do cAMP, enquanto que os receptores dopaminérgicos D2 têm efeito inibidor, reduzindo o cAMP. A ativação de receptores D1 leva à liberação do hormônio parati-reóideo. A ativação dos receptores D2 leva a uma inibição de noradrena-lina em neurônios adrenérgicos, inibição de aldosterona nas células da adrenal, inibição de prolactina na neuro hipófise e da renina nas células justaglomerulares.

As catecolaminas adrenérgicas estimulam a glicogenólise hepática e muscular, aumentando o nível de glicose plasmática. Estimulam tam-bém a lipólise no tecido adiposo, levando a um aumento das concentra-ções plasmáticos de ácidos-graxos, tendo, portanto, ação cetogênica. A adrenalina prepara os músculos, pulmão e coração para atividade mais intensa, em situações de estresse. Promove o aumento da força de con-tração dos músculos e aumento da frequência cardíaca. Leva também a um aumento de pressão sanguínea e a bronco dilatação, para maior disponibilidade de O_2. A disponibilidade de glicose ocorre através do estímulo da glicogenólise e gliconeogênese. No estresse ocorre um au-mento de produção de ATP no músculo e aumento de hidrólise dos tri-glicerídeos pela ação da lipase.

Os hormônios produzidos pelo córtex das suprarrenais e os da me-dula atuam de maneira conjunta, mantendo a homeostase do organis-mo e a adaptação aos estímulos de estresse.

Referências bibliográficas

1. Gray Anatomia Humana. 29. ed. Guanabara Koogan, 1977. ISBN 9788527712781.
2. Hall JE. Ghyton e Hall – Tratado de Fisiologia Médica. 13. ed. Elsevier HS Education, 2017. ISBN 9788535262858.
3. Netter FH. Netter Atlas de Anatomia Humana. 7. ed. Elsevier Editora, 2018. ISBN 9788535291025.
4. Paulsen F, Waschke J. Sobotta Atlas Prático de Anatomia Humana. 3. ed. Elsevier Editora, 2019. ISBN 9788535292305.
5. Maciel RM, Mendonça BB, Saad MJA. Endocrinologia – Princípios e Práticas. 2. ed. Atheneu, 2017. ISBN 9788538807919.
6. Vilar L. Endocrinologia Clínica. 6. ed. GEN Grupo Editorial Nacional, 2016. ISBN 9788527730235.

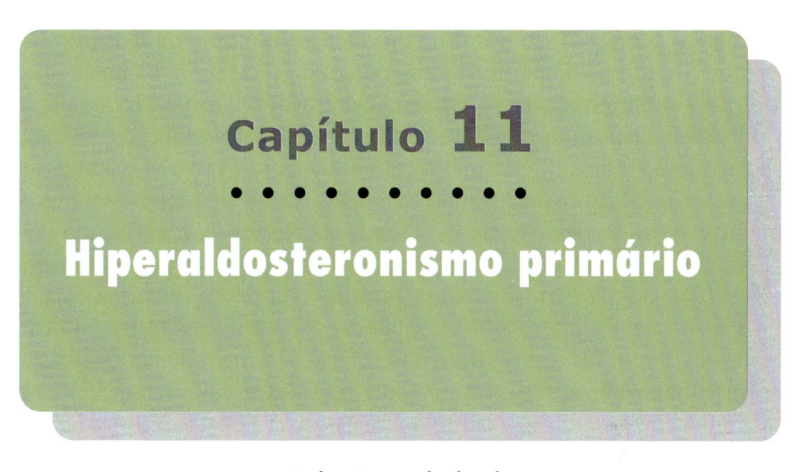

Capítulo 11

Hiperaldosteronismo primário

Madson Queiroz de Almeida

Introdução

A hipertensão arterial (HA) afeta entre 10 e 40% da população geral e é o principal fator de risco para morte prematura no mundo. O hiperaldosteronismo primário (HP) é a forma mais comum de HA secundária de origem endócrina com uma prevalência estimada de aproximadamente 4% em hipertensos atendidos em serviços de atenção primária e em torno de 10% nos pacientes referenciados para serviços terciários. O HP é particularmente comum em pacientes com HA resistente, com prevalência de 14 a 21%.[1] HA resistente é definida como a pressão arterial (PA), medida em consultório, não controlada apesar do uso de três ou mais anti-hipertensivos em doses adequadas, incluindo-se preferencialmente um diurético, ou um bom controle pressórico em uso de quatro ou mais medicamentos. O HP é a forma curável mais comum de HA. Devido aos efeitos cardiovasculares do excesso de aldosterona que são independentes dos níveis pressóricos, os pacientes com HP apresentam maior morbimortalidade cardiovascular do que os pacientes com HA essencial, pareados por idade, sexo e o mesmo grau de elevação da PA.

HP é caracterizado por uma produção autônoma de aldosterona (A) que é inadequadamente elevada para o nível de sódio e não é regulada pela angiotensina II e nem por concentrações plasmáticas de potássio. Essa produção autônoma de aldosterona provoca retenção de sódio, supressão da renina (R) plasmática, HA, lesão cardiovascular e aumento da excreção de potássio, levando a graus variáveis de hipocalemia.[2] No maior estudo de prevalência de HP, a hipocalemia foi identificada em 48% dos adenomas produtores de aldosterona (aldosteronomas) e em 17% dos pacientes com hiperaldosteronismo idiopático (hiperplasia cortical bilateral da suprarrenal). A frequência dos subtipos de HP e hipocalemia em diferentes coortes depende se o HP é rotineiramente rastreado entre os hipertensos e se o cateterismo das veias suprarrenais (CVS) está disponível no centro especializado. Em geral, os aldosteronomas representam cerca de 40% dos casos de HP e o hiperaldosteronismo idiopático compreende aproximadamente 60% dos casos (Tabela 11.1). Os aldosteronomas são tumores benignos pequenos (1-3 cm) originados da zona glomerulosa, mas em alguns casos podem ter menos que 1 cm, sendo diagnosticados somente se o CVS mostrar lateralização da produção de aldosterona. Se um paciente com tumor adrenocortical maior que 4 cm apresenta HP, devemos considerar a rara possibilidade de um carcinoma adrenocortical produtor de aldosterona. Outras causas raras de HP são a hiperplasia unilateral da glomerulosa e as formas familiais de HP (Tabela 11.1). A investigação de HP é recomendada nas condições listadas na Tabela 11.2, conforme recomendado pelo *Endocrine Society Clinical Practice Guideline*.[2]

Tabela 11.1. Frequência dos subtipos do hiperaldosteronismo primário.

Hiperaldosteronismo por hiperplasia cortical bilateral	60%
Adenoma produtor de aldosterona (aldosteronoma)	40%
Hiperplasia unilateral da glomerulosa	< 1%
Carcinoma adrenocortical	< 1%
Hiperaldosteronismo familiar (HF) • HF Tipo I (Hiperaldosteronismo supressível por glicocorticoide) • HF Tipo II (variante patogênica germinativa no *CLCN2*) • HF Tipo III (variante patogênica germinativa no *KCNJ5*)	< 1%

Tabela 11.2. Recomendações para investigação do hiperaldosteronismo primário (HP).

HA e hipocalemia espontânea ou induzida por diurético

HA e incidentaloma adrenal

PA acima de 150/100 em três medidas obtidas em dias diferentes

PA ≥ 140/90 na vigência de três drogas anti-hipertensivas convencionais (preferencialmente incluindo um diurético)

PA controlada (< 140/90) com quatro ou mais drogas anti-hipertensivas

HA e apneia obstrutiva do sono

HA e história familiar de HA ou acidente cerebrovascular em idade precoce (< 40 anos)

HA em parentes de primeiro grau de pacientes com HP

HA: hipertensão arterial; PA: pressão arterial.

Rastreamento e confirmação diagnóstica

A relação da A com R (A/R) é o teste mais sensível para triagem do HP. A mensuração da renina pode ser feita através da determinação da atividade plasmática de renina (APR) ou da concentração plasmática de renina. Atualmente, a maioria dos ensaios comerciais mede a concentração plasmática de R. No entanto, os *cut-offs* iniciais para triagem do HP foram determinados empregando-se a relação A/APR. Como a relação A/APR ou A/R é mais dependente da renina, deve-se levar em consideração o valor absoluto da A (≥ 10 ng/dL), além da relação A/APR ou A/R.

Quando se mede a A em ng/dL e APR em ng/mL/h, o *cut-off* da relação A/APR mais comumente adotado para a triagem do HP é 30.[2] Atualmente, o método de dosagem mais empregado internacionalmente para a dosagem da R é o ensaio de quimioluminescência automatizado da *DiaSorin* (Instrumento *LIAISON XL*). Com a determinação da R por esse ensaio, podemos usar o fator de conversão de 12 para conversão da R em APR (R/12= APR).[2] Recentemente, foi estabelecido o *cut-off* da relação A/R para a triagem do HP.[3] Utilizando a R (mU/L) para cálculo direto da relação, a relação A/R de 2,0 apresentou uma sensibilidade de

92%, uma especificidade de 92% e um valor preditivo negativo de 99% para o diagnóstico de HP.[3]

Para aumentar a sensibilidade, as amostras de A e R devem ser coletadas pela manhã após sair da cama por pelo menos 2 horas, depois de estarem sentados por 5 a 15 minutos. Idealmente, os pacientes devem ter ingestão irrestrita de sal na dieta antes do teste e devem estar com níveis de potássio normais.[2] Os antagonistas de receptores de mineralocorticoide (espironolactona ou eplerenona) e outros tipos de diuréticos devem ser suspensos pelo menos 4 semanas antes da coleta. Quando não é clinicamente possível suspender antagonistas de mineralocorticoide, diuréticos ou outras drogas que possam interferir na triagem, a presença da R supressa associada a níveis elevados de A sugerem fortemente o diagnóstico de HP. Portanto, a relação aldosterona/renina deve ser interpretada levando-se em consideração os potenciais fatores de confusão (Tabela 11.3).[2] Em mulheres na pré-menopausa, falsos positivos podem ocorrer durante a fase lútea ou naquelas em uso de anticoncepcional oral, mas apenas se a R é medida diretamente (não interfere com a APR), pois o estradiol aumenta a síntese hepática de angiotensinogênio, causando redução da R. Contudo, não recomendamos a suspensão do anticoncepcional oral e nem a coleta dos exames na fase folicular, já que os casos falsos positivos podem ser excluídos com a realização de teste confirmatório.

No Serviço de Endocrinologia e Metabologia do Hospital das Clínicas da Faculdade de Medicina da Universidade de São Paulo (HCFMUSP), seguimos o algoritmo de detecção e confirmação do HP da Figura 11.1. Na investigação inicial, os níveis de potássio devem estar normais para interpretarmos adequadamente a relação A/APR ou A/R. Se um paciente tem A $\geq$ 10 ng/dL e relação A/APR $\geq$ 30 ng/mL/h ou relação A/R $\geq$ 2,0 mU/L/h, o rastreamento do HP é considerado positivo.

Se APR ou renina não estiverem totalmente suprimidos (mas somente no limite inferior da normalidade), recomenda-se substituir os medicamentos anti-hipertensivos por verapamil, hidralazina e bloqueadores α-1 (doxazosina ou prazosina) para reavaliar a triagem para o HP. A clonidina pode ser adicionada se uma quarta droga for necessária.

Tabela 11.3. Fatores que podem interferir no rastreamento do hiperaldosteronismo primário.

	Aldosterona	Renina	A/R
Bloqueadores β-adrenérgicos	↓	↓	↑ (FP)
Agonistas centrais (clonidina, α-metildopa)	↓	↓	↑ (FP)
Diuréticos	→ ↑	↑	↓ (FN)
Bloqueadores canal de Ca^2 (DHPs)	→ ↑	↑	↓ (FN)
Inibidores ECA, BRAs	↓	↑	↓ (FN)
Idade avançada	↓	↓	↑ (FP)
Mulheres na pré-menopausa (*versus* homens)	→ ↑	↓	↑ (FP)

A: aldosterona; R: renina; FP: falso positivo; FN: falso negativo; ECA: enzima conversora de angiotensina; BRAs: bloqueadores do receptor da angiotensina II; DHP: diidropiridinas.

Figura 11.1. Fluxograma de investigação do hiperaldosteronismo primário.

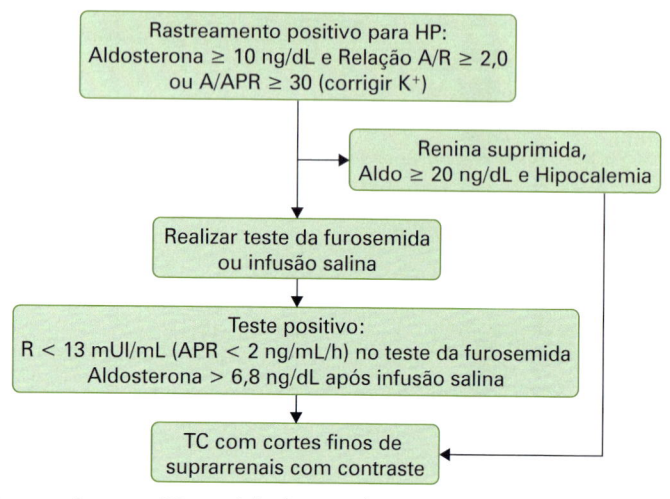

A: aldosterona; R: renina; APR: atividade plasmática de renina; TC: tomografia computadorizada.

Se o paciente apresentar A ≥ 20 ng/dL, hipocalemia e supressão da renina, não há necessidade da realização de testes de confirmação e deve-se prosseguir com a tomografia computadorizada (TC) para investigação da etiologia do HP.[4] Nos demais casos, os testes confirmatórios devem ser realizados para excluir casos falso-positivos (Figura 11.1). Os testes confirmatórios têm como objetivo demonstrar a autonomia do sistema renina-angiotensina-aldosterona utilizando estratégias que visam suprimir a A ou desbloquear a R. O *Endocrine Society Clinical Practice Guideline* não estabelece um teste confirmatório padrão-ouro.[2] Os centros especializados escolhem o teste confirmatório de acordo com a sua própria experiência. Em virtude da experiência acumulada nos últimos anos, sugerimos iniciar a confirmação do caso com o teste da furosemida endovenosa ou com o teste da infusão salina. Nos pacientes com contraindicação para sobrecarga de sódio (HA grave e/ou insuficiência cardíaca congestiva), realizamos o teste da furosemida endovenosa. O principal problema do teste da infusão salina é a sobrecarga de volume em um curto período realizada em pacientes com HA grave e/ou insuficiência cardíaca congestiva. Atualmente, utilizamos o teste do captopril somente em pacientes com insuficiência renal. Antes da realização de qualquer teste confirmatório, os níveis de potássio devem estar normais. Veja, na Figura 11.1, a descrição detalhada dos três testes confirmatórios.

» **Teste da furosemida endovenosa:** Os pacientes recebem furosemida 40 mg endovenosa e permanecem em posição ortostática por 2h, começando no início da manhã. As amostras de sangue para A, R e potássio são coletadas no tempo zero e após 2 h. APR < 2 ng/mL/h (ou renina < 13 mU/L) confirmam o diagnóstico de HP.[4] Pacientes com HA essencial podem apresentar renina suprimida, mas nesses casos a aldosterona não é elevada (< 10 ng/dL) e a administração da furosemida desbloqueia a renina para valores acima do ponto de corte.

» **Teste da infusão salina:** Os pacientes permanecem sentado em posição reclinada durante a infusão de 2 L de SF 0,9% por 4h, começando no início da manhã. Amostras de sangue para A, R e potássio são coletadas no tempo zero e após 4h. Níveis de A > 6,8 ng/dL confirmam o diagnóstico de HP.[5]

» **Teste do captopril:** Após administrar 50 mg de captopril por via oral, amostras de sangue são coletadas para dosagem de A, R, potássio e cortisol (C) nos tempos 0, 1h e 2h após o captopril, mantendo o paciente sentado durante esse período. O teste é considerado positivo se não houver queda da A > 30% ou A > 12 ng/dL.[4] Os aldosteronomas podem ser anormalmente regulados pelo ACTH. Portanto, se os níveis de C diminuírem durante o teste, o percentual de variação do cortisol deve ser subtraído da variação da A para excluir o efeito da queda do ACTH.

Determinação da etiologia

Todos os pacientes com HP devem ser submetidos a TC de abdômen superior para determinar a etiologia e excluir a possibilidade de carcinoma adrenocortical. A ressonância magnética não tem vantagem sobre a TC na avaliação do subtipo de HP.[2] A distinção adequada entre produção unilateral de aldosterona e hiperplasia bilateral é crucial, porque a primeira situação é tratada com adrenalectomia e a segunda com antagonistas de receptores de mineralocorticoide. Para o diagnóstico desses dois subtipos, utiliza-se TC e/ou cateterismo de veias suprarrenais (CVS). A TC tem várias limitações, pois sua acurácia para o diagnóstico de aldosteronomas é limitada. A TC pode mostrar adrenais normais e não identificar um microaldosteronoma. Além disso, os incidentalomas adrenais unilaterais são frequentes, especialmente em indivíduos com > 40 anos. Nessa situação, um aldosteronoma pode ser diagnosticado incorretamente em um paciente com hiperplasia cortical bilateral e incidentaloma adrenal. Em uma situação diferente, os nódulos adrenais bilaterais podem ser interpretados como hiperplasia bilateral com base nos achados da TC, mas o paciente pode ter um aldosteronoma e um incidentaloma adrenal contralateral. Recomendamos que a TC de abdômen superior (protocolo adrenal) seja realizada com cortes finos e contraste para avaliação da anatomia das veias suprarrenais, caso haja indicação de CVS (Figura 11.1).

O *Endocrine Society Clinical Practice Guideline* recomenda não realizar CVS em pacientes jovens (< 35 anos) com hipocalemia espontânea, elevação importante de A e lesão adrenal unilateral com características radiológicas consistentes com adenoma. Nessa situação, a probabilidade de um incidentaloma adrenal é muito baixa. Na nossa Instituição, não consideramos a idade de diagnóstico do HP para indicar o CVS, mas a idade de diagnóstico da HA, porque o tempo médio de HA antes do diagnóstico de HP é muito longo (aproximadamente 15 anos). Em outras palavras, embora a maioria dos pacientes com aldosteronoma tenha sido diagnosticada com HA antes de 35 ou 40 anos, o diagnóstico de HP só ocorre em média 15 anos depois. Isso reflete o atraso na triagem de HP nos serviços terciários. Desse modo, o CVS está indicado nas seguintes situações:

1. TC normal.
2. TC com espessamento ou nódulos bilaterais.
3. Se lesão suprarrenal unilateral em pacientes com diagnóstico da HA após 40 anos em virtude da possibilidade de incidentaloma adrenal.
4. Nódulos adrenais unilaterais <1,5 cm em pacientes com HP sem hipocalemia, independente da idade ao diagnóstico da HA.

O CVS não está recomendado em pacientes com HP grave (A ≥ 20 ng/dL, hipocalemia e R ou APR suprimida) com HA diagnosticada antes de 40 anos e lesão adrenal unilateral (> 1,5 cm) e adrenal contralateral normal na TC (Figura 11.1).

O CVS deve ser realizado com a R suprimida, porque uma R desbloqueada pode estimular a adrenal contralateral a aumentar a produção de A e reduzir a lateralização no CVS. Portanto, é essencial verificar se a R está suprimida antes de realizar o CVS. Um radiologista experiente é mandatório para a realização do CVS. O CVS consiste na cateterização e coleta de amostras de sangue das veias adrenais direita (VAD) e esquerda (VAE) e da veia cava inferior (VCI) para dosagem de C e A. A VAD é especialmente difícil de cateterizar, porque é curta e drena na VCI em um ângulo agudo.[6] Atualmente, a taxa de cateterização bem sucedida das veias adrenais no nosso Serviço é de 80%. Na Figura 11.2, demonstramos um caso clínico para exemplificar a interpretação do CVS.

No nosso protocolo, o CVS é realizado sob infusão de cortrosina com cateterização bilateral sequencial. O uso de infusão contínua de cortrosina durante o CVS minimiza as flutuações induzidas pelo estresse na secreção de A e C. Além disso, a infusão de cortrosina maximiza o gradiente de cortisol das veias adrenais em relação a VCI, confirmando o sucesso da cateterização.[7] Para determinar a lateralização da produção de A, utilizamos a A normalizada pelo C (A dividida pela concentração do C em cada veia) para corrigir as diferenças de diluição. A lateralização é calculada dividindo-se o maior valor da A normalizada (D ou E) pelo lado com menor valor. Para avaliar se a adrenal não dominante está suprimida, calculamos a supressão contralateral (definida como a relação da menor A normalizada nas veias adrenais pela A normalizada da VCI). Em pacientes com HP e co-secreção de cortisol, a A pode ser normalizada pela metanefrina plasmática. A avaliação dos resultados do CVS é feita da seguinte maneira:

1. Após estímulo com ACTH, a relação do cortisol da VAD ou E/VCI deve ser ≥ 5 para indicar uma cateterização bem sucedida.
2. Determinamos o quociente A/C (A normalizada). Um gradiente ≥ 4 entre as veias adrenais indica lateralização.

A produção de aldosterona é considerada bilateral se o gradiente de lateralização é < 3. Um gradiente entre 3 e 4 é geralmente inconclusivo. Nos casos com gradiente inconclusivo ou insucesso da cateterização de uma das veias adrenais, uma relação da A normalizada na veia adrenal/VCI $< 0,5$ (supressão contralateral) tem uma sensibilidade e especificidade de 90% para indicar excesso de produção de A no lado não supresso.

Figura 11.2. Exemplo de um caso clínico no qual foi realizado CVS durante a investigação de HP. A, TC adrenal evidenciando nódulos adrenais bilaterais. B, aldosterona (A) e cortisol (C) coletados nas veias adrenais direita (VAD) e esquerda (VAE) e na veia cava inferior (VCI). Relação do C na VAD ou E/VCI ≥ 5 indica cateterização adequada em ambos os lados. Em seguida, calculamos a A normalizada (relação da A/C em cada veia). Gradiente de lateralização ≥ 4 indica que existe lateralização a esquerda. A relação da A normalizada na VAD/VCI mostra supressão contralateral. Esse paciente tem hiperplasia unilateral da glomerulosa (confirmada após adrenalectomia esquerda) e incidentaloma adrenal à direita.

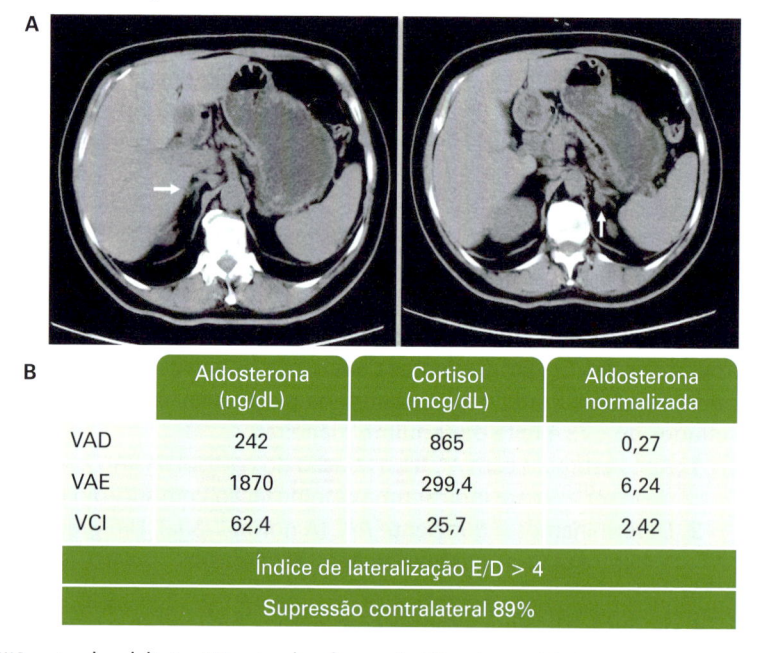

A

B

	Aldosterona (ng/dL)	Cortisol (mcg/dL)	Aldosterona normalizada
VAD	242	865	0,27
VAE	1870	299,4	6,24
VCI	62,4	25,7	2,42
Índice de lateralização E/D > 4			
Supressão contralateral 89%			

VAD: veia adrenal direita; VAE: veia adrenal esquerda; VCI, veia cava inferior.

Em todos os pacientes com HP, devemos realizar o rastreamento para síndrome de Cushing: teste de supressão com 1 mg de dexametasona, ACTH, cortisol livre urinário 24h, cortisol salivar e sulfato de dehidroepiandrosterona. Evidências recentes mostram a presença de cossecreção de A e C tanto em aldosteronomas como em hiperplasias bilaterais.[8]

Investigação de hiperaldosteronismo primário familiar

O HP familiar deve ser investigado em pacientes com diagnóstico de HA antes dos 20 anos e naqueles com história familiar de HP ou AVC hemorrágico antes dos 40 anos. A investigação genética deve ser feita para o HP familiar tipo I (hiperaldosteronismo supressível por glicocorticóides) e tipos II e III (causado por mutações germinativas no gene *CLCN2* e *KCNJ5*).[2]

O HP familiar tipo é causado por uma duplicação gênica, em decorrência de um emparelhamento desigual durante o *crossing-over*, levando a formação de um gene quimérico constituído pela região promotora da 11β-hidroxilase (*CYP11B1*) e pela região codificadora da aldosterona sintase (*CYP11B2*). Como consequência, a síntese de A passa a ser regulada pelo ACTH e não pela angiotensina II. A apresentação clínica típica é HA resistente em indivíduos com menos de 20 anos e história familiar de HA. Os pacientes com HP familiar tipo I apresentam níveis plasmáticos de A suprimidos (< 4 ng/dL) após dexametasona (0,5 mg a cada 6h durante 48h), mas o diagnóstico definitivo é feito com a demonstração do gene quimérico em gel de agarose após uma reação de PCR longa (Figura 11.3).[9] O HP familiar tipo I é tratado com dexametasona em adultos (0,125-0,25 mg/d). Se for necessária uma medicação adicional para controlar a PA ou normalizar os níveis de renina, pode ser adicionado um antagonista de mineralocorticoide em dose baixa.[2]

O HP familiar tipo II é clinicamente e bioquimicamente indistinguível das formas esporádicas. O HP familiar tipo II é diagnosticado quando pelo menos dois membros de primeiro grau da mesma família têm HP (aldosteronoma ou hiperplasia cortical bilateral). O HP familiar tipo III é tipicamente caracterizado por HA grave na primeira infância com hipocalemia e hiperplasia adrenal macronodular bilateral.[2]

Figura 11.3. (A) Representação esquemática da formação do gene quimérico *CYP11B1/B2* a partir do *crossing-over* desigual entre os genes *CYP11B1* e *CYP11B2*. O gene quimérico é constituído pela região promotora da 11β-hidroxilase (*CYP11B1*) e pela região codificadora da aldosterona sintase (*CYP11B2*). (B) Gel de agarose com produto de reação de PCR longa para amplificação do gene quimérico.

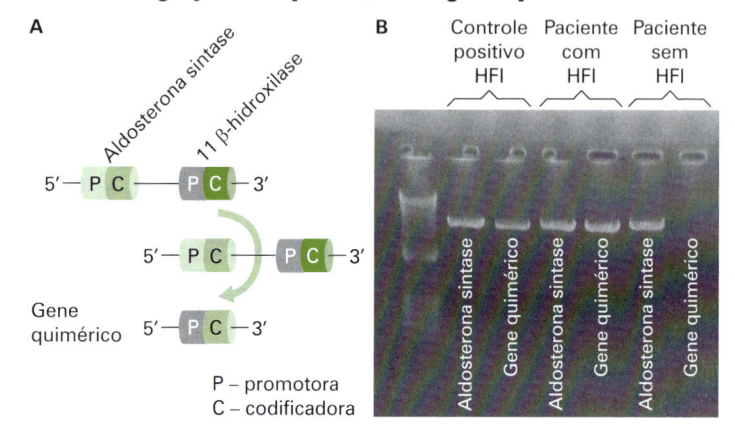

HFI: Hiperaldosteronismo familial tipo I.

Tratamento

A morbidade cardiovascular causada pelo excesso da A pode ser diminuída tanto pela adrenalectomia unilateral (quando houver produção unilateral) quanto pelo uso de um antagonista de mineralocorticoide (espironolactona ou eplerenona). A redução global da massa ventricular esquerda demonstrou ser semelhante com adrenalectomia unilateral ou tratamento com antagonista de mineralocorticoide no final de um seguimento de 6,4 anos. No entanto, não existe nenhum estudo clínico randomizado que tenha comparado ambos os tratamentos em termos de mortalidade cardiovascular.

A adrenalectomia unilateral laparoscópica é indicada para pacientes com produção unilateral de aldosterona (aldosteronoma ou hiperplasia unilateral). Porém, se o paciente com aldosteronoma não apresenta condições clínicas ou não quer submeter-se à cirurgia, é recomendado o tratamento clínico com um antagonista de mineralocorticoide. Antes da adrenalectomia unilateral, os pacientes devem ser tratados com antagonista de mineralocorticoide para normalizar os níveis de potássio e R, e evitar o hipoaldosteronismo hiporreninêmico no pós-operatório. No pós-operatório precoce, já evidenciamos uma redução importante da A, normalização do potássio sérico e desbloqueio da R em graus variáveis. A remissão da HA é observada em cerca de 50% (variação de 35-80%) dos pacientes, embora uma melhora do controle pressórico com redução do número de medicações anti-hipertensivas seja observada em quase todos os pacientes.[2] No nosso Serviço, a remissão da HA ocorreu em 37% dos pacientes com aldosteronoma submetidos a adrenalectomia unilateral.[10]

O HP causado por produção bilateral de aldosterona deve ser tratada com um antagonista de mineralocorticoide. No Brasil, apenas a espironolactona está disponível para tratamento. A espironolactona (50-400 mg/d) é a medicação mais utilizada para o tratamento clínico do HP. A dose inicial de espironolactona é de 50 mg em dose única, com aumento progressivo de 50 mg a cada 3-4 semanas. O objetivo do tratamento é controlar a PA, normalizar potássio e desbloquear R.

Como a espironolactona é também um antagonista do receptor androgênico e inibe a síntese de andrógeno, o seu uso está associado a ginecomastia e redução de libido nos homens. Nas mulheres, a espironolactona pode causar irregularidades menstruais, hipersensibilidade e aumento das mamas. Para evitar ou diminuir os efeitos secundários, a amilorida pode ser utilizada para evitar doses mais elevadas da espironolactona. Em pacientes com doença renal crônica em estadio 3 ou em pacientes idosos, o antagonista de mineralocorticoide deve ser administrado com precaução devido ao risco de hipercalemia e piora da função renal. O eplerenona é um antagonista de mineralocorticoide seletivo sem efeitos anti-androgênicos e, portanto, menos associado aos efeitos adversos descritos acima. A dose inicial do eplerenona é 25 mg duas vezes ao dia (podendo atingir 50 mg 2 ×/dia). Apesar da sua melhor tolerabilidade, o eplerenona tem um custo mais elevado e não está disponível no Brasil.[2] O alvo principal do tratamento medicamentoso deve ser o desbloqueio da renina, já que uma APR > 1 ng/mL/h foi associada a redução da incidência cumulativa de eventos cardiovasculares.[11] Apesar desse *cut-off* não ter sido estabelecido com R, objetivamos manter uma R > 10 mUI/L (supressão < 4 mUI/L) nos pacientes em uso de espironolactona.

Referências bibliográficas

1. Douma S, Petidis K, Doumas M, Papaefthimiou P, Triantafyllou A, Kartali N, et al. Prevalence of primary hyperaldosteronism in resistant hypertension: a retrospective observational study. Lancet. 2008;371(9628):1921-6.

2. Funder JW, Carey RM, Mantero F, Murad MH, Reincke M, Shibata H, et al. The Management of Primary Aldosteronism: Case Detection, Diagnosis, and Treatment: An Endocrine Society Clinical Practice Guideline. The Journal of clinical endocrinology and metabolism. 2016;101(5):1889-916.

3. Rossi GP, Ceolotto G, Rossitto G, Seccia TM, Maiolino G, Berton C, et al. Prospective validation of an automated chemiluminescence-based assay of renin and aldosterone for the work-up of arterial hypertension. Clin Chem Lab Med. 2016;54(9):1441-50.

4. Nanba K, Tamanaha T, Nakao K, Kawashima ST, Usui T, Tagami T, et al. Confirmatory testing in primary aldosteronism. The Journal of clinical endocrinology and metabolism. 2012;97(5):1688-94.

5. Ahmed AH, Cowley D, Wolley M, Gordon RD, Xu S, Taylor PJ, et al. Seated saline suppression testing for the diagnosis of primary aldosteronism: a preliminary study. The Journal of clinical endocrinology and metabolism. 2014;99(8):2745-53.

6. Doppman JL, Gill JR, Jr. Hyperaldosteronism: sampling the adrenal veins. Radiology. 1996;198(2):309-12.

7. Rossi GP, Barisa M, Allolio B, Auchus RJ, Amar L, Cohen D, et al. The Adrenal Vein Sampling International Study (AVIS) for identifying the major subtypes of primary aldosteronism. J Clin Endocrinol Metab. 2012;97(5):1606-14.

8. Arlt W, Lang K, Sitch AJ, Dietz AS, Rhayem Y, Bancos I, et al. Steroid metabolome analysis reveals prevalent glucocorticoid excess in primary aldosteronism. JCI Insight. 2017;2(8).

9. Mulatero P, Monticone S, Rainey WE, Veglio F, Williams TA. Role of KCNJ5 in familial and sporadic primary aldosteronism. Nat Rev Endocrinol. 2013;9(2):104-12.

10. Vilela LAP, Rassi-Cruz M, Guimaraes AG, Moises CCS, Freitas TC, Alencar NP, et al. KCNJ5 Somatic Mutation Is a Predictor of Hypertension Remission After Adrenalectomy for Unilateral Primary Aldosteronism. The Journal of clinical endocrinology and metabolism. 2019;104(10):4695-702.

11. Monticone S, D'Ascenzo F, Moretti C, Williams TA, Veglio F, Gaita F, et al. Cardiovascular events and target organ damage in primary aldosteronism compared with essential hypertension: a systematic review and meta-analysis. Lancet Diabetes Endocrinol. 2018;6(1):41-50.

Capítulo 12

Síndrome de Cushing ACTH-independente

Maria Candida Barisson Villares Fragoso
Vânia Balderrama Brondani

A síndrome de Cushing endógena resulta da prolongada e inapropriada exposição a concentrações excessivas de glicocorticoides circulantes, sendo classificada em dependente ou independente de ACTH (Tabela 12.1). As principais características clínicas são resumidas na Tabela 12.2. Além da inespecificidade dos sintomas/sinais, o quadro clínico nem sempre é florido. O diagnóstico da síndrome de Cushing é baseado na confirmação bioquímica do hipercortisolismo, na perda da ritmicidade do ciclo circadiano da produção de cortisol e na perda parcial da supressibilidade do cortisol à dexametasona. Os exames de rastreamento considerados de primeira linha para confirmação diagnóstica são: cortisolúria de 24 h, cortisol salivar à meia-noite e o teste de supressão do cortisol com baixa dose via oral de dexametasona (1 mg). Dois testes inequivocamente alterados confirmam o diagnóstico de hipercortisolismo, e uma vez confirmado, é necessário estabelecer a sua etiologia. Para definição de etiologia é necessário dosar ACTH plasmático, utilizando métodos ultrassensíveis, e quando normal ou aumentado é indicativo da síndrome de Cushing ACTH-dependente e quando as concentrações estiverem abaixo do limite do ensaio o diagnóstico de síndrome de Cushing ACTH-independente é estabelecido.

A primeira etapa no diagnóstico da síndrome de Cushing consiste em afastar o uso exógeno de glicocorticoides e documentar o hipercortisolismo endógeno (Figura 12.1). A segunda etapa identificar a dependência ou não do ACTH utilizando métodos sensíveis de analise onde ACTH normal ou elevado caracteriza síndrome de Cushing ACTH-dependente e ACTH abaixo da detecção dos ensaios caracteriza a síndrome de Cushing ACTH-independente.

Tabela 12.1. Etiologia da síndrome de Cushing endógena.

Causas de síndrome de Cushing	% de frequência
Síndrome de Cushing ACTH-dependente	**90%**
• Doença de Cushing (corticotropinoma)	80%-85%
• Síndrome da secreção ectópica de ACTH (tumor neuroendócrino)	15%-20%
• Extremamente raro, tumor ectópico produtor de CRH	< 1%
Síndrome de Cushing ACTH-independente	**10%**
Adenoma suprarrenal	85%
Carcinoma suprarrenal	15%
Hiperplasia macronodular primária da suprarrenal – PMAH	< 2%
Hiperplasia micronodular pigmentosa primária da suprarrenal – PPNAD	< 2%
Síndrome de McCune Albright	< 1%

Tabela 12.2. Principais sinais e sintomas do hipercortisolismo.

• Obesidade central

• Giba

• Preenchimento das fossas supraclaviculares

(Continua)

Tabela 12.2. Principais sinais e sintomas do hipercortisolismo. (continuação)

- Obesidade generalizada em crianças
- Face em "lua cheia", pletora
- Pele atrófica
- Equimoses – fragilidade capilar
- Estrias violáceas > 1,0 cm
- Acantose nigricante
- Aumento da pigmentação
- Hirsutismo, acne
- Alopecia
- Hipogonadismo hipogonadotrófico
- Cálculo renal
- Osteopenia/osteoporose
- Fraqueza muscular
- Hipertensão
- Edema
- Hipocalemia
- *Diabetes melitus*
- Intolerância à glicose
- Dislipidemia
- Cefaleia
- Dor lombar ou abdominal
- Eventos tromboembólicos
- Glaucoma
- Infecções recorrentes
- Disfunção psiquiátrica

Testes diagnósticos de primeira linha
Avaliação da produção excessiva do cortisol
Cortisolúria de 24 horas

Em condições normais, cerca de 1% de cortisol não ligado é excretado na urina. No entanto, na síndrome de Cushing, quantidades excessivas de cortisol urinário podem ser detectadas, resultando em um aumento significativo acima do limite superior da normalidade. Devem ser solicitadas de 2 a 3 amostras para análise, a creatinúria e o volume total da amostra devem ser verificados para avaliar a adequação da coleta. Resultados falso-positivos podem ocorrer em grandes volumes (> 5 L); se a amostra exceder mais de 24 horas da coleta; se o paciente estiver usando drogas que possam inibir 11-β-hidroxiesteroide-desidrogenase ou também se o paciente estiver em uso de glicocorticoides sintéticos. Especial atenção deve ser dada aos pacientes que apresentam insuficiência renal, cuja taxa de filtração glomerular (TFG) < 60 mL/min favorece a redução das concentrações do cortisol urinário.

Dosagem do cortisol urinário livre por cromatografia líquida/espectrometria de massas

Orientar o paciente a desprezar a primeira urina da manhã e coletar todas as outras, inclusive a primeira da manhã do dia seguinte e encaminhar ao laboratório. O frasco deve ser fornecido aos pacientes pelo laboratório de destino. Apesar de não interferir no ensaio, as mulheres devem evitar coletar a urina durante o período menstrual. O paciente necessita coletar pelo menos 3 amostras de urina de 24 horas (valor de referência feminino: 3,0 a 43,0 μg/24 horas; masculino: 4,2 a 60,0 μg/24 horas).

Avaliação da perda de ritmo circadiano de secreção do cortisol
Cortisol salivar às 24 horas

A avaliação do cortisol salivar é um método de rastreio simples e confiável para a síndrome de Cushing, onde o paciente fornece amostras de saliva coletadas em um tubo denominado *salivete*. O cortisol salivar é estável à temperatura ambiente e a variação da normalidade é estabelecida nos diferentes horários de coleta estabelecido pelo laboratório. Os ensaios imunoenzimáticos e, mais recentemente, a espectrometria de massa, têm sido utilizados para essa análise. No entanto, não deve haver nenhuma contaminação do sangue na amostra de saliva, o que pode levar a resultados falsos positivos. Pacientes com estresse e as pessoas que trabalham durante a noite incorrem em mudanças no seu ritmo circadiano, o que também podem produzir resultados falso-positivos. Apesar da confiabilidade e sensibilidade da dosagem de cortisol salivar às 24 horas, sua especificidade é baixa especialmente em relação à população de idosos e a presença de comorbidades (hipertensão e diabetes) e em tabagistas. Esses grupos apresentaram maior incidência de resultados falso-positivos, o que torna difícil identificar, nesses pacientes, aqueles que realmente apresentam perda do ritmo circadiano de secreção.

A dosagem do cortisol salivar à meia-noite é um bom teste para diagnóstico de síndrome de Cushing, principalmente quando suspeitamos de ciclicidade da produção hormonal.

Recomendações para coleta:

» Não estar em uso de corticosteroides.
» Não consumir bebida alcoólica 24 horas antes da coleta.
» Não se alimentar 60 minutos antes da coleta.
» Evitar alimentos ácidos e doces 4 horas antes e não escovar os dentes 2 horas antes da coleta.
» Lavar a boca com água 10 minutos antes da coleta.
» Colocar o rolo de algodão na boca movendo-o até que esteja totalmente envolvido pela saliva (2-3 min).
» Colocar o rolo de algodão no tubo plástico interno, vedá-lo com a tampa plástica e encaminhar ao laboratório.

Avaliação da autonomia do eixo hipotálamo-hipófise-suprarrenal

Teste de supressão do cortisol após dexametasona (TSD)

Teste de supressão do cortisol com 1 mg de dexametasona via oral

O teste baseia-se na fisiologia do eixo hipotálamo-hipófise-adrenal e o *feedback* negativo que a administração exógena de glicocorticoide exerce, inibindo a secreção de CRH e ACTH, com consequente redução da produção de cortisol pelas suprarrenais. Na síndrome de Cushing, entretanto, existe uma produção autônoma de cortisol, que não é inibida por esse mecanismo de *feedback* negativo. Além da síndrome de Cushing, existem algumas situações que também podem apresentar respostas anormais: depressão, alcoolismo, estresse crônico, doença aguda, uremia, elevação de estrógeno e gravidez (Figura 12.1).

» Modo de execução do teste: Administra-se 2 comprimidos de 0,5 mg (1 mg) de dexametasona por via oral entre 23 e 24 horas. Na manhã seguinte, às 8 horas, deverá ser realizada a coleta de sangue para dosagem do cortisol sérico. Destacar no pedido do exame a necessidade de coletar o sangue exatamente às 8 horas.

» Interpretação do teste: Considera-se supressão do cortisol valores inferiores a 1,8 µg/dL, com sensibilidade de 98-100%, porém com especificidade em torno de 50%. Se houver concentrações superiores a 1,8 g/dL, faz-se necessário prosseguir a investigação da síndrome de Cushing.

» Atenção: o uso crônico de barbitúricos aumenta a metabolização da dexametasona e pode resultar em supressão negativa do cortisol; mulheres em uso de anticoncepcional oral podem superestimar o valor do cortisol devido ao aumento das proteínas ligaduras de cortisol.

Figura 12.1. Fluxograma de investigação da síndrome de Cushing.

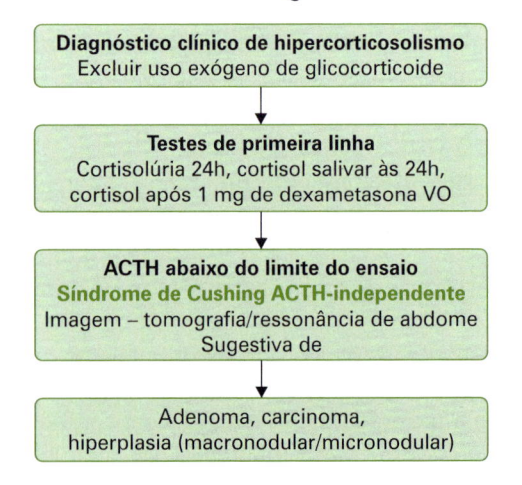

Causas de síndrome de Cushing endógena ACTH-independente

A síndrome de Cushing ACTH-independente pode ser causada por tumores adrenais e pelas hiperplasias nodulares (macronodular ou micronodular).

Os tumores adrenais são as causas mais comuns de síndrome de Cushing ACTH-independente. Os tumores podem ser benignos (adenomas) ou malignos (adenocarcinomas). O diagnóstico diferencial entre adenomas e carcinomas é feito por um conjunto de 9 critérios histológicos, os critérios de Weiss. Tumores com menos de três critérios são adenomas e não apresentam risco de disseminação metastática; por outro lado, a presença de mais de 3 critérios de Weiss indica o diagnóstico de adenocarcinoma adrenal.

Os adenomas são os tumores do córtex adrenal mais comuns na idade adulta. A prevalência de nódulos adrenais benignos chega a 5% em estudos de autópsias, e aumenta com a idade; contudo, a maioria absoluta desses nódulos é representada por pequenos adenomas com menos de 2 cm de diâmetros, sem capacidade de produção hormonal autônoma.

Ao contrário dos carcinomas adrenais, que frequentemente secretam múltiplos hormônios e precursores hormonais (cortisol, DHEA, DHEAS, androstenediona, testosterona, 11-deoxicortisol, 17-alfa-hidroxiprogesterona e, eventualmente, estradiol), os adenomas adrenais funcionantes, em geral, secretam um único hormônio, especialmente o cortisol; assim, são causa de síndrome de Cushing pura.

Exames de imagem

Após confirmação do hipercortisolismo independente de ACTH, a investigação deve prosseguir com exames de imagem do abdômen para melhor caracterização das suprarrenais. A tomografia computadorizada (TC) apresenta a mesma capacidade de identificar lesões nodulares adrenais que a ressonância nuclear magnética (RNM). A ultrassonografia pode deixar de identificar lesões menores, principalmente em indivíduos obesos.

Os adenomas apresentam-se tipicamente como lesões unilaterais, arredondadas, com limites precisos, com baixa atenuação à TC (Unidades Housefield-UH < 10) e baixo sinal nas sequências ponderadas em T2 na

RNM, o que denota alto conteúdo lipídico. Adenomas com baixo conteúdo lipídico (UH > 10) podem ser identificados no exame de TC de abdômen pós contraste em 10-15 min com *washout* acima de 60%.

Os carcinomas adrenais costumam ser maiores que 4 cm, mas podem ter tamanho pequeno. Classicamente são heterogêneos, podem apresentar retenção do contraste iodado na TC e hipersinal em T2 (em comparação com o baço). A RNM possui uma vantagem em relação à TC na avaliação de um carcinoma adrenal, pois permite o estudo do fluxo na veia cava inferior (angio-RNM), que porventura pode estar invadida e obstruída por um trombo neoplásico.

As hiperplasias adrenais apresentam-se radiologicamente como um aumento bilateral das adrenais, que pode ou não ser simétrico. Na hiperplasia macronodular, são óbvios os macronódulos que, em muito, se assemelham a adenomas múltiplos.

Tratamento clínico da síndrome de Cushing ACTH-independente

O tratamento medicamentoso na síndrome de Cushing ACTH-independente pode ser utilizado principalmente como coadjuvante, para o controle do hipercortisolismo até a realização do tratamento cirúrgico considerado definitivo. Há diferentes classes medicamentosas, e os agentes que inibem diretamente a síntese e secreção de cortisol pela glândula suprarrenal (metirapona, cetoconazol e mitotane) são os mais utilizados na prática clínica.

Os inibidores da esteroidogênese adrenal inibem múltiplas enzimas essenciais na cascata de síntese de cortisol, levando a uma diminuição de sua produção e disponibilidade, controlando o hipercortisolismo.

Metirapona

É um agente que inibe a 11-beta-hidroxilase, enzima final responsável pela produção endógena de cortisol. A apresentação disponível é de 250 mg/cápsula e a posologia a ser indicada é 250-1.000 mg/dia, em 4 tomadas diárias, o que desfavorece a adesão ao tratamento por parte do paciente. Efeito colateral interessante é o hirsutismo, mais notável em mulheres, causado pelo acúmulo de precursores andrógenos, e a hipertensão arterial, pelo acúmulo de precursores de mineralocorticoide.

Cetoconazol

É um agente imidazólico usualmente utilizado por sua capacidade antifúngica, é capaz de inibir as enzimas 11-beta-hidroxilase e 17-alfa-hidroxilase. Sua apresentação disponível é em comprimidos de 200 mg, deve ser iniciado com dose de 400 mg/dia, sendo em duas tomadas diárias, e aumentado conforme for tolerado, sendo a dose máxima: 1.200 mg/dia, em 4 tomadas diárias. Principal efeito colateral é a hepatotoxicidade, portanto deve-se dosar as transaminases mensalmente. Atenção deve ser dada também a interação medicamentosa do cetoconazol com outros medicamentos. Pacientes com acloridria ou em uso de inibidores da bomba de prótons ou antagonistas H2 podem ter concentrações séricas menores disponíveis de cetoconazol.

Mitotane

Também conhecido por o,p'-DDD, é um derivado do inseticida DDT (dicloro-difenil-tricloroetano) comumente utilizado como terapia adjuvante no carcinoma do córtex da suprarrenal. Age inibindo esteroidogênese ao bloquear as enzimas: 11-beta-hidroxilase, 18-beta-hidroxilase, 3-alfa-hidroxilase e da 3-beta-hidroxiesteroide desidrogenase e, também, é um agente adrenolítico, levando as células adrenais a apoptose. A apresentação do mitotane é em comprimidos de 500 mg, e a posologia para tratamento de síndrome de Cushing deve ser iniciada com 500 mg/dia, podendo evoluir até 1.000 mg a cada 8 horas. Efeitos colaterais comuns são relacionados ao trato gastrintestinal, como dispepsia e náuseas, e neurológicos, como confusão, ataxia e vertigem. Os efeitos colaterais são reversíveis com a suspensão da droga. Importante salientar que o mitotane é uma droga teratogênica. No acompanhamento durante o uso, deve ser dosado a mitotanemia mensalmente, visando mantê-la em torno de 12 mcg/mL, e evitar concentrações superiores a 20 mcg/mL, pela toxicidade associada; deve-se, também, dosar mensalmente, para controle, a gama-glutamiltransferase.

Outra opção para pacientes com síndrome de Cushing refratária é o etomidato, que é um agente de uso anestésico. O etomidato possui como efeito colateral o hipoadrenalismo por inibir as enzimas 11-beta-hidroxilase e 17-hidroxilase. É uma opção em pacientes com hipercortisolismo grave, em condição clínica complicada, onde o controle do Cushing se faz prioritário. Esse medicamento é de uso parenteral apenas, e deve ser utilizado em ambiente de terapia intensiva por equipe experiente.

Embora não disponível no Brasil, o mifepristone é um bloqueador do receptor de glicocorticoide e da progesterona e é uma opção para tratamento síndrome de Cushing refratária. Essa droga bloqueia o receptor de glicocorticoide, evitando a sua ação nos tecidos, porém não age na fonte produtora, por isso deve ser prescrito em uma terapia combinada (Tabela 12.3).

Tabela 12.3. Tratamento medicamentoso do hipercortisolismo.

Medicamento	Apresentação	Posologia	Efeitos colaterais
Metirapona	250 mg/cápsula	250-1.000 mg/dia, em 3-4 tomadas	Hirsutismo, acne Hipertensão arterial, edema
Cetoconazol	200 mg/comprimido	400-1.200 mg/dia, em 3-4 tomadas	Efeitos gastrointestinais Hepatotoxicidade
Mitotane	500 mg/comprimido	500-3.000 mg/dia, em 2-3 tomadas	Efeitos gastrointestinais Efeitos neurológicos
Etomidato	Solução injetável, 20 mg/10 mL ampola	Bólus de 0,03 mg/kg + manutenção de 0,1 mg/kg/hora	Insuficiência Adrenal Sedação
Mifepristone	300 mg/comprimido	300-1.200 mg/dia	Hipocalemia Sangramento vaginal

Tratamento cirúrgico da síndrome de Cushing ACTH-independente

A princípio, o tratamento de todo tumor adrenal hiperfuncionante é cirúrgico. A adrenalectomia laparoscópica realizada por cirurgião experiente é a via de escolha na maioria dos serviços para os adenomas adrenais. Já para os carcinomas, a cirurgia aberta é a via mais apropriada.

Como a glândula suprarrenal contralateral pode estar atrófica devido à supressão crônica do ACTH, todos os pacientes devem receber reposição de glicocorticoide desde a indução anestésica. Recomenda-se hidrocortisona por via intravenosa na dose de 100 mg na indução anestésica, seguida de 50 mg a cada 8 horas. Após a liberação da dieta, o paciente deve permanecer com reposição por via oral (dose dobrada de hidrocortisona 40 mg ao acordar e 20 mg às 14 horas, nos primeiros dias ou de acordo com o quadro clínico do paciente) até que o eixo hipotálamo-hipófise-adrenal possa ser reavaliado e a reposição suspensa. A insuficiência adrenal secundária que ocorre após a adrenalectomia pode persistir até por vários meses; nesse período, as recomendações de incremento de dose de reposição em períodos de estresse (infecção, trauma, cirurgia) devem ser obedecidas com rigor, como em qualquer outro paciente com hipoadrenalismo.

Em casos de hiperplasia adrenal macronodular independente de ACTH, doença absolutamente benigna a adrenalectomia total da glândula maior e subtotal da contralateral por via laparoscópica tem demonstrado excelentes resultados no controle do hipercortisolismo e evitando a insuficiência suprarrenal permanente. O seguimento desses pacientes a longo prazo dará maior consistência nesses resultados.

O tratamento do carcinoma do córtex da suprarrenal é eminentemente cirúrgico, com ressecções agressivas e radicais em todos os estádios, quer seja por via aberta ou videolaparoscópica. A ressecção cirúrgica radical indica-se em todos incidentalomas (tumor identificado em exames de rotina, assintomático) maiores que 4-5 cm, tumores em estádio I e II. Medidas de suporte (quimioterapia e/ou radioterapia) estão indicadas nos tumores estádio III e IV e nos tumores irressecáveis ou com contraindicação cirúrgica. Seu prognóstico é limitado, com índice de sobrevida média de 2 a 3 anos, sendo a sobrevida global em 5 anos de 25-30% (Estádio I: 45-50%, II: 10-15% e III-IV: 5%). Para os casos de carcinoma do córtex da suprarrenal inoperáveis ou metastáticos, a quimioterapia com mitotano associado com outros agentes quimioterápicos sistêmicos (etoposídeo, cisplatina, doxorrubicina, estreptozotocina) representa a única forma de tratamento, porém com resultados pouco satisfatórios.

O estadiamento do carcinoma do córtex da suprarrenal (estudo da extensão da doença) é realizado utilizando exames de imagem como tomografia computadorizada de tórax/abdômen/pelve, cintilografia óssea, RM. O PET CT FDG também tem demonstrado ser muito útil no estadiamento da doença onde valor SUV (*Standard Uptake Value*) da lesão tumoral suprarrenal tem apresentado valor prognóstico (Tabelas 12.4 e 12.5).

Tabela 12.4. Estadiamento do carcinoma córtex da suprarrenal.

		Estadiamento TNM
T	Tx	O tumor primário não pode ser avaliado
	T0	Não há evidência de tumor primário
	T1	Tumor de 5 cm ou menos em sua maior dimensão, sem invasão extra-adrenal
	T2	Tumor maior que 5 cm, invasão não extra-adrenal
	T3	Tumor de qualquer tamanho, com invasão local, mas não invadir órgãos adjacentes
	T4	Tumor de qualquer tamanho com invasão de órgãos adjacentes*
N	NX	Os linfonodos não podem ser avaliados
	N0	Sem metástases em linfonodos regionais
	N1	Metástases em linfonodo(s) regional(is)
M	M0	Sem metástases a distância
	M1	Metástases a distância

*Órgãos adjacentes incluem: rim, diafragma, grandes vasos, pâncreas, baço e fígado. AJCC, 7th ed., 2010.[6]

Tabela 12.5. Grupamento por estádios do carcinoma do córtex da suprarrenal.

Estádio ENSAT*	TNM	Sullivan (modificado de MacFarlane)	
I	T1 N0 M0	Tumor < 5 cm, confinado à glândula adrenal	Tumor confinado à glândula adrenal sem evidência de extensão local ou à distância
II	T2 N0 M0	Tumor > 5 cm, confinado à glândula adrenal	Tumor confinado à glândula adrenal, sem evidência de extensão local ou à distância
III	T1-3 N1 M0	Invasão local ou gânglios positivos	Tumor afeta os gânglios linfáticos regionais e tecidos adjacentes ou órgãos vizinhos
IV	T1-T4 N0-1-M1	Metástases à distância	Metástases a distância viscerais, ósseas ou no sistema nervoso central (SNC)

ENSAT: European Network for the Study of Adrenal Tumors (http://www.ensat.org).

Referências bibliográficas

1. Nieman LK, Biller BM, Findling JW, Murad MH, Newell-Price J, Savage MO, Tabarin A, Endocrine Society. Treatment of Cushing's Syndrome: An Endocrine Society Clinical Practice Guideline. J Clin Endocrinol Metab. 2015 Aug;100(8):2807-31.

2. Lacroix A, Feelders RA, Stratakis CA, Nieman LK. Cushing's syndrome. Lancet. 2015 Aug 29;386(9996):913-27.

3. Ambrogio AG, Cavagnini F. Role of "old" pharmacological agents in the treatment of Cushing's syndrome. J Endocrinol Invest. 2016 Sep;39(9):957-65.

4. Eckstein N, Haas B, Hass MD, Pfeifer V. Systemic therapy of Cushing's syndrome. Orphanet J Rare Dis. 2014 Aug 5;9:122.

5. Fleseriu M. Medical treatment of Cushingdisease: new targets, new hope. Endocrinol Metab Clin North Am. 2015 Mar;44(1):51-70. doi: 10.1016/j.ecl.2014.10.006. Epub 2014 Nov 4.

6. Washington, K. 7th Edition of the AJCC Cancer Staging Manual: Stomach. Ann Surg Oncol 17, 3077–3079 (2010). https://doi.org/10.1245/s10434-010-1362-z.

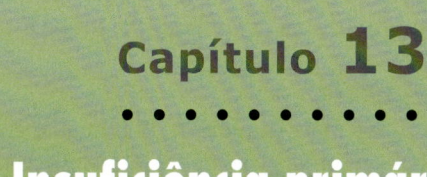

Capítulo 13

Insuficiência primária da suprarrenal

Maria Candida Barisson Villares Fragoso
Madson Queiroz de Almeida

Introdução

A integridade do eixo hipotálamo-hipófise-adrenal tem um importante papel na resposta do organismo a situações de estresse como infecção, hipotensão e cirurgia. A deficiência funcional da glândula suprarrenal é caracterizada pela redução acentuada ou ausência da secreção de glicocorticoides, produzindo alterações metabólicas importantes, que podem se manifestar clinicamente de forma crítica com risco de vida para o paciente. A insuficiência da suprarrenal (IS) primária decorre da destruição do córtex adrenal, geralmente acima de 90% da glândula. A IS primária crônica (doença de Addison) é relativamente rara, com prevalência entre 0,45 e 11,7 casos por 100.000 habitantes. A IS secundária pode ser causada por doença hipofisária ou hipotalâmica, com consequente déficit de ACTH. No entanto, a principal causa de IS secundária é o uso crônico de glicocorticoide, levando a supressão do eixo hipotálamo-hipófise-adrenal. Nesses casos, a IS secundária se manifesta clinicamente após a suspensão abrupta do glicocorticoide. A deficiência de ACTH ocasiona redução da produção de glicocorticoides pela ausência de estímulo adrenal, no entanto a funcionalidade do sistema renina-angiotensina-aldosterona é mantida, uma vez que a zona glomerulosa é regulada primordialmente pela angiotensina II.

Etiologia da IS primária

Tuberculose era a causa mais comum de IS primária, entretanto a adrenalite auto-imune representa, atualmente, aproximadamente 65 a 90% dos casos, frequentemente associados a doença da tireoide ou outras deficiências hormonais autoimunes (síndrome poliglandular autoimune) (Tabela 13.1). No Brasil, as causas infecciosas ainda constituem uma causa frequente de IS primária, sendo responsável por no mínimo 40% dos casos.

Tabela 13.1. Causas mais frequentes da insuficiência da suprarrenal primária.

Diagnóstico	Manifestações associadas	Patogênese
Autoimune 80%		
Isolada	-	HLA-DR3, CTLA-4
Síndrome poliglandular (SPA)		
Tipo 1	Hipoparatireoidismo, candidíase mucocutânea, DM1	Mutação gene *AIRE* (21q22.3)
Tipo 2 (síndrome de Schimdt)	Tireoidite autoimune, outras doenças autoimunes	HLA-DR3, CTLA-4
Infecciosa		
AIDS	AIDS	HIV
Tuberculose	Tuberculose	*M. Tuberculosis*
Fúngica	Imunossupressão	Criptococose, histoplasmose, blastomicose

A síndrome poliglandular autoimune tipo 1 é uma doença autos-sômica recessiva resultante de mutações no gene *AIRE* localizado no cromossomo 21q22. Acomete usualmente indivíduos na infância que são diagnosticados com candidíase mucocutânea crônica, doença de Addison e hipoparatireoidismo. A síndrome poliglandular auto-imune tipo 1 é rara, com uma prevalência de somente 3 casos por milhão de indivíduos por ano e acomete igualmente ambos os sexos. Outras causas genéticas raras de IS primária estão descritas na Tabela 13.2.

A síndrome poliglandular autoimune tipo 2 é definida tipicamente como a associação entre doença de Addison e tireoidite autoimune ou *diabetes mellitus* tipo 1. De modo similar à doença de Addison isolada, a síndrome poliglandular autoimune tipo 2 é mais frequente no sexo feminino e suas primeiras manifestações clínicas surgem em média na quarta década de vida.

Tabela 13.2. Causas genéticas (não autoimunes) da insuficiência da suprarrenal primária.

Doenças genéticas	Manifestações associadas	Gene
Adrenoleucodistrofia	Adrenoleucodistrofia cerebral, mieloneuropatia	*ABCD1*
Síndrome do Triplo A	Alacrimia, acalasia, outras condições: retardo mental, surdez, hiperqueratose	
Hiperplasia suprarrenal congênita	Ambiguidade genital, virilização, HAS, atraso puberal	*AAAS*
Hipoplasia suprarrenal lipoídica	Sexo reverso XY	*CYP21, CYP11B1, CYP17, HSD3B2*
Hipoplasia suprarrenal congênita	Sexo reverso XY	*STAR, CYP11A*
Resistência ao ACTH	Hipogonadismo hipogonadotrófico	*SF1*

Nas regiões brasileiras Sul, Sudeste e Centro-Oeste, a paracocci-diodomicose, doença fúngica causada pelo *Paracoccidioides brasiliensis*, é endêmica e pode acometer as suprarrenais. Na síndrome da imuno-deficiência adquirida (SIDA), a falência adrenal pode ser secundária a infecções oportunistas (tuberculose, citomegalovírus, micobactérias atípicas, micoses, entre outras), drogas (rifampicina e cetoconazol, etc.) e lesões metastáticas (sarcoma de Kaposi e linfoma). Medicações que inibem a esteroidogênese adrenal (cetoconazol, mitotane, metirapone e aminoglutetimida) ou aumentem o *clearence* metabólico dos este-roides adrenais (rifampicina, fenitoína e fenobarbital) podem causar insuficiência adrenal.

Metástases adrenais são principalmente achados de necrópsia e insuficiência adrenal resultante dessa invasão é incomum. As princi-pais neoplasias que apresentam disseminação hematogênica para as suprarrenais são pulmão e mama. Outras causas de IS primária incluem infiltração não infecciosa (sarcoidose, amiloidose, hemocromatose), he-morragia bilateral nas suprarrenais [sepse, meningococemia (síndrome de Waterhouse-Friderichsen) ou síndrome do anticorpo antifosfolípide (SAF)], adrenalectomia bilateral (tratamento de hiperplasia micronodu-lar bilateral ou síndrome de Cushing ACTH-dependente refratária) ou uso de drogas (mitotane, etomidato, cetoconazol, mifepristone).

A crise addisoniana pode ser observada em pacientes expostos ao estresse de infecções, cirurgia ou desidratação. A crise aguda de pior prognóstico é resultante de hemorragia adrenal bilateral causada por meningococcemia (síndrome de *Waterhouse-Friderichsen*), septicemia por outras bactérias (principalmente *Pseudomonas aeruginosa*), uso de anticoagulantes, complicação de coagulopatias (Síndrome do anticorpo antifosfolípide), trauma ou cirurgia abdominal.

Manifestações clínicas

Os principais sinais e sintomas associados a IS primária estão des-critos nas Tabelas 13.3 e 13.4. A maioria dos sintomas da deficiência de cortisol, como fadiga, fraqueza, hipotensão ortostática, perda de peso e anorexia, são inespecíficos e usualmente ocorrem insidiosamente. Alguns pacientes apresentam, inicialmente, sintomas gastrointestinais como dor abdominal, náusea, vômitos e diarreia, ou são erroneamente diagnosticados com depressão.

Tabela 13.3. Manifestações clínicas decorrentes da deficiência de glicocorticoide na insuficiência da suprarrenal primária.

Sintomas	Sinais
Fadiga, adinamia	Hiperpigmentação cutânea
Anorexia	Febre
Perda de peso	Hipotensão
Dor abdominal	Hiponatremia (SIHAD)
Náusea	Anemia, linfocitose, eosinofilia
Vômitos	Aumento de TSH
Tontura	Hipercalcemia
Mialgia, artralgia	Hipoglicemia

Tabela 13.4. Manifestações clínicas decorrentes da deficiência de mineralocorticoide e andrógenos.

Mineralocorticoide	Andrógenos
Sinais	
Dor abdominal	Fadiga, adinamia
Náusea	Redução da força
Vômitos	Redução da libido (mulheres)
Tontura	Pele seca (mulheres)
Sintomas	
Hipotensão	Perda de pelos axilares e pubianos
Hiponatremia	Ausência de adrenarca
Hipercalemia	

O sinal mais específico da doença de Addison é a hiperpigmentação de pele e mucosas, resultante do maior estímulo para a síntese de pró-opiomelanocortina (POMC). A clivagem da POMC aumenta o ACTH, que é posteriormente clivado e dá origem ao MSH, hormônio estimulador dos melanócitos. A hiperpigmentação é generalizada, porém é mais óbvia em áreas expostas ao sol, como face, pescoço e dorso das mãos, bem como cicatrizes e locais mais propensos a traumatismos (Figura 13.1).

Figura 13.1. Hiperpigmentação mucocutânea associada a insuficiência da suprarrenal primária.

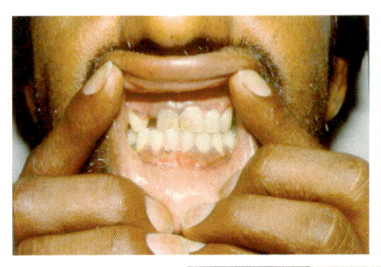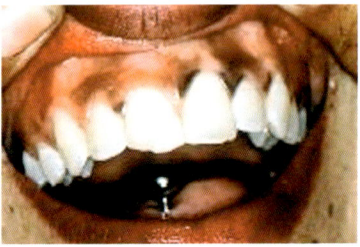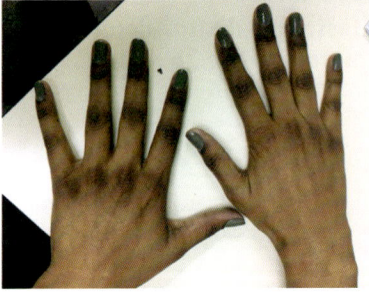

Pacientes com IS primária ou secundária em tratamento também podem desenvolver IS aguda frente às situações de estresse (infecção, trauma, cirurgias). Os principais sinais e sintomas da IS aguda são: hipotensão, náusea, vômitos, torpor, febre, desidratação, diarreia e dor abdominal. Caso a IS aguda não seja tratada de maneira adequada, pode levar ao óbito.

Diagnóstico laboratorial

A hiponatremia (88%) e hipercalemia (64%) são alterações laboratoriais sugestivas da deficiência de mineralocorticoide. Manifestações hematológicas incluem anemia normocrômica e normocítica (40%), neutropenia, eosinofilia e linfocitose relativa. A hipercalcemia (6%) leve ou moderada ocorre em aproximadamente 6% dos pacientes. A hipoglicemia é mais comum na IS secundária associada a outras deficiências hormonais. Nos casos sem diagnostico prévio, colher Na^+, K^+, glicemia, ureia, creatinina, cortisol sérico e ACTH plasmático. O tratamento deve ser iniciado imediatamente mesmo antes dos resultados dos exames.

O cortisol basal deve ser colhido entre 8h e 9h: valores $\leq$ 3 µg/dL são diagnósticos de IS, enquanto valores $\geq$ 18 µg/dL excluem o diagnóstico. Pacientes com valores de cortisol intermediários têm indicação de realizar teste de estímulo com cortrosina (250 µg de ACTH sintético) (Figura 13.2). Um valor de cortisol < 8 µg/dL na vigência de um ACTH > 100 pg/mL dispensa o teste da cortrosina. Valores de cortisol $\geq$ 18 µg/dL após estímulo com cortrosina excluem o diagnóstico de IS. Em pacientes com doença de Addison, concentrações plasmáticas de ACTH usualmente excedem 100 pg/mL.

Figura 13.2. Investigação laboratorial da insuficiência da suprarrenal.

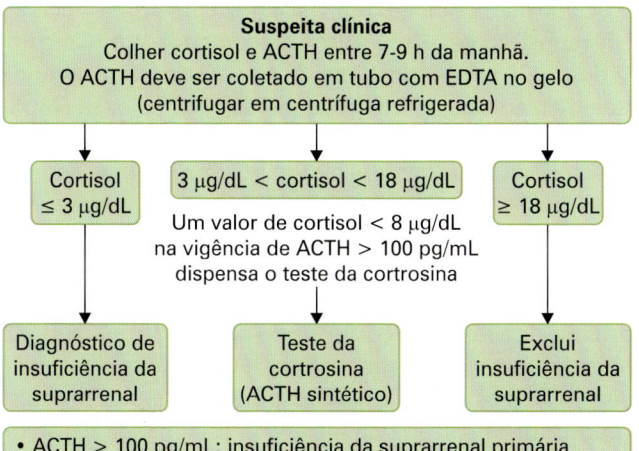

A determinação de autoanticorpos adrenais pode ser usada na prática clínica, quando disponível, para o diagnóstico de etiologia autoimune. Os anticorpos anti-21-hidroxilase são detectados em 90% dos pacientes com doença de Addison autoimune e, frequentemente, antes do desenvolvimento de IS.

O diagnóstico da deficiência de mineralocorticoide ocorre somente na IS primária, já que a zona glomerulosa do córtex da suprarrenal é regulada pelo sistema renina angiotensina-aldosterona e não pelo ACTH. O diagnóstico é feito por uma dosagem de aldosterona < 3 ng/dL e uma renina elevada (> 46 mUI/L no método Diasorin, equipamento Liaision). A presença de hipercalemia ou K^+ sérico no limite superior da normalidade sugere fortemente a deficiência de mineralocorticoide.

A tomografia computadorizada (TC) de suprarrenais está indicada nos casos de insuficiência adrenal primária para avaliar a presença de atrofia (sugestivo de etiologia autoimune), calcificação (50% dos casos de tuberculose), aumento e simetria das glândulas suprarrenais, assim como a presença de hemorragia.

Tratamento

A terapia com hidrocortisona constitui o modo de reposição de glicocorticoide mais fisiológico em pacientes com insuficiência adrenal. A dose de reposição de hidrocortisona recomendada é 30 mg fracionada em 2 doses (20 mg cedo e 10 mg às 14h). O Hospital das Clínicas da Faculdade de Medicina da Universidade de São Paulo (HCFMUSP) manipula a hidrocortisona e disponibiliza para os pacientes. Dependendo da sintomatologia do paciente, a hidrocortisona pode ser administrada em 3 doses diárias (20 mg cedo, 10 mg às 14h e 5 mg à noite). A resposta clínica é o melhor parâmetro para avaliação da eficácia da terapia de reposição com glicocorticoide. Até o momento, não se conseguiu demonstrar a adequação dos níveis de cortisol urinário para monitorização da dose de acetato de cortisona ou hidrocortisona. Na indisponibilidade de hidrocortisona, a reposição deve ser feita com prednisona 5 mg, mas devemos ressaltar que essa não é o modo mais fisiológico de reposição, em virtude da meia vida prolongada da prednisona e dos efeitos sistêmicos desfavoráveis osteometabólicos relacionados ao seu uso. Os pacientes em uso de medicamentos que aumentam o metabolismo dos glicocorticoides (principalmente indutores das enzimas hepáticas do citocromo P450, como anticonvulsivantes, rifampicina e mitotane, entre outras) devem ser tratados com doses maiores de glicocorticoide.

A reposição de mineralocorticoide é feita com fludrocortisona (Florinefe®) na dose de 50 a 200 µg pela manhã (dose inicial de 100 µg). A monitorização da dose deve ser realizada pela pressão arterial, potássio sérico e renina plasmática. Hipotensão ortostática, hipercalemia persistente e renina elevada indicam necessidade de aumento da dose do mineralocorticoide. Hipertensão e hipopotassemia são evidências de reposição suprafisiológica.

Todos os pacientes com IS devem ser orientados quanto a necessidade de aumentar da dose de reposição de glicocorticoide em situações de estresse físico ou emocional. É necessário que em todo atendimento ambulatorial o paciente e seus acompanhantes sejam alertados para a importância da prevenção da crise de Addison aguda. Adicionalmente, os pacientes devem portar um cartão de identificação com o seu diagnóstico e as medidas emergenciais iniciais a serem adotadas (Figura 13.3). Veja nossa recomendação para prevenção e tratamento da IS:

» **Sem restrição para ingesta oral:** Dobrar a dose do corticoide em situações de estresse (febre, trauma, infecção, cirurgias).
» **Se houver hipotensão, vômitos, desidratação e alteração do nível de consciência:**
  1. Fazer expansão volêmica com SF 0,9%.
  2. Hidrocortisona: 100 mg IV em bólus e 50 mg 8/8h.
  3. Após controle do fator desencadeante da crise aguda, manter a dose dobrada de glicocorticoide via oral até plena recuperação do fator desencadeador da crise, quando o paciente deve retornar a dose habitual de glicocorticoide.

Figura 13.3. Cartão a ser portado por todos os pacientes com insuficiência da suprarrenal primária

Informação Médica Vital

Faço uso crônico de
GLICOCORTICOIDE

Em caso de vômito e/ou diarréia ou traumas ou doenças grave me aplicar imediatamente Hidrocortisona por via endovenosa ou intramuscular: 100 mg nos adultos ou 50 mg nas crianças para evitar choque Hipovolêmico.

Maiores informações após atendimento da emergência: www.endocrinologiausp.com.br/emergencias médicas

Referências bibliográficas

1. Mitchell AL, Pearce SH. Autoimmune Addison disease: pathophysiology and genetic complexity. Nature reviews Endocrinology 2012;8:306-16.
2. Ten S, New M, Maclaren N. Clinical review 130: Addison's disease 2001. The Journal of clinical endocrinology and metabolism 2001;86:2909-22.
3. Quinkler M, Hahner S. What is the best long-term management strategy for patients with primary adrenal insufficiency? Clinical endocrinology 2012;76:21-5.
4. Arlt W, Allolio B. Adrenal insufficiency. Lancet 2003; 361:1881-93.

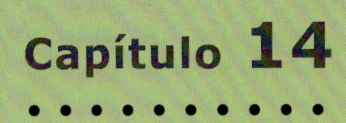

Maria Candida Barisson Villares Fragoso
Amanda Meneses Ferreira

Introdução

A prevalência dessa condição vem crescendo nas várias regiões do mundo, dada a realização cada vez mais frequente de exames de imagem de alta resolução. Com base nos estudos radiológicos, estima-se uma prevalência de 2 a 10%, sendo extremamente rara em crianças e significativamente mais prevalente em idosos,[1-3] não há diferença entre os gêneros.[3]

Definição

Massa suprarrenal de diâmetro maior ou igual a um centímetro, assintomática e diagnosticada através de exames de imagem solicitados por sintomas outros que não aqueles relacionados ao excesso de um ou mais hormônios produzidos por essa glândula ou pela suspeita de uma lesão ou massa suprarrenal.[1,4]

Etiologia

As condições que podem se apresentar como incidentaloma suprarrenal (IS) incluem lesões benignas e malignas derivadas do córtex da suprarrenal e da medula da suprarrenal e lesões com origem extra adrenal (Tabela 14.1).[4]

Tabela 14.1. Principais condições que podem se apresentar como incidentaloma suprarrenal (IS).

Etiologia	Mediana (%)	Variação (%)
Adenoma	55	49-69
Não funcionante	69	52-75
Produtor de cortisol	10	1-15
Produtor de aldosterona	6	2-7
Feocromocitoma	11	10-23
Carcinoma do córtex da suprarrenal	11	1,2-12
Mielolipoma	8	1-15
Cistos	5	4-22
Ganglioneuroma	4	0-8
Metástases (mama, pulmão, rim, melanoma etc.)	7	0-21

Adaptada de Fassnacht et al, 2016.

Avaliação inicial

Diante de um IS, as seguintes questões devem ser analisadas:

» A lesão tem origem na glândula suprarrenal?
» A lesão suprarrenal apresenta características de comportamento benigno ou maligno?
» A lesão suprarrenal é funcionante ou não funcionante?
» Há indicação de tratamento cirúrgico?

A resposta a essas questões facilita o raciocínio, manejo e seguimento dos pacientes. O grande desafio diante dos IS é reconhecer a pequena porcentagem de tumores que oferecem risco à saúde, seja devido ao excesso hormonal causado por eles ou pela não possibilidade de se atestar benignidade.[5] No subgrupo de pacientes com lesões consideradas benignas e clinicamente não funcionantes à avaliação inicial, a duração e o tempo de seguimento dos pacientes com IS constituem outro ponto importante.

Investigação radiológica

O aprimoramento da avaliação radiológica é realizado através da tomografia computadorizada (TC) de suprarrenais sem contraste e com cortes finos. Esse é o procedimento inicial recomendado para todo o profissional que está diante de um IS e tem como objetivo caracterizar melhor a massa suprarrenal[1] e, assim, avaliar se:

» Essa massa tem origem na glândula suprarrenal;
» Essa massa tem características radiológicas suspeitas para malignidade ou benignidade (Tabela 14.2).
» Lesões que apresentam densidade $\geq$ 10 UH à TC sem contraste devem ser avaliadas também através da TC com contraste e cálculo do *washout*. Lesões que apresentam *washout* absoluto < 60% e *washout* relativo < 40% são consideradas suspeitas para malignidade;
» Outros exames de imagem, como a ressonância magnética (RM) de abdome e o PET-FDG também podem ser realizados para avaliação dos IS, em associação ou não à TC; esses exames, no entanto, são principalmente realizados quando há suspeita de malignidade e existe a necessidade de uma melhor avaliação da relação do tumor com estruturas adjacentes e para avaliação de lesões secundárias;

Tabela 14.2. Características radiológicas que sugerem malignidade diante de um IS.

Tamanho do tumor $\geq$ 4 cm

TC sem contraste evidenciando densidade da lesão $\geq$ 10 Unidades Hounsfield (UH)

TC com contraste evidenciando baixo *washout* do mesmo na fase tardia (*washout* absoluto < 60%; *washout* relativo < 40%)

Tumor com margens irregulares, conteúdo heterogêneo, invasão de tecidos e estruturas adjacentes e/ou metástases

» A biópsia de um IS com a finalidade diagnóstica é raramente realizada e sua indicação está restrita a casos em que uma síndrome de excesso hormonal foi afastada, sobretudo feocromocitoma,[1,4,5] quando as características radiológicas não permitem afirmar que a lesão é benigna e quando o manejo do caso sofrerá alterações com o conhecimento da histologia da lesão.[1]

Investigação hormonal

Todo paciente com IS deve ser avaliado clinicamente através da anamnese e exame físico na busca de sinais e sintomas sugestivos de hiperfunção hormonal.

Hipercortisolismo

Todos os pacientes com IS devem ser submetidos ao teste de supressão com 1 mg de dexametasona *overnight,* com a finalidade de identificar ou excluir a secreção autônoma de cortisol.[1] Esse teste consiste na administração de dexametasona 1 mg via oral ao paciente, às 23h do dia anterior à coleta de sangue para dosagem do cortisol sérico – essa deve ocorrer aproximadamente às 8h da manhã. A dosagem de dexametasona concomitante deve ser considerada nos pacientes que apresentam condições que possam interferir na absorção ou metabolização dessa medicação (Tabela 14.3).

A indicação de tratamento cirúrgico em pacientes com secreção autônoma de cortisol confirmada é definida pela análise cuidadosa da presença de morbidades relacionadas ao excesso de cortisol e o seu grau de controle, idade do paciente, e grau do hipercortisolismo.

Hiperaldosteronismo

» A investigação de hiperaldosteronismo deve ser realizada em pacientes com IS e hipertensão arterial e/ou hipocalemia.[1,4] Essa é realizada através da dosagem de aldosterona sérica e renina plasmática e a relação entre esses valores;
» Deve-se atentar para medicações que podem levar a falsos resultados dessa relação.

Tabela 14.3. Interpretação do teste de supressão com dexametasona 1 mg *overnight*.

Resultado/dosagem de cortisol sérico (Fs)	Secreção autônoma de cortisol	Condutas e considerações subsequentes
Fs < 1,8 ng/dL	Afastada	• Repetir teste em 1 ano ou antes se mudança na apresentação clínica
1,8 < Fs < 5,0	Possível	• Avaliar morbidades potencialmente relacionadas ao excesso de cortisol e idade do paciente • Considerar a realização de exames adicionais (Cortisol urinário de 24h; cortisol salivar à meia noite e ACTH)
Fs > 5,0	Confirmada	• Avaliar morbidades potencialmente relacionadas ao excesso de cortisol e idade do paciente • Realizar exames adicionais (Cortisol urinário de 24h; cortisol salivar à meia noite e ACTH) • Considerar tratamento cirúrgico

Excesso de andrógenos

A dosagem de hormônios sexuais e precursores esteroides deve ser realizada apenas em pacientes com IS que apresentem sinais e sintomas decorrentes desse excesso ou características sugestivas de carcinoma do córtex da suprarrenal.[4]

Feocromocitoma

A investigação de feocromocitoma deve ser realizada através da dosagem de metanefrinas plasmáticas e/ou metanefrinas e catecolaminas urinárias – enquanto o primeiro oferece maior sensibilidade, o segundo oferece maior especificidade para esse diagnóstico.[1,5] Não há casos relatados até o momento de feocromocitomas que se apresentaram, aos exames de imagem, como lesões homogêneas e com densidade < 10 UH e, dessa maneira, questiona-se se lesões com essas características devem ser rastreadas para feocromocitomas. É importante enfatizar que, à consideração de ressecção cirúrgica de qualquer lesão adrenal, essa condição deve ser afastada.

Tratamento e seguimento

A ressecção cirúrgica está indicada para os pacientes que apresentam uma ou mais das características a seguir:

- » Lesões grandes, sobretudo acima de seis centímetros no maior diâmetro;
- » Características radiológicas suspeitas para malignidade;
- » Feocromocitomas (vide capítulo específico);
- » Excesso de cortisol clinicamente relevante.

Em pacientes que apresentam hipercortisolismo leve ou subclínico, deve-se analisar de modo cauteloso diversos fatores como a idade do paciente, as morbidades relacionadas ao excesso hormonal e seu controle e o desejo do paciente.

Quando o rastreamento bioquímico de hiperaldosteronismo é positivo, deve-se prosseguir na investigação através da realização de testes confirmatório (vide capítulo específico).

Uma vez que a maioria dos IS são adenomas não funcionantes e, portanto, não apresentam indicação cirúrgica, o seguimento desses casos é importante e tem como finalidade a identificação de hiperfuncionalidade e crescimento da lesão.

Resumo esquemático

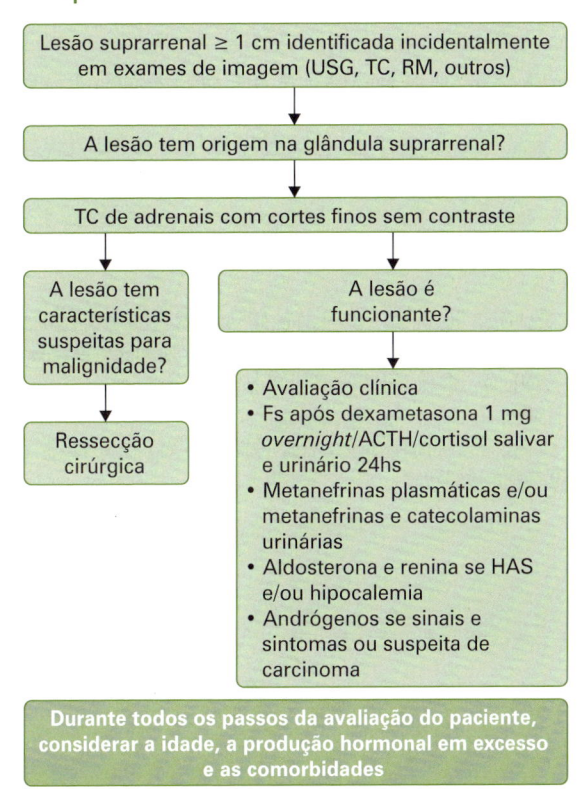

Lesão suprarrenal ≥ 1 cm identificada incidentalmente em exames de imagem (USG, TC, RM, outros)

↓

A lesão tem origem na glândula suprarrenal?

↓

TC de adrenais com cortes finos sem contraste

A lesão tem características suspeitas para malignidade?

→ Ressecção cirúrgica

A lesão é funcionante?

- Avaliação clínica
- Fs após dexametasona 1 mg *overnight*/ACTH/cortisol salivar e urinário 24hs
- Metanefrinas plasmáticas e/ou metanefrinas e catecolaminas urinárias
- Aldosterona e renina se HAS e/ou hipocalemia
- Andrógenos se sinais e sintomas ou suspeita de carcinoma

Durante todos os passos da avaliação do paciente, considerar a idade, a produção hormonal em excesso e as comorbidades

Referências bibliográficas

1. Fassnacht M, Arlt W, Bancos I, Dralle H, Newell-Price J, Sahdev A, Tabarin A, Terzolo M, Tsagarakis S, Dekkers OM. Management of adrenal incidentalomas: European Society of Endocrinology Clinical Practice Guideline in collaboration with the European Network for the Study of Adrenal Tumors. Eur J Endocrinol. 2016 Aug;175(2):G1-G34. doi: 10.1530/EJE-16-0467. PMID: 27390021.

2. Young W, Kebebew E. Evaluation and management of the adrenal incidentaloma. UpToDate: https://www.uptodate.com/contents/evaluation-and-management-of-the-adrenal-incidentaloma#references. Acesso em 01/10/2021.

3. Lee JM, Kim MK, Ko SH, Koh JM, Kim BY, Kim SW, et al.; Korean Endocrine Society, Committee for Clinical Practice Guidelines. Clinical Guidelines for the Management of Adrenal Incidentaloma. Endocrinol Metab (Seoul). 2017 Jun;32(2):200-218. doi: 10.3803/EnM.2017.32.2.200. PMID: 28685511; PMCID: PMC5503865.

4. Nieman LK. Approach to the patient with an adrenal incidentaloma. J Clin Endocrinol Metab. 2010 Sep;95(9):4106-13. doi: 10.1210/jc.2010-0457. PMID: 20823463; PMCID: PMC2936073.

5. Zeiger MA, Thompson GB, Duh QY, Hamrahian AH, Angelos P, Elaraj D, Fishman E, Kharlip J; American Association of Clinical Endocrinologists; American Association of Endocrine Surgeons. American Association of Clinical Endocrinologists and American Association of Endocrine Surgeons Medical Guidelines for the Management of Adrenal Incidentalomas: executive summary of recommendations. Endocr Pract. 2009 Jul-Aug;15(5):450-3. doi: 10.4158/EP.15.5.450. PMID: 19632968.

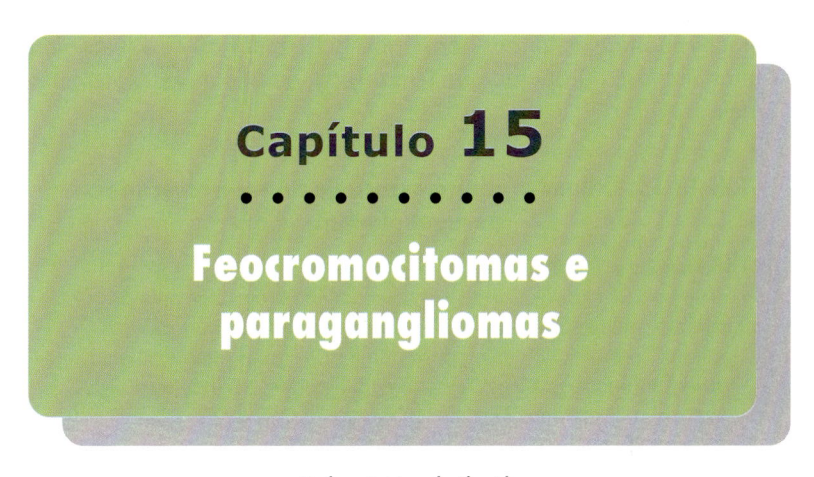

Capítulo 15

Feocromocitomas e paragangliomas

Madson Queiroz de Almeida
Maria Adelaide Albergaria Pereira

Introdução

Os feocromocitomas (FEO) e paragangliomas (PGL) são tumores neuroendócrinos originários das células cromafins, localizados na adrenal (FEO: 85%) ou em posições extradrenais (PGL: 15%) e, em geral, produtores de catecolaminas. Acometem pacientes de ambos os sexos e são mais prevalentes entre a 3ª e 4ª décadas de vida, embora possam ocorrer em todas as faixas etárias. São tumores raros, responsáveis por cerca de 0,2% das causas de hipertensão arterial (HA), mas seu diagnóstico é fundamental porque estão associados a grande morbimortalidade, possibilitam cura cirúrgica da HA, podem ser malignos (10%-20%) e componentes de várias síndromes genéticas (30%-40%).[1]

Quadro clínico

HA é a apresentação mais comum e decorre dos efeitos cardiovasculares das catecolaminas noradrenalina (NA) e adrenalina (A). O quadro clássico é de paroxismos adrenérgicos, que ocorrem devido à liberação súbita e maior dos hormônios pelo tumor ou da ativação do sistema nervoso autônomo que tem reserva grande de catecolaminas (Tabela 15.1).[2]

Tabela 15.1. Quadro clínico associado ao feocromocitoma/paraganglioma.

1. Hipertensão arterial:
   - HA mantida + paroxismos adrenérgicos (75%): agravamento da HA, cefaleia, palpitações e sudorese; outros sintomas e sinais: náuseas, palidez, tremores, tontura, dor abdominal, vômitos, embaçamento visual, angina, convulsões, emergência hipertensiva (hemorragia cerebral, isquemia miocárdica, choque cardiogênico).
   - HA mantida (15-25%).
   - Paroxismos adrenérgicos com pressão arterial normal intercrises (5-10%).

2. Incidentaloma (FEO ou PGL)

3. Síndromes genéticas

HA: hipertensão arterial.

As crises podem ou não ter fator desencadeante [drogas (anestésicos, corticoide, metoclopramida), cirurgia, trabalho de parto, manipulação tumor] e ocorrem com frequência variável de várias vezes ao dia até esporadicamente. Nos pacientes hipertensos, a HA é, em geral, lábil e pode estar associada a hipotensão postural (30% a 40% dos casos) que decorre de hipovolemia e/ou desensibilização dos receptores α_1 adrenérgicos. Perda de peso e desenvolvimento de intolerância à glicose ou diabetes podem ocorrer e são consequência dos efeitos metabólicos das catecolaminas. Obstipação intestinal ocorre em cerca de 25% dos pacientes. Alguns pacientes são normotensos e assintomáticos e neles o diagnóstico pode ser feito na investigação de tumores incidentais ou de síndrome genética (Figura 15.1). Mais raramente, os FEO/PGL podem produzir outros hormônios e estarem associados a síndromes de produção hormonal ectópica como síndrome de Cushing (ACTH) e policitemia (eritropoetina). O principal diagnóstico diferencial dos FEO/PGL (produção neoplásica de catecolaminas) é o pseudofeocromocitoma (produção não neoplásica funcional do sistema nervoso autônomo) que é uma condição clínica razoavelmente comum [síndrome do pânico, uso de drogas (cocaína, antidepressivos), apneia do sono e falência barorreflexa]. Outras síndromes clínicas, que se apresentam como um estado hiperadrenérgico, são mais facilmente identificadas pela presença de sintomas e/ou sinais mais específicos (p. ex., hipertireoidismo e hipoglicemia). Excepcionalmente, os tumores produzem predominantemente ou apenas dopamina e, nesses casos, o paciente pode se apresentar normotenso, com dor abdominal e, ocasionalmente, diarreia.

Figura 15.1. Algoritmo de investigação dos pacientes com feocromocitoma e paragangliomas.

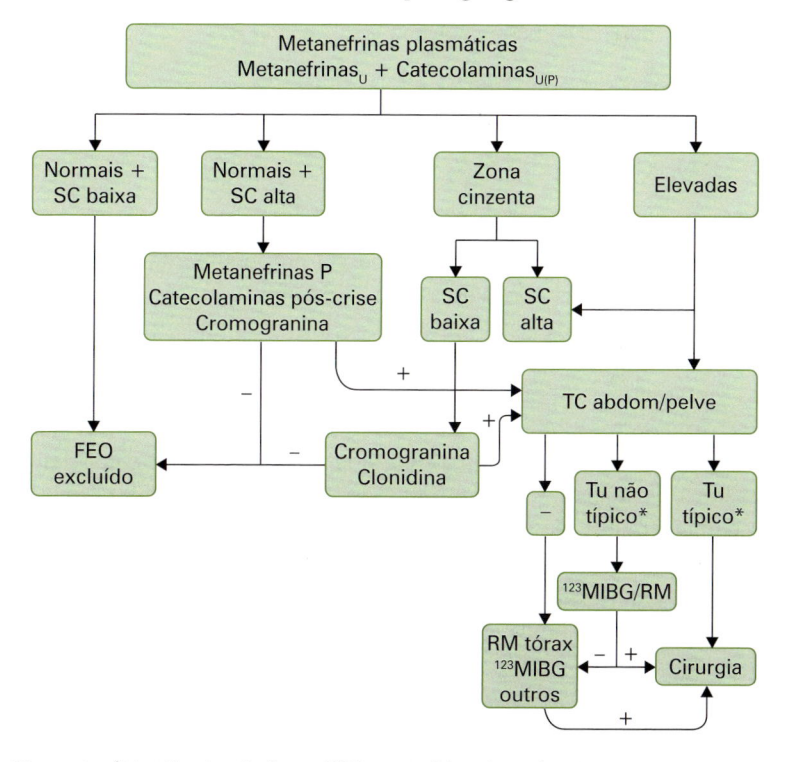

SC: suspeita clínica; U: urina; P: plasma; MIBG: metaiodobenzilguanidina; RM: ressonância magnética; Tu: tumor.

Diagnóstico laboratorial

A investigação de FEO/PGL deve ser realizada em pacientes com as características descritas na Tabela 15.2.

Tabela 15.2. Indicações de investigação laboratorial do feocromocitoma/paraganglioma (FEO/PGL).

1. Pacientes hipertensos com:
   - Paroxismos de: hipertensão, cefaleia, sudorese, taquicardia;
   - Variabilidade importante da pressão arterial;
   - Crises hipertensivas desencadeados por drogas, anestesia, cirurgia;
   - Hipotensão ortostática;
   - Diabetes tipo 2 em pacientes jovens e magros;
   - Tumor adrenal ou paraganglioma.

2. Pacientes normotensos com:
   - Incidentaloma adrenal ou paraganglioma;
   - História pessoal ou familiar sugestiva de doença genética associada a FEO/PGL.

O diagnóstico laboratorial se baseia na documentação de concentrações elevadas plasmáticas e/ou urinárias (urina de 24horas) de catecolaminas ou de seus metabólitos intermediários (metanefrinas e normetanefrinas). Os métodos mais sensíveis são as determinações das metanefrinas e normetanefrinas livres plasmáticas e/ou urinárias. Quando essa metodologia não estiver disponível podem ser realizadas determinações urinárias de metanefrinas totais e de catecolaminas fracionadas (NA, A). O método menos específico é a determinação de catecolaminas plasmáticas. Valores normais de metanefrinas/normetanefrinas ou de catecolaminas plasmáticas, na vigência de hipertensão, excluem o diagnóstico de FEO/PGL. Valores elevados desses hormônios ($> 3 \times$ o limite superior da normalidade) ou valores moderadamente elevados em pacientes com diagnóstico clínico provável tem alto valor preditivo positivo para o diagnóstico. Valores mínima ou moderadamente elevados em pacientes com suspeita clinica moderada ou baixa requerem o diferencial entre FEO e pseudofeocromocitoma.

Esse pode ser realizado com o teste da clonidina [determinação da noradrenalina ou normetanefrina plasmática antes e após (1, 2 e 3 horas) a administração de 0,3 mg de clonidina, um α_2 agonista com ação central que bloqueia a produção neuronal de catecolaminas, mas não a produção tumoral desse hormônio]. A determinação da cromogranina tem boa sensibilidade (65-86%) para o diagnóstico desses tumores, mas é pouco específica, sendo muito influenciada pela função renal e pelo uso concomitante de drogas, principalmente os inibidores de bomba de prótons. Ela pode ser utilizada no diagnóstico diferencial entre FEO/PGL e pseudofeocromocitoma e nos pacientes normotensos com suspeita de FEP/PGL ou com tumores da suprarrenal.

Diagnóstico topográfico

O diagnóstico topográfico do FEO/PGL deve ser realizado após o diagnóstico bioquímico. A investigação topográfica sem confirmação bioquímica prévia só deve ser realizada em pacientes com suspeita de síndromes genéticas. Nessa fase do diagnóstico, devemos lembrar que os FEO representam 85% e os PGL 15% desses tumores e que eles podem ser únicos, bilaterais nas suprarrenais ou múltiplos. Cerca de 90 a 95% dos tumores estão localizados no abdome e o restante na pelve e tórax; excepcionalmente, existem PGLs funcionantes em região cervical. Portanto, a primeira região a ser investigada é o abdome, em seguida o tórax e, finalmente, a pelve. Os tumores têm, em geral, tamanho acima do limite de detecção dos métodos anatômicos mais utilizados [tomografia computadorizada (TC) e ressonância magnética (RM)].[3] Não existe superioridade de um exame sobre o outro (Figura 15.2). As características radiológicas do feocromocitoma e outros tumores da suprarrenal estão descritas no Capítulo 39 – Urgências em Endocrinologia. Os métodos funcionais específicos são os que utilizam a metaiodobenzilguanidina ([131]MIBG ou preferencialmente [123]MIBG SPECT) e os que tem menor especificidade são os que utilizam os agonistas de somatostatina (^{111}In-octreotide, ^{68}Ga-DOTA-TOC) e glicose ([18]F- FDG PET/CT). Os métodos que utilizam isótopos radioativos devem ser utilizados prioritariamente nos pacientes com tumores não típicos, em pacientes com suspeita de doença maligna metastática e na investigação de tumores múltiplos.

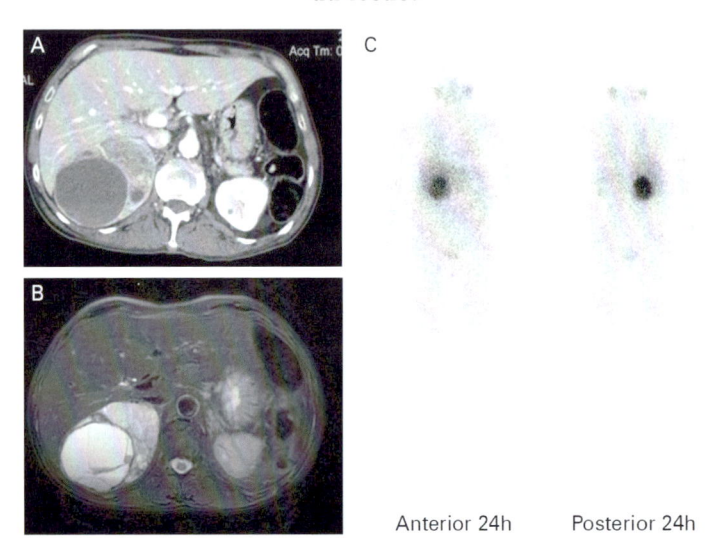

Figura 15.2. (A) TC mostrando feocromocitoma medindo 8 cm, heterogêneo com áreas de degeneração cística. **(B)** RM ponderada em T2 mostrando hipersinal da lesão em topografia de suprarrenal D. **(C)** Cintilografia com MIBG demonstrando captação do tumor, o que comprova a origem neuroectodérmica da lesão.

Anterior 24h   Posterior 24h

Fonte: Arquivo pessoal dos autores.

Malignidade dos tumores

Os tumores podem se malignos em cerca de 15% dos pacientes. Os tumores malignos são, em geral, maiores que os benignos e a malignidade é mais frequente nos PGL do que nos FEO. Metástases ocorrem em gânglios linfáticos regionais, ossos, fígado e pulmões. O comportamento biológico do tumor maligno é variável podendo ser indolente ou mais agressivo.

Síndromes genéticas

Aproximadamente 30% dos pacientes com FEO/PGL têm predisposição hereditária para o desenvolvimento desses tumores e até 50% dos pacientes com FEO/PGL malignos são portadores de mutações germinativas em genes de susceptibilidade. Até o momento, pelo menos 14 genes têm sido associados ao desenvolvimento de FEO/PGL.[4] Esses genes são divididos em dois *clusters*: *cluster* 1 inclui os genes *VHL* (doença de Von Hippel-Lindau; 10-25% dos pacientes têm FEO/PGL), os genes que codificam as quatro subunidades do complexo da succinato desidrogenase (*SDHA, SDHB, SDHC* e *SDHD*) e, menos comumente, os genes codificadores da enzima responsável pela flavinação da SDHA (*SDHAF2*), fumarato hidratase, malato desidrogenase 2 e prolil hidroxilase 1 e 2. Essas alterações genéticas resultam na estabilização dos fatores induzidos por hipóxia e ativação de vias de sinalização de hipóxia. O *cluster* 2 inclui mutações no gene *NF1* (neurofibromatose tipo 1; < 5% dos pacientes com essa síndrome tem FEO), no proto-ongene *RET* (neoplasia endócrina múltipla 2; 50% dos pacientes com NEM2 tem FEO), no gene codificador da proteína transmembrana (*TMEM127*) e no fator X associado ao MYC (*MAX*).[4] Aproximadamente 40% dos pacientes com FEO/PGL malignos têm mutação germinativa no gene *SDHB*, que constitui o principal marcador molecular de malignidade.

Tratamento

Todos os pacientes com FEO/PGL funcionantes devem ser submetidos a um preparo pré-operatório que consiste no bloqueio α-adrenérgico para prevenir complicações cardiovasculares. Esse preparo deve ser iniciado no mínimo 14 dias antes da cirurgia a fim de permitir o adequado controle pressórico e da frequência cardíaca. O tratamento deve incluir também uma dieta rica em sódio e líquidos para corrigir a depleção volêmica causada pela vasoconstrição e evitar hipotensão grave pós-operatória.[4] Recomendamos o uso de bloqueadores seletivos dos receptores α_1 (prazosina ou doxazosina) para controlar a HA e os sintomas adrenérgicos. A dose inicial da doxazosina é de 1 mg à noite ou 2 ×/dia deve ser titulada em geral até 6-12 mg/dia. O objetivo do tratamento é manter uma pressão < 130 × 80 mmHg na posição supina e uma pressão sistólica > 90 mmHg em ortostase. Se o paciente apresentar hipotensão postural antes dos alvos de controle da pressão arterial serem atingidas, a dose do α-bloqueador deve ser ajustada para evitar hipotensão postural e outras classes de anti-hipertensivos devem ser adicionadas (bloqueadores de canal de canal de cálcio ou clonidina). O uso de β-bloqueador deve ser iniciado somente nos pacientes que já estão em uso de α-bloqueador e apresentaram taquicardia reflexa durante o α-bloqueio. Os bloqueadores $α_1$ devem ser suspensos 12h antes da cirurgia para evitar hipotensão refratária após a ressecção do tumor. Consideramos que os pacientes normotensos com FEO/PPGL funcionantes também devem ser submetidos ao α-bloqueio para evitar instabilidade hemodinâmica no perioperatório.

O tratamento para os FEO/PGL localizados é a ressecção laparoscópica. A ressecção aberta deve ser indicada nos tumores volumosos com sinais de invasão local. Pacientes de alto risco (FEO > 6 cm, PGL de qualquer tamanho ou portadores de mutações do *SDHB*) devem ser submetidos a um seguimento pós-operatório rigoroso para detecção de metástases. O rastreamento bioquímico com metanefrinas plasmáticas livres ou urinárias fracionadas (dosadas por espectometria de massa e HPLC) dever ser realizado a cada 6 meses nos 2 primeiros anos e depois anualmente. Recomendamos RM ou TC de abdome e pelve, além de TC de tórax, a cada 6 meses durante os 2 primeiros anos e depois anualmente. Recomendamos também cintilografia óssea com [131]MIBG com SPECT a cada 1-2 anos durante o seguimento nos pacientes de alto risco. Adicionalmente, PET-CT com ^{68}Ga-DOTA-TOC deve ser realizado a cada 1-2 anos nos pacientes portadores de mutações germinativas do *SDHB* ou paragangliomas, já que a sensibilidade da cintilografia com [131]MIBG é baixa nessas condições. O ^{18}F-FDG-PET pode ser realizado quando o PET-CT com ^{68}Ga-DOTA-TOC não estiver disponível.[5]

Todos os pacientes com FEO/PGL metastáticos funcionantes devem ser mantidos em tratamento com alfa-bloqueio para evitar crises adrenérgicas. Como a sobrevida dos pacientes com FEO/PGL malignos é superior a 10 anos em uma parte considerável dos pacientes, o início de terapias sistêmicas está justificado somente quando há evidência de progressão de doença baseada nos critérios de RECIST (www.recist.com) ou controle inadequado dos sintomas adrenérgicos com o alfa-bloqueio (Tabela 15.3). O tratamento mais estudado é a terapia com ^{131}I-MIBG. Como o MIBG possui uma estrutura similar à da NA, ele é captado pelas células tumorais e induz morte celular causada pela emissão de radiação β. Aproximadamente 50% das lesões metastáticas têm uma captação positiva no MIBG. Assim, o ^{131}I-MIBG é a primeira linha de tratamento nesse grupo com captação positiva. As taxas de resposta objetiva ao ^{131}I-MIBG variam de 22 a 48%.[5] O único estudo fase II com [131]-I-MIBG (dose 492 a 1.160 mCi fracionada em várias aplicações) demonstrou resposta objetiva em 22% dos pacientes com FEO/PGL malignos.[6] Os efeitos tóxicos mais importantes foram neutropenia (87%) e trombocitopenia (83%). ^{90}Y-DOTATOC e ^{177}Lu-DOTATOC foram avaliados somente em pequenas coortes (Tabela 15.3).[5] Como até 70% dos pacientes com FEO/PGL malignos desenvolvem metástases ósseas (principalmente líticas), o uso de terapia antirreabsortiva com ácido zoledrônico a cada 6 meses está indicado para prevenir a ocorrência de fraturas. O uso de terapias locais de radiointervenção pode sem usados para controle de dor e prevenção de fraturas e compressão medular. Caso o paciente apresente progressão de doença após a terapia com [131]-I-MIBG ou apresente doença metastática não captante no MIBG, está indicada a terapia sistêmica citotóxica com ciclofosfamida e dacarbazina associadas ou não a vincristina (Tabela 15.3).[5]

Tabela 15.3. Resposta objetiva baseada nos critérios de RECIST associadas às terapias sistêmicas para os feocromocitomas/paragangliomas malignos.

Tratamento	Estudo	n	Taxa de resposta objetiva (%)
^{131}I-MIBG	Fase II	50	22
^{90}Y-DOTATOC	Fase II	25	8
^{177}Lu-DOTATOC	Fase II	12	17
Ciclofosfamida e dacarbazina*	Retrospectivo	52	25
Ciclofosfamida, vincristina e dacarbazina	Retrospectivo	17	47
Temozolomida	Retrospectivo	15	33
Everolimus	Fase II	7	0
Sunitinibe	Retrospectivo	17	18

*Uso opcional da vincristina or doxorubicina

Referências bibliográficas

1. Martucci VL, Pacak K. Pheochromocytoma and paraganglioma: diagnosis, genetics, management, and treatment. Curr Probl Cancer. 2014;38(1):7-41.

2. Kiernan CM, Solorzano CC. Pheochromocytoma and Paraganglioma: Diagnosis, Genetics, and Treatment. Surg Oncol Clin N Am. 2016;25(1):119-38.

3. Pereira MA, Souza BF, Freire DS, Lucon AM. [Pheochromocytoma]. Arq Bras Endocrinol Metabol. 2004;48(5):751-75.

4. Lenders JW, Duh QY, Eisenhofer G, Gimenez-Roqueplo AP, Grebe SK, Murad MH, et al. Pheochromocytoma and paraganglioma: an endocrine society clinical practice guideline. The Journal of clinical endocrinology and metabolism. 2014;99(6):1915-42.

5. Baudin E, Habra MA, Deschamps F, Cote G, Dumont F, Cabanillas M, et al. Therapy of endocrine disease: treatment of malignant pheochromocytoma and paraganglioma. Eur J Endocrinol. 2014;171(3):R111-22.

6. Gonias S, Goldsby R, Matthay KK, Hawkins R, Price D, Huberty J, et al. Phase II study of high-dose [131I] metaiodobenzylguanidine therapy for patients with metastatic pheochromocytoma and paraganglioma. J Clin Oncol. 2009;27(25):4162-8.

Parte 4

· · · · · · · · · ·

Reprodução

Capítulo 16

• • • • • • • • • •

Síndromes hiperandrogênicas

Fernanda Cavalieri Costa
Tânia Sanchez Bachega
Berenice Bilharinho de Mendonça
Larissa Garcia Gomes

Introdução

As doenças hiperandrogênicas englobam patologias que apresentam sinais e sintomas de excesso de andrógenos e se manifestam com quadro de hirsutismo, acne e alopecia androgenética.

São condições mais prevalentes nas mulheres em idade reprodutiva, acometendo aproximadamente 4%-15% dessa população. A síndrome dos ovários policísticos (SOP) é a causa mais comum, acometendo aproximadamente 70% dos casos, seguida do hirsutismo idiopático (HI) e hiperplasia adrenal congênita na forma não clássica (HAC-NC). Os tumores virilizante são raros, mas potencialmente de grande morbidade.

Avaliação do hirsutismo

O hirsutismo é a principal manifestação clínica das doenças hiperandrogênicas e se caracteriza pela presença de pelos terminais nas mulheres, obedecendo uma distribuição tipicamente masculinas.[1]

A presença e a gravidade do hirsutismo têm sido avaliados através da escala de Ferriman e Gallwey modificada. Essa escala considera nove áreas, e adota-se como limite da normalidade nas populações de etnia caucasiana e negra um escore menor que 8, e asiáticas, um escore menor ou igual a 6 (Figura 16.1).

O grau do hirsutismo reflete não apenas as concentrações dos andrógenos circulantes, mas também a metabolização periférica desses hormônios e a sensibilidade dos receptores androgênicos nos folículos pilosos.

Vale lembrar que, no adulto, há dois tipos de pelos: o viloso, que é fino, sem medula e com pouco ou nenhum pigmento, e o terminal, que é espesso, com medula e pigmentado, sendo comumente encontrado em ambos os sexos, nas sobrancelhas, cílios, regiões axilares e pubianas e couro cabeludo. No homem, constitui a maior parte dos pelos corporais e faciais.

O hirsutismo deve ser diferenciado da hipertricose, que é uma condição decorrente do crescimento excessivo dos pelos tipo vilosos, de natureza genética ou adquirida, secundária ao uso de drogas como fenitoína, glicocorticoide, minoxidil ou ciclosporina, por exemplo (Figura 16.2).

Figura 16.1. Escala de Ferriman e Gallwey modificada.

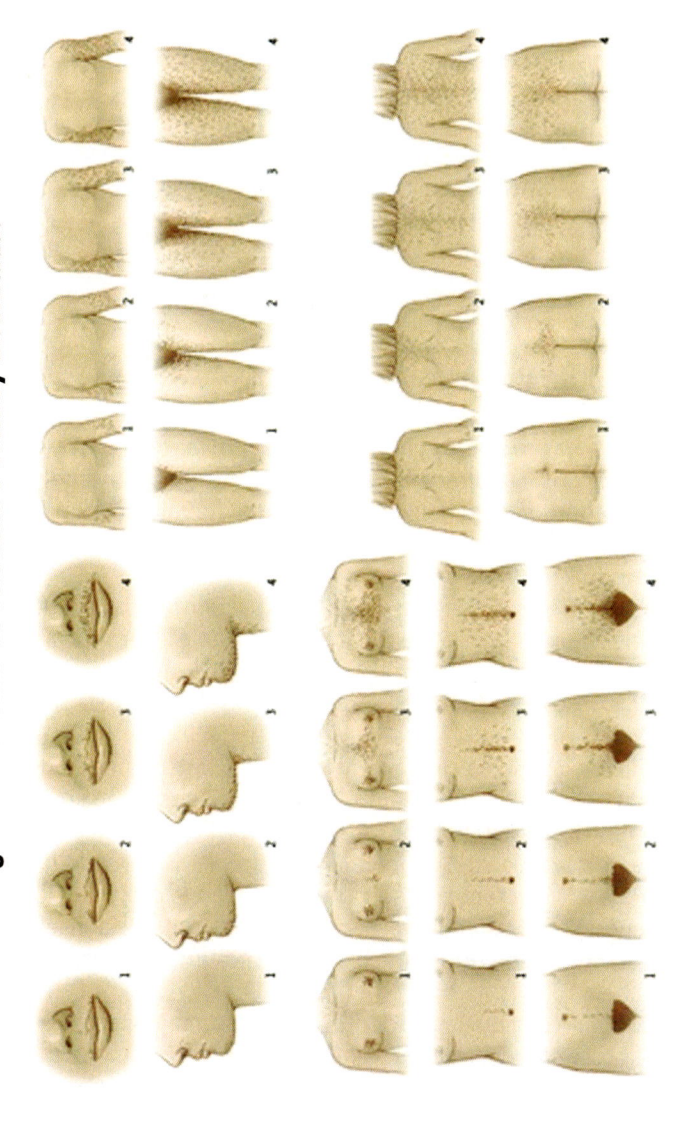

Adaptada de Rosenfield RL, NEJM 2005.

Figura 16.2. Hipertricose genética em paciente com 3 anos de idade.

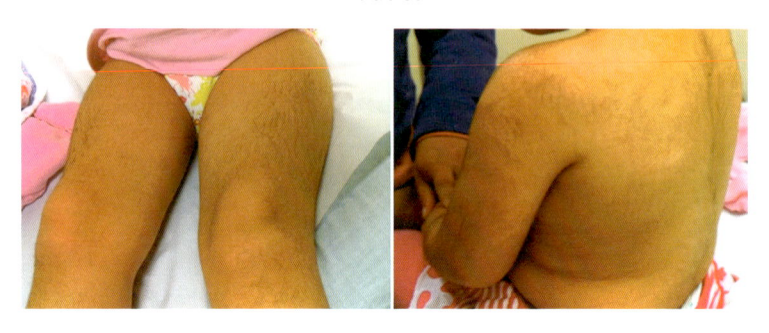

Síndrome dos ovários policísticos

A síndrome dos ovários policísticos (SOP), a doença endócrina mais comum nas mulheres em idade reprodutiva, caracteriza-se pela combinação dos seguintes sinais e sintomas: hiperandrogenismo e/ou hiperandrogenemia, oligo-anovulação (geralmente manifesta por disfunção menstrual) e morfologia de ovários policísticos (MOP) ao ultrassom.

O Consenso de Rotterdam de 2003 é atualmente o mais aceito para se estabelecer o diagnóstico da SOP. Segundo esse consenso, a presença de no mínimo duas das características mencionadas acima, excluindo-se outros diagnósticos diferencias, confirmam o diagnóstico da síndrome (Tabela 16.1).

A SOP se apresenta clinicamente de forma heterogênea e de acordo com o Consenso de Rotterdam, ela vem sendo classificada de acordo com fenótipos (vide Tabela 16.2).[2] A prevalência dos diferentes fenótipos da SOP é de cerca de 70% do fenótipo clássico + NIH, 15% do fenótipo ovulatório e 15% do fenótipo normoandrogênico. A evolução dos diferentes fenótipos com relação à prevalência de resistência insulínica e diabetes é muito diferente, sendo bem mais comum no fenótipo clássico + NIH (Tabela 16.2).

Portanto, visto que as pacientes apresentam comportamento clínico e laboratorial diferente, a caracterização em fenótipos possibilita conduzir o diagnóstico, tratamento e seguimento de maneira mais individualizada.

Tabela 16.1. Consensos desenvolvidos para o diagnóstico da SOP e os critérios diagnósticos estabelecidos pelos mesmos.

Consensos	Critérios diagnósticos
1) NIH Experts Workshop 1990	Ambas condições obrigatórias:* • Hiperandrogenismo; e • Anovulação crônica
2) Consenso de Rotterdam 2003	Mínimo dois dos seguintes critérios:* • Hiperandrogenismo e/ou hiperandrogenemia; • Oligoanovulação; • MOP.
3) Androgen Excess Society 2006	Hiperandrogenismo (condição obrigatória)* + Oligo/amenorreia e/ou MOP

*NIH: National Institute of Health. *Para o diagnóstico da SOP, em todos os Consensos, está estabelecido que é fundamental a exclusão de outras causas de hiperandrogenismo e/ou oligoanovulação como: hiperplasia adrenal congênita, hiperprolactinemia, hipotireoidismo, síndrome de Cushing e tumores virilizantes.*

Tabela 16.2. Possibilidades fenotípicas da SOP de acordo com os Consenso de Roterdam.

Fenótipos	1 Clássico	2 NIH	3 Ovulatório	4 Normoandrogênico
Hiperandrogenismo	Sim	Sim	Sim	Não
Oligo-anovulação	Sim	Sim	Não	Sim
MOP	Sim	Não	Sim	Sim
Prevalência de RI	80%		15%	15%

SOP: síndrome dos ovários policísticos; MOP: morfologia de ovários policísticos; RI: resistência insulínica.

Diagnóstico da SOP

O diagnóstico da SOP baseia-se na história clínica de hiperandrogenismo e/ou irregularidade menstrual e exame físico com a presença de sinais de hirsutismo, acne e alopecia androgenética. Comumente, esses sintomas têm início na puberdade ou fase de adulta jovem e, geralmente, pioram com o ganho de peso.

Os exames laboratoriais e de imagem visam confirmar o diagnóstico, excluir diagnósticos diferenciais e investigar comorbidades (Tabelas 16.3, 16.4 e 16.5). Vale salientar que as dosagens hormonais devem ser feitas na fase folicular nas mulheres que estão menstruando, e sem o uso de contraceptivo hormonal por no mínimo três meses.

Tabela 16.3. Exames recomendados para confirmação diagnóstica.

Testosterona total e androstenediona: **devem ser realizadas em todas as pacientes para confirmar o excesso de andrógenos. A cromatografia líquida associada à espectometria de massa é o método padrão ouro para a dosagem desses hormônios.**

Testosterona livre: **é o exame diagnóstico mais sensível para o diagnóstico, porém, sua dosagem direta por métodos de diálise é demorada e não utilizada na prática clínica. O cálculo indireto através da dosagem de SHBG e testosterona total é o que tem sido adotado como alternativa prática.**

DHEAS: **pode estar elevado de forma exclusiva em algumas pacientes com SOP e devemos dosá-lo em todas as pacientes na avaliação inicial.**

FSH e LH: **devem ser dosados em todas as pacientes, sendo que os valores de LH aumentados e FSH normal corroboram para o diagnóstico de SOP.**

Ultrassom pélvico transvaginal ou transabdominal (nas mulheres sem atividade sexual prévia): **deve ser realizado em todas as pacientes. O critério diagnóstico inicialmente adotado para MOP é de pelo menos um ovário com volume > 10 mL e/ou ≥ 12 folículos menores de 1 cm de diâmetro. O aumento da sensibilidade das imagens de ultrassom resultou na sugestão de alterar o critério no que se refere ao número de folículos para ≥ 25 folículos.**

Tabela 16.4. Exames recomendados para exclusão dos diagnósticos diferenciais.

Dosagens de TSH e prolactina: ajudam a excluir hipotireoidismo e hiperprolactinemia naquelas pacientes com oligo ou amenorreia.

A dosagem de 17OH-progesterona (17OHP) em fase folicular: ajuda na exclusão da hiperplasia adrenal congênita na forma não clássica. Em casos em que a 17OHP está limítrofe, é necessário o teste de estímulo com ACTH sintético.

Nos casos sugestivos de Cushing, o teste de depressão com dexametasona 1 mg é necessário.

Em casos com sinais clínicos de virilização, imagens de ovários e suprarrenal são imprescindíveis, a fim de excluir tumor.

Tabela 16.5. Exames recomendados para avaliação das comorbidades.

Teste de tolerância oral a glicose: está indicado em todas as pacientes. As pacientes com SOP conferem um aumento de risco de diabetes de 5-10 vezes. O re-teste está recomendado a cada 3-5 anos, ou mais até mais frequente naqueles

Perfil lipídico: deve ser realizado na avaliação inicial das pacientes. As pacientes com SOP tem aumento de triglicérides, HDL baixo, LDL e colesterol não-HDL mais elevados, independente do IMC.

Tratamento

Manifestações cutâneas e irregularidade menstrual

O tratamento de escolha para as manifestações hiperandrogênicas, como hirsutismo, acne e irregularidade menstrual da SOP é o contraceptivo oral combinado (COC) de baixa dose.[3]

Os COC podem melhorar o hiperandrogenismo das seguintes maneiras:

1. Diminuindo a produção endógena de gonadotrofina.
2. Inibição direta da produção intraovariana de andrógenos.
3. Aumentando SHBG e diminuindo andrógenos livres.
4. Inibição do receptor de andrógenos.

O etinilestradiol é o principal estrógeno dos COC de baixa dose e apresentam-se com 20 mcg, 30 mcg e 35 mcg. Outras apresentações de estrógenos são o valerato de estradiol (p. ex., Qlaira®) e o estradiol (p. ex., Stezza®).

As progesteronas de escolha são as com ação antiandrogênica, como o acetato de ciproterona (p. ex., Diane®, Selene®), drosperinona (Yasmin®, Yaz®) e dienogeste (p. ex., Qlaira®). O acetato de ciproterona tem maior potência antiandrogênica que as demais formulações.[4]

Nos casos em que os COC não são eficientes para tratamento do hirsutismo após período mínimo de 6 meses, podemos associar os medicamentos antiandrógenos, sendo os principais a espironolactona, o acetato de ciproterona e a finasterida (Tabela 16.6).

Paralelamente ao tratamento farmacológico do hirsutismo, devem ser recomendadas medidas auxiliares, como a depilação, epilação e utilização de *laser*.

Os COC estão associados ao risco aumentado de trombose, entretanto esse risco é pequeno. As contraindicações ao uso são tabagismo

Tabela 16.6. Antiandrógenos e inibidor da 5α-redutase utilizados no tratamento do hiperandrogenismo.

	Esquemas terapêuticos	Efeitos colaterais
Espironolactona	• 100-200 mg/dia, contínuo • 100-200 mg/dia, cíclico (21 dias, juntamente com CHO)	Hipotensão arterial, hiperpotassemia, epigastralgia, fadiga, mastalgia e metrorragia
Acetato de ciproterona	• 50-100 mg/dia durante 10 dias (iniciar no 1° dia de CHO) • 50 mg/dia durante 20 dias (iniciar no 1° dia de CHO)	Fadiga, mastalgia, aumento de apetite com concomitante acréscimo de peso, náuseas, cefaleia, depressão e distúrbios do sono
Finasteride	• 2,5-5 mg/dia, contínuo • 2,5 mg em dias alternados	Mastalgia, depressão, diminuição de libido, distúrbios gastrintestinais, icterícia

associado à idade $\geq$ 35 anos, diabetes com complicações ou mais de 20 anos de evolução, hipertensão arterial moderada e grave mal controlada, múltiplos fatores de risco para doença cardiovascular e presença de anticorpo antifosfolípides.

Nas pacientes que tem sobrepeso e obesidade, a recomendação de perda de peso deve ser reforçada, visto que a perda de apenas 5% do peso corporal pode melhorar a regularidade do ciclo menstrual e a taxa de ovulação.

Quando os COC estiverem contraindicados, podemos usar progesterona de maneira cíclica, nos primeiros 10 dias do mês, para promover a ciclicidade menstrual. Nesses casos, uma boa opção é o uso da progesterona micronizada 100-200 mg/dia por 10 dias. Nas pacientes que necessitam de contracepção, podemos utilizar contraceptivos com progesterona como desogestrel (Cerazzete®) ou DIU de levonorgestrel (Mirena®).

Tratamento da infertilidade anovulatória

Os tratamentos de primeira linha da infertilidade na SOP visam inibir o *feedback* negativo do estradiol sobre o FSH. Dessa maneira, restauram os níveis de FSH e estimulam a maturação dos folículos ovarianos. Exemplos são o citrato de clomifeno, que é um modulador seletivo do receptor de estrógenos, e o letrozol, que é um inibidor de aromatase, inibindo conversão de andrógenos em estrógenos.

Estudo recente demonstrou que o letrozol foi associado à um aumento na taxa de nascidos vivos de 40-50% quando comparado ao acetato de clomifeno.[5]

No caso de falência com o uso de indutores de ovulação por 6 ciclos, deve-se partir para tratamentos de segunda linha como o uso de gonadotrofinas ou fertilização *in vitro*.

A metformina não representa agente eficiente para tratamento da infertilidade na SOP. O uso da metformina, tanto isolada quanto associado ao clomifeno, parece aumentar a taxa de gestação, mas não aumenta a taxa de nascidos vivos.

A metformina está sempre indicada nas pacientes com SOP e diabetes e pré-diabetes.

A metformina está indicada para prevenir a síndrome de hiperestimulação ovariana nas pacientes com SOP que vão ser submetidas a fertilização *in vitro*.

Tumores secretores de andrógenos

Os tumores secretores de andrógenos são raros, representados principalmente pelos tumores ovarianos derivados dos cordões das células sexuais e pelos adenomas e carcinomas adrenais.

Os sinais clínicos de virilização (Tabela 16.7) e concentrações muito alta de andrógenos levam à suspeição de tumores virilizantes.

Os tumores adrenais são facilmente identificados por métodos de imagem, como a tomografia computadorizada.

Já os tumores virilizantes ovarianos apresentam uma variação significativa de tamanho, sendo, muitas vezes, de difícil visualização. O método de escolha é a ressonância magnética de pelve. Um recurso também promissor é o PET-CT.

Tabela 16.7. Sinais clínicos de virilização.

Clitoromegalia

Alopecia androgenética padrão masculino

Atrofia mamária

Aumento de massa muscular

Engrossamento da voz

Hiperplasia adrenal congênita

A hiperplasia adrenal congênita (HAC) corresponde a um grupo de doenças genéticas com herança autossômica recessiva, que acomete a atividade de uma das enzimas envolvidas na síntese do cortisol.

A causa mais comum de HAC é a deficiência da enzima 21-hidroxilase (21OH), em 95% dos casos decorrentes de mutações no gene *CYP21A2*.

A deficiência da 21OH causa redução da produção de cortisol, aumento compensatório do ACTH, estímulo do córtex adrenal, ocasionando acúmulo dos esteroides precursores imediatamente anteriores ao defeito enzimático (progesterona e 17OHP) e um consequente desvio para a produção de andrógenos (Figura 16.3).

Outros defeitos enzimáticos adrenais que causam hiperandrogenismo no sexo feminino são causados por mutações nos genes da 11β-hidroxilase e da 3β-hidroxiesteroide desidrogenase tipo 2 (Figura 16.3); porém, correspondem a menos de 5% das causas de HAC.

Figura 16.3. Esteroidogênese adrenal.

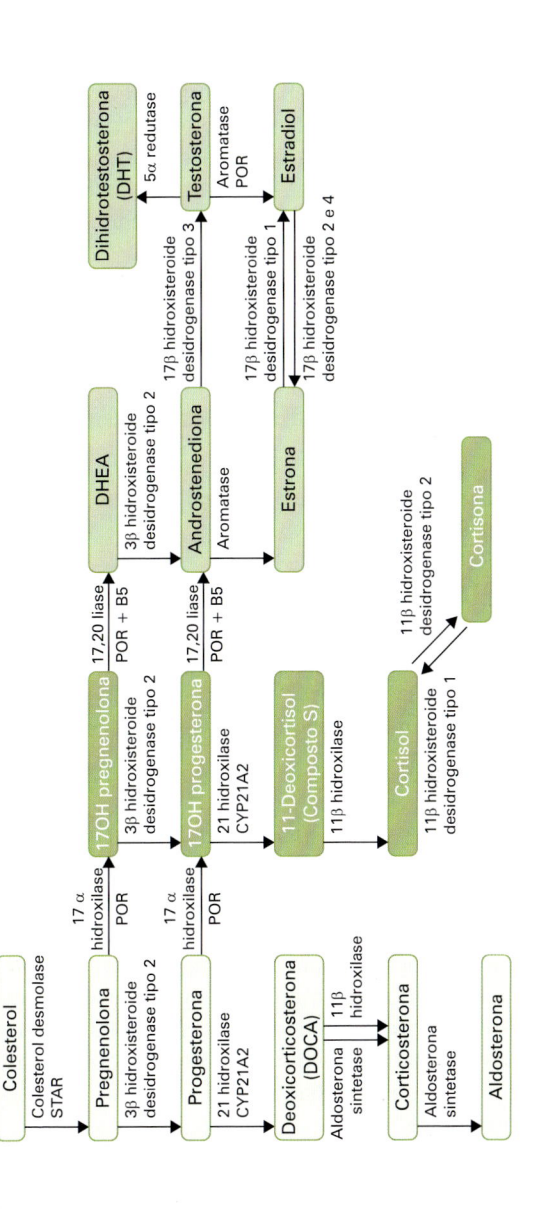

Manifestações clínicas

As manifestações clínicas dependem do grau residual de atividade enzimática, podendo variar de formas leves (forma não clássica-NC) até formas graves com risco de morte por desidratação nos primeiros dias de vida, essas últimas serão discutidas no Capítulo de Distúrbios do Desenvolvimento Sexual. A forma não clássica é muito prevalente na população geral, podendo afetar, dependendo da etnia, de 6 a 23% das mulheres com doença hiperandrogênica.

Existe uma variabilidade interindividual, os sintomas podem iniciar na infância, adolescência e até mesmo na idade adulta. As manifestações mais frequentes estão descritas na Tabela 16.8.

Tabela 16.8. Manifestações da forma não clássica.

Nas crianças

- Pubarca precoce (antes de 8 anos em meninas);
- Odor axilar;
- Avanço de idade óssea;
- Rápido crescimento somático com prejuízo de aproximadamente 5 a 6 cm na altura final.

Nas mulheres

- Hirsutismo;
- Oligomenorreia ou amenorreia primária/secundária;
- Infertilidade isolada;
- Acne.

Diagnóstico da forma não clássica

Realizado pela dosagem do esteroide que antecede o defeito enzimático, para o diagnóstico da deficiência da 21OH dosa-se a 17OHP sérica. Lembrando que, para mulheres adultas, a dosagem deve ser feita na fase folicular do ciclo menstrual, ou em qualquer momento nas mulheres em amenorreia. Pacientes em uso de pílula e/ou corticoide devem realizar essa dosagem pelo menos 3 meses após a suspensão. A Figura 16.4 inclui o fluxograma diagnóstico da forma não clássica da deficiência da 21-hidroxilase.[6]

Figura 16.4. Fluxograma do diagnóstico da forma não clássica da deficiência da 21OH. Valores da 17OHP utilizados para o diagnóstico da forma não clássica da 21OH. O teste com ACTH sintético está indicado para pacientes com valores basais intermediários da 17OHP, sendo feito por meio da infusão endovenosa de 250 mcg de ACTH sintético, realizando-se dosagens de 17OHP e cortisol basais e após 60 minutos da infusão. Ressaltamos que valores 17OHP no tempo 60 minutos entre 10 e 14 ng/mL incluem tanto heterozigotos como afetados, estando indicado o estudo molecular do gene CYP21A2para a diferenciação.

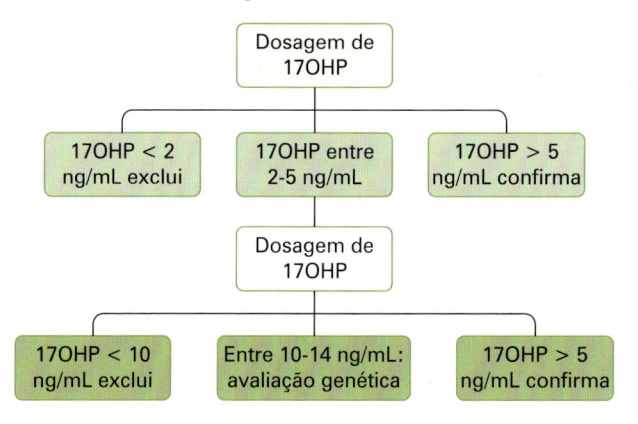

Tratamento da forma não clássica

O tratamento deve ser instituído para todas as crianças com pubarca precoce e adolescentes que não atingiram a estatura final. Baseia-se na reposição de doses "fisiológicas" de glicocorticoide, sendo a hidrocortisona a droga de eleição (Tabela 16.9).

Para o tratamento de mulheres adultas, não há um consenso na literatura sobre a melhor terapia. Pode ser utilizado glicocorticoide, que reduz o hiperandrogenismo e, consequentemente, regulariza o ciclo menstrual, bem como melhora o hirsutismo. Outros centros tratam os sintomas, utilizando contraceptivos orais que contenham progestágenos com ação antiandrogênica, associado ou não à espironolactona ou ciproterona, também com ação antiandrogênica para casos com hirsutismo mais importante.

Tabela 16.9. Tratamento e acompanhamento nas crianças com forma não clássica.

- Evitar uso de glicocorticoide de longa ação
- Glicocorticoide de escolha: hidrocortisona 6 a 8 mg/m^2/dia. Por apresentar meia vida curta, a dose total deve ser dividida em 3 tomadas diárias
- Após término do crescimento, o glicocorticoide pode ser substituído para um de longa ação, com posologia mais fácil, como dexametasona (0,25 a 0,375 mg/dia) ou prednisona (2,5 a 5 mg/dia)

Objetivos do tratamento
- Controlar o hiperandrogenismo sem afetar a velocidade de crescimento
- Permitir maturação óssea adequada, preservar o potencial da estatura final
- Permitir adequado desenvolvimento puberal
- Preservar o potencial de fertilidade

Acompanhamento
- Trimestral: avaliar peso, altura e velocidade de crescimento
- Pesquisar sinais de virilização e de Cushing
- Perfil hormonal a cada 3 meses com dosagens de: testosterona, androstenediona e 17OHP
- Ajuste da dose do glicocorticoide de acordo com as concentrações séricas de andrógenos: androstenediona < 2 ng/mL por radioimunensaio, < 1 ng/mL por espectrometria de massa, testosterona < 14 ng/dL para pré-púberes
- Avaliar o estadio puberal e se necessário LH, FSH para se identificar puberdade precoce central
- Observação: os valores de 17OHP não devem estar normais, pois podem implicar em excesso de glicocorticoide e perda do potencial de crescimento
- Idade óssea anual

Em nossa experiência, o uso de doses baixas de glicocorticoide (dexametasona 0,2 a 0,375 mg/dia – em comprimidos ou elixir), regula o ciclo menstrual em 75% dos casos e melhora o hirsutismo, quando esse é leve (Feriman < 12).

Nos casos mais graves de hirsutismo as drogas de ação antiandrogênicas (espironolactona, ciproterona) são necessárias (lembrando que o uso dessas drogas exige a utilização de anticoncepcional).

Há o consenso de que o uso de glicocorticoide é mandatório quando a paciente planeja engravidar, pois normaliza a fertilidade em quase todas as pacientes, bem como reduz significantemente o risco de aborto no primeiro trimestre. A droga de eleição é a prednisolona (3 a 6 mg/dia), por não ultrapassar a barreira placentária, evitando-se exposição fetal.

Deve-se oferecer o estudo molecular para o casal que deseja gestar, visto que pacientes com forma não clássica possuem risco de 2,5% para terem filhos com a forma clássica.

Em resumo, a seleção da terapia da forma não clássica deve levar em conta os objetivos da paciente (Tabela 16.10).[7]

Tabela 16.10. Tratamento das mulheres com forma não clássica.

Tratamento

- Glicocorticoide: dexametasona 0,2 a 0,375 mg/dia dose única – em comprimidos ou elixir

Ou

- Tratamento com contraceptivos orais com progesterona, com ação antiandrogênica; se hisutismo importante, associar espironolactona ou ciproterona

Objetivos do tratamento

- Controlar os sintomas de hiperandrogenismo como hirsutismo, acne, alopecia
- Regularizar ciclos menstruais e preservar o potencial de fertilidade

Acompanhamento do adulto

- Peso, altura, circunferência abdominal e pressão arterial
- Avaliar ciclos menstruais nas mulheres
- Perfil hormonal a cada 6 a 12 meses com dosagens de: testosterona, androstenediona, 17OHP, LH, FSH, estradiol, perfil lipídico e glicêmico. Dosagem anual da progesterona na fase folicular para verificar ovulação
- Se em uso de GC, ajustar a dose mantendo-se valores normais de androstenediona e testosterona de acordo com o sexo e idade. Pesquisar sinais de Cushing

Planejamento familiar

- Estudo molecular do afetado, se for heterozigoto para mutações de forma não clássica e clássica, o cônjuge deverá ser avaliado
- Se desejar gestar, é mandatório uso de glicocorticoide, o de escolha é a prednisolona 3 a 6 mg/dia

Referências bibliográficas

1. Rosenfield RL. Clinical practice. Hirsutism. N Engl J Med. 2005;353(24):2578-88.

2. Azziz R, Carmina E, Chen Z, Dunaif A, Laven JS, Legro RS, et al. Polycystic ovary syndrome. Nat Rev Dis Primers. 2016;2:16057.

3. Legro RS, Arslanian SA, Ehrmann DA, Hoeger KM, Murad MH, Pasquali R, et al. Diagnosis and treatment of polycystic ovary syndrome: an Endocrine Society clinical practice guideline. J Clin Endocrinol Metab. 2013;98(12):4565-92.

4. Bhattacharya SM, Jha A. Comparative study of the therapeutic effects of oral contraceptive pills containing desogestrel, cyproterone acetate, and drospirenone in patients with polycystic ovary syndrome. Fertil Steril. 2012;98(4):1053-9.

5. Legro RS, Brzyski RG, Diamond MP, Coutifaris C, Schlaff WD, Casson P, et al. Letrozole versus clomiphene for infertility in the polycystic ovary syndrome. N Engl J Med. 2014;371(2):119-29.

6. Carvalho DF, Miranda MC, Gomes LG, Madureira G, Marcondes JA, Billerbeck AE, et al. Molecular CYP21A2 Diagnosis in 480 Brazilian Patients with Congenital Adrenal Hyperplasia Before Newborn Screening Introduction. Eur J Endocrinol. 2016.

7. Carmina E, Dewailly D, Escobar-Morreale HF, Kelestimur F, Moran C, Oberfield S, et al. Non-classic congenital adrenal hyperplasia due to 21-hydroxylase deficiency revisited: an update with a special focus on adolescent and adult women. Hum Reprod Update. 2017;23(5):580-99.

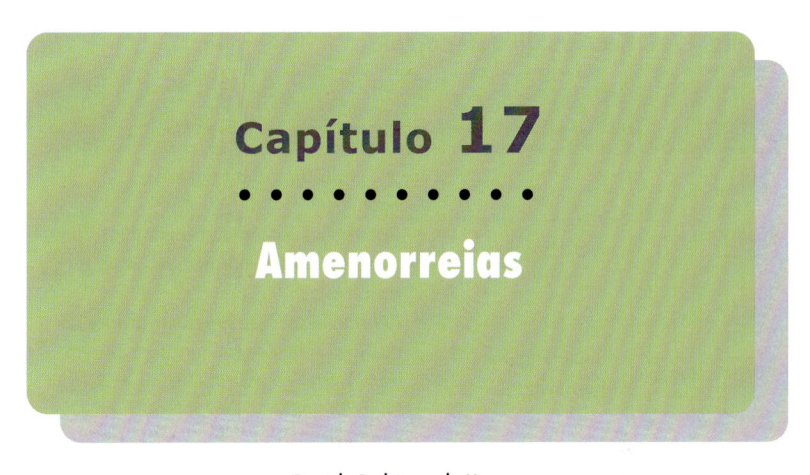

Capítulo 17

Amenorreias

Daniela Rodrigues de Moraes
Sorahia Domenice
Berenice Bilharinho de Mendonça

Ciclo menstrual

A idade média do início dos ciclos menstruais é variável em mulheres de diferentes etnias. Entre as mulheres brasileiras estima-se que a idade média de menarca é de 12,7 anos de idade. Normalmente, os ciclos menstruais tem duração entre 21 e 35 dias, exceto nos primeiros dois anos após a menarca, período no qual os ciclos são anovulatórios e irregulares, com tendência a regularização após esse período.

O termo amenorreia refere-se à ausência temporária, intermitente ou permanente dos ciclos menstruais e constitui uma queixa comum entre as mulheres que buscam atendimento médico.

As causas da amenorreia podem ser congênitas ou adquiridas e são classificadas em fisiológicas, associadas a anormalidades anatômicas do aparelho genital feminino; anormalidades ovarianas; hipofisárias e hipotalâmicas (Tabela 17.1).

A amenorreia pode ser classificada em primária ou secundária.

Tabela 17.1. Causas de amenorreia.

Fisiológicas	Anormalidades no aparelho genital	Ovarianas
Gestação	Hímen imperfurado	Insuficiência ovariana primária Congênitas • Aberrações numéricas ou estruturais do cromossomo X (Síndrome de Turner e variantes);
Amamentação	Septo vaginal transverso	• Anormalidades em genes envolvidos no desenvolvimento e/ou função ovariana (*FMR1, BMP15, FSHR, LHCGR, POF1B, NOBOX, INHA, GDF9, NR5A1, FIGLA, DIAPH2, ER, FOXO3a, SOHL2, NANOS3, CYP17A1*) e no processo meiótico (*DMC1, MSH5, STAG3, SYCE1*).
	Estenose do colo uterino (congênita ou adquirida)	Adquiridas • Autoimunes; • Infecciosas (caxumba); • Quimioterapia; • Radioterapia; • Cirurgias pélvicas.
Menopausa	Sinéquias uterinas	
	Agenesia ou hipoplasia uterina (MRKH)	Tumores ovarianos (primários ou metastáticos)

MRKH - síndrome de Mayer-Rokitansky - Kuster-Hauser;

Hipofisárias	Hipotalâmicas	Outras
Tumores hipofisários secretores (prolactinomas e outros); Tumores hipofisários não secretores; Metástases.	Deficiência isolada de gonadotrofinas (síndrome de Kallmann)	Contracepção; Uso exógeno de andrógenos.
Síndrome da sela vazia.	Disfuncionais: stress, exercício físico, alterações nutricionais, pseudociese	Outras endocrinopatias (hipo/hipertireoidismo, síndrome de Cushing, hiperplasia suprarrenal congênita).
Pan-hipopituitarismo, Síndrome de Sheehan.	Infecciosas (tuberculose, sífilis, meningite, encefalite)	Síndrome de ovários policísticos.
Drogas • Antidepressivos; • Antipsicóticos; • Opióides, antiemético; • Anti-hipertensivos; • Anti-histamínicos.	Tumores	Distúrbios do desenvolvimento sexual 46, XY[#] • Disgenesia gonadal completa; • Defeito do receptor de LHCG; • Deficiência da enzima 17αhidroxilase; • Síndrome de insensibilidade aos andrógenos (forma completa).
Doenças inflamatórias/infiltrativas (sarcoidose, hemocromatose).	Doenças inflamatórias/infiltrativas (sarcoidose, hemocromatose)	
	Doenças crônicas debilitantes	
	Traumas	

Distúrbios do desenvolvimento sexual 46,XY sem atipia genital.

Amenorreia primária é definida como a ausência de ciclos menstruais em mulheres sem desenvolvimento de caracteres sexuais secundários e idade cronológica igual ou superior a 13 anos ou ausência de ciclos menstruais em mulheres com desenvolvimento normal dos caracteres sexuais secundários e idade cronológica igual ou superior a 15 anos.

Amenorreia secundária é a ausência de menstruação por mais de três ciclos consecutivos, em mulheres que apresentavam previamente ciclos menstruais regulares, ou ausência de menstruação por mais de seis meses naquelas mulheres cujos ciclos eram irregulares.

Investigação das amenorreias

Inúmeras condições podem causar amenorreia. Então, para a elucidação diagnóstica, é importante conhecer a história clínica e os antecedentes pessoais e familiares da paciente, a realização de exame físico geral e genital e avaliação laboratorial. A realização de exames de imagem habitualmente é necessária na investigação. (Tabela 17.2)

As principais causas de amenorreia estão apresentadas na Tabela 17.3.[1,2] As causas fisiológicas como gestação, amamentação e menopausa devem ser sempre excluídas.

Tabela 17.2. Principais exames hormonais para avaliação de amenorreia.

Exame	Objetivo
Beta hCG	Afastar gestação
TSH/T4livre	Avaliar a presença de doenças tireoidianas
Prolactina	Afastar hiperprolactinemia
LH/FSH	Avaliar o padrão de secreção de gonadotrofinas (hipogonadismo hipogonadotrófico ou hipergonadotrófico)
Estradiol	Avaliar a secreção estrogênica
Testosterona	Pesquisar hiperandrogenismo, síndrome de insensibilidade aos andrógenos
Progesterona	Pesquisar DDS por defeito da 17 alfa hidroxilase
Cariótipo	Pesquisa de síndrome de Turner, quadros sindrômicos, DDS 46,XY

Anormalidades do aparelho genital feminino

Congênitas

» Hímen imperfurado, septo vaginal transverso, estenose congênita do colo do útero. Nessas condições, ocorre um acúmulo do fluxo menstrual anteriormente ao local anatômico da obstrução causando dor pélvica.

» Agenesia ou hipoplasia dos derivados müllerianos. A síndrome de Mayer-Rokitansky-Kuster-Hauser (MRKH) tem uma incidência de 1:5.000 meninas, e representa a segunda causa mais comum de amenorreia primária (Tabela 17.3). Caracteriza-se por atresia vaginal, anomalias uterinas (habitualmente agenesia uterina) e tubárias, que podem estar associadas a malformações ósseas, principalmente relacionadas a fusão das vértebras e aparecimento de escoliose e menos frequentemente na face e extremidades além de anormalidades renais (hipoplasia/agenesia renal unilateral, ectopia renal e rim em ferradura) e auditivas. Essas pacientes apresentam ovários morfológica e funcionalmente normais, o que determina o desenvolvimento normal dos caracteres sexuais secundários. Vários genes candidatos associados a MRKH têm sido identificados. Mutações no gene *WNT4* foram identificadas em pacientes com a síndrome associada a sinais de virilização.[3]

Adquiridas em decorrência de procedimentos ginecológicos e/ou obstétricos

» Sinéquias uterinas (síndrome de Asherman), estenose do colo do útero.

Causas ovarianas

Insuficiência ovariana primária (IOP)

O termo insuficiência ovariana primária (IOP) tem sido utilizado para abranger condições como hipogonadismo hipergonadotrófico, falência ovariana prematura e disgenesia ovariana, que causam a cessação prematura da função ovariana.

Cerca de 1% das mulheres antes dos 40 anos e 0,1% antes dos 30 anos apresentam insuficiência ovariana. A insuficiência ovariana primária pode ter um amplo espectro de apresentação e é caracterizada por

Tabela 17.3. Roteiro diagnóstico das pacientes com genitália externa feminina e amenorreias primárias.

	46,XX	46,XX	46,XX	46,XX
Desenvolvimento espontâneo das mamas	+	+	+ ou -	+ ou -
Outros achados	-	Anormalidade de coluna cervical e/ ou renal	Quadros sindrômicos	-
Hipertensão arterial	-	-	-	+ ou -
Presença de útero	+	-	+	+ (♣)
Dosagens hormonais	LH nl FSH nl E2 nl P nl T nl	LH nl FSH nl E2 nl P nl T nl	LH↑ FSH↑↑ E2↓ P nl T↓	LH↑ FSH nl E2↓ P↑ T↓
Diagnóstico	Hímen imperfurado Septos vaginais	Sínd de Mayer-Rokitansky	IOP	HAC def 17αhidroxilase
Reposição hormonal	Não		E+P	E+P+ Glico

46,XX	45,X; mosaicos	46,XY	46,XY	46,XY	46,XY
-	+ ou -	-	-	-	+
##	Baixa estatura, alterações renais, cardíacas, auditivas, estigmas somáticos	Quadros sindrômicos	-	-	-
-	-	-	-	+ ou -	-
+	+	+	-	-	-
LH↓ FSH↓ E2↓ P nl T↓	LH↑ FSH↑↑ E2↓ P nl T↓	LH↑ FSH↑↑ E2↓ P nl T↓	LH↑ FSH nl/↑ E2↓ P nl T↓	LH↑ FSH nl/↑ E2↓ P↑ T↓	LH↑ FSH nl/↑ E2 nl P nl T↑
Hipog Hipog**	Sínd de Turner/ variantes (∞)	Disgenesia gonadal completa	Insensibilidade completa do receptor de LH	HAC def 17αhidroxilase	Insensibilidade completa do receptor de andrógenos
E+P	E+P	E+P	E	E+ Glico	E após gonadectomia

amenorreia, primária ou secundária, associada à hipoestrogenismo e níveis elevados de gonadotropinas (FSH > 30 U/l).[4] O hipoestrogenismo prematuro predispõe essas mulheres a um risco aumentado de osteoporose, de doenças cardiovasculares e doenças neurodegenerativas, além de infertilidade.

Os principais mecanismos relacionados à patogênese da IOP são a redução do número de folículos ovarianos, defeitos no processo de desenvolvimento folicular e/ou da maturação folicular/recrutamento de folículos primordiais (Tabela 17.4).[5]

Tabela 17.4. Mecanismos etiopatogênicos da insuficiencia ovariana primária.

Mecanismo	Causa	Doença
Depleção dos folículos ovarianos	Número de folículos reduzidos/insuficientes	Blefaroptose epicanto inversus (Mutação no gene FOXL2)
	Perda acelerada dos folículos – espontânea	Sindrome de Turner
	Perda acelerada dos folículos – induzida por agente tóxico	Exposição a elementos tóxicos ambientais
Disfunção dos folículos ovarianos	Defeitos de sinalização	Mutações no gene do receptor do FSH
		Mutações no gene do receptor do LH
		Mutações da proteína G
	Deficiência enzimática	Hiperplasia adrenal congênita por deficiência da 17 alfa-hidroxilase (Mutação no gene da CYP17A1)
		Deficiência da aromatase
	Autoimunidade	Ooforite linfocítica autoimune

Causas genéticas

Aberrações numéricas ou estruturais do cromossomo X representam as causas genéticas mais comuns de IOP.[6]

A síndrome de Turner (ST) é a causa mais frequente de insuficiência ovariana primária. Em aproximadamente 60% das meninas com ST o cariótipo 45,X é identificado. Variações cromossômicas como mosaicismos, deleções ou cromossomo em anel são também identificadas e esses diferentes cariótipos podem determinar variações nas apresentações fenotípicas das pacientes.[7,8]

O cariótipo 45,X confere um fenótipo de baixa estatura, infantilismo sexual e anormalidades somáticas típicas. As pacientes com ST apresentam com frequência anomalias cardiovasculares, renais, auditivas, assim como associação com doenças autoimunes, obesidade e resistência a ação da insulina. Um risco aumentado para o desenvolvimento de neoplasias gonadais é observado em pacientes com mosaicismos de Y.

Um dos aspectos do tratamento hormonal das meninas com síndrome de Turner é o uso de hormônio do crescimento que deve ser iniciado precocemente visando alcançar os melhores resultados na estatura final (ver Capítulo 21). Na maioria das pacientes, a reposição dos esteroides sexuais é necessária para o desenvolvimento e manutenção das características sexuais femininas (vide item Tratamento).

Além de aberrações do cromossomo X, variantes alélicas deletérias e potencialmente deletérias têm sido identificadas em genes envolvidos no desenvolvimento e/ou função do ovário e genes envolvidos no processo meiótico localizados no cromossomo X ou em autossomos.[9]

Pré-Mutação do gene *FMR1*

A expansão do número de repetições de trinucleotídeos Citosina-Guanina-Guanina acima de 200 repetições na região 5' não traduzida do exon 1 do gene *FMR1* (Fragile-X Mental Retardation; Xq27.3) é uma das causas mais frequentes de retardo mental hereditário, a síndrome do X Frágil. Pré-mutação no *FMR1* (55 a 200 repetições) é identificada em 3,2% e 11,5% dos casos de IOP esporádica e familiar respectivamente.[9,10]

Defeitos nos genes dos receptores de gonadotrofinas: LHCGR e FSHR

Defeitos no gene do LHCGR

As anormalidades no *LHCGR* prejudicam a foliculogênese normal, ovulação e secreção de progesterona. Mulheres portadoras de mutações inativadoras do *LHCGR* (homozigose ou heterozigose composta) apresentam genitália externa feminina, telarca espontânea, oligomenorreia ou amenorreia primária e infertilidade. Na avaliação hormonal dessas pacientes são observados níveis de estradiol e progesterona normais para o início e meio da fase folicular. A produção estrogênica diminuída é confirmada pelos níveis aumentados de LH e os níveis de FSH são normais ou levemente aumentados. Ultrassonografia pélvica ou transvaginal revela a presença de útero hipoplásico e ovários normais ou aumentados com grandes cistos.[9,11]

Defeitos no gene do FSHR

O FSH tem um papel importante na maturação folicular e na manutenção da produção de estrógeno pelas células da granulosa. Mulheres portadoras de mutações inativadoras do *FSHR* (homozigose ou heterozigose composta) apresentam genitália externa feminina, caracteres sexuais secundários ausentes ou pouco desenvolvidos e amenorreia primária ou secundária e infertilidade. Na avaliação hormonal do dessas mulheres observa-se níveis baixos de estradiol e elevado de FSH. A ultrassonografia pélvica ou transvaginal revela a presença de útero hipodesenvolvido e ovários hipoplásicos ou normais.[9,11]

Deficiência das enzimas 17alfa-hidroxilase/ 17,20-liase (gene *CYP17A1*)

A hiperplasia adrenal congênita por deficiência das enzimas 17 alfa-hidroxilase/17,20-liase ou deficiência isolada da 17,20-liase caracteriza-se por um grau variável de hipertensão, hipocalemia, infantilismo sexual feminino ou DDS 46,XY. As apresentações clínicas e bioquímicas são variáveis, de acordo com o grau de atividade dessas enzimas. As pacientes 46,XX apresentam genitália interna e externa feminina e, no período puberal, algumas pacientes desenvolvem telarca. Pacientes 46,XY apresentam genitais internos masculinos hipoplásicos, genitália externa feminina ou discretamente virilizada, com vagina em fundo cego e testículos geralmente criptorquídicos. O excesso de produção de deoxicorticosterona e corticosterona originam hipertensão arterial e hipocalemia, com efeito supressor na síntese de aldosterona. Os níveis plasmáticos de progesterona, corticosterona e 18-OH-corticosterona estão elevados, enquanto os valores de cortisol, andrógenos e estrógenos estão diminuídos. A dosagem basal de progesterona é um exame útil e simples para esse diagnóstico e deve ser solicitado em todos os casos de amenorreia. A reposição hormonal, com baixas doses de glicocorticoide, corrige a hipertensão e a hipopotassemia nesses das pacientes. Os pacientes 46,XY criados no sexo feminino são submetidos à gonadectomia e recebem reposição de estrógenos na idade puberal.[12]

Causas adquiridas

Uma ampla gama de condições adquiridas pode afetar a função ovariana direta ou indiretamente, como cirurgias pélvicas, quimioterapia, radioterapia, doenças autoimunes, infecciosas e tumorais ovarianas além de fatores ambientais (Tabela 17.1). Na avaliação hormonal do eixo hipotálamo-hipófise-ovário dessas pacientes, são observados níveis de gonadotrofinas elevadas (FSH > LH) e de estradiol baixo.

Tratamento de reposição hormonal

A indução do desenvolvimento puberal em meninas com IOP deve ser iniciada entre 12-14 anos de idade utilizando doses baixas de estrógenos que serão gradualmente (tempo médio de 2 anos) aumentadas até a dose de reposição de uma mulher adulta (Tabela 17.5). Na presença de um adequado desenvolvimento puberal, o uso de progestagênios é associado de maneira cíclica (1º ao 12º dia do mês) para indução da menstruação (Tabela 17.5).[13,14] Pacientes com IOP são inférteis e frente ao desejo de gestar, devem recorrer às técnicas de fertilização *in vitro* com óvulos doados. Na presença de doenças de base, a terapêutica específica deve ser realizada.

Tabela 17.5. Tratamento hormonal no sexo feminino.

Condição	Idade		Via
Indução da puberdade	12-14 anos	Introdução de baixas doses de estrógeno (uso contínuo)	Transdérmica
			Oral
		Aumento gradual da dose de estrógeno por um período de 2-3 anos	Transdérmica
			Oral
Indução da menstruação	14-16 anos	Após 2 anos de uso estrógeno ou após menarca decorrente da estrogenização realiza-se	Transdérmico
			Oral
		Introdução de progesterona (uso cíclico)	Oral
Terapia hormonal da mulher adulta	Mulheres no menacme	Esquema hormonal cíclico (Estrógeno combinado com progesterona)	Transdérmico
			Oral
			Oral
Terapia hormonal da mulher menopausada	Mulheres na menopausa	Histerectomizadas (Estrógeno isolado)♣	Oral
			Transdérmico
		Não histerectomizadas (Estrógeno combinado com progesterona)♣	Oral
			Transdérmico
			Oral

♣: Os adesivos contendo 17β estradiol são disponíveis nas doses de 25 ou 50 μg e podem ser fracionados em 1/8, 1/6, 1/4 para acerto da dose durante a indução puberal.**Mulheres mepopausadas que não desejam menstruar devem utilizar progesterona continuamente.

Fármacos	Doses	
17β estradiol	Adesivo - 6,25 µg/dia•	
	Gel – 0,125 mg/dia	
17β estradiol	5 µg/kg/dia	
Valerato de estradiol	0,25 mg/dia	
17β estradiol	Adesivo - 12,5; 25; 37,5; 50; 75; 100 µg/dia	
	Gel – 0,25 mg/dia	
17β estradiol	5; 7,5; 10; 15 µg/kg/dia	
Valerato de estradiol	0,5; 1; 1,5; 2 mg/dia	
17β estradiol	Adesivo - 100-200 µg (2 × semana)	
	Gel – 1-4 mg/dia	
17β estradiol	15 µg/kg/dia	
Valerato de estradiol	1-4 mg/dia	
Progesterona micronizada	200 mg/dia	1 ao 12° dia do mês
Didrogesterona Medroxiprogesterona	10 mg/dia	(esquema cíclico)
	10 mg/dia	
17β estradiol	Adesivo – 100-200 µg (2 × semana)	
	Gel- 0,5-1mg/dia	
Valerato de estradiol	0,5-1 mg/dia	
17β estradiol	0,5-1 mg/dia	
Progesterona micronizada	200 mg/dia	1 ao 12° dia do mês
Didrogesterona Medroxiprogesterona	10 mg/dia	(esquema cíclico)
	10 mg/dia	
Valerato de estradiol	0,5-1 mg/dia	
17β estradiol	0,5-1 mg/dia	
17β estradiol	Adesivo - 25-50 µg (2 × semana)	
	Gel – 0,5-1 mg/dia	
Valerato de estradiol	0,5-1 mg/dia	
17β estradiol	0,5-1 mg/dia	
17β estradiol	Adesivo – 25-50 µg (2 × semana)	
	Gel – 0,5-1mg/dia	
Progesterona micronizada	100 mg/dia	
Didrogesterona medroxiprogesterona	5 mg/dia	Uso contínuo**
	5 mg/dia	

♣: O uso de estriol por via vaginal (0,5mg em 0,5 g de creme) é indicado apenas para tratamento de sintomas relacionados a atrofia do trato urogenital. Adaptado de Webber et al., 2016 e Santoro et al, 2016

Causas hipofisárias

- » Tumores (prolactinomas, outros tumores hipofisários secretores ou não secretores, metástases).
- » Síndrome da sela vazia, pan-hipopituitarismo congênito ou adquirido, síndrome de Sheehan.
- » Drogas (antidepressivos, antipsicóticos, opioides, antieméticos, anti-hipertensivos, anti-histamínicos).
- » Doenças inflamatórias/infiltrativas (sarcoidose, hemocromatose).

Causas hipotalâmicas

A secreção pulsátil do hormônio liberador de gonadotrofinas (GnRH) hipotalâmico é o principal mecanismo envolvido na indução e na manutenção da função gonadal normal. Causas funcionais, orgânicas e genéticas podem originar distúrbios da pulsatilidade do GnRH impedindo uma função ovariana normal.

Deficiência isolada de gonadotrofinas (síndrome de Kallmann e hipogonadismo hipogonadotrófico normósmico)

Mulheres com hipogonadismo hipogonadotrófico isolado (HHI) congênito decorrente de defeitos na migração, síntese, secreção ou ação do GnRH apresentam amenorreia primária (10% das pacientes podem relatar amenorreia secundária) e desenvolvimento mamário ausente ou parcial. Alterações olfatórias como anosmia ou hiposmia podem estar associadas ao HHI, caracterizando a síndrome de Kallmann, na qual os distúrbios na rota de migração dos neurônios secretores de GnRH e dos neurônios olfatórios constituem a base clínico-patológica da doença.[15] Outros estigmas fenotípicos podem estar associados à síndrome de Kallmann como: malformações renais, malformações craniofaciais, surdez neurossensorial, agenesia dental, anomalias digitais e distúrbios neurológicos (Tabela 17.6). Variantes inativadoras em vários genes (*KAL1, FGFR1/FGF8, PROK2/PROKR2, NELF, HS6ST1, CHD7, WDR11, KISS1R, TAC3/ TACR3 e GNRH1/GNRHR*) foram relacionadas à etiologia do HHI. A identificação de mutações em mais de um gene associado ao HHI num mesmo indivíduo afetado é observado em 10 a 20% dos casos de HHI, caracterizando uma herança oligogênica.[15,16] Níveis de gonadotrofinas baixos ou inapropriadamente normais associados a baixas concentrações de esteroides sexuais. Os demais hormônios hipofisários encontram-se normais. Ultrassonografia pélvica revela volume uterino e ovariano reduzidos para a idade. A ressonância magnética de região hipotalâmica-hipofisária demonstra a ausência de uma causa anatômica. Na síndrome de Kallmann alterações nos bulbos e/ou sulcos olfatórios (agenesia ou hipoplasia) são identificados na RM.

Tabela 17.6. Características clínicas observadas na síndrome de Kallmann.

Anosmia/hiposmia

Malformações craniofaciais (fenda labial e/ou palatina, palato ogival, hipertelorismo ocular e coloboma)

Agenesia dental

Surdez neurossensorial

Anomalias digitais (clinodactilia, sindactilia, campilodactilia)

Malformações renais (hipoplasia ou agenesia renal unilateral)

Distúrbios neurológicos (ataxia cerebelar, anomalias oculomotoras, sincinesia bimanual)

» Disfuncionais (estresse, exercício físico, alterações nutricionais, pseudociese).
» Infecciosas (tuberculose, sífilis, meningite, encefalite).
» Tumores.
» Doenças inflamatórias/infiltrativas (sarcoidose, hemocromatose).
» Doenças crônicas debilitantes.
» Traumas.

Tratamento

Reposição estrogênica contínua e progestagênica cíclica está indicada. Fertilidade nas mulheres portadoras de HHI congênito é possível com o uso de terapêutica para indução da ovulação. O tratamento das doenças de base deve ser realizado quando indicado.

Outras causas

Outras endocrinopatias, como hipo/hipertireoidismo, síndrome de Cushing, hiperplasia suprarrenal congênita virilizante e síndrome de ovários policísticos serão descritos em capítulos específicos.

Distúrbios do desenvolvimento sexual 46, XY (Disgenesia Gonadal Completa, Defeito no gene do receptor de LH forma completa, Deficiência da enzima 17 alfa hidroxilase, Síndrome de insensibilidade completa aos andrógenos): os pacientes 46,XY criados no sexo feminino são submetidos à gonadectomia e recebem reposição de estrógenos isolado na idade puberal, com exceção dos pacientes com diagnóstico de disgenesia gonadal, nos quais progestagenios devem ser associados ao estrógeno devido a presença uterina. Dilatação vaginal é necessária na maioria das pacientes DDS 46,XY.[12] (Capítulo distúrbios do desenvolvimento sexual)

Menopausa

A produção ovariana sofre um progressivo declínio funcional, atingindo a falência completa na maioria das mulheres por volta dos 50 anos. A ausência de menstruação por pelo menos 12 meses (afastadas outras causas) associada a níveis elevados das gonadotrofinas e baixos níveis de estradiol caracterizam a menopausa. Contribuem na determinação da idade da menopausa fatores genéticos, étnicos, tabagismo e história reprodutiva. Os principais sintomas e sinais que ocorrem no período da menopausa são ondas de calor/sintomas vasomotores, distúrbios do sono, sintomas geniturinários (atrofia urogenital, redução da lubrificação vaginal, dispareunia e cistite atrófica) que podem ser precedidos/acompanhados por alterações transitórias do padrão de sangramento, oligomenorreia ou hipermenorreia, até a cessação completa dos ciclos menstruais. Mulheres na pós menopausa apresentam um perfil lipídico aterogênico (aumento de triglicerídeos e de LDL colesterol, e diminuição de HDL colesterol), aumento do risco de síndrome metabólica e doença cardiovascular. Diminuição de massa óssea também ocorre nessa condição.

Tratamento

A abordagem terapêutica da mulher na pós-menopausa deve incentivar hábitos de vida saudáveis, prática de atividade física e combate a obesidade e tabagismo. A terapia hormonal na menopausa (THM) deve ser individualizada e amplamente discutida com a paciente; estando indicada especialmente para as mulheres que tem sintomas vasomotores acentuados. Essa terapêutica, geralmente, promove melhora dos sintomas vasomotores e urogenitais, da sexualidade além da preservação de massa óssea.[17-18]

A THM está contraindicada em mulheres com tumores estrógeno-dependentes (mama, endométrio) ou lesões ovarianas, de endométrio ou mamas não esclarecidas; história comprovada de tromboembolismo prévio ou exame para diagnóstico de trombofilia positivo. A prescrição de THM deve ser avaliada cuidadosamente na presença de morbidades.

Doses baixas de estrogênios naturais são os preferencialmente prescritos na THM (Tabela 17.5). Nas pacientes não histerectomizadas, a associação de progesterona natural ou derivados se faz obrigatória para a proteção do endométrio contra a hiperplasia e câncer do endométrio. A utilização do esquema cíclico sequencial é mais fisiológica, porem causa o retorno do sangramento menstrual, muitas vezes indesejável. Esquemas contínuos também podem ser usados (Tabela 17.5).[17,18] Androgênios e fitoestrogênios podem ser empregados em situações especiais. Todas as mulheres sob THM deverão ser monitorizadas com regularidade (semestral ou anual) visando especialmente a avaliação das mamas e útero, perfil hormonal, lipídico e da função hepática além da densitometria óssea.

Referências bibliográficas

1. Klein DA, Poth MA. Amenorrhea: an approach to diagnosis and management. Am Fam Physician. 2013 Jun 1; 87(11):781-8.

2. Cox L, Liu JH. Primary ovarian insufficiency: an update. Int J Womens Health. 2014; 6:235-43.

3. Fontana A, B. Gentilinb, L. Fedelec, C. Gervasinid and M. Miozzo. Genetics of Mayer-Rokitansky-Küster-Hauser (MRKH) syndrome.Clin Genet 2017; 91: 233-46L.

4. Nelson LM. Clinical practice. Primary ovarian insufficiency. N Engl J Med. 2009 Feb 5; 360 (6):606-14.

5. Vilodre LC, Moretto M, Kohek MB, Spritzer PM. [Premature ovarian failure: present aspects]. Arq Bras Endocrinol Metabol. 2007 Aug;51(6):920-9.

6. Toniolo D. X-linked premature ovarian failure: a complex disease. Curr Opin Genet Dev. 2006 Jun;16(3):293-300.

7. Guerra ATM. Síndrome de Turner. Guerra G, Guerra ATM. Distúrbios da Diferenciação do Sexo. 2. ed. Rubio, 2010.

8. Castronovo C, Rossetti R, Rusconi D, Recalcati MP, Cacciatore C, Beccaria E, et al. Gene dosage as a relevant mechanism contributing to the determination of ovarian function in Turner syndrome. Hum Reprod. 2014 Feb;29(2):368-79.

9. Domenice S, Machado AZ, Silva T E, Franca MM, Santos MAG, Mendonca BB. Causas genéticas de falência ovariana primária. In: Mario José Abdalla Saad; Rui Monteiro de Barros Maciel; Berenice Bilharinho de Mendonça. (Org.). Endocrinologia - Princípios e Prática. 2ª ed. Rio de Janeiro: Atheneu, 2017, v. I, p. 203-13.

10. Wittenberger MD, Hagerman RJ, Sherman SL, McConkie-Rosell A, Welt CK, Rebar RW, et al. The FMR1 premutation and reproduction. Fertil Steril. 2007 Mar; 87 (3):456-65.

11. Latronico AC, Arnhold IJP. Gonadotropin resistance In: Maghnie M, Loche S, Cappa M, Ghizzoni L, Lorini R (eds): Hormone resistance and Hypersensitivity From Genetics to Clinical Manegement. Endocr Dev. Basel, Karger, 2013, vol. 24, p. 25-32.

12. Domenice S, Costa EMF; Mendonca BB. Distúrbios do Desenvolvimento sexual. In: Mario José Abdalla Saad; Rui Monteiro de Barros Maciel; Berenice Bilharinho de Mendonça. (Org.). Endocrinologia - Princípios e Prática. 2Aed.Rio de Janeiro: Atheneu, 2017, vol. 1, p. 95-135.

13. Webber L, Davies M, Anderson R, et al. ESHRE Guideline: management of women with premature ovarian insufficiency. Human Reproduction 2016; vol.31, p. 926-37.

14. Santoro N, Braunstein GD, Cherie L,et al; Compounded Bioidentical Hormones in Endocrinology Practice: An Endocrine Society Scientific Statement. J Clin Endocrinol Metab, 2016;101 (4): 1318-1343.

15. Tusset C, Trarbach EB, Silveira LFG, Beneduzzi D, Montenegro L, Latronico AC. Aspectos clínicos e moleculares do hipogonadismo hipogonadotrófico isolado congênito. Arq Bras Endocrinol Metab. 2011; 55 (8):501-11.

16. Topaloglu AK, Update on the genetics of idiopathic hypogonadotropic hypogonadism. J Clin Res Pediatr Endocrinol 2017; 9 (Suppl 2):113-22.

17. Pardini D. Terapia de reposição hormonal na menopausa. Arq Bras Endocrinol Metab. 2014:58 (2) 172-81.

18. The 2017 hormone therapy position statement of The North American Menopause Society Menopause 2017 Jul; 24 (7):728-53.

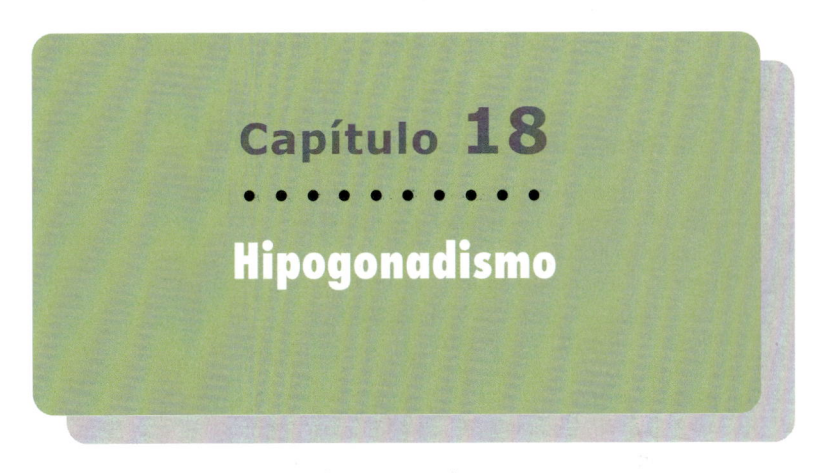

Capítulo 18

Hipogonadismo

Elaine Maria Frade Costa
Ana Claudia Latronico

Introdução

O início do desenvolvimento puberal é marcado pela reativação do eixo gonadotrófico, com aumento na frequência e amplitude dos pulsos secretórios de GnRH pelos neurônios hipotalâmicos com consequente estimulação da secreção de gonadotrofinas que induzem a maturação gonadal, secreção de esteroides sexuais e gametogênese.

A faixa etária normal de início da puberdade é de 8 a 13 anos nas meninas e 9 e 14 anos nos meninos. O primeiro sinal de puberdade nas meninas é o desenvolvimento mamário (telarca) e, nos meninos, o aumento do volume testicular ($\geq$ 4 mL ou comprimento $\geq$ 2,5 cm).

O hipogonadismo caracteriza-se por um atraso puberal permanente, onde o desenvolvimento dos caracteres sexuais secundários é ausente ou parcial. Pode apresentar-se de modo isolado ou associado ao hipopituitarismo. Quando isolado, de acordo com a etiologia, classifica-se em: hipogonadismo hipergonadotrófico, hipogonadotrófico hipogonadotrófico congênito ou hipogonadismo masculino tardio ou funcional. As causas das diferentes formas de hipogonadismo estão dispostas na Tabela 18.1.

Tabela 18.1: Etiologia do hipogonadismo.

Hipogonadismo hipogonadotrófico (HH)

- Deficiência isolada de gonadotrofinas congênita
  - Síndrome de Kallmann;
  - Hipogonadismo hipogonadotrófico normósmico;
  - Associado à hipoplasia adrenal congênita;
  - Deficiência isolada de LH ou FSH;
  - Idiopático.
- Pan-hipopituitarismo
  - Lesões do SNC: tumores (craniofaringiomas, germinomas, adenomas hipofisários), histiocitose X, malformações congênitas, traumas, lesões vasculares, radiação;
  - Deficiências congênitas de fatores de transcrição: PROP-1, LHX3, HESX-1;
- Síndromes genéticas: Prader-Willi, Lawrence-Moon, Bardet-Biedl, Bloom;

Hipogonadismo hipogonadotrófico transitório ou funcional

- Doenças sistêmicas: fibrose cística, doença inflamatória intestinal, doença celíaca, artrite reumatoide juvenil, anorexia nervosa/bulimia, anemia falciforme, talassemias, doença renal crônica e AIDS;
- Doenças endócrinas: *diabetes mellitus*, hipotireoidismo, hiperprolactinemia, síndrome de Cushing, obesidade;
- Exercícios extenuantes;
- Má nutrição.

Hipogonadismo hipergonadotrófico

- Síndromes genéticas;
  - Síndrome de Turner;
  - Síndrome de Noonan;
  - Síndrome de Klinefelter.
- Disgenesias gonadais;
- Criptorquidia;
- Ooforite autoimune;
- Radioterapia ou quimioterapia;
- Traumas/cirurgias/castrações/infecções;
- Defeitos na esteroidogênese (defeitos na 5a-redutase, 17-20 liase);
- Síndromes de resistência androgênica.

Avaliação clínica e laboratorial do hipogonadismo

História clínica

Investigar hábitos alimentares, atividade física, crescimento linear, ganho de peso, alterações olfatórias, sintomas neurológicos, traumas, história familiar de atraso puberal, doenças crônicas e radioterapia e/ou quimioterapia prévios e infertilidade. Detalhes sobre o nascimento e gestação (icterícia, hipoglicemia neonatal, criptorquidismo, fenda palatina).

Exame físico

Avaliar altura, peso, envergadura e relação púbis-chão/púbis-vértice; classificar estádios do desenvolvimento puberal segundo os critérios de Tanner para ambos os sexos; avaliar a presença ou não de ginecomastia, micropênis (comprimento peniano < 2,5 desvios-padrão em relação à média para a idade) e criptorquidia nos meninos; identificar estigmas que possam indicar alguma síndrome genética; identificar alterações visuais, olfatórias, de linha média e neurológicas.

Exames laboratoriais

Exames gerais (identificação de doenças crônicas); LH, FSH, testosterona total e livre, estradiol; avaliação do restante da função hipofisária (TSH, T4 livre, DHEA-S, IGF-1, prolactina) para diagnóstico de hipopituitarismo; avaliação da idade óssea; ressonância magnética da região hipotálamo-hipofisária e bulbos e sulcos olfatórios (nos casos de hipogonadismo hipogonadotrófico), cariótipo (nos casos de hipogonadismo hipergonadotrófico), inibina B (auxilia no diagnostico diferencial entre ACCP e hipogonadimso hipogonadotrófico). A Figura 18.1 mostra um algoritmo da abordagem diagnostico do hipogonadismo.

Figura 18.1. Diagnóstico diferencial do atraso puberal.

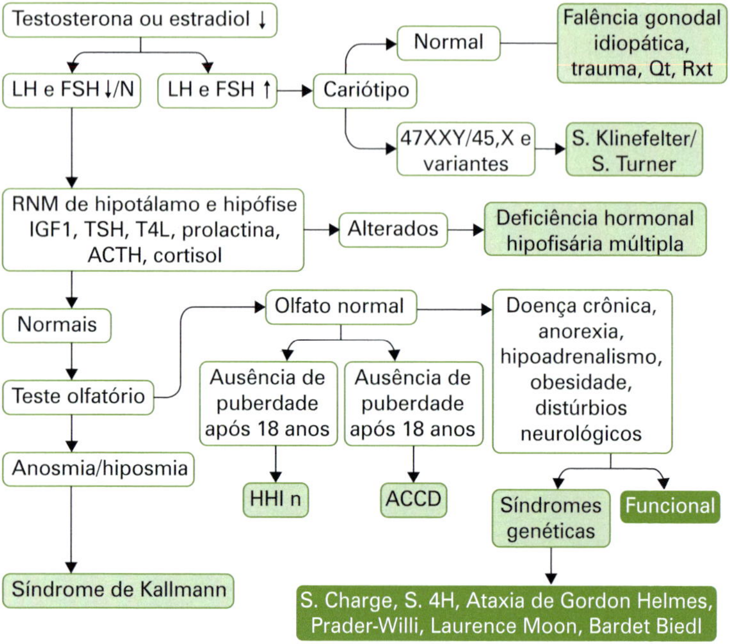

Qt: quimioterapia; Rxt: radioterapia; HHIn: hipogonadismo hipogonadotrófico isolado normósmico; ACCD: atraso constitucional de crescimento e desenvolvimento.

Hipogonadismo hipogonadotrófico

Caracteriza-se pela falência da função gonadal secundária à deficiência na secreção de gonadotrofinas. Pode estar associado ao hipopituitarismo (deficiência hipofosária hormonal múltipla) ou ocorrer de forma isolada caracterizando o hipogonadismo hipogonadotrófico isolado (HHI). O HHI pode ser congênito de origem genética ou adquirido de início na vida adulta. A Tabela 18.2 resume as principais causas genéticas e adquiridas do hipogonadismo hipogonadotrófico isolado.

Tabela 18.2. Causas de hipogonadismo hipogonadotrófico masculino isolado.

Congênitas	Adquiridas
Síndrome de Kallmann	Hiperprolactinemia
Hipogonadismo hipogonadotrófico isolado normósmico	Hemocromatose
Síndrome CHARGE	Medicamentos (opióides, glicocorticoides, narcóticos)
HHI + hipoplasia adrenal congênita	Hipercortisolismo/síndrome de Cushing
Síndrome de Prader-Willi	HIV/SIDA
Ataxia espinocerebelar de Gordon Holmes	Doença sistêmica crônica (fibrose cística, diabetes mellitus, hipotireoidismo primário, cirrose, doença inflamatória crônica, doença de Crohn, anemia falciforme, insuficiência renal crônica)
Deficiência de leptina (mutação na leptina ou no receptor de leptina)	Doença sistêmica aguda, estresse agudo, grandes queimados
Síndromes de Lawrence-Moon/Bardet-Biedl	Funcional (estresse, desnutrição, anorexia nervosa, exercício extenuante, perda acentuada de peso, obesidade, síndrome metabólica)
Síndrome 4H	Idiopática (HHI de início na vida adulta)
Hipogonadismo seletivo devido à mutação da subunidade β do LH e FSH	

O HHI congênito é classicamente dividido em dois grupos baseado na presença ou ausência de disfunção olfatória: síndrome de Kallmann ou HHI normósmico, respectivamente. A síndrome de Kallmann é causada por defeitos na migração dos neurônios produtores de GnRH que se originam na placa olfatória e migram juntamente com os neurônios olfatórios através da placa cribiforme em direção ao hipotálamo. A maioria dos portadores de síndrome de Kallmann apresenta hipoplasia ou agenesia dos sulcos e bulbos olfatórios, uni ou bilateralmente que podem ser visualizadas na ressonância magnética de encéfalo com cortes específicos para a região olfatória. Outras malformações podem estar associadas à síndrome de Kallmann, como agenesia renal unilateral, defeitos craniofaciais (palato ogival, fenda labiopalatina, agenesia dental), surdez neurosensorial uni ou bilateral, sincinesia bimanual (movimentos em espelho), anomalias oculomotoras e defeitos ósseos das mãos (metacarpos curtos, sindactilia ou clinodactilia). Por outro lado, o HHI normósmico não está associado a alterações fenotípicas. Tanto a síndrome de Kallmann quanto o HHI normósmico são doenças geneticamente heterogêneas, podendo se apresentar de maneira esporádica ou familiar, com herança autossômica recessiva, dominante ou ligada ao X com diversos genes envolvidos.

Clinicamente, o HHI congênito apresenta-se com ausência ou atraso de desenvolvimento dos caracteres sexuais secundários, amenorréia primária nas mulheres ou micropênis e testículos pré-púberes ou reduzidos para a faixa etária nos homens. A criptorquidia é observada em até 50% dos pacientes e pubarca espontânea pode ocorrer, mas geralmente é tardia e parcial. A estatura normal ou elevada para a idade, com proporções eunucoides (razão de segmento corporal superior/inferior < 1, envergadura seis centímetros > altura de pé) e idade óssea atrasada. As concentrações de gonadotrofinas são baixas ou inapropriadamente normais para as baixas concentrações de esteroides sexuais. A presença de anosmia pode ser facilmente diagnosticada pela anamnese. O teste olfatório formal, como o *University of Pennsylvania Smell Identification Test*, é necessário para determinar de maneira confiável se o olfato é normal ou parcialmente alterado (hiposmia).

O principal dilema da prática clínica é o diagnóstico diferencial entre ACCP e hipogonadismo hipogonatrófico congênito. Concentrações de LH pós-estímulo com GnRH entre 6 e 8 UI/L indicam início de puberdade central, porém respostas pré-puberais bem como resposta puberais são encontradas tanto em pacientes com ACCP como naqueles com hipogonadismo hipogonadotrófico. Portanto, o diagnóstico não pode ser confirmado até a idade prevista de início da puberdade, exceto no período neonatal, quando o eixo gonadotrófico está ativo, e os níveis de gonadotrofinas e esteroides sexuais estão normalmente elevados (minipuberdade).

As principais características clínicas que diferenciam o ACCP e o hipogonadismo hipogonadotrófico estão resumidas na Tabela 18.3.

Embora o HHI tem sido considerado uma condição irreversível, a reversão espontânea é observada em 8 a 13% dos casos masculinos. A reversão deve ser suspeitada principalmente quando for observado aumento de volume testicular, elevação das gonadotrofinas ou fertilidade espontânea durante a reposição androgênica. Portanto o exame físico é mandatório no acompanhamento desses pacientes. A reposição hormonal deve ser suspensa para confirmar a reversão do hipogonadismo, no entanto, a recorrência do hipogonadismo ocorre em 5 a 10% dos casos. Os mecanismos que levam à reversão não são conhecidos.

O hipogonadismo de início tardio ou na vida adulta é caracterizado por sintomas de diminuição da libido e de ereções matinais, disfunção erétil, falta de energia, depressão, fadiga e infertilidade (oligo ou azoospermia).

Tabela 18.3. Características clínicas que diferenciam as causas de atraso puberal.

Características clínicas	HHI congênito	ACCP
Frequência	Raro (1:10.000)	Comum (5%)
Crescimento	normal	Baixa estatura
Adrenarca	Em idade normal (parcial)	Atrasada
Duração	Permanente	Recuperação completa e espontânea
Idade	Ausência de puberdade após os 16a (♀) e 18 a (♂)	Desenvolvimento após os 13 a (♀) e 14 a (♂)

Hipogonadismo hipergonadotrófico

O hipogonadismo hipergonadotrófico é causado por uma falência gonadal primária. A deficiência na secreção de esteroides sexuais pelas gônadas resulta na secreção aumentada de gonadotrofinas pela hipófise. A causa mais comum de falência testicular no homem é a síndrome de Klinefelter e, na mulher, a síndrome de Turner que podem ser confirmados pelo cariótipo 47,XXY e 45,X e suas variantes, respectivamente. As manifestações clínicas são variáveis de acordo com a gravidade da alteração cromossômica. As principais causas do hipogonadismo hipergonadotrófico estão apresentadas da Tabela 18.4.

Clinicamente, os pacientes com Klinefelter apresentam testículos pequenos e atróficos, ginecomastia, alta estatura e infertilidade. Na maioria dos casos, algum grau de desenvolvimento puberal pode ocorrer, mas os testículos se tornam pequenos e fibróticos e a presença de azoospermia é característica. Os achados histológicos típicos dos testículos são hialinização dos túbulos seminíferos com perda de células

Tabela 18.4. Causas de hipogonadismo hipergonadotrófico masculino.

Congênitas	Adquiridas
Síndrome de Klinefelter	Trauma ou torsão testicular
Microdeleção do cromossomo Y	Orquite viral (caxumba)
Mutações nos receptores de LH e FSH	Radioterapia ou quimioterapia
Distrofia miotônica	Medicamentos (cetoconazol, glicocorticoides)
Criptorquidismo (mutação INSL3)	Falência testicular autoimune
Anorquia (testículos evanescentes)	Doenças crônicas (cirrose, HIV, hemocromatose, amiloidose, doenças granulomatosas, fibrose cística, insuficiência renal crônica, anemia falciforme)
Idiopático	

germinativas e hiperplasia de células de Leydig. Espermatogênese focal pode ser encontrada com a possibilidade de extração cirúrgica de espermatozoides viáveis. As concentrações séricas de testosterona são baixas, com gonadotrofinas elevadas, principalmente o FSH. No entanto, muitos pacientes podem apresentar testosterona no limite inferior da normalidade e um fenótipo masculino normal, apresentando apenas infertilidade e azoospermia, nesses casos o cariótipo é essencial para o diagnóstico.

Terapia reposição androgênica

Baseia-se na reposição hormonal com esteroides sexuais. Quando associado ao pan-hipopituitarismo, as outras deficiências hormonais devem ser tratadas concomitantemente.

A terapia de reposição hormonal no hipogonadismo tem como principal objetivo induzir e manter o desenvolvimento dos caracteres sexuais secundários, induzir e manter a libido e a potência, prevenir ou corrigir a osteoporose, induzir fertilidade e promover adaptação social. Deve ser iniciada em torno de 12 a 13 anos de idade cronológica e antes dos 14 anos de idade óssea (antes do início do período crítico de ganho de massa óssea). Recomendamos que a indução puberal seja iniciada com a dose de 50 mg/mês por 6-12 meses, que geralmente é suficiente para o aparecimento de pelos faciais e corporais e engrossamento da voz; em seguida a dose é aumentada gradativamente para 100 mg/mês e 100 mg/2 vezes por mês nos 3 anos seguintes até atingir a dose final que corresponde a 200 mg de cipionato de testosterona injetável aplicadas por via intramuscular a cada 2-3 semanas (de acordo com os níveis de testosterona que o paciente apresenta no último dia do intervalo entre as injeções). Essa é a única preparação farmacêutica disponível em nosso meio que possibilita o fracionamento da dose de acordo com o esquema proposto. A análise comparativa entre as principais modalidades de TRA demonstrou que todas elas são seguras e eficazes, porém as formas transdérmicas e o UTD são as mais fisiológicas. A Tabela 18.5 mostra as preparações de testosterona disponíveis no nosso meio.

Tabela 18.5. Preparações de testosterona disponíveis em nosso meio.

Formulação	Nome comercial	Via de administração	Dose
Undecanoato de testosterona	Androxon 40 mg	oral	120-160 mg/d divididas em 3 doses
Cipionato de testosterona	Deposteron 200 mg	injetável	200 mg/2-3 semanas
Propionato, isocaproato, fenilpropionato e caproato de testosterona	Durateston 250 mg	injetável	250 mg/2-3 semanas
Undecilato de testosterona	Nebido	injetável	1.000 mg/12 semanas
Testosterona 1%	Androgel	Gel transdérmico	50-100 mg/d

Riscos e efeitos colaterais da terapia de reposição androgênica

A ginecomastia é um efeito colateral frequente no início do tratamento e geralmente tem regressão espontânea. Quando as mamas atingem o estadio IV ou V de Tunner invariavelmente a conduta é cirúrgica (mamoplastia), pois a regressão espontânea não ocorre. Outro efeito colateral importante é o aumento do hematócrito que está diretamente relacionado com doses suprafisiológicas de testosterona ou com o uso de testosterona injetável de curta duração devido as elevadas concentrações séricas de testosterona observadas logo após a aplicação. Durante o seguimento os pacientes devem ser questionados quanto a mudanças da libido, função sexual, disposição física, humor, presença de acne e ganho de peso. Além da monitorização dos níveis de testosterona, LH e FSH, o perfil lipídico e hepático, assim como hemograma completo, são recomendados periodicamente. Radiografia do punho e mão esquerda deve ser solicitada a cada

6 meses para crianças e adolescentes para seguimento da maturação óssea. Pacientes com mais de 40 anos, medidas de PSA e exames urológicos devem ser realizados.

Os efeitos da terapia de reposição com testosterona em homens mais velhos sobre o risco cardiovascular (RCV) é bastante controverso na literatura, mas até o momento não há evidências consistentes que a reposição de testosterona aumente o RCV. Para os pacientes com doenças vasculares, recomenda-se uma abordagem mais prudente quanto à terapia com testosterona. Da mesma maneira, não há evidências que a terapia com testosterona aumente o risco de câncer de próstata.

A TRT não é recomendada para homens com desejo de fertilidade, câncer de próstata ou de mama, nódulo ou enduração de próstata palpável, nível de antígeno prostático específico (PSA – *prostate-specific antigen*) > 4 ng/mL ou > 3 ng/mL em homens com risco de câncer de próstata sem avaliação urológica, apneia do sono severa não tratada, hematócrito > 50%, sintomas graves do trato urinário inferior, insuficiência cardíaca mal controlada, histórico familiar para trombofilias ou que tenham sofrido infarto do miocárdio ou acidente vascular cerebral (AVC) há menos de 6 meses.

Quando há o desejo de fertilidade (espermatogêne), utilizamos a combinação do hCG (gonadotrofina coriônica) e o hMG (gonadotrofina de mulheres menopausadas). Iniciamos com hCG na dose de 5000 UI a cada 5 a 7 dias até que os níveis de testosterona sejam ≥150 ng/dL, em seguida associamos hMG (FSH) na dose de 1000 UI 3 vezes por semana por, no mínimo, 3 meses e só então avaliamos a espermatogênese. O esquema é continuado até que se atinja um nível ótimo de espermatozoides no ejaculado.

Referências bibliográficas

1. Costa EMF, Silveira LG. Hipogonadismo masculino. In: Endocrinologia – Princípios e Práticas. 2. ed. Saad MJA, Maciel RMB. Mendonça BB. (ed.). Editora: Atheneu, 2017.

2. Costa EMF, Amato LGL. Retardo Puberal: Avaliação e Tratamento. In: Endocrinologia Clínica, 6. ed. Lucio Vilar (ed.). Editora: Guanabara Koogan, 2016.

3. Costa EMF, Amato LGL, Silveira LG. Benefits and adverses events of testosterone therapy. In: Testosterone: from basic to clinical aspects, 1. Edition. Alexandre Hohl (ed.) by Springer.

4. Silveira LF, Latronico AC. Approach to the patient with hypogonadotropic hypogonadism. J Clin Endocrinol Metab. 2013 May;98(5):1781-8.

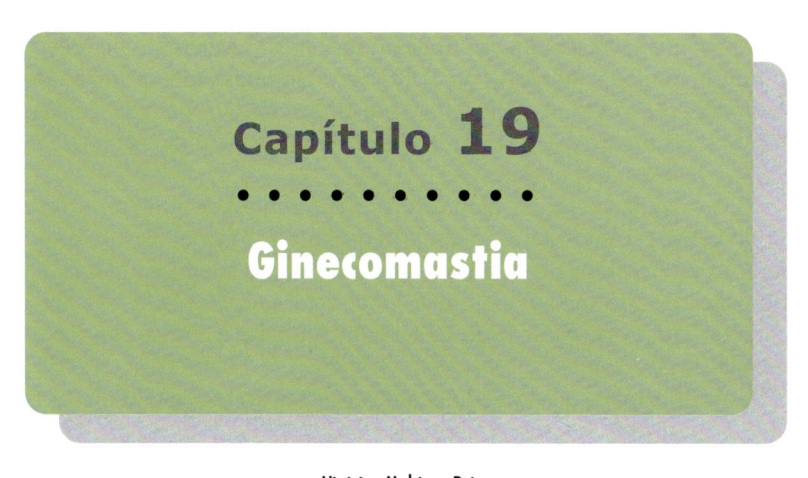

Capítulo 19

Ginecomastia

Vinicius Nahime Brito
Larissa Garcia Gomes
Ana Claudia Latronico

Ginecomastia

É a proliferação glandular benigna do tecido mamário em homens. O aumento da mama pode ser uni ou bilateral, simétrico ou assimétrico e indolor ou sensível à palpação devido à distensão do tecido. Deve ser diferenciada da pseudoginecomastia, que é caracterizada por aumento da gordura subareolar, sem proliferação do componente glandular, e do carcinoma de mama, que apresenta consistência firme, nodular e fora do complexo aréola-mamilo e geralmente unilateral. No carcinoma de mama, alterações na pele e retração do mamilo podem estar presentes.[1,2]

O mecanismo fisiopatológico de base é o desequilíbrio entre as ações estimulatórias dos estrógenos e inibitórias dos andrógenos que influenciam a proliferação do tecido mamário. O aumento da síntese de estrógenos, a redução da síntese de andrógenos, bem como a maior disponibilidade de precursores androgênicos para aromatização periférica a estrógenos representam os principais mecanismos. Defeitos no receptor androgênico e aumento do SHBG, resultando em menor fração de andrógenos livres também resultam em ginecomastia. Além disso, fatores de crescimento (IGF-1) e outros hormônios (prolactina, leptina, TSH, GH) participam desse processo.[1,2]

Histologicamente, a ginecomastia apresenta inicialmente a fase proliferativa ou ativa (duração de cerca de 6 meses), na qual ocorre proliferação e hiperplasia do epitélio ductal assim como edema e inflamação do estroma e do tecido conjuntivo periductal seguida da fase inativa, caracterizada pela cessação do crescimento epitelial e fibrose periductal e hialinização.[1,2]

As principais causas de ginecomastia estão listadas na Tabela 19.1.

Tabela 19.1. Causas fisiológicas e patológicas de ginecomastia.

- **Fisiológicas**
  - Neonatal;
  - Puberal;
  - Senil.

- **Patológicas**
- **Excesso de estrógenos**
  - Administração intencional e não intencional de estrógenos exógenos;
    - » Iatrogênica, cremes, loções.
  - Síntese estrogênica aumentada;
    - » Tumor de células de Leydig e de Sertoli;
    - » Tumores adrenocorticais feminizantes.
  - Aumento da aromatização de andrógenos à estrógenos;
    - » Obesidade;
    - » Cirrose hepática;
    - » Hipertireoidismo;
    - » Tumor secretor de hCG (germinomas gonadais e extra-gonadais).
  - Causas genéticas;
    - » Síndrome de excesso de aromatase (hiperexpressão do *CYP19A1*);
    - » Síndrome de Peutz Jeghers (*STK11, LKB1*);
    - » Complexo de Carney (*PRKAR1A*);
    - » Hiperplasia adrenal congênita (Def 3β-*HSD II, CYP17A1, POR*).
  - DDS ovotesticular;
  - Desreguladores endócrinos.

(Continua)

Tabela 19.1. Causas fisiológicas e patológicas de ginecomastia. (continuação)

- **Deficiência de andrógenos**
  - Hipogonadismo hipergonadotrófico;
    - » Síndrome de Klinefelter (50% dos casos);
    - » Anorquia, trauma testicular;
    - » Agentes quimioterápicos
    - » Radiação testicular, Infecções.
  - DDS, 46 XY;
    - » Defeitos genéticos de síntese de testosterona;
- **Deficiência da enzima 17β-HSD III (35%);**
  - Hipogonadismo hipogonadotrófico (muito raro);
    - » Causas genéticas (*GnRHR, KAL1, FGFR1, FGF8, KISS1, KISS1R, PROK2, PROKR2, TAC3, TACR3*) e adquiridas.
- **Deficiência da ação androgênica**
  - Defeitos genéticos no receptor androgênico (AR);
    - » Insensiblidade androgênica completa e parcial.
- **Expansão das repetições CAG no gene do AR (Sd Kennedy)**
- **Causas não endócrinas**
  - » Insuficiência renal crônica;
  - » Doença hepática crônica – cirrose;
  - » Doenças da medula espinhal;
  - » Realimentação de indivíduos desnutridos;
  - » Infecção pelo HIV;
  - » Lesões da parede torácica.

Ginecomastia fisiológica

No período neonatal, na puberdade e na senilidade, a ginecomastia pode ser fisiológica.

- » Ginecomastia neonatal: 60 a 90% dos neonatos podem apresentar ginecomastia transitória, decorrente da alta concentração de estrógenos da gestação. Em geral, ocorre regressão espontânea do quadro após duas a três semanas do parto.[1,2]
- » Ginecomastia puberal é um fenômeno fisiológico com prevalência variando de 4-69% dos meninos normais. Em geral, ocorre durante os estágios Tanner 3 e 4 de pelos pubianos e volume testicular. Decorre do desbalanço transitório na razão andrógenos: estrógenos livres, permitindo maior efeito estrogênico no

tecido mamário durante esse período. Entretanto, na maioria dos casos não há alterações nos valores séricos desses hormônios. A leptina pode influenciar a patogênese da ginecomastia puberal, atuando diretamente nas células epiteliais mamárias, aumentando a atividade da aromatase com consequente aumento de estrógenos ou incrementando a sensibilidade do tecido mamário ao estrógeno.[3]

» Ginecomastia no período senil pode ocorrer em homens entre 60-80 anos com prevalência variando entre 24-65%. O mecanismo envolve o incremento da aromatização de andrógenos decorrente do aumento do percentual de massa gorda, o hipogonadismo do envelhecimento e o aumento das concentrações de SHBG, alterando a relação estradiol/testosterona biodisponível.[1,2]

Ginecomastia patológica

A ginecomastia decorre do excesso relativo ou absoluto de estrógenos ou da diminuição relativa ou absoluta das concentrações de andrógenos ou de sua ação. O excesso absoluto de estrógenos pode ser atribuído a fonte exógena (intencional ou não intencional) ou superprodução endógena, como nos tumores de células de Leydig, tumores de células de Sertoli, tumores adrenocorticais feminizantes e tumores produtores de hCG. O excesso de estrógeno suprime o LH hipofisário, resultando em hipogonadismo, além de estimular a síntese de SHBG, reduzindo a fração livre de testosterona.[1,2]

O aumento da aromatização periférica é outro mecanismo determinante da ginecomastia. Pode decorrer de causas genéticas, como a síndrome do excesso de aromatase familial, mas também por aumento do tecido adiposo, tumores que aumentam a expressão da aromatase (carcinoma hepatocelular), ou maior disponibilidade de substrato para aromatização, como no abuso de andrógenos exógenos.[1]

A deficiência absoluta de andrógenos está presente nos casos de hipogonadismo hipergonadotrófico, decorrente de lesões testiculares ou causas genéticas, como a síndrome de Klinefelter e raramente está associada ao hipogonadismo hipogonadotrófico de causa genética ou adquirida. A síndrome de Klinefelter, anormalidade cromossômica mais comum em homens que resulta em hipogonadismo, ginecomastia e infertilidade, é a única causa conhecida de ginecomastia que aumenta em

20 vezes o risco de câncer de mama, além de 1% dos pacientes desenvolverem tumores mediastinais malignos produtores de hCG com ginecomastia de rápida evolução.[1]

Ginecomastia pré-puberal

É rara e sempre devem ser excluídas causas patológicas. É caracterizada por presença de tecido mamário sem outros caracteres sexuais secundários. A maioria dos pacientes apresentam valores normais de esteroides sexuais séricos, não sendo identificada uma causa específica. Uma hipótese para essa condição é a exposição aos desreguladores endócrinos ambientais. Em geral, a ginecomastia regride espontaneamente dentro de 1-3 anos de seguimento em 90% dos casos. No entanto, se na história clínica e no exame físico, há sinais ou sintomas de doença de base, a investigação deve ser complementada. Ginecomastia progressiva e exagerada, presença de galactorreia (hiperprolactinemia), testículos pequenos e ausência ou interrupção do desenvolvimento dos caracteres sexuais secundários (hipogonadismo), massa testicular ou abdominal (processos neoplásicos), hábito eunucoide, alterações comportamentais, testículos endurecidos (síndrome de Klinefelter), aceleração do crescimento linear (excesso de aromatase), sintomas de hipertireoidismo por bócio nodular tóxico, dentre outras alterações podem sugerir diagnósticos etiológicos diversos e devem ser investigados laboratorialmente.[1-3]

Quanto a prevalência, cerca de 25% dos pacientes apresentam ginecomastia idiopática (causa indeterminada) e 25% ginecomastia puberal persistente. As demais etiologias apresentam prevalências diversas: ginecomastia induzida por drogas (25%), hipogonadismo primário (8%), cirrose ou desnutrição (10%), tumores testiculares (3%), hipertireoidismo (1%) e doença renal crônica (1%).[1]

Síndrome de excesso de aromatase (AES)

Doença hereditária que acomete ambos os sexos e com herança autossômica dominante. Os pacientes do sexo masculino apresentam como características marcantes: ginecomastia, muitas vezes grave, de início pré- ou peripuberal, associada ao avanço de idade óssea e redução da estatura final. Os achados fenotípicos mais importantes nas mulheres são: telarca precoce, macromastia e baixa estatura.[4]

Os valores séricos de estrona e estradiol são elevados, originados da aromatização excessiva dos andrógenos de origem adrenal na fase pré-puberal e da testosterona de origem gonadal na fase puberal. A base genética dessa síndrome está associada a hiperexpressão do gene *CYP19* causada por rearranjos genômicos da região 15q21. Os rearranjos genômicos incluem duplicações simples envolvendo os exons 1-10 do gene *CYP19A*, e rearranjos complexos que levam a criação de quimeras constituídas da região codificadora do gene *CYP19A* associado a região promotora de genes vizinhos.[1,4] A gravidade da síndrome vai depender do número de cópias do gene *CYP19A* e da capacidade funcional desse novo promotor.

Avaliação clínica

A anamnese deve ser detalhada e focar na idade de início, duração da ginecomastia, sintomas associados, como dor local, sangramento ou galactorreia, doenças sistêmicas (renal, hepática, tireoidopatias, doenças hipofisárias, testiculares ou de próstata), história de ganho de peso, fatores de risco para câncer de mama, uso de medicamentos e drogas (automedicação, esteroides anabolizantes, suplementos nutricionais, maconha e álcool).[1,2] As principais medicações relacionadas com ginecomastia estão apresentadas na Tabela 19.2.

Nos adolescentes, o exame clínico deve incluir estatura e peso, estadiamento puberal (critérios de Marshall e Tanner), avaliação do grau de virilização como avaliação do tamanho peniano, palpação testicular para detecção de nódulos, pelos corporais e faciais, voz, desenvolvimento muscular. Em todos os pacientes, o exame da mama deve incluir inspeção e palpação para detecção de retrações, assimetria, nódulos, galactorreia, linfoadenomegalia axilar e diferenciar ginecomastia verdadeira de pseudoginecomastia ou lipomastia e de carcinoma de mama. Os sinais de hepatopatia ou de doença renal crônica podem estar presentes no exame físico, bem como presença de bócio e sinais de hipertireoidismo, auxiliando no diagnóstico etiológico.[1-3]

Diversos critérios de estadiamento da ginecomastia são propostos, dentre eles os mesmos usados por Marshall & Tanner para estadiar mamas no sexo feminino, critérios de Simon (1973) que estadia de 1 a 3, e os critérios de Rohrich (2003), classificando de I a IV. Tais classificações são utilizadas na avaliação e indicação de tratamento cirúrgico da ginecomastia.[1,2]

Tabela 19.2. Drogas associadas ao desenvolvimento de ginecomastia.

Drogas que induzem ginecomastia por mecanismos conhecidos

- Estrógenos e drogas que mimetizam estrógenos ou se ligam aos receptores de estrógenos
  - Cremes vaginais
  - Cremes contendo conservantes a base de estrógenos
  - Digital, clomifeno, maconha, estrógenos sob as mais diversas apresentações

- Drogas que estimulam a síntese de estrógenos
  - Gonadotrofinas e hCG

- Suplementos contendo precursores de estrógenos aromatizáveis
  - Andrógenos exógenos (esteroides anabolizantes); androstenediona e DHEA

- Drogas que causam dano testicular
  - Alguns agentes quimioterápicos (nitrosuréia, vincristina), álcool

- Bloqueadores da síntese de testosterona
  - Cetoconazol, espironolactona, metronidazol, etomidato

- Bloqueadores da ação androgênica
  - Flutamida, finasterida, ciproterona, cimetidina, ranitidina, espironolactona

- Drogas que promovem deslocamento da ligação estrógenos-SHBG
  - Espironolactona, álcool

Drogas que induzem ginecomastia por mecanismos desconhecidos

- Medicações cardíacas e anti-hipertensivos
  - Bloqueadores de canal de cálcio (verapamil, nifedipina, diltiazem)
  - Inibidores da ECA (captopril, enalapril)
  - β-bloqueadores, amiodarona, metildopa, reserpina, nitratos

- Drogas psicoativas
  - neurolépticos, diazepam, fenitoína, antidepressivos tricíclicos, haloperidol, anfetaminas

- Antiobióticos e retro-virais: isoniazida, etionamida, griseofulvina, indinavir

- Outras: teofilina, omeprazol, dietilpropiona, domperidona, penicilamina, heparina

Avaliação laboratorial

A anamnese e o exame físico devem direcionar a investigação laboratorial. As dosagens hormonais em condição basal incluem: estradiol (E_2), testosterona, LH, FSH, hCG, prolactina, TSH, T4 livre. Os marcadores tumorais hCG e alfa feto proteína podem auxiliar o diagnóstico de causas neoplásicas de ginecomastia. A avaliação da função hepática e renal deve ser solicitada nos casos pertinentes. As dosagens do cortisol e dos precursores adrenais (17 OH-pregnenolona, 17 OH-progesterona, DHEA, androstenediona, progesterona) em condição basal e após ACTH exógeno, auxiliam no diagnóstico da hiperplasia adrenal congênita. O cariótipo de leucócitos periféricos deve ser solicitado nos casos de suspeita de alterações cromossômicas.[1-3]

Deve ser realizado o estudo molecular de genes candidatos após o diagnóstico clínico e hormonal de ginecomastia de etiologia com base genética definida.

Um fluxograma de investigação laboratorial das causas de ginecomastia está apresentado na Figura 19.1.

Exames de imagem

A idade óssea auxilia na avaliação de crianças e adolescentes com ginecomastia. Em situações patológicas, como por exemplo, na síndrome de excesso de aromatase, a idade óssea é avançada. A mamografia é útil para diferenciar ginecomastia de casos suspeitos de carcinoma de mama. Em pacientes selecionados, ultrassom ou tomografia computadorizada abdominal e ultrassom testicular deve ser realizado se massa adrenal ou testicular for a suspeita clínica e laboratorial.[1]

Tratamento

O tratamento da endocrinopatia ou outra doença de base, bem como a remoção de drogas envolvidas na etiologia da ginecomastia, bem como da exposição ambiental a fatores de risco é suficiente para reduzir a dor e regredir o tecido mamário. De modo ideal, essas medidas são eficazes na fase ativa da ginecomastia (primeiros 6 meses). Se não há regressão após 1 ano do processo (fase inativa com formação de fibrose), é baixa a probabilidade de boa resposta ao tratamento medicamentoso ou de regressão espontânea.[1,2,6,7]

Figura 19.1. Fluxograma de investigação laboratorial das causas de ginecomastia.

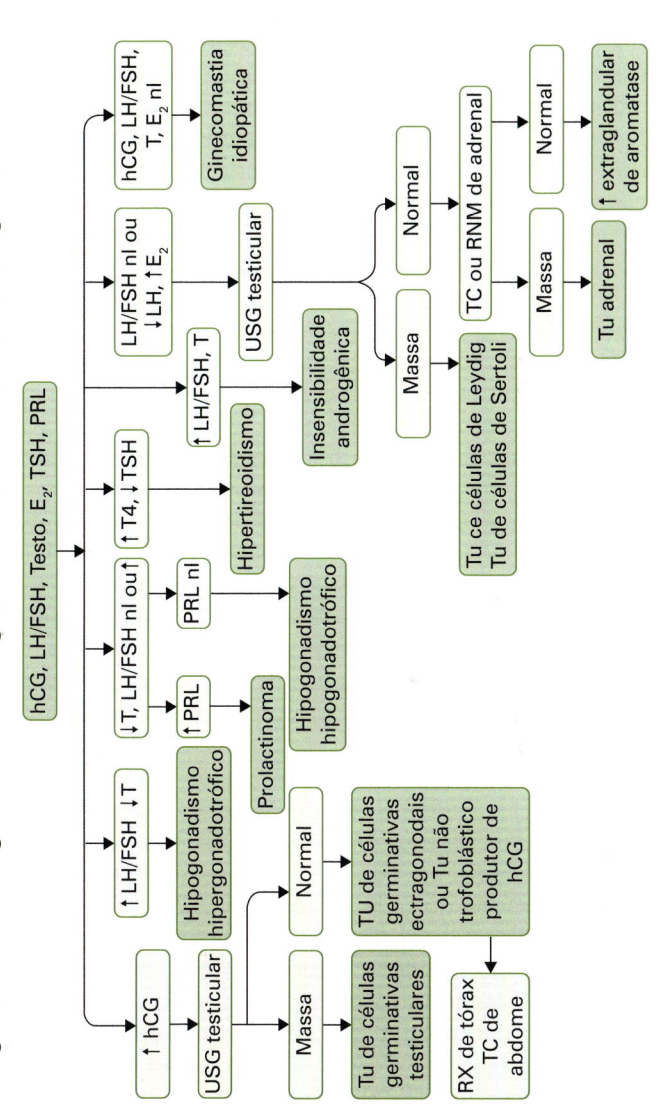

Na fase ativa ou proliferativa, o tratamento clinico inclui testosterona, de-hidrotestosterona, danazol, citrato de clomifeno, tamoxifeno, raloxifeno e inibidores da aromatase (anastrozol e letrozol). Dentre as opções terapêuticas, o tamoxifeno, um modulador seletivo do receptor estrogênico, na dose de 20 mg/dia se mostrou efetivo em estudos randomizados e não randomizados resultando em regressão parcial em 80% dos pacientes e completa em 60% dos pacientes. Um efeito positivo na redução da dor e da turgescência mamária ocorreu no primeiro mês de tratamento. O raloxifeno também se mostrou efetivo em reduzir a ginecomastia puberal em até 90% dos pacientes.[1,5]

O citrato de clomifeno se mostrou menos efetivo em reduzir a ginecomastia puberal quando comparado ao tamoxifeno e raloxifeno. Em homens com câncer de próstata e uso de terapia anti-androgência, o uso profilático de tamoxifeno pode ser considerado para prevenir o desenvolvimento de ginecomastia.[1]

Os inibidores da aromatase (anastrozol e letrozol), embora bem tolerados não se mostraram efetivos em regredir a ginecomastia puberal quando comparados com placebo em estudo randomizado, duplo-cego de 3 anos. Ao contrário, esses agentes reduziram a velocidade de crescimento e estabilizaram o avanço de idade óssea em pacientes com síndrome de excesso de aromatase familial, síndrome de Peutz Jeghers e complexo de Carney com excesso de aromatase devido a tumor testicular, e mesmo em homens hipogonádicos que desenvolveram ginecomastia durante terapia de reposição com testosterona. Seguimento a longo prazo é necessário.[1-3,6,7]

Tratamento cirúrgico é indicado quando a abordagem clínica é ineficaz, particularmente nos casos de ginecomastia de longa duração, quando a ginecomastia traz constrangimento para o paciente ou na suspeita de câncer de mama, indica-se o tratamento cirúrgico que consiste na remoção do tecido glandular (adenectomia) associada ou não à lipossucção. O tratamento cirúrgico também pode ser considerado se o paciente prefere por razões cosméticas ou deseja correção imediata da ginecomastia. A adenectomia e a redução periareolar com retirada de pele bem como mastoplastia, são indicadas nos estádios mais avançados. Finalmente, uma investigação detalhada deve ser feita antes da cirurgia para afastar causas da ginecomastia e prevenir a recorrência após a cirurgia.[1,3,8]

Referências bibliográficas

1. Narula HS, Carlson HE. Gynaecomastia--pathophysiology, diagnosis and treatment. Nat Rev Endocrinol. 2014 Nov;10(11):684-98.

2. Braunstein GD. Clinical practice. Gynecomastia. The New England journal of medicine. 2007;357(12):1229-37. Epub 2007/09/21.

3. Soliman AT, De Sanctis V, Yassin M. Management of Adolescent Gynecomastia: An Update. Acta Biomed. 2017 Aug 23;88(2):204-213.

4. Fukami M, Miyado M, Nagasaki K, Shozu M, Ogata T. Aromatase excess syndrome: a rare autosomal dominant disorder leading to pre- or peri-pubertal onset gynecomastia. Pediatr Endocrinol Rev. 2014 Mar;11(3):298-305.

5. Lapid O, van Wingerden JJ, Perlemuter L. Tamoxifen therapy for the management of pubertal gynecomastia: a systematic review. J Pediatr Endocrinol Metab. 2013;26(9-10):803-7.

6. Wit JM, Hero M, Nunez SB. Aromatase inhibitors in pediatrics. Nat Rev Endocrinol. 2011 Oct 25;8(3):135-47.

7. Maidment SL. Which medications effectively reduce pubertal gynaecomastia? Arch Dis Child. 2010 Mar;95(3):237-9.

8. Cordova A, Moschella F. Algorithm for clinical evaluation and surgical treatment of gynaecomastia. J Plast Reconstr Aesthet Surg. 2008;61(1):41-9.

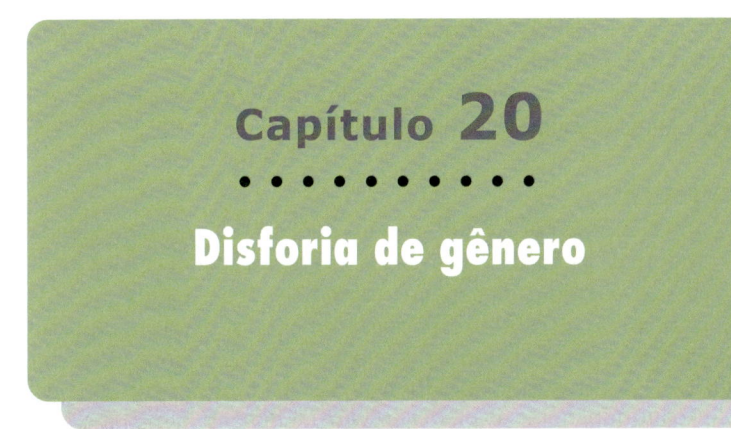

Capítulo 20

Disforia de gênero

Flávia Siqueira Cunha
Sorahia Domenice
Elaine Maria Frade Costa

Definições

» **Incongruência de gênero:** representa uma definição mais abrangente para a incompatibilidade entre identidade de gênero e gênero designado, e independe da presença de incômodo ou sofrimento com a situação de incongruência.[1]

» **Disforia de gênero:** caracteriza-se pela sensação de angústia ou incômodo quando o gênero com o qual o indivíduo se identifica não é congruente com o gênero designado ao nascimento.[1]

» **Transgênero:** indivíduo que apresenta incompatibilidade entre a identidade de gênero e o gênero atribuído ao nascimento.[1]

» **Transexual:** indivíduo transgênero que busca pela transição social para o gênero oposto. É um termo antigo originado nas comunidades médicas e psicológicas para definir indivíduos que desejam ou tenham realizado transição permanente para o gênero oposto ao gênero atribuído ao nascimento, através de intervenções médicas.[1]

- » Homens trans: indivíduos registrados no gênero feminino, porém, com identidade masculina.[1]
- » Mulheres trans: indivíduos registrados no gênero masculino, porém, com identidade feminina.[1]

Prevalência

A prevalência da disforia de gênero depende da região estudada e da metodologia de avaliação das taxas de prevalência. Na maioria dos estudos essa avaliação é feita através do número de pacientes que buscam por cuidados nos centros especializados em disforia de gênero. De acordo com um recente estudo, a prevalência varia de 0,4 indivíduos por 100.000 pessoas nos Estados Unidos a 23,6 indivíduos por 100.000 pessoas em Singapura.[1] Não há, até o momento, dados oficiais da prevalência de indivíduos transgêneros no Brasil.

Etiologia

A etiologia da disforia de gênero permanece desconhecida. Estudos envolvendo aspectos genéticos, hormonais e neuroanatômicos reforçam o conceito de que a identidade de gênero é resultado de uma interação complexa de fatores biológicos, ambientais e culturais.[3]

Diagnóstico

O diagnóstico dessa condição deve ser realizado por profissionais de saúde mental (psicólogos, psiquiatras) com experiência em disforia de gênero e é baseado em critérios determinados pelo Manual Diagnóstico Estatístico de Transtornos Mentais (DSM) versão 5 e Classificação Internacional de Doenças (CID) versão 10 (Quadros 20.1 e 20.2).[4,5]

Quadro 20.1. Critérios para o diagnóstico de disforia de gênero.

De acordo com o DSM 5
A. Forte incongruência entre o gênero de identidade e o gênero atribuído ao nascimento por pelo menos 6 meses, manifesto por pelo menos dois dos seguintes critérios: 1. Forte incongruência entre o gênero de identidade e suas características sexuais primárias e/ou secundárias 2. Forte desejo de se livrar de suas características sexuais

(Continuação)

Quadro 20.1. Critérios para o diagnóstico de disforia de gênero. (continuação)

De acordo com o DSM 5

3. Forte desejo de adquirir características sexuais do outro gênero
4. Forte desejo de pertencer ao outro gênero
5. Forte desejo de ser tratado como se pertencesse ao outro gênero
6. Forte convicção de que tem reações e sentimentos típicos do outro gênero

B. A condição se associa a distúrbios significativos nas áreas sociais, ocupacionais ou outras áreas importantes de funcionamento

Especificar se:
- Coexiste com anomalias do desenvolvimento sexual
- O indivíduo já realizou a transição para o outro gênero

De acordo com o CID 10

1. Desejo de viver e ser aceito como membro do gênero oposto, geralmente acompanhado do desejo de se submeter a tratamento hormonal e cirúrgico para adequação do corpo

2. A identidade transgênero deve estar permanente por pelo menos 2 anos

3. O distúrbio não é um sintoma de alguma doença psiquiátrica, genética, anomalia do desenvolvimento sexual ou anomalia cromossômica

Tratamento

O processo de adequação ao gênero de identidade é realizado através de psicoterapia, tratamentos hormonais e procedimentos cirúrgicos.

Nas sessões de psicoterapia são trabalhadas questões da identidade e papel de gênero, transtornos psicológicos/psiquiátricos relacionados à disforia de gênero e expectativas para o tratamento hormonal e cirúrgico.

Para que seja encaminhado para iniciar o tratamento hormonal, o paciente deve preencher alguns critérios:[1]

» Disforia de gênero bem documentada e persistente.
» Capacidade de tomar decisão e emitir consentimento informado.
» Idade igual ou superior a 18 anos.

» Ter sido avaliado para a existência concomitante de problemas de saúde mental e, se esses estiverem presentes, devem estar controlados.

Tratamento hormonal feminizante

O tratamento hormonal de mulheres trans é baseado na administração de estrógeno associado ou não a medicação antiandrogênica.[6] Com exceção do acetato de ciproterona (progestágeno de ação antiandrogênica), não existem evidências para justificar o uso de progesterona ou seus derivados nesses pacientes.[7] Os efeitos observados com o tratamento hormonal em mulheres trans estão descritos no Quadro 20.2.[1]

A redução dos pelos faciais deve ser complementada com tratamentos estéticos, como depilação a *laser* ou eletrólise para um resultado mais efetivo, visto que o pelo facial responde lentamente ao tratamento hormonal.[7]

Quadro 20.2. Efeitos da terapia hormonal em mulheres trans.

Efeito	Início	Efeito máximo
Redistribuição da gordura corporal do abdome para o quadril	3-6 meses	2-3 anos
Redução da massa muscular e da força	3-6 meses	1-2 anos
Suavização da textura da pele e redução de sua oleosidade	3-6 meses	Desconhecido
Redução da libido	1-3 meses	3-6 meses
Redução das ereções espontâneas	1-3 meses	3-6 meses
Crescimento e desenvolvimento de mamas	3-6 meses	2-3 anos
Redução do volume testicular	3-6 meses	2-3 anos
Redução da produção espermática	Desconhecido	> 3 anos
Redução dos pelos faciais e corporais	6-12 meses	> 3 anos

Estrógenos

O estrógeno é disponibilizado no Brasil em diversas formulações.[8] O Quadro 20.3 resume as formulações estrogênicas sugeridas para o tratamento hormonal feminizante.[1] A via oral é, geralmente, a mais utilizada pelos pacientes, por ser mais prática, de fácil administração e menor custo. A via transdérmica é considerada a via mais segura, por não promover a primeira passagem hepática e, portanto, não influenciar a síntese de proteínas, lipoproteínas e triglicerídeos, potencialmente associados a maior risco de eventos tromboembólicos.[9] A via parenteral atinge níveis muito elevados de estradiol e não deve ser recomendada.[8] O etinilestradiol, um potente estrógeno sintético, tem elevado potencial trombótico, aumentando o risco tromboembólico e cardiovascular, principalmente em altas doses e, por esse motivo, deve ser evitado.[10] O estrógeno natural 17 β estradiol por via transdérmica deve ser priorizado em pacientes acima de 40 anos de idade e/ou com risco elevado para o desenvolvimento de doenças do aparelho cardiovascular.[9] O etinilestradiol, disponível em pílulas anticoncepcionais, e as formulações parenterais geralmente são formulados em associação com medicação progestagênica, tornando sua indicação restrita no tratamento do indivíduo transgênero.

Antiandrogênios

Os antiandrogênios são medicações adjuvantes ao tratamento estrogênico no processo de redesignação sexual e atuam bloqueando o receptor androgênico e/ou reduzindo a produção de testosterona (Quadro 20.4). O acetato de ciproterona (AC) é a medicação mais utilizada no Brasil e em países europeus. É um derivado da progesterona que atua como antiandrogênio através da inibição da secreção de gonadotrofinas e bloqueio da ligação da testosterona ao seu receptor.[6] Espironolactona é a medicação antiandrogênica mais utilizada nos Estados Unidos (onde o AC não está disponível) e a segunda medicação mais utilizada no Brasil. Inibe diretamente a secreção de testosterona e bloqueia sua ligação ao receptor androgênico. Como também age bloqueando o receptor mineralocorticoide, tem ação hipotensora e retentora de potássio, o que limita sua tolerabilidade.[11] Os análogos de GnRH de longa ação causam supressão da produção gonadal de testosterona com baixos índices de efeitos adversos. Entretanto, seu elevado custo limita seu uso rotineiro.[12]

Quadro 20.3. Estrógenos disponíveis para tratamento hormonal de indivíduos com disforia de gênero.

Via de administração	Estrógeno*	Guideline Endocrine Society	HCFMUSP
Oral	17 β estradiol	2-6 mg/dia	1-4 mg/dia
	Valerato de estradiol	Não recomendado	1-4 mg/dia
	Estrógenos equinos conjugados	Não recomendado	0,625-1,25 mg/dia
	Etinilestradiol	Não recomendado	20-35 μg/dia
Transdérmica	17 β estradiol	0,025-0,2 mg/dia (adesivo)	0,5-2 mg/dia (gel)
Parenteral	Valerato de estradiol	5-30 mg 2/2 semanas	5 mg/mês
	Cipionato de estradiol	5-30 mg 2/2 semanas	5 mg/mês
	Enantato de estradiol	Não recomendado	10 g/mês

*Formulações atualmente disponíveis no mercado brasileiro. HCFMUSP: Hospital das Clínicas da Faculdade de Medicina da Universidade de São Paulo.

Quadro 20.4. Antiandrogênios disponíveis para tratamento hormonal de indivíduos com disforia de gênero.

Via de administração	Antiandrogênio	Guideline Endocrine Society	HCFMUSP
Oral	Acetato de ciproterona	25-50 mg/dia	50-100 mg/dia
	Espironolactona	100-300 mg/dia	50-200 mg/dia
Parenteral (análogos do GnRH)	Leuprorrelina	3,75 mg/mês	3,75 mg/mês
	Triptorrelina	3,75 mg/mês	3,75 mg/mês
	Goserelina	3,6 mg/mês	3,6 mg/mês

*Formulações atualmente disponíveis no mercado brasileiro. HCFMUSP: Hospital das Clínicas da Faculdade de Medicina da Universidade de São Paulo.

Efeitos adversos do tratamento hormonal feminizante

Mulheres trans apresentaram elevada taxa de mortalidade quando comparadas com a população masculina normal, principalmente por doença cardíaca isquêmica, Síndrome da Imunodeficiência Adquirida (SIDA), suicídios, uso de drogas ilícitas e causas desconhecidas. O uso de etinilestradiol foi significativamente associado com mortalidade cardiovascular nessas pacientes.[10] O tratamento estrogênico em transgêneros resulta em um perfil lipídico favorável, com aumento de HDL colesterol e redução de LDL colesterol na maioria dos estudos. Entretanto, esse efeito benéfico parece ser atenuado por outros efeitos metabólicos adversos observados com o tratamento hormonal, como ganho de peso, piora da resistência insulínica, elevação da pressão arterial e triglicerídeos, além de aumento de marcadores inflamatórios e pró-trombóticos.[13] A via oral e, em especial, o uso de etinilestradiol, constituem maior risco para alteração dos marcadores pró-coagulantes (proteína C, proteína S, protrombina e resistência à proteína C ativada).[14]

Estrógenos estimulam a síntese e liberação de prolactina e, portanto, elevações nos níveis de prolactina são frequentemente observados em transgêneros recebendo terapia estrogênica. Alguns raros casos de prolactinoma foram relatados, a maioria deles associada a altas doses e/ou longo período de terapia estrogênica. A resposta ao tratamento com cabergolina tende a ser bastante satisfatória nesses casos.[15]

O tratamento estrogênico não parece aumentar o risco de câncer de mama em mulheres trans e o risco de câncer de próstata parece, inclusive, ser reduzido com a terapia hormonal feminizante nesses indivíduos.[16]

O risco de osteoporose parece não existir com a administração regular de estrógenos a mulheres trans. O estrógeno previne a perda de massa óssea induzida pela deprivação androgênica.[6]

Tratamento hormonal masculinizante

O tratamento hormonal de homens trans baseia-se na administração de testosterona.[6] Em raros casos, é necessária a administração concomitante de progesterona (acetato demedroxiprogesterona 10 mg 3 ×/dia ou noretisterona 5 mg/dia) ou análogos de GnRH para cessar os ciclos menstruais, em especial nos pacientes usuários de testosterona por via transdérmica. Entretanto, na maioria dos casos, o uso isolado de éster de testosterona de curta ação por via parenteral consegue bloquear os ciclos menstruais em até no máximo 3 meses após o início da administração.[7] Os efeitos observados com o tratamento hormonal em homens trans estão apresentados no Quadro 20.5 e as formulações de testosterona recomendadas estão descritas no Quadro 20.6.[1]

Quadro 20.5. Efeitos da terapia hormonal em homens trans.

Efeito	Início	Efeito máximo
Aumento da oleosidade da pele e surgimento de acnes	1-6 meses	1-2 anos
Aumento e engrossamento dos pelos faciais e corporais	6-12 meses	4-5 anos
Queda de cabelo no couro cabeludo	6-12 meses	Variável
Aumento da massa muscular e da força	6-12 meses	2-5 anos
Redistribuição da gordura do quadril para o abdome	1-6 meses	2-5 anos
Interrupção dos ciclos menstruais	1-6 meses	Variável
Clitoromegalia	1-6 meses	1-2 anos
Atrofia vaginal	1-6 meses	1-2 anos
Engrossamento da voz	6-12 meses	1-2 anos

Quadro 20.6. Andrógenos disponíveis para tratamento hormonal de indivíduos com disforia de gênero.

Via de administração	Testosterona*	Guideline Endocrine Society	HCFMUSP
Transdérmica	Gel de testosterona	1,6%: 50-100 mg/dia Patch: 2,5-7,5 mg/dia	1%: 5 g/dia
	Testosterona solução tópica	Não recomendado	30-120 mg/dia
Parenteral	Cipionato de testosterona	100-200 mg 2/2 semanas	200 mg a cada 2-3 semanas
	Propionato + fenilpropionato + isocaproato + decanoato de testosterona	Não recomendado	250 mg a cada 2-3 semanas
	Undecanoato de testosterona	1.000 mg a cada 12 semanas	1.000 mg a cada 12 semanas

*Formulações atualmente disponíveis no mercado brasileiro. HCFMUSP: Hospital das Clínicas da Faculdade de Medicina da Universidade de São Paulo.

Efeitos adversos do tratamento hormonal masculinizante

Até o momento, não se mostrou aumento das taxas de mortalidade em homens trans quando comparados com a população feminina.[17] Apesar dessa aparente segurança, o tratamento androgênico em transgêneros se associa com perfil lipídico adverso, havendo redução de HDL colesterol e aumento de triglicerídeos e LDL colesterol na maioria dos estudos, além de eritrocitose (hematócrito > 50%), ganho de peso, aumento da gordura visceral e elevação modesta da pressão arterial. Proteína C reativa e homocisteína, marcadores de risco cardiovascular, também apresentaram aumento induzido pelo tratamento androgênico.[13]

Neoplasias estrogênio dependentes (mama, útero, ovário e vagina) devem ser monitoradas em homens trans recebendo testosterona, visto que esse hormônio é parcialmente convertido em estrógeno pela ação da aromatase, embora raros casos tenham sido relatados em homens trans.[16]

Assim como o estrógeno, a testosterona também previne perda de massa óssea por ação direta na massa óssea e por ação indireta através de sua conversão para estrógenos.[6]

Como monitorar o paciente com disforia de gênero em tratamento hormonal

Mulheres trans

» Exame clínico semestral: Peso, IMC, PA, avaliação dos pelos faciais e corporais, distribuição da gordura corporal (CA, CQ) e grau de atrofia testicular, palpação e expressão mamárias (galactorreia).

» Avaliação laboratorial semestral: Hemograma, função renal, eletrólitos, função hepática, glicemia de jejum, insulina, hemoglobina glicada (diabéticos ou pré-diabéticos), perfil lipídico.[8]

» Avaliação hormonal: Os níveis de FSH, LH, estradiol e testosterona e prolactina devem ser monitorados a cada 3 meses no primeiro ano e a cada 6-12 meses a partir do segundo ano de tratamento. As dosagens séricas de estradiol e testosterona devem ser mantidas dentro do intervalo normal para mulheres na pré-menopausa (100-200 pg/mL e < 55 ng/dL, respectivamente). Os estrógenos naturais são preferíveis aos sintéticos por serem mensuráveis, permitindo o controle dos níveis de estradiol sérico.[1]

» Rastreamento de câncer: Não existe padronização para esse tipo de seguimento. Recomenda-se seguir as diretrizes de rastreamento de câncer padronizadas para o gênero atribuído ao nascimento (próstata) e gênero de identidade (mamas).[1]

Experiência Hospital das Clínicas da Faculdade de Medicina da Universidade de São Paulo (HCFMUSP)

» Avaliação urológica e PSA anualmente (após os 50 anos de idade);
» Mamografia/US mamas anualmente;
» Densitometria bianualmente. Realizar anualmente se fator de risco adicional para osteoporose estiver presente.

Homens trans

» Exame clínico semestral: Peso, IMC, PA, avaliação do desenvolvimento de pelos faciais e corporais, redistribuição de gordura corporal (CA, CQ), aumento da massa muscular, atrofia mamária, clitoromegalia, engrossamento da voz.
» Avaliação laboratorial semestral: Hemograma, função renal, eletrólitos, função hepática, glicemia de jejum, insulina, hemoglobina glicada (diabéticos ou pré-diabéticos), perfil lipídico.[8]
» Avaliação hormonal: Os níveis de FSH, LH, estradiol e testosterona devem ser monitorados a cada 3 meses no primeiro ano e a cada 6-12 meses a partir do segundo ano de tratamento. Objetiva-se com o tratamento androgênico manter os níveis de testosterona dos pacientes transgêneros dentro do intervalo normal para o sexo masculino (320-1.000 ng/dL) e o nível de estradiol abaixo de 50 pg/mL, sendo esse considerado um valor seguro para prevenir sangramento uterino. Durante o uso de ésteres de testosterona de curta ação, recomenda-se dosar o nível sérico de testosterona no intervalo intermediário entre duas injeções e esse nível deve permanecer preferencialmente entre 400 e 700 ng/dL. Outro modo de avaliar esse tratamento é a dosagem de testosterona sérica na véspera da aplicação seguinte, devendo-se manter o nível de testosterona pouco acima do limite inferior de normalidade do método. Esse modo de avaliação é a recomendado para usuários de undecanoato de testosterona injetável de longa ação. Para formulações transdérmicas da testosterona, o nível sérico deve ser avaliado 1 semana após a administração.[1]

Rastreamento de câncer

Não existe padronização para esse tipo de seguimento. Recomenda-se seguir as diretrizes de rastreamento de câncer padronizadas para o gênero atribuído ao nascimento.[1]

Experiência HCFMUSP

» Ultrassonografia (US) pélvica bianualmente (até realização de pan-histerectomia).
» Colpocitologia oncótica anualmente (até realização de pan-histerectomia).
» Mamografia/US de mamas anualmente (até realização de mastectomia).
» Densitometria bianualmente. Realizar anualmente se fator de risco adicional para osteoporose estiver presente.

Cirurgias de redesignação sexual

Inúmeros estudos comprovam que o tratamento cirúrgico, quando bem indicado, melhora consideravelmente a qualidade de vida do paciente transgênero. Os critérios para indicação de cirurgias de redesignação sexual estão descritos no Quadro 20.7 e os tipos de procedimento cirúrgico estão compilados no Quadro 20.8.[1]

Quadro 20.7. Critérios de preparo e elegibilidade para cirurgia de redesignação sexual em indivíduos transgêneros.

- Maioridade (≥ 21 anos de idade)
- Ter realizado o tratamento hormonal de modo responsável e contínuo por 12 meses (considerando ausência de contraindicações médicas aos hormônios)
- Ter vivenciado de modo integral a experiência de vida real* durante 12 meses
- Ter participado regularmente da psicoterapia em uma frequência mínima determinada entre o paciente e o terapeuta
- Ter demonstrado conhecimento sobre aspectos práticos da cirurgia (por exemplo, custos, tempo de internação, prováveis complicações, reabilitações pós-operatórias etc.)
- Demonstrar progresso na consolidação do gênero de identidade
- Demonstrar progresso para lidar com questões do trabalho, família e questões interpessoais, resultando em um estado avançado de saúde mental

Experiência de vida real: processo em que o indivíduo transgênero vivencia, durante período integral, o papel de gênero com o qual se identifica.

Quadro 20.8. Cirurgias de redesignação sexual.

Procedimentos cirúrgicos de masculinização

- Pan-histerectomia (histerectomia total + vaginectomia + salpingo-ooforectomia);
- Mamoplastia (mastectomia);
- Masculinização da genitália externa (metoidoplastia, escrotoplastia, colocação de prótese testicular, neofaloplastia).

Procedimentos cirúrgicos de feminização

- Feminização da genitália (gonadectomia, penectomia, vaginoplastia, vulvoplastia, clitoroplastia);
- Implantes mamários de silicone;
- Feminização facial;
- Tiroplastia (redução da cartilagem tireoide);
- Cirurgia de cordas vocais (resultados controversos).

Referências bibliográficas

1. Hembree WC, Cohen-Kettenis PT, Gooren L, et al. Endocrine Treatment of Gender-Dysphoric/Gender-Incongruent Persons: An Endocrine Society Clinical Practice Guideline. J Clin Endocrinol Metab 2017;102:3869-903.

2. Becerra-Fernández A, Rodríguez-Molina JM, Asenjo-Araque N, et al. Prevalence, Incidence, and Sex Ratio of Transsexualism in the Autonomous Region of Madrid (Spain) According to Healthcare Demand. Arch Sex Behav 2017;46:1307-12.

3. Cohen-Kettenis PT, Gooren LJ. Transsexualism: a review of etiology, diagnosis and treatment. J Psychosom Res 1999;46:315-33.

4. American Psychiatric Association. Diagnostic and Statistical Manual of Mental Disorders. 5th ed. Arlington, VA: American Psychiatric Association Publishing.

5. Classificação Estatística Internacional de Doenças e Problemas Relacionados à Saúde, versão 10 – CID-10 – 2008. Disponível em: www.datasus.gov.br.

6. Gooren LJ, Giltay EJ, Bunck MC. Long-term treatment of transsexuals with cross-sex hormones: extensive personal experience. J Clin Endocrinol Metab 2008;93:19-25.

7. Seal LJ. A review of the physical and metabolic effects of cross-sex hormonal therapy in the treatment of gender dysphoria. Ann Clin Biochem 2015;53:10-20.

8. Costa EM, Mendonca BB. Clinical management of transsexual subjects. Arq Bras Endocrinol Metabol 2014;58:188-96.

9. van Kesteren PJ, Asscheman H, Megens JA, et al. Mortality and morbidity in transsexual subjects treated with cross-sex hormones. Clin Endocrinol (Oxf) 1997;47:337-42.

10. Asscheman H, Giltay EJ, Megens JA, et al. A long-term follow-up study of mortality in transsexuals receiving treatment with cross-sex hormones. Eur J Endocrinol 2011;164:635-42.

11. Prior JC, Vigna YM, Watson D. Spironolactone with physiological female steroids for presurgical therapy of male-to-female transsexualism. Arch Sex Behav 1989;18:49-57.

12. Dittrich R, Binder H, Cupisti S, et al. Endocrine treatment of male-to-female transsexuals using gonadotropin-releasing hormone agonist. Exp Clin Endocrinol Diabetes 2005;113:586-92.

13. Gooren LJ, Wierckx K, Giltay EJ. Cardiovascular disease in transsexual persons treated with cross-sex hormones: reversal of the traditional sex difference in cardiovascular disease pattern. Eur J Endocrinol 2014;170:809-19.

14. Toorians A, Thomassen M, Zweegman S, et al. Venous thrombosis and changes of hemostatic variables during cross-sex hormone treatment in transsexual people. J Clin Endocrinol Metab 2003;88:5723-9.

15. Cunha FS, Domenice S, Câmara VL, et al. Diagnosis of prolactinoma in two male-to-female transsexual subjects following high-dose cross-sex hormone therapy. Andrologia 2015;47:680-4.

16. Mueller A, Gooren L. Hormone-related tumors in transsexuals receiving treatment with cross-sex hormones. Eur J Endocrinol 2008;159:197-202.

17. Asscheman H, Giltay EJ, Megens JAJ, et al. A long-term follow-up study of mortality in transsexuals receiving treatment with cross-sex hormones. Eur J Endocrinol 2011;164:635-42.

Parte 5

Endocrinologia Pediátrica

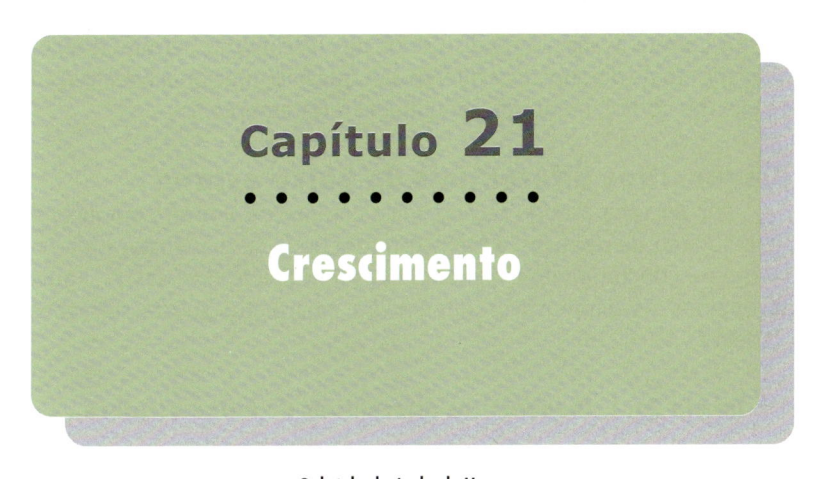

Capítulo 21

Crescimento

Gabriela de Andrade Vasques
Alexander Augusto de Lima Jorge
Ivo Jorge Prado Arnhold

Baixa estatura

É definida como altura inferior a menos 2 desvios-padrão (DP) em relação à média da altura de indivíduos do mesmo sexo e idade. Além das crianças que se enquadram nessa definição, devem ser cuidadosamente avaliadas aquelas que apresentam queda da velocidade de crescimento ou altura inferior à esperada pela altura dos pais. A diminuição de 1 DP da altura no período de observação caracteriza a desaceleração do crescimento, enquanto a estatura inferior a 1,5 DP da altura-alvo define a saída do canal familiar.

A altura-alvo é a média aritmética da estatura dos pais, acrescida de 6,5 cm no caso de meninos e subtraída de igual valor se menina. Recomenda-se o uso de curvas da Organização Mundial da Saúde (OMS) para verificação do DP da altura (www.who.int/childgrowth/standards).

A correta avaliação de distúrbios de crescimento permite o reconhecimento de diagnósticos diferenciais que irão direcionar a realização de exames complementares, seguimento e tratamento.

Diagnósticos diferenciais da baixa estatura

Por ser uma apresentação clínica comum de um rol complexo e heterogêneo de doenças, a baixa estatura pode se manifestar isoladamente ou concomitante a características fenotípicas diversas. A seguir, agrupamos os diagnósticos diferenciais em quatro subclassificações (Tabela 21.1).

Tabela 21.1. Diagnósticos diferenciais da baixa estatura.

Secundária a doenças crônicas
- Nanismo psicossocial
- Desnutrição por baixa ingestão alimentar
- Desnutrição devido à absorção inadequada de nutrientes: doença inflamatória intestinal, síndrome do intestino curto, doença celíaca
- Insuficiência cardíaca, pneumopatias, artrite reumatoide juvenil, insuficiência hepática, anemia, insuficiência renal crônica

Endocrinopatias
- Hipotireoidismo
- Hipercortisolismo
- Pseudo-hipoparatireoidismo
- Raquitismo
- Defeitos no eixo GH-IGF (Tabelas 21.2 e 21.3)

Baixa estatura sindrômica (principais causas)
- Síndrome de Turner
- Síndrome de Noonan
- Displasias esqueléticas
  - Acondroplasia
  - Hipocondroplasia
  - Discondrosteose de Leri-Weill

Baixa estatura sem causa definida
- Baixa estatura idiopática
  - Baixa estatura familiar
  - Atraso constitucional do crescimento e desenvolvimento
- Pequeno para a idade gestacional (PIG)

Tabela 21.2. Principais defeitos no eixo GH/IGF-1.

Deficiência de GH

- Adquirida
  - Tumores (craniofaringioma, adenomas hipofisários, gliomas e germinomas)
  - Hipofisite autoimune
  - Doença de depósito (hemocromatose)
  - Doença granulomatosa (histiocitose de células de Langerhans)
  - Traumatismo de sistema nervoso central
  - Pós-radioterapia
- Causa genética
  - Envolvendo apenas a secreção de GH (genes *GH1* e *GHRHR*)
  - Envolvendo a diferenciação das células hipofisárias (genes *POU1F1* e *PROP1*)
  - Envolvendo a formação da hipófise (genes *HESX1*, *GLI2*, *LHX3*, *LHX4* e *SOX3*)

GH biologicamente inativo
(Mutações missense específicas no gene *GH1*)

Insensibilidade ao GH

- Primária
  - Síndrome de Laron – mutações no *GHR*
  - Associada a imunodisfunção – defeitos pós-receptor envolvendo a *STAT5B*
  - Secundária ou adquirida (doenças crônicas ou anticorpos anti-GH)

Deficiência da formação do complexo ternário (IGF-1/IGFBP-3/ALS)

Deficiência isolada de IGF-1 ou IGF-2 ou IGF-1 biologicamente inativo

Insensibilidade ao IGF-1 (defeitos no *IGF1R*)

ALS: subunidade ácido lábil; GH: hormônio de crescimento; GHR: receptor de GH; IGF: fator de crescimento semelhante à insulina; IGFBP-3: proteína 3 de ligação ao fator de crescimento semelhante a insulina.

Endocrinopatias

Deficiência de GH

Distúrbios no eixo GH-IGF1 são as afecções do sistema endócrino mais diretamente implicadas nos quadros de baixa estatura. A deficiência de GH (DGH) tem prevalência estimada entre 1:10.000 e 1:3.000 indivíduos e não há um quadro clinicolaboratorial único que a caracterize. A baixa estatura pode ser a sua única apresentação clínica ou vir acompanhada de características típicas, tais como: face hipoplásica com fronte proeminente, nariz em sela, obesidade centrípeta, cabelos finos e esparsos, voz aguda e maturação óssea atrasada.

A DGH pode ser classificada como isolada, quando apenas o GH não é produzido suficientemente, ou combinada, quando é acompanhada por outros déficits hormonais hipofisários, como TSH, ACTH, gonadotrofinas e hormônio antidiurético (ADH). Nos casos congênitos de DGH, o recém-nascido apresenta comprimento e peso adequados e o déficit de crescimento costuma ser observado apenas após o segundo ano de vida. Episódios de hipoglicemia e icterícia prolongada são achados clássicos de DGH no período neonatal. Com relação à DGH adquirida, a desaceleração do crescimento pode ser observada mais tardiamente na infância ou adolescência.

As crianças com DGH se caracterizam laboratorialmente por IGF-1 e IGFBP-3 baixos e GH que não se eleva até 5 ng/mL nos testes de estímulo.

Baixa estatura sindrômica

Há mais de mil síndromes associadas à baixa estatura descritas no OMIM (*Online Mendelian Inheritance in Man* – www.omim.org). Incluímos as principais na Tabela 21.4.

Tabela 21.3. Genótipo e fenótipo e dos defeitos no eixo GH/IGF/IGF-1, excluindo a deficiência de GH.

	Gene	Crescimento		Dosagens hormonais			Outras características
		Pré-natal	Pós-natal	GH	IGF-1	IGFBP-3	
GH biologicamente inativo	GH1	Nl ou ↓	↓↓	↑↑	↓↓	↓	Autossômica recessiva ou dominante. Fenótipo leve da síndrome de Laron
Insensibilidade ao GH	GHR	Nl ou ↓	↓↓ a ↓↓↓	Nl ou ↑↑	↓↓ a ↓↓↓	↓ a ↓↓	Autossômica recessiva na grande maioria dos casos. Fenótipo da síndrome de Laron. GHBP baixo em 70% dos casos
	STAT5b	Nl ou ↓	↓↓	↑↑	↓↓	↓	Autossômica recessiva. Fenótipo da Síndrome de Laron, PRL elevada e imunodisfunção.
Defeitos no complexo ternário	IGFALS	Nl	↓	Nl ou ↑	↓↓	↓↓↓	Atraso puberal, alteração laboratorial desproporcional à baixa estatura.
	PAPPA2	Nl ou ↓	↓	↓	↑↑	↑	Autossômica recessiva. Microcefalia discreta e ossos longos finos.
Deficiência isolada de IGFs	IGF1	↓↓↓	↓↓↓	↑↑	↓↓↓↓	Nl ou ↑	Autossômica recessiva. Microcefalia, surdez sensorial, atraso no DNPM, retardo mental, resistência à insulina.
	IGF2	↓↓	↓↓	Nl ou ↑	Nl	Nl ou ↑	Gene de expressão paterna. Macrocefalia relativa, dificuldade alimentar na infância.
IGF-1 biologicamente inativo	IGF1	↓↓↓	↓↓↓	↑↑	↑↑↑↑	Nl	Autossômica recessiva. Microcefalia, surdez sensorial, atraso no DNPM, retardo mental, resistência à insulina.
Insensibilidade isolada ao IGF-1	IGF1R	↓ ou ↓↓↓	↓ ou ↓↓	Nl a ↑↑	Nl a ↑↑	Nl a ↑↑	Autossômica recessiva ou dominante. Quadro clínico muito variável nas formas dominantes. Microcefalia e atraso no DNPM podem estar presentes.

Nl: normal; ↑: aumentada; ↓: diminuída; PRL: prolactina.

Tabela 21.4. Principais síndromes associadas à baixa estatura.

Diagnóstico (displasias esqueléticas)	Gene responsável	Características clínicas
Acondroplasia	FGFR3	Baixa estatura grave desproporcional com comprometimento rizomélico (ou proximal) dos membros, limitação da extensão do cotovelo, geno varo, acentuação da lordose lombar, estreitamento do canal cervical, mãos em tridente, macrocefalia relativa, bossa frontal e hipoplasia de face
Hipocondroplasia	FGRF3	Baixa estatura desproporcional que pode vir acompanhada de características semelhantes à acondroplasia
Discondrosteose de Leri-Weill	SHOX	Baixa estatura desproporcional com encurtamento mesomélico de membros (região proximal de antebraço e perna) e deformidade de Madelung (subluxação dorsal da porção distal da ulna)
Síndrome de Turner	ausência parcial ou completa de um dos cromossomos sexuais	Baixa estatura desproporcional, pescoço alado, baixa implantação de cabelos e/ou orelhas, epicanto, estrabismo, ptose palpebral, quarto metacarpo curto, hipogonadismo hipergonadotrófico. Também podem apresentar alterações no sistema cardiovascular (cardiopatia congênita, como valva aórtica bicúspide, coartação de aorta, hipertensão arterial sistêmica), no sistema imune (tireoidite de Hashimoto, doença celíaca doença de Crohn e retocolite ulcerativa, diabetes mellitus tipo 1 e alopecia areata), hipoacusia e malformações renais
Síndrome de Noonan	Mais frequente: PTPN11	Baixa estatura e dismorfismos faciais típicos, como hipertelorismo ocular, ptose palpebral, fissura palpebral externa voltada para baixo, micrognatia, implantação baixa e rotação incompleta do pavilhão auricular, além de anomalias cardíacas congênitas, especialmente estenose de valva pulmonar e cardiomiopatia hipertrófica.

Baixa estatura sem causa definida

Após a exclusão das causas de déficit de crescimento mencionadas anteriormente, temos o grande e heterogêneo grupo de crianças aparentemente saudáveis que tem o comprometimento da altura como principal apresentação clínica.

Quando a baixa estatura é de início pós-natal define-se como baixa estatura idiopática (BEI). Dentro desse grupo encontram-se as crianças que, além da baixa estatura, não desenvolvem os caracteres sexuais secundários na idade adequada e são definidas como portadoras de atraso constitucional do crescimento e desenvolvimento (ACCP). Classicamente, as crianças com ACCP apresentam idade óssea atrasada e atingem a altura adulta próxima à altura-alvo. Outro subgrupo dentro da BEI é o de crianças com baixa estatura familiar (BEF), definida quando pelo menos um dos pais também apresenta baixa estatura.

Quando a baixa estatura é de início pré-natal e sem causa definida, os pacientes são chamados de pequenos para a idade gestacional (PIG).

É importante ressaltar que, com o avanço de pesquisas na área genética, alguns quadros de baixa estatura inicialmente classificada como idiopática passaram a ser atribuídos a defeitos em genes específicos. E esse é um campo em constante progresso.

Investigação da baixa estatura

A avaliação da criança com baixa estatura inclui história clínica e exame físico detalhados e a realização de exames complementares (Figura 21.1, Tabela 21.5 e 21.6).

Figura 21.1. Investigação da baixa estatura.

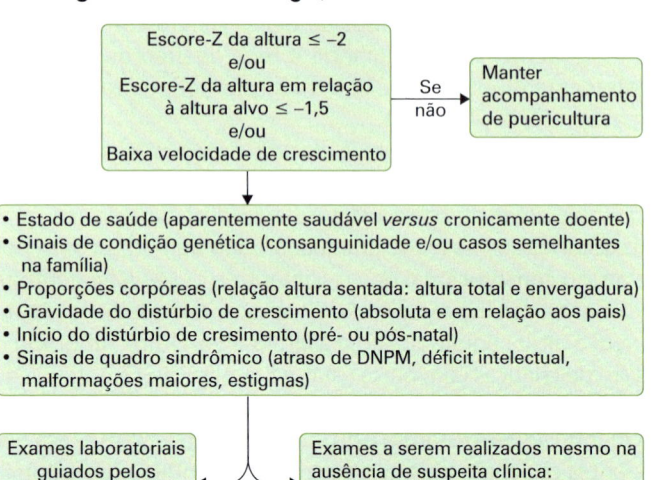

Tabela 21.5. Pontos fundamentais na avaliação da baixa estatura.

Anamnese

- Intercorrências durante a gestação (infecções, uso de medicações, álcool ou drogas)
- Peso, comprimento e perímetro cefálico ao nascimento
- Desenvolvimento neuropsicomotor
- Hábito alimentar
- Doenças crônicas e uso de medicações (especialmente glicocorticoides)
- Idade em que foi notada a baixa estatura
- Grau de parentesco entre os pais e suas origens
- História familiar de baixa estatura

Exame físico

- Características sindrômicas
- Dados antropométricos fundamentais: Altura, peso (índice de massa corporal – IMC), altura sentada, envergadura, perímetro cefálico
- Estadio puberal

Tabela 21.6. Exames complementares para avaliação da baixa estatura.

Exame	Objetivo
Hemograma	Avaliar a presença de anemias
VHS	Afastar doenças inflamatórias
Albumina e ferritina	Avaliar o estado nutricional
Transaminases	Afastar hepatopatias
Creatinina, bicarbonato, urina I	Afastar doenças renais
Cálcio, fósforo e fosfatase alcalina	Afastar doenças do metabolismo ósseo
Ac antiendomísio ou anti-transglutaminase	Afastar doença celíaca
TSH e T4 livre	Avaliar função tireoidiana
IGF-1	Avaliar o eixo GH-IGF-1
Cariótipo	Afastar Síndrome de Turner
Rx de mãos e punhos	Determinar a idade óssea

Se a avaliação inicial descrita acima não estabelecer um diagnóstico específico, o passo subsequente é a realização de testes de estímulo à liberação de GH (Figura 21.2). Os testes mais utilizados em crianças para avaliar a secreção de GH são o teste da clonidina, o teste de tolerância à insulina (ITT) e o teste do glucagon (Tabela 21.7).

Tabela 21.7. Testes provocativos da secreção de GH.

	Teste da clonidina	ITT	Teste do glucagon
Dose da medicação	0,1 mg/m² de superfície corporal por via oral	0,05-0,1U/kg peso de insulina regular EV em bólus	1 mg EV em bólus
Tempo de coleta do GH (minutos)	0, 60, 90 e 120	0, 60 90 e 120	0, 30, 60, 90, 120, 150 e 180
Efeitos colaterais	Sonolência e hipotensão postural	Hipoglicemia	Indisposição, náuseas, vômitos e dor abdominal
Particularidades	Geralmente, é o primeiro teste solicitado	Não realizar se histórico de crise convulsiva ou se criança tiver menos de 20 kg	Realizado nos casos de contraindicação ao ITT

Figura 21.2. Investigação de DGH.

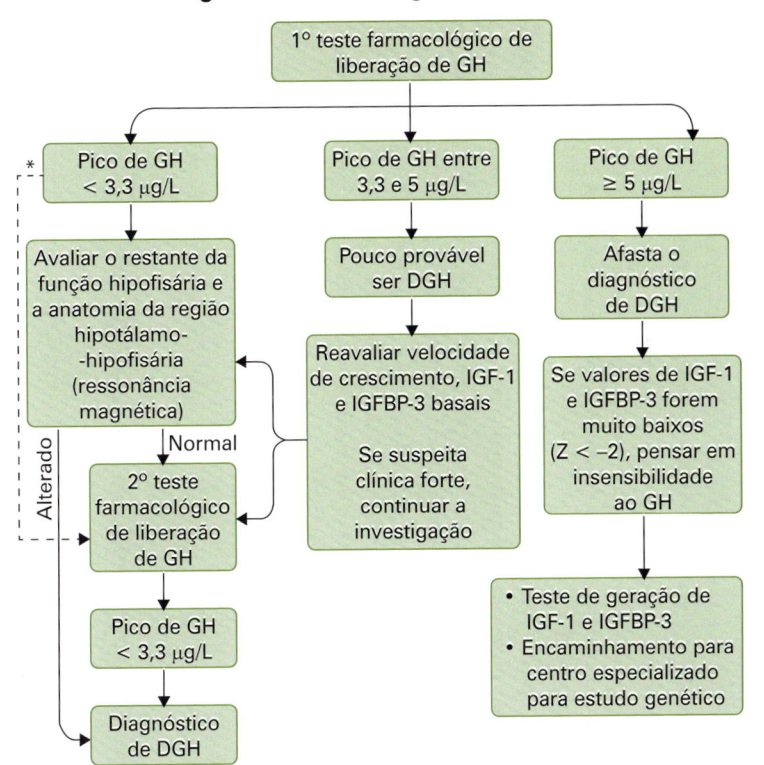

*Se suspeita clínica de DGH for pequena, o 2º teste farmacológico de liberação de GH deve ser feito antes da imagem da região hipotálamo-hipofisária. **RNM alterada: lesão expansiva em região selar e/ou suprasselar; transecção de haste hipofisária.

Tratamento da baixa estatura

Tem como objetivos o incremento da velocidade de crescimento e a obtenção de uma altura adulta menos comprometida. Nos casos em que se identifica uma causa para o déficit estatural, a terapêutica inicial deve ser direcionada ao controle da doença de base (Tabelas 21.8 e 21.9).

Tabela 21.8. Tratamento com GH recombinante humano (rhGH).

Uso de rhGH

Indicações	Dose	Particularidades e resposta esperada
DGH	0,033 mg/kg/dia (ou 0,1 U/kg/dia)	A estatura das crianças com DGH tende a se normalizar com o tratamento e a altura adulta atingida costuma ser a esperada pela altura dos pais. A resposta ao tratamento irá depender fundamentalmente do tempo decorrido entre a instalação do quadro de DGH e o início do tratamento com rhGH.
Síndrome de Turner	0,05 mg/kg/dia (ou 0,15 U/kg/dia)	As pacientes tratadas ficam, em média, 7 cm maiores do que as não tratadas. Quanto mais precocemente o tratamento é instituído, melhor será a altura adulta.
PIG	0,05 mg/kg/dia (ou 0,15 U/kg/dia)	Considerar o uso em crianças que não recuperam o crescimento até os 2 a 4 anos de idade. O ganho estatural dos pacientes tratados costuma ser em média de 6 cm.
BEI	0,05 mg/kg/dia (ou 0,15 U/kg/dia)	Trabalhos de revisão mostram um ganho de 4 a 5 cm na altura dos indivíduos que foram tratados por um período mínimo de 5 anos, mas a resposta é extremamente variável. Sabe-se que respondem melhor os pacientes que iniciam o tratamento mais precocemente (pelo menos dois anos antes do início da puberdade) e os com estatura-alvo mais elevada.

Efeitos colaterais relacionados ao uso de rhGH

- Hipertensão intracraniana benigna;
- Deslizamento da epífise da cabeça femoral;
- Acentuação de escoliose previamente existente;
- Alteração da glicemia.

Seguimento dos pacientes em uso de rhGH

- Consulta ambulatorial a cada 4 meses;
- Exames anuais: Idade óssea, glicemia, insulina, hemoglobina glicada, IGF-1, hemograma, funções tireoidiana e gonadal;
- Ajuste da dose conforme o peso, exceto se IGF-1 > 2DP;
- Suspensão do rhGH quando a velocidade de crescimento atinge menos de 2 cm/ano.

Tabela 21.9. Tratamento com análogo de GnRH (aGnRH).

Uso isolado de aGnRH		
Indicado apenas em crianças com puberdade precoce		

Uso de análogo de GnRH combinado ao rhGH		
Diagnóstico	**Situação para uso de aGnRH e rhGH**	**Particularidades**
Deficiência de GH	Puberdade precoce central associada Estatura muito baixa no início da puberdade	Adição de aGnRH ao rhGH melhora a altura adulta
Defeitos no gene SHOX	Estatura baixa no início da puberdade Previsão ruim de altura adulta na puberdade	Ganho estatural em torno de 8 cm no grupo tratado
Puberdade precoce central	Queda acentuada na velocidade de crescimento e previsão de altura adulta baixa	Adição de rhGH ao aGnRH melhora a altura adulta
BEI/PIG	Estatura baixa no início da puberdade Previsão ruim de altura adulta na puberdade	Ganho estatural médio de 5 cm, quando bloqueio puberal igual ou superior a 3 anos

Efeitos colaterais relacionados ao uso de aGnRH

- Diminuição da densidade mineral óssea;
- Elevação do IMC;
- Efeitos psicológicos por inadequação em relação aos pares, pois o bloqueio puberal tem que ser mantido por pelo menos 2 anos (preferencialmente por mais de 3 anos) para que haja benefício em relação ao ganho de altura

Alta estatura

É definida como altura superior a 2 desvios-padrão (DP) em relação à média da altura de indivíduos do mesmo sexo e idade. O indivíduo com alta estatura pode ser classificado em quatro subgrupos, a depender do momento da avaliação e do padrão de crescimento (Tabela 21.10).

Tabela 21.10. Classificação da alta estatura de acordo com o padrão de crescimento.

Padrão de crescimento	Altura na infância/ adolescência	Altura adulta
Estável	Alta estatura	Alta estatura
Acelerado	Normal	Alta estatura
Com parada precoce	Alta estatura	Normal ou baixa estatura
Prolongado	Normal	Alta estatura

Assim como na baixa estatura, a investigação da alta estatura deve ser iniciada com uma avaliação clínica minuciosa e os exames complementares devem ser solicitados de acordo com a hipótese diagnóstica.

A alta estatura familiar e o avanço do crescimento secundário à obesidade são os diagnósticos mais frequentes, porém, são de exclusão. Os principais diagnósticos diferenciais da alta estatura estão na Tabela 21.11.

O tratamento deve ser direcionado à doença de base, como o uso de análogo de somatostatina nos casos de excesso de GH, aGnRH para puberdade precoce e esteroides sexuais para o hipogonadismo. Entretanto, não há opção terapêutica para a maioria dos pacientes com alta estatura. Não se recomenda o uso de esteroides sexuais para cessar o crescimento de crianças saudáveis.

Tabela 21.11. Diagnósticos diferenciais da alta estatura.

Endocrinopatias
- Excesso de GH
- Exposição precoce a esteroides sexuais
  - Puberdade precoce
  - Hiperplasia adrenal congênita
- Ausência de exposição a esteroides sexuais
  - Hipogonadismo
  - Deficiência de aromatase
  - Resistência ao estrógeno
- Tireotoxicose
- Obesidade

Alta estatura sindrômica
- Síndrome de Klinefelter
- Síndrome de Marfan
- Síndrome de Sotos
- Síndrome do Triplo X
- Síndrome de Beckwith-Wiedemann
- Síndrome do X frágil

Alta estatura sem causa definida
- Alta estatura familiar
- Avanço constitucional do crescimento

Referências bibliográficas

1. Bryant J, Cave C, Mihaylova B, et al. Clinical effectiveness and cost-effectiveness of growth hormone in children: a systematic review and economin evaluation. Health Technol Asses 2002; 6(18).

2. Carel JC, Eugster EA, Rogol A, et al. Consensus statement on the use of gonadotropin-releasing hormone analogs in children. Pediatrics 2009; 123(4):e752-62.

3. Jorge AA, Mendonça BB, Arnhold, IJP. Crescimento normal e baixa estatura. Saad MJA, Maciel RMB, Mendonça BB, eds. Endocrinologia, Princípios e Prática, Atheneu 2017, v.1, p.1351-63.

4. Oostdijk W, Grote FK, Keizer-Schrama SMPFM, et al. Diagnostic approach in children with short stature. Horm Res 2009; 72:206-17.

5. Rogol AD, Hayden GF. Etiologies and early diagnosis of short stature and growth failure in children and adolescents. J Pediatr 2014; 164:S1-14.

Capítulo 22

Diferenças do desenvolvimento sexual

Sorahia Domenice
Elaine Maria Frade Costa
Tânia Sanchez Bachega
Berenice Bilharinho de Mendonça

Introdução

As diferenças/distúrbios do desenvolvimento sexual (DDS) são condições nas quais o desenvolvimento do sexo cromossômico, gonadal ou da genitália interna e/ou externa é atípico. Durante a vida fetal ou ao nascimento, a genitália externa pode ser normal ou atípica nos portadores de DDS e na puberdade podem se apresentar com quadro de amenorreia primária (com ou sem desenvolvimento de mamas), virilização ou retardo puberal. A atipia genital é uma emergência médica, tanto para atribuição do sexo social quanto pelo potencial risco de morte associado à insuficiência suprarrenal ou falência renal, se não identificada nos primeiros dias de vida.

Desenvolvimento sexual normal e atípico

As estruturas gonadais e genitais do feto são bipotenciais e se desenvolvem como masculina, feminina ou atípica de acordo com o processo de determinação e diferenciação sexual. O desenvolvimento sexual nos mamíferos inicia-se com o sexo cromossômico do zigoto no momento da fertilização. Esse processo é seguido por uma sequência de eventos tecido e tempo-específicos com a participação de inúmeros genes, fatores transcricionais, hormônios e seus receptores, cuja interação determinará a transformação do tecido gonadal embrionário indiferenciado no tecido gonadal feminino ou masculino (determinação sexual). Genes localizados nos cromossomos sexuais e autossomos são responsáveis por determinar e regular a diferenciação da gônada primordial em ovário ou testículo.[1] Os eventos subsequentes secundários à secreção hormonal da gônada masculina ou feminina resultam no desenvolvimento da genitália interna e externa (diferenciação sexual).

Esse processo prossegue durante a puberdade, quando ocorre o desenvolvimento dos caracteres sexuais secundários, o estirão de crescimento e o início da fertilidade secundariamente à ação dos esteroides sexuais gonadais.

A partir do primórdio gonadal bipotencial, o desenvolvimento testicular ou ovariano ocorrerá de acordo com a expressão de uma sequência de genes que determinará um caminho para a via masculina ou feminina, respectivamente. Essas vias agem de maneira antagônica.[1]

Princípios gerais de manejo

O nascimento de um recém-nascido (RN) com DDS traz à família e aos médicos grande preocupação e deve ser tratado como uma emergência médica. O papel do médico é mostrar serenidade e confiança; explicar aos pais os princípios do desenvolvimento sexual, comparar a atipia genital a outras malformações congênitas, explicar que o cariótipo não define a identidade de gênero informando que a maioria dos homens tem cariótipo 46,XY e a maioria das mulheres tem cariótipo 46,XX; porém, 1/25.000 indivíduos 46,XX são homens e 1/16.000 indivíduos 46,XY são mulheres. Ao avaliar uma criança com genitália atípica, é necessário interrogar sobre condições da gravidez, se a mãe fez uso de progestágenos (uso nos primeiros 3 meses de gestação está associado à presença de hipospádia), peso ao nascer da criança (maior chance de nascer com hipospádia), intercorrências neonatais, consanguinidade na família e presença de casos semelhantes na família. É muito importante a comunicação com os pais esclarecendo o diagnóstico do

DDS e que serão necessários exames hormonais ou moleculares para definir o sexo do bebê, retardando o registro social. É importante falar com a família em ambiente privado, com tempo, esclarecendo que houve uma alteração na formação dos genitais na vida intrauterina. Esclarer todas as dúvidas dos pais, comparar a alteraçao da formação dos genitais com alterações congenitais de outros orgãos tais como o coraçao, face etc. Orientar os pais como vão comunicar os amigos e a familia sobre o diagnóstico usando termos neutros como "seu bebê", "seu nenê" sem afirmativas ou comentários sobre o sexo final recém nascido antes dos exames finais.[2]

A classificação das diferenças do desenvolvimento sexual atual utiliza a nomenclatura proposta no Consenso de Chicago em 2006,[3] dividindo os diagnósticos em 3 grandes grupos: DDS por alterações cromossômicas, DDS 46,XX e DDS 46,XY.

Classificação das diferenças/distúrbios do desenvolvimento sexual

Diferenças do desenvolvimento sexual associado a anormalidades cromossômicas

- » Disgenesia dos túbulos seminíferos (síndrome de Klinefelter);
- » Disgenesia gonadal 45,X e suas variantes (síndrome de Turner);
- » DDS associado a mosaicismos e quimerismos cromossômicos;
- » Disgenesia gonadal mista (45,X/46,XY);
- » DDS ovariotesticular 46,XX/46,XY.

Diferenças do desenvolvimento sexual por alterações do desenvolvimento gonadal

- » Falência ovariana primária (disgenesia gonadal 46,xx) forma completa e parcial;
- » DDS 46,XX testicular;
- » DDS ovário-testicular;
- » Disgenesia gonadal 46,XY forma completa e parcial;
- » Agenesia testicular;
- » Síndrome de regressão testicular embrionária;
- » Disgenesia gonadal 46,XY associada a quadros sindrômicos;
- » Hipoplasia das células de Leydig (defeito no receptor LHCGR).

Diferenças do desenvolvimento sexual 46,XY (DDS 46,XY)

» DDS 46,XY associado a defeito na síntese de colesterol;
  - Síndrome de Smith-Lemli-Opitz.

Defeitos na síntese de testosterona

» Defeito afetando a esteroidogênese adrenal e testicular:
  - Deficiência da proteína reguladora da esteroidogênese (*StAR*);
  - Deficiência da P450 scc *(CYP11A)*;
  - Deficiência da 3β-hidroxiesteróide desidrogenase tipo II (*HSD3B2*);
  - Deficiência da 17α-hidroxilase (*CYP17A1*).
» Defeito afetando a síntese de testosterona no testículo:
  - Deficiência da 17-20 liase (*CYP17A1*);
  - Deficiência da 17β-hidroxiesteroide desidrogenase III (*17β-HSD3*).
» Defeitos em proteínas doadoras de elétrons:
  - Deficiência da P450 oxidoredutase (*POR*);
  - Defeito no citocromo b5 (*CYB5*).

Defeito na metabolização da testosterona

» Deficiência da 5α-redutase 2 (*SRD5A2*).

Defeito na ação da testosterona

» Defeito no receptor androgênico - Formas completa e parcial;

Defeito na síntese ou ação do hormônio antimülleriano

DDS 46,XY associado ao baixo peso ao nascer

DDS 46,XY por ingestão materna de estrógenos e progestágenos

DDS 46,XY indeterminado

Diferenças do desenvolvimento sexual 46,XX (DDS 46,XX)

» Induzido por andrógenos fetais:

- Hiperplasia suprarrenal congênita virilizante:
- Deficiência da 21-hidroxilase (*CYP21A2*);
- Deficiência da 11β hidroxilase (*CYP11B1*);
- Deficiência da 3β-hidroxiesteróide desidrogenase tipo II (*HSD3B2*).
- Deficiência da P450-oxidoredutase (*POR*);
- Deficiência da aromatase (*CYP19*);
- Resistência aos glicocorticoides.
  » Induzido por andrógenos de origem materna;
  » DDS 46,XX indeterminado.

Muitas causas de DDS não ocasionam genitália externa atípica e só serão reconhecidas na idade adulta ou em situações em que o cariótipo realizado no pré-natal é incongruente com a genitália do RN; o endocrinologista deve ter em mente as causas de DDS para conduzir o diagnóstico e tratamento. Descrevemos a seguir os aspectos mais importantes das causas mais frequentes de DDS.

DDS associado a anormalidades cromossômicas

Disgenesia dos túbulos seminíferos – Síndrome de Klinefelter

A síndrome de Klinefelter é a causa mais comum de infertilidade no sexo masculino, com uma frequência de 1:500-1.000 meninos nascidos vivos. O genótipo típico é o 47,XXY, mas mosaicismos genéticos podem ocorrer.[4] O fator mais ligado à etiologia da síndrome de Klinefelter é a idade avançada da mãe.

Síndrome de Turner e suas variantes

A síndrome de Turner é a causa mais frequente de falência gonadal primária no sexo feminino, com uma incidência de 1:2.500 nascidos vivos.[5,6] Na síndrome de Turner, a constituição cromossômica é altamente variável, e está associada a anomalias numéricas dos cromossomos sexuais (X e/ou Y), nas quais há perda parcial ou total do segundo cromossomo sexual ou, ainda, mosaicismos com duas ou mais linhagens com constituições cromossômicas diferentes e anormalidades estruturais dos cromossomos sexuais. Aproximadamente 60% das meninas com síndrome de Turner apresentam cariótipo 45,X, enquanto as demais apresentam mosaicismos ou deleções parciais do cromossomo X.

Diferenças do desenvolvimento sexual 46,XX

Deficiência da 21-hidroxilase

A deficiência da 21-hidroxilase (21-OH) é o mais frequente dos defeitos enzimáticos da esteroidogênese suprarrenal, responsável por 95% dos casos de HSRC.[7] A enzima 21-OH participa da síntese dos glicocorticóides e dos mineralocorticóides. Sua ação é converter a progesterona em deoxicorticosterona (DOCA) e 17 OH-progesterona (17 OH-P) em 11-deoxicortisol (Composto S) que, por sua vez, é convertido em cortisol pela ação da enzima 11β-hidroxilase. A redução da atividade da 21-OH, com conseqüente redução da síntese de cortisol, resulta em estimulação crônica do córtex supra-renal pelo hormônio hipofisário ACTH, o que determina uma hiperplasia do córtex suprarrenal e o excesso de produção dos precursores do cortisol. Esses precursores em excesso são desviados para a biossíntese dos andrógenos, que não necessitam da atividade da 21-OH determinando a virilização da genitalia externa em fetos 46,XX.

A deficiência da 21-OH é classificada em duas formas clínicas: a forma clássica, que inclui os subgrupos perdedor de sal e virilizante simples; e a forma não clássica, a qual não causa atipia genital. A forma clássica virilizante simples caracteriza-se pela virilização pré-natal da genitália externa no sexo feminino. A virilização da genitália externa pode variar desde uma hipertrofia do clitóris com discreta fusão posterior dos grandes lábios até a fusão labioescrotal completa com uretra peniana. A genitália interna é feminina. Os casos de virilização completa da genitália externa podem ser confundidos com crianças do sexo masculino portadoras de criptorquidia bilateral. No período pós-natal a virilização se manifesta em ambos os sexos por aumento peniano ou do clitóris, pubarca precoce e avanço da idade óssea com prejuízo da estatura final.

Na forma clássica perdedora de sal (75% dos casos), além da hiperprodução androgênica há deficiência severa da produção de aldosterona, o que causa desidratação acompanhada por hiponatremia e hipercalemia. Geralmente esse quadro clínico se manifesta nas primeiras semanas de vida, levando a óbito se a criança não for tratada precocemente.

Na HSRC 21-OH forma clássica, os valores plasmáticos de ACTH e 17OH progesterona e dos andrógenos (androstenediona e testosterona) apresentam-se extremamente elevados e os níveis de cortisol estão diminuídos. Na forma perdedora de sal, os valores renina plasmática estão muito aumentados associados a hiponatremia e hiperpotassemia. As dosagens de sódio e potássio são exames importantes no diagnóstico e acompanhamento dos pacientes perdedores de sal. A HSRC 21-OH é causada por mutações no gene *CYP21A2* codificador da enzima mitocondrial P450c21.

O tratamento da HSRC 21-OH é feito através da reposição dos hormônios glicocorticoide e mineralocorticoide. As doses dos hormônios devem ser ajustadas para cada paciente de acordo com os sinais clínicos e laboratoriais observados durante o acompanhamento médico.

Deficiência da 11β-hidroxilase

A deficiência da 11β-hidroxilase (11β-OH) é responsável por 5% a 8% dos casos de HSRC.[8] Nessa deficiência o 11-deoxicortisol não é convertido em cortisol, assim como a deoxicorticosterona (DOCA) não é transformada em corticosterona. A produção diminuída de cortisol determina o aumento do ACTH e conseqüente produção excessiva dos andrógenos adrenais que virilizam o feto feminino. O aumento da DOCA promove hipertensão arterial sistêmica associada à hipocalemia. Laboratorialmente se identifica concentrações plasmáticas elevadas de 11-deoxicortisol, DOCA, androstenediona e testosterona; os valores de da renina plasmática e consequentemente da aldosterona e estão suprimidos.

A enzima 11β-OH é uma das enzimas da família do citocromo P450 chamada CYP11. Mutações no gene *CYP11B1* são a causa da HSRC por deficiência da 11β-hidroxilase. O tratamento consiste na reposição de glicocorticoides de maneira semelhante à descrita na deficiência da 21-OH. O início do tratamento pode desencadear sintomas de insuficiência mineralocorticoide por queda das concentrações de DOCA. Nesse período, é necessário o tratamento temporário com mineralocorticoide.

Disgenesia gonadal 46,XX – formas completa e parcial

A forma completa da disgenesia gonadal 46,XX é caracterizada por estatura normal, infantilismo sexual com hábito eunucoide, genitais internos e externos femininos, e presença de gônadas disgenéticas bilateralmente. Os níveis de LH e FSH, principalmente os níveis de FSH apresentam-se elevados a semelhança da síndrome de Turner. Na maioria dos casos, a disgenesia gonadal apresenta-se de forma esporádica, no entanto podem ocorrer formas familiais da doença, sugerindo uma base genética para a etiologia da doença.

DDS 46,XX testicular

O desenvolvimento de testículos funcionantes em um indivíduo 46,XX ocorre numa frequência de 1:25.000 meninos recém-nascidos e decorre da presença de genes indutores do testículo no cromossomo X ou em um dos autossomos. A maioria dos pacientes (85%) apresenta um fenótipo masculino normal ao nascimento e são diagnosticados habitualmente após a puberdade pela presença de ginecomastia, hipogonadismo ou infertilidade. O aspecto gonadal revela testículos imaturos ou disgenéticos com aplasia germinativa e células de Sertoli normais ou hiperplásicas e hiperplasia das células de Leydig

DDS ovário-testicular (DDS-OT)

O diagnóstico de DDS-OT é estabelecido pela presença, num mesmo indivíduo, de tecido testicular com túbulos seminíferos e de tecido ovariano contendo folículos de Graaf. A frequência da doença está estimada em 1:20.000 indivíduos. O achado clínico mais frequente é de atipia genital, e na avaliação da genitália interna são identificadas estruturas müllerianas e wolffianas. Porém, um amplo espectro de apresentação fenotípica pode ocorrer. O padrão cromossômico encontrado mais frequentemente, seja no sangue periférico ou em outros tecidos avaliados, é o de uma única linhagem celular 46,XX (70% dos casos).

Diferenças do desenvolvimento sexual 46,XY

Disgenesia gonadal (DG) 46,XY

A disgenesia gonadal 46,XY compreende a forma completa (DGC), a forma parcial (DGP) e a síndrome da regressão testicular embrionária (SRTE). A disgenesia gonadal completa (DGC) é definida pela ausência de testículos com presença de ambas as gônadas em fita, estruturas müllerianas bilaterais e um fenótipo feminino normal.[9]

A disgenesia gonadal parcial (DGP) é caracterizada por diferenciação testicular parcial com presença de gônadas disgenéticas, um misto de derivados müllerianos e wolffianos e genitália externa atípica. Já a síndrome da regressão testicular embrionária (SRTE) compreende um grupo de pacientes que apresentam frequentemente genitália externa masculina com micropênis.

Os pacientes com DGC apresentam níveis elevados de LH e, principalmente de FSH e níveis baixos de testosterona basal e após estímulo com gonadotrofina coriônica humana (hCG).[9]

Disgenesia gonadal 46,XY associada a quadros sindrômicos

A associação de disgenesia gonadal 46,XY com outras características fenotípicas sindrômicas não é infrequente. Vários genes relacionados às formas sindrômicas de disgenesia gonadal 46,XY são reconhecidos e podem estar localizados tanto no cromossomo X (*ATRX, locus DSS*) como nos autossomos (*SOX9, NR5A1/SF1, WT1, GATA4, FOG2, DHH, DMRT1, TSPYL1, WNT4/RSPO1*).[10]

DDS 46,XY por defeito na síntese de testosterona

Na esteroidogênese testicular (Figura 22.1) a síntese normal de testosterona pode ser bloqueada pela presença de defeitos das enzimas que participam de cinco etapas desse processo. Três desses defeitos enzimáticos estão associados à hiperplasia adrenal congênita. Todas são doenças autossômicas recessivas e um aconselhamento genético familiar deve ser realizado sempre que um membro afetado for diagnosticado.

Defeitos isolados da síntese de testosterona

Dois defeitos da esteroidogênese testicular não associados à deficiência da produção hormonal suprarrenal foram descritos: deficiência da *CYP17A1* (atividade 17-20 liase) e deficiência da 17β-hidroxiesteroide desidrogenase tipo 3.[9,11] O diagnóstico dos pacientes portadores de defeitos de síntese de testosterona na idade pós-puberal é feito pela dosagem basal dos esteroides gonadais. Nessa situação, o nível de testosterona basal é baixo, acompanhado por valores aumentados dos precursores hormonais ao nível do bloqueio enzimático.

Figura 22.1. Esteroidogênese adrenal e gonadal.

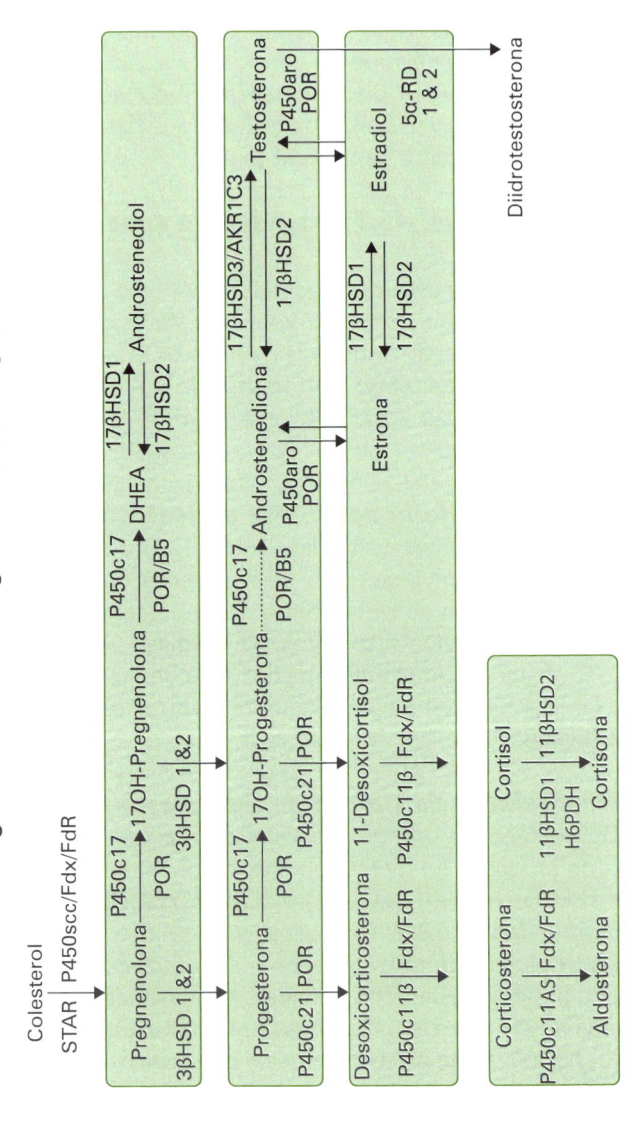

DDS 46,XY por defeito na metabolização da testosterona

Deficiência da 5α-redutase tipo 2

Essa forma rara de DDS 46,XY é causada por uma deficiência na enzima que determina a conversão de testosterona em seu metabólito ativo DHT.[12] A doença, de caráter autossômico recessivo, é secundária a alterações no gene *SRD5A2* que codifica a enzima 5α-redutase 2. O hormônio DHT é o responsável pela masculinização da genitália externa fetal e pelo crescimento prostático. Os pacientes apresentam genitália externa atípica muito pouco virilizada e micropênis, próstata hipoplásica e os testículos estão geralmente localizados na região inguinal e apresentam diferenciação normal com espermatogênese normal ou reduzida. A maioria dos pacientes é criada no sexo social feminino devido a falta de virilização da genitália externa ao nascimento. Virilização ocorre na puberdade; porém, as características dependentes da ação de DHT, o desenvolvimento de pelos corpóreos e faciais, entradas temporais, acne e aumento da próstata estão comprometidos. A ausência de desenvolvimento de ginecomastia na puberdade associada a virilização é sugestiva de DDS 46,XY por deficiência da 5α-redutase 2.[13]

Em todos os recem nascidos com DDS 46,XY é necessário a avaliação do gene *SRD5A2* antes de atribuir o sexo social uma vez que a relação T/DHT pode não ser diagnóstica. Nessa deficiência a atribuição do sexo social masculino está indicada, considerando que cerca de 60% dos pacientes que foram educados no sexo social feminino apresentam identidade de gênero masculina na puberdade e mudam o gênero para o masculino. Além disto, nos pacientes com sexo social masculino a fertilidade pode estar preservada e a qualidade de vida é melhor do que a das pacientes com o sexo social feminino.[2,14-16]

DDS 46,XY por defeito na ação dos andrógenos

É a causa mais comum de DDS 46,XY. Os pacientes que apresentam testículos normais e com capacidade de secreção de testosterona normal. No entanto, esses pacientes possuem ausência ou insuficiente virilização genital intraútero e após a puberdade devido a defeito no receptor androgênico.

A síndrome de insensibilidade androgênica é classificada em forma completa (CAIS) quando existe ausência total de ação androgênica (genitália externa feminina), e forma parcial (PAIS) quando ocorrem graus variáveis de virilização. A forma de transmissão da doença segue um padrão de herança recessiva ligada ao X e mutações no gene do receptor androgênico são responsáveis pela maioria dos casos de insensibilidade androgênica nas formas completa e parcial.[17]

Forma completa de insensibilidade aos andrógenos (CAIS)

Caracteriza-se por um fenótipo e identificação de gênero feminino, desenvolvimento normal de mamas, pelos axilares e pubianos esparsos ou ausentes, genitália externa feminina com vagina em fundo cego, ductos internos ausentes ou hipodesenvolvidos e gônadas intra-abdominais ou inguinais. Na puberdade, os pacientes apresentam desenvolvimento mamário completo e amenorreia primária e não apresentam acne ou entradas temporais. Após a puberdade, as gonadotrofinas, principalmente o LH, apresentam-se normais ou elevadas, e o nível de testosterona normal ou elevado. Mutações no gene que codifica o receptor androgênico (AR) são identificadas na maioria desses pacientes.[18]

Forma parcial de insensibilidade aos andrógenos (PAIS)

A apresentação clínica da forma parcial de insensibilidade androgênica é bastante heterogênea. Esses pacientes apresentam genitália atípica, que pode variar de um discreto aumento do clitóris até uma genitália masculinizada com presença de micropênis. O desenvolvimento de mamas ocorre na puberdade.[19] Após a puberdade, os níveis de LH e os níveis de testosterona apresentam-se dentro dos níveis masculinos normais ou elevados. Os pacientes portadores de PAIS são registrados como meninos ou meninas, de acordo com o aspecto da sua genitália externa. Ambas as situações necessitam de correção cirúrgica para adequação dos genitais ao sexo que os pacientes se identificam.[20]

Tratamento dos pacientes com DDS

Tratamento psicológico

O acompanhamento psicológico deve ser iniciado no momento do diagnóstico. Todo casal com um filho portador de genitália atípica deve ser avaliado e orientado por psicólogo treinado na área. A criança afetada deverá ser acompanhada do ponto de vista psicológico durante toda a sua vida, antes e após o tratamento cirúrgico, para melhor adaptação e compreensão do seu problema. Nenhuma decisão de mudança do gênero poderá ser tomada sem uma avaliação psicológica criteriosa da identidade sexual do paciente e de sua aceitação pela família. Portanto, os fatores determinantes da decisão do sexo social a ser atribuído ao paciente são: a identidade psicossexual do paciente e, no caso de crianças, o sexo com o qual a família o identifica.

Tratamento hormonal

Deve simular a puberdade normal, nos pacientes com sexo social feminino a introdução de doses baixas de estrogênio (um sexto a um quarto da dose de adulto) entre as idades de 12 e 13 anos para evitar a maturação óssea excessiva e baixa estatura na vida adulta. As doses devem ser ajustadas de acordo com a resposta (desenvolvimento mamário e idade óssea, altura), com o objetivo de completar a feminização gradualmente durante um período de 2 a 3 anos. Nas mulheres 46,XY doses mais elevadas de estrogênio são indicadas para evitar a estatura final elevada. Nos pacientes com o sexo masculino social, a reposição de testosterona deve ser iniciada em torno dos 12 anos, de acordo com a altura, idade óssea e o desenvolvimento psicológico. Injeções intramusculares de ésteres de testosterona são comumente usadas, outra opção é o undecanoato de testosterona via oral ou preparações transdérmicas. A dose inicial de injeções de depósito de ésteres de testosterona é de 25 a 50 mg/mês administrada por via IM. A dose de manutenção de um adulto é de 200 a 250 mg a cada duas semanas, ou 1.000 mg a cada 3 meses. Em pacientes do sexo masculino com insensibilidade aos androgênios, doses mais elevadas de ésteres de testosterona (250-500 mg, duas vezes por semana) são utilizadas para aumentar o comprimento do pênis e as características sexuais secundárias.[9]

Tratamento cirúrgico

O objetivo do tratamento cirúrgico é o de assegurar desenvolvimento adequado dos órgãos genitais externos e remover as estruturas internas que são inadequados para o sexo social. Os pacientes devem ser submetidos a tratamento cirúrgico de preferência antes dos 2 anos de idade, momento em que a criança se torna consciente de seus órgãos genitais e sexo social. Somente cirurgiões qualificados, com formação específica na cirurgia de DDS, deve realizar esses procedimentos.[21-23] Tratamentos inadequados resultam em danos irreversíveis para o paciente.

Conclusão

O tratamento dos pacientes com DDS exige uma infraestrutura laboratorial que permita um diagnóstico rápido e seguro e uma equipe multidisciplinar adequadamente preparada. O diagnóstico precoce de uma criança portadora de DDS pode ser feito no berçário, bastando para isso, na maioria das vezes, apenas o exame criterioso dos genitais externos do recém-nascido. O diagnóstico molecular por estudo de sequenciamento em larga escala com painel de genes ligados ao DDS está em desenvolvimento e vários laboratórios ja disponibilizam esses exames. O atendimento de um recém nascido com genitália externa subvirilizada com presença de gônadas palpáveis exige o estudo molecular do gene 5ARD2, codificador da enzima 5α-redutase tipo 2, para atribuição do sexo social, que nos casos da deficiência da 5α-redutase dever ser o masculino.[24]

O tratamento cirúrgico só deve ser realizado por profissionais treinados na plástica dos genitais externos. O seguimento a longo prazo desses pacientes pela equipe multidisciplinar é fundamental para a obtenção de um bom resultado terapêutico e uma boa qualidade de vida.[15]

Referências bibliográficas

1. Eggers S, Sinclair A. Mammalian sex determination-insights from humans and mice. Chromosome Res 2012; 20:215-38.

2. Mendonca BB. Gender assignment in patients with disorder of sex development. Current opinion in endocrinology, diabetes, and obesity 2014; 21:511-4.

3. Hughes IA, Houk C, Ahmed SF, Lee PA. Consensus statement on management of intersex disorders. Arch Dis Child 2006; 91:554-63.

4. Groth KA, Skakkebaek A, Host C, Gravholt CH, Bojesen A. Clinical review: Klinefelter syndrome--a clinical update. The Journal of clinical endocrinology and metabolism 2013; 98:20-30.

5. Gravholt CH. Epidemiological, endocrine and metabolic features in Turner syndrome. Arquivos brasileiros de endocrinologia e metabologia 2005; 49:145-56.

6. Pinsker JE. Clinical review: Turner syndrome: updating the paradigm of clinical care. J Clin Endocrinol Metab 2012; 97:E994-1003.

7. Parsa AA, New MI. Steroid 21-hydroxylase deficiency in congenital adrenal hyperplasia. J Steroid Biochem Mol Biol 2017; 165:2-11.

8. Khattab A, Haider S, Kumar A, Dhawan S, Alam D, Romero R, et al. Clinical, genetic, and structural basis of congenital adrenal hyperplasia due to 11β-hydroxylase deficiency. Proc Natl Acad Sci U S A 2017; 114:E1933-40.

9. Domenice S, Arnhold IJP, Costa EMF, et al. 46,XY Disorders of Sexual Development. [Updated 2017 May 3]. In: Feingold KR, Anawalt B, Boyce A, et al., editors. Endotext [Internet]. South Dartmouth (MA): MDText.com, Inc.; 2000-. Available from: https://www.ncbi.nlm.nih.gov/books/NBK279170/. Acesso em 20 jul. 2021.

10. Hutson JM, Grover SR, O'Connell M, Pennell SD. Malformation syndromes associated with disorders of sex development. Nat Rev Endocrinol 2014; 10:476-87.

11. Mendonca BB, Gomes NL, Costa EM, Inacio M, Martin RM, Nishi MY, Carvalho FM, Tibor FD, Domenice S. 46,XY disorder of sex development (DSD) due to 17β-hydroxysteroid dehydrogenase type 3 deficiency. J Steroid Biochem Mol Biol 2017; 165:79-85.

12. Imperato-McGinley J, Guerrero L, Gautier T, Peterson RE. Steroid 5alpha-reductase deficiency in man: an inherited form of male pseudohermaphroditism. Science 1974; 186:1213-5.

13. Mendonca BB, Batista RL, Domenice S, Costa EMF, Arnhold IJP, Russell DW, Wilson JD. Steroid 5 alpha-reductase 2 deficiency. Journal of Steroid Biochemistry and Molecular Biology 2016; 163:206-11.

14. Achermann JC, Domenice S, Bachega TA, Nishi MY, Mendonca BB. Disorders of sex development: effect of molecular diagnostics. Nature reviews Endocrinology 2015.

15. Cassia Amaral R, Inacio M, Brito VN, Bachega TA, Oliveira AA Jr, Domenice S, Denes FT, Sircili MH, Arnhold IJ, Madureira G, Gomes L, Costa EM, Mendonca BB. Quality of life in a large cohort of adult Brazilian patients with 46,XX and 46,XY disorders of sex development from a single tertiary centre. Clinical endocrinology 2015; 82:274-79.

16. Costa EM, Domenice S, Sircili MH, Inacio M, Mendonca BB. DSD due to 5alpha-reductase 2 deficiency - from diagnosis to long term outcome. Semin Reprod Med 2013; 30:427-31.

17. Arnhold IJ, Melo K, Costa EM, Danilovic D, Inacio M, Domenice S, Mendonca BB. 46,XY disorders of sex development (46,XY DSD) due to androgen receptor defects: androgen insensitivity syndrome. Adv Exp Med Biol 2011; 707:59-61.

18. Melo KF, Mendonca BB, Billerbeck AE, Costa EM, Inacio M, Silva FA, Leal AM, Latronico AC, Arnhold IJ. Clinical, hormonal, behavioral, and genetic characteristics of androgen insensitivity syndrome in a Brazilian cohort: five novel mutations in the androgen receptor gene. The Journal of clinical endocrinology and metabolism 2003; 88:3241-50.

PARTE 5 – ENDOCRINOLOGIA PEDIÁTRICA

329

19. Hughes IA, Werner R, Bunch T, Hiort O. Androgen insensitivity syndrome. Semin Reprod Med 30:432-42.

20. Mendonca BB, Domenice S, Arnhold IJ, Costa EM. 46,XY disorders of sex development. Clin Endocrinol (Oxf) 2008.

21. Denes FT, Cocuzza MA, Schneider-Monteiro ED, Silva FA, Costa EM, Mendonca BB, Arap S. The laparoscopic management of intersex patients: the preferred approach. BJU Int 2005; 95:863-7.

22. Sircili MH, de Mendonca BB, Denes FT, Madureira G, Bachega TA, e Silva FA. Anatomical and functional outcomes of feminizing genitoplasty for ambiguous genitalia in patients with virilizing congenital adrenal hyperplasia. Clinics 2006; 61:209-14.

23. Sircili MH, Silva FA, Costa EM, Brito VN, Arnhold IJ, Dénes FT, Inacio M, de Mendonca BB. Long-term surgical outcome of masculinizing genitoplasty in large cohort of patients with disorders of sex development. J Urol 2010; 184:1122-7.

24. Wisnieski AB, Batista RL, Costa EMF, Finlayson C, Sircili MHP, Dénes FT, Domenice S, Mendonca BB. Management of 46,XY differences of sex development throughout life. Endo Rev 2019:1547-72.

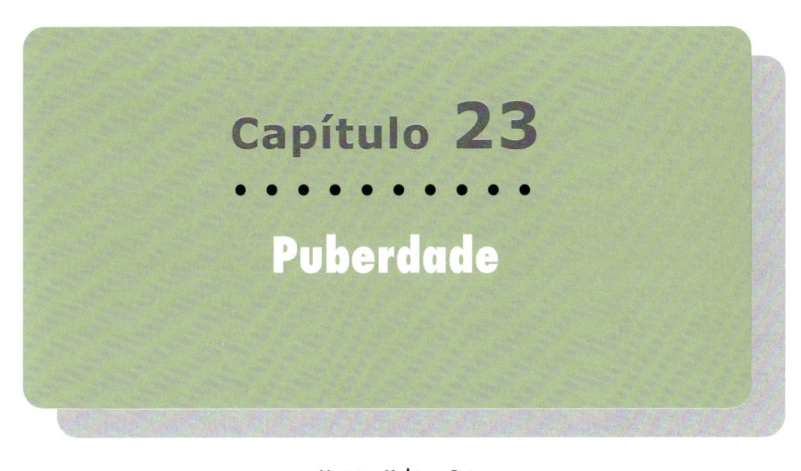

Capítulo 23

Puberdade

Vinicius Nahime Brito
Ana Claudia Latronico

Puberdade normal

» A puberdade é o período de transição entre a infância e a idade adulta caracterizado pela maturação sexual, estirão de crescimento linear e aquisição da capacidade reprodutiva. É um processo multifatorial que inclui fatores hormonais, genéticos, metabólicos, nutricionais, étnicos, ambientais e psicossociais.

» Do ponto de vista hormonal, dois processos independentes ocorrem na puberdade normal: a adrenarca, decorrente da maturação da zona reticular da glândula suprarrenal e a gonadarca, decorrente da maturação do eixo hipotálamo-hipófise-gonadal. A adrenarca resulta em aumento da secreção de DHEA e DHEA-S e, clinicamente, se manifesta por aparecimento de pelos pubianos (pubarca), pelos axilares, odor axilar e acne. Pode preceder ou ocorrer simultaneamente à gonadarca.[1,2]

» A puberdade fisiológica decorre da reativação do eixo hipotálamo-hipófise-gonadal (gonadarca), caracterizada pelo aumento da amplitude e frequência dos pulsos do hormônio hipotalâmico liberador da secreção das gonadotrofinas (GnRH), que estimula a síntese e secreção das gonadotrofinas hipofisárias (LH e FSH), que por sua vez estimula as gônadas a sintetizar e secretar os esteroides sexuais (estradiol nas meninas e testosterona nos meninos). O primeiro sinal de puberdade nas meninas é o estirão de crescimento linear e o desenvolvimento mamário (telarca) e, nos meninos, o aumento do volume testicular (> 4 mL ou maior diâmetro > 2,5 cm).[1,2]

» Os mecanismos regulatórios da secreção de GnRH envolvem fatores inibitórios (GABA, NPY, opioides, dinorfina, MKRN3, DLK1), que predominam na infância, e fatores estimulatórios (kisspeptina, glicina, glutamato, neurocininas), que passam a predominar no início da puberdade. A leptina, assim como outros sinalizadores periféricos e centrais, como os esteroides sexuais, fatores de crescimento e células da glia participam dessa regulação. Os controles genéticos e epigenéticos do início da puberdade humana ainda não são completamente conhecidos.[3]

» A idade cronológica normal do início da puberdade humana varia entre 8 e 13 anos nas meninas e 9 e 14 anos nos meninos. Evidências de maior concordância entre a idade de puberdade entre gêmeos monozigóticos, entre indivíduos da mesma etnia e entre a idade de menarca entre mãe e filhas, apontam para a relevância dos fatores genéticos no início da puberdade.[1,2]

» O estadiamento puberal pelos critérios de Marshall & Tanner constitui etapa essencial na caracterização da puberdade em ambos os sexos (Figura 23.1). O estadiamento varia de 1 a 5 para desenvolvimento mamário no sexo feminino e para o tamanho testicular nos meninos, e para os pelos pubianos em ambos os sexos.[1,2]

Figura 23.1 - Estadiamento puberal de acordo com os critérios de Marshall & Tanner no sexo feminino (painel A) e masculino (painel B).

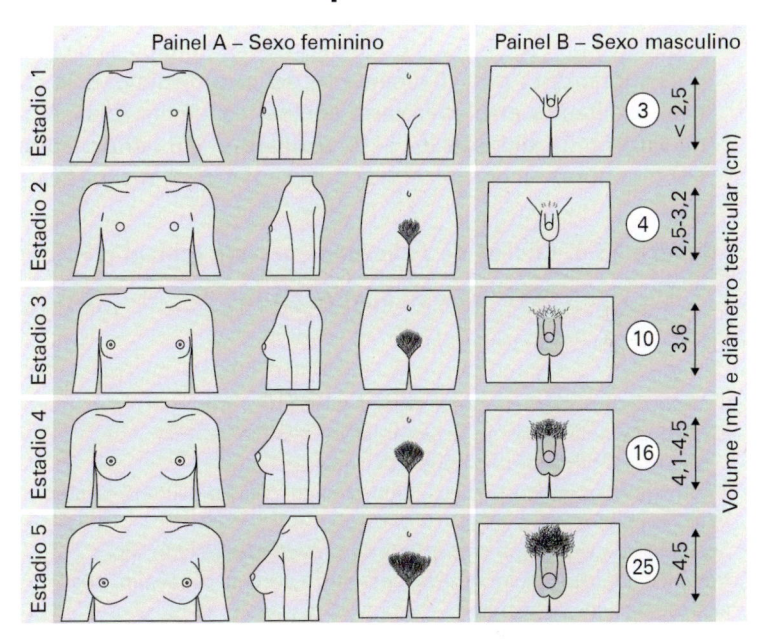

Nas meninas, o desenvolvimento das mamas é classificado de 1 (infantil) a 5 (adulto), e o estádio 2 de mamas corresponde ao aparecimento do broto mamário, que marca o início do desenvolvimento puberal. A classificação para os pelos pubianos é de 1 (infantil, ausência de pelos pubianos) a 5 (adulto). No sexo masculino, o desenvolvimento genital varia de 1 (infantil, testículos < 2,5 cm) a 5 (adulto) e o estádio 2, que marca o início do desenvolvimento puberal, se caracteriza pelo volume testicular > 4 mL ou diâmetro > 2,5 cm.

Puberdade precoce

» A puberdade é considerada precoce quando ocorre antes dos 8 anos nas meninas e dos 9 anos nos meninos.[1-3]

» A classificação etiológica da puberdade precoce está resumida no Quadro 23.1. As variantes do desenvolvimento puberal normal incluem as formas isoladas de telarca precoce, pubarca precoce e sangramento vaginal de causa não hormonal ou hormonal.[1,2]

» A telarca precoce isolada é uma condição benigna, autolimitada, uni ou bilateral, sem outros sinais de puberdade. Aproximadamente 15% das pacientes com telarca precoce isolada evoluem para quadro de puberdade precoce central.[2]

» A pubarca precoce isolada pode decorrer de patologias da glândula suprarrenal, principalmente os defeitos de síntese de cortisol resultando em hiperplasia adrenal congênita (deficiência da enzima 21 hidroxilase, 11 hidroxilase e 3-β-hidroxiesteroide) e tumores de córtex da glândula suprarrenal. A exposição a

Quadro 23.1. Causas de puberdade precoce central (PPC).

Sem anormalidades do SNC

- Idiopática (causa desconhecida)
- Genética
  - Mutação ativadora nos genes KISS1 e KISS1R
  - Mutação inativadora no gene MKRN3
  - Mutação inativadora no gene DLK1
- Anormalidades cromossômicas (Síndrome de William-Beurens, Prader-Willi, Temple)
- Secundária a exposição crônica prévia a esteroides sexuais: após tratamento tardio das formas de hiperplasia adrenal congênita, pós-exérese de tumores secretores de esteroides sexuais, testotoxicose, puberdade precoce de origem ovariana (síndrome de McCune-Albright)
- Adoção internacional: exposição prévia a drogas interferentes do sistema endócrino (desreguladores endócrinos com efeito estrogênico ou antiandrogênico)

Com anormalidades do SNC

- Hamartomas hipotalâmicos
- Tumores: astrocitoma, craniofaringeoma, ependimoma, glioma óptico ou hipotalâmico, adenoma secretor de LH, pinealoma, neurofibromas, disgerminomas não secretores de hCG
- Outras malformações congênitas: cisto aracnóideo suprasselar, hidrocefalia, espinha bífida, displasia septo-óptica, mielomeningocele, malformações vasculares
- Doenças adquiridas: infecções e processos inflamatórios do SNC (encefalites e meningites, granulomas de tuberculose e sarcoidose, abscessos, radiação, quimioterapia, trauma craniano, asfixia perinatal)

medicamentos orais ou tópicos que contenham substâncias com ação androgênica deve sempre ser pesquisada. Pode ocorrer avanço de idade óssea e aceleração do crescimento. Após excluídas as causas patológicas, classifica-se a pubarca precoce isolada como idiopática.[2]

» O sangramento vaginal isolado pode decorrer de causas hormonais ou não hormonais. Essa última, em geral, tem caráter acíclico, sem outros sinais de estímulo hormonal. Sangramento vaginal pode ser a primeira manifestação de puberdade precoce, principalmente de origem ovariana.[1,2]

» A puberdade precoce é classificada em central (PPC), quando decorre da reativação prematura do eixo hipotálamo-hipófise-gonadal, ou periférica (PPP), quando ocorre produção autônoma dos esteroides sexuais pelas gônadas ou suprarrenais, podendo ser de causa genética ou adquirida, ou fonte exógena de esteroides sexuais.[1,2]

Puberdade precoce central

» Pode ser classificada em orgânica (lesões congênitas ou adquiridas no SNC), genética ou idiopática (sem causa determinada).[1-3]

» A forma idiopática é 10 a 20 vezes mais frequente no sexo feminino.

» A história de PPC em familiares próximos deve ser investigada e, se presente, indica a investigação da etiologia genética.

» No sexo masculino, a etiologia orgânica de PPC deve sempre ser pesquisada, visto que 2/3 dos casos decorrem de lesões no SNC.[2] As principais causas de PPC estão descritas no Quadro 23.1.

» **Hamartoma hipotalâmico** é uma malformação congênita, não neoplásica, constituída por uma massa ectópica de tecido hipotalâmico, localizada na base do cérebro, no assoalho do terceiro ventrículo, próximo ao *tuber cinerium* ou aos corpos mamilares. Alguns hamartomas são constituídos por neurônios secretores de GnRH, funcionando como um foco ectópico da secreção de GnRH e/ou por neurônios secretores dos fatores de crescimento de fibroblastos (TGF) alfa que estimulam a secreção de GnRH via fatores gliais.[1,2]

» Clinicamente, os hamartomas hipotalâmicos podem ser assintomáticos. Quando sintomáticos, a manifestação endócrina de PPC ocorre em aproximadamente 80% dos casos de hamartomas hipotalâmicos, e caracteriza-se por início prematuro dos caracteres sexuais secundários, geralmente antes dos 4 anos de idade em ambos os sexos. Manifestações neurológicas podem estar associadas à PPC, sendo a mais comum, epilepsia gelástica, caracterizada por crises de riso imotivado. Podem ocorrer também crises convulsivas focais até crises tonicoclônicas generalizadas, de difícil controle. Hamartomas para-hipotalâmicos, com forma pedunculada, são mais associados à PPC, enquanto que os hamartomas intra-hipotalâmicos e com dimensões maiores de 10 mm apresentam maior risco de desenvolver manifestações neurológicas. Além das crises convulsivas, são descritas alterações comportamentais, alterações cognitivas de grau variável e retardo mental.[1,2] O diagnóstico de hamartoma hipotalâmico é confirmado pela ressonância magnética do SNC. Os hamartomas apresentam-se como uma massa isointensa em relação ao hipotálamo normal e homogênea, sem realce pós-contraste.[1,2]

PPC de origem genética

» As mutações inativadoras no *MKRN3* representam a causa genética mais frequente de PPC familial, presente em cerca de 45% dos casos afetados. O *MKRN3* é um gene com *imprinting* no alelo materno, sendo de expressão paterna. A proteína codificada pelo *MKRN3* está envolvida no processo de ubiquitinação (degradação proteica) tem efeito inibitório potencial sobre a secreção de GnRH. As mutações foram inicialmente identificadas por sequenciamento exômico global de DNA em 5 de 15 famílias (33%) afetadas com PPC. Uma deleção complexa no gene *DLK1*, também de transmissão paterna, foi identificada em uma família brasileira com PPC familial.[2,3] Outras causas genéticas raras incluem mutações ativadoras dos genes KISS1 e KISS1R.

Diagnóstico clínico

» A história clínica e o exame clínico são essenciais para o diagnóstico de precocidade sexual. Alguns elementos nessa etapa podem auxiliar no diagnóstico diferencial entre PPC e PPP: a PPC mimetiza a puberdade normal em idade precoce, sendo isossexual, enquanto que a PPP pode se manifestar com virilização em meninas e feminização em meninos (heterossexual). A cronologia e a velocidade de progressão dos caracteres sexuais secundários são mais ordenados na PPC, enquanto na PPP pode haver rápida progressão e a ordem de aparecimento dos caracteres não segue a fisiologia normal (telarca-pubarca-menarca em meninas). O volume testicular em geral está aumentado na PPC e reduzido ou assimétrico na PPP, porém com exceção para os casos de testotoxicose, restos adrenais testiculares e mutações no gene *NROB1*, nos quais ocorre PPP e volume testicular aumentado.[1,2,4]

» O diagnóstico diferencial entre PPC e PPP é essencial, pois tem implicação direta no tratamento, bem como no aconselhamento genético e condução dos casos.

» A história de desenvolvimento de puberdade em idade precoce em outros membros da família (pais, irmãos, tios e avós) deve ser questionada ativamente. A ocorrência de menarca antes dos 9 anos no sexo feminino; idade precoce de mudança da voz ou de início de barba/bigode no sexo masculino, e eventualmente estatura final comprometida em ambos os sexos, podem representar sinais indiretos de precocidade sexual não tratada.[1,4]

» Diagnóstico laboratorial é constituído de exames hormonais e de imagem. Um fluxograma de investigação laboratorial está apresentado na Figura 23.2.

» Os valores basais de LH > 0,3 U/L, dosados por quimio ou eletroquimioluminescência, sugerem ativação do eixo gonadotrófico. A sensibilidade desse ponto de corte para diagnóstico de PPC é cerca de 70%. O teste de estímulo com GnRH exógeno de ação curta (gonadorrelina) ou com os análogos de GnRH está indicado nos casos de diagnóstico clínico associado a LH basal dentro de valores pré-puberais. O pico de LH > 5 U/L (após gonadorrelina) ou > 8 U/L (após aGnRH), confirma a ativação do eixo gonadotrófico e o diagnóstico de PPC.[1,2,4]

» Radiografia de mão e punho (não dominante) deve ser solicitada visando aferir a idade óssea de acordo com o atlas de Greulich & Pyle ou outro método disponível, em todos os pacientes com precocidade sexual

Figura 23.2. Fluxograma de investigação laboratorial da puberdade precoce.

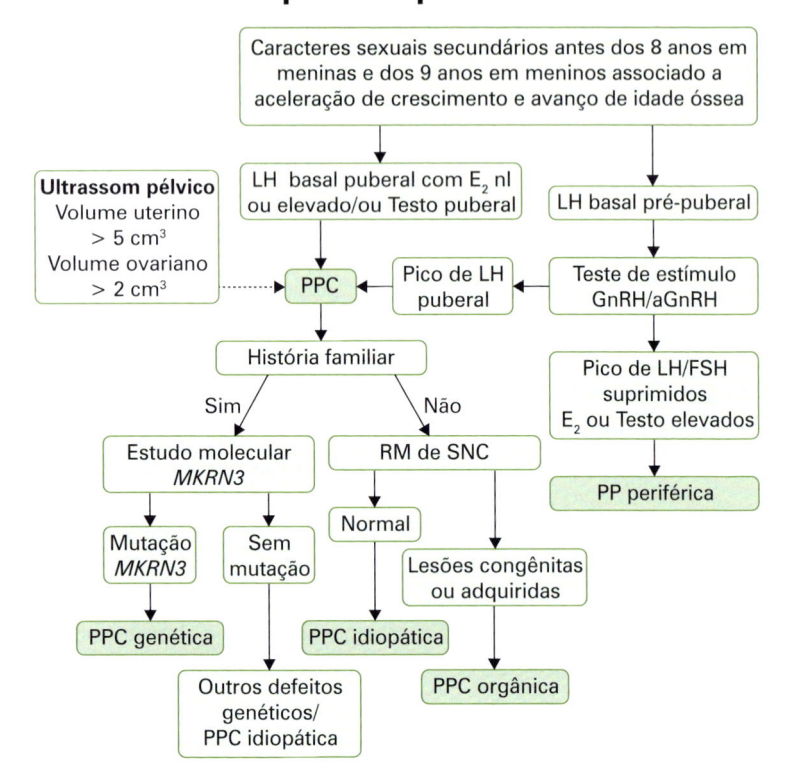

» A ultrassonografia pélvica nas pacientes do sexo feminino é uma ferramenta na avaliação dos volumes uterino e ovarianos, bem como excluir lesões císticas ou neoplásicas.[2,4]

» Todos os pacientes com diagnóstico clínico e laboratorial de PPC e sem história familiar devem ser submetidos à ressonância magnética de SNC para excluir lesões orgânicas. Na presença de história familiar de PPC, o estudo genético (principalmente do gene *MKRN3*, principal causa de PPC familial de origem paterna) pode preceder a realização da ressonância magnética.[1]

Tratamento

» O tratamento de escolha da PPC são os análogos agonistas de GnRH (aGnRH). Os aGnRH suprimem a síntese e secreção de gonadotrofinas hipofisárias por mecanismo competitivo ao GnRH endógeno. Os aGnRH são decapeptídeos modificados nas posições 6 e 10, com alta afinidade pelos receptores hipofisários de GnRH e com maior meia-vida. Desse modo, administrados cronicamente, promovem inibição dos receptores de GnRH e bloqueiam a síntese de gonadotrofinas. Podem ser aplicados por via subcutânea ou intramuscular.[1,2,4] No Brasil, os aGnRH são disponíveis na apresentação mensal (3,75 mg e 7,5 mg) e trimestral (11,25 mg). O resumo das características de cada posologia disponível está apresentado no Quadro 23.2.[1,2,4,5]

Quadro 23.2. Comparação entre as posologias de análogos de GnRH (triptorrelina ou leuprorrelina).

	Depot mensal	Depot trimestral
Posologia	3,75 mg/7,5 mg a cada 28 dias	11,25 mg a cada 90 dias
Pico de concentração sérica	10-45 min	4-8 horas
Início de ação	4 semanas	1 mês
Vantagens	Eficácia e segurança comprovadas em diversos estudos clínicos	Menor número de injeções e melhor aderência
Desvantagens	Dor local/ aderência subótima	Dor local

» A monitorização do tratamento da PPC é realizada pelo exame clínico detalhado, incluindo os parâmetros antropométricos (altura, peso, velocidade de crescimento), regressão ou estabilização dos caracteres sexuais secundários (mamas em meninas e tamanho testicular nos meninos), exame do local de aplicação do aGnRH para detectar possível reação alérgica local, bem como os parâmetros laboratoriais, LH < 4 U/L após análogo de GnRH e esteroides sexuais (estradiol nas meninas e testosterona nos meninos) suprimidos. A idade óssea deve ser avaliada anualmente e a predição da estatura final deve ser feita com cautela, visto que as tabelas de Bayley Pinneau, mais utilizadas na prática clínica, apresentam baixa acurácia.[1,2,4,5]

» A suspensão do bloqueio puberal é em geral indicada na idade cronológica entre 10,5 e 11 anos, em ambos os sexos, e idade óssea entre 12 e 12,5 anos nas meninas e entre 13 e 13,5 anos nos meninos. Os aspectos psicossociais devem ser considerados nesse momento.[1,2]

Puberdade precoce periférica

» PPP decorre da produção autônoma de esteroides sexuais pelas gônadas ou suprarrenais ou pela exposição aos esteroides exógenos. Ao contrário da PPC, na PPP pode ocorrer virilização em meninas e feminização em meninos.[6]

» As principais causas de PPP estão descritas no Quadro 23.3.

» Germinomas: são tumores que secretam gonadotrofina coriônica (hCG) e podem, ocasionalmente, causar da PPP. Teratomas, corioepiteliomas ou tumores mistos de células germinativas localizados no hipotálamo, mediastino, pulmões, gônadas ou retroperitônio foram associados à precocidade sexual. Neoplasias embrionárias secretoras de hCG, sobretudo as do mediastino, são particularmente comuns em meninos com a síndrome de Klinefelter pura ou em mosaico. Hepatomas e hepatoblastomas também podem secretar hCG. No sexo feminino, esses tumores não causam PPP, visto que a presença isolada de LH sem aumento concomitante de FSH não é suficiente para desencadear puberdade precoce. A dosagem sérica ou liquórica de hCG elevada, exames de ultrassom, tomografia computadorizada ou ressonância magnética confirmam o diagnóstico.[6]

Quadro 23.3. Causas de puberdade precoce periférica (PPP)

- Uso exógeno de esteroides sexuais
- Causas tumorais
  - Tumores produtores de hCG: hepatomas, corioepitelioma gonadal ou estragonodal, teratoma
  - Tumores do córtex adrenal
  - Tumores testiculares
    » Tumores ou hiperplasia de células de Leydig
  - Tumores ovarianos
    » Tumores das células da granulosa e da teca
- Cistos ovarianos autônomos
- Causas genéticas
  - Mutações ativadoras no gene do receptor do LH (*LHCGR*) (testotoxicose)
  - Mutações inativadoras no gene *CYP21*
  - Mutações inativadoras nos genes *CYP11* e *3 OHSD 2*
  - Mutações ativadoras no gene da aromatase (*CYP19*)
  - Mutações no gene do receptor de glicocorticoides
  - Mutações ativadoras no gene da subunidade α da Proteína Gs (*GNSA1*) – síndrome de McCune-Albright
- Outras
  - Hipotireoidismo primário
  - Puberdade precoce ACTH-dependente
    » Insuficiência adrenal primária (Mutação inativadoras do *NROB1*, antigo *DAX-1*)

Síndrome de McCune-Albright (SMA)

» É uma condição clínica esporádica e heterogênea caracterizada principalmente por uma tríade clássica: manchas café-com-leite com bordas irregulares (85%), displasia óssea fibrosa poliostótica (97%) e puberdade precoce periférica de origem ovariana (52%). Atualmente, se considera a SMA uma síndrome heterogênea, com um amplo espectro de manifestações endócrinas e não endócrinas. A SMA é mais frequente no sexo feminino e tem uma prevalência estimada em 1/100.000 a 1/1.000.000 de casos por ano.[6,7]

» A base molecular da SMA consiste em mutação somática ativadora pós-zigótica no gene *GNAS*, que codifica a subunidade alfa estimulatória da proteína Gsα, que estimula a enzima adenilciclase e a produção elevada de AMP cíclico intracelular. Essa mutação ativadora *missense* no exon 8 do *GNAS* é, quase sempre, caracterizada pela substituição de um resíduo de arginina na posição 201 por histidina ou mais raramente por uma cisteína.[6,7]

» No sexo feminino, a puberdade precoce de origem ovariana é a manifestação mais frequentemente associada à SMA e resulta do desenvolvimento esporádico de cistos ovarianos funcionantes que causam elevações transitórias do estradiol, independente da secreção de gonadotrofinas. As concentrações séricas de estradiol tendem a flutuar, levando a manifestações episódicas de puberdade precoce. Os sinais clínicos aparecem entre 2 e 6 anos de vida e incluem sangramento menstrual, que decorre da queda de estradiol, em função da resolução espontânea do cisto ovariano, aumento transitório da mama, estrogenização da mucosa vaginal, crescimento e maturação esquelética acelerados. A sequência de progressão puberal também é incomum, de modo que menstruação sem significativo desenvolvimento mamário é muitas vezes a manifestação inicial.[6]

» A manifestação clínica não endócrina mais comum da SMA é a displasia óssea. Diante da suspeita de SMA, a radiografia de esqueleto e a cintilografia óssea (corpo inteiro) podem revelar displasia fibrosa poliostótica, visto que em geral tal condição pode ser assintomática nessa faixa etária.[6,7]

» Na radiografia, as lesões apresentam aspecto lítico ou cístico (vidro fosco). O córtex ósseo adjacente é afinado e algumas vezes o osso inteiro está alargado. As áreas mais acometidas são o fêmur proximal e a base do crânio. A cintilografia óssea revela captação aumentada do traçador nas áreas acometidas. Marcadores de formação e reabsorção óssea estão aumentados, principalmente se as lesões são múltiplas. A transformação sarcomatosa maligna das lesões da fibrodisplasia óssea deve ser considerada, principalmente após exposição a radioterapia e em pacientes com gigantismo ou acromegalia.[6,7]

» As manchas café-com-leite também são uma manifestação bastante frequente e característica da síndrome. As manchas ocorrem principalmente na região torácica e abdominal, com tamanhos variáveis e tipicamente apresentam bordas irregulares e em geral respeitam a linha média.

» Os meninos com SMA podem apresentar macro-orquidismo, sem outros sinais de puberdade precoce, devido à mutação somática no *GNAS* somente nas células de Sertoli, causando hipertrofia das mesmas. Ao contrário das meninas, a PPP é rara nos meninos com SMA (< 15%), visto que as células de Leydig são menos acometidas pela mutação no *GNAS*.[7]

» Outras síndromes de hiperfunção endócrina na SMA incluem hipertiroidismo, síndrome de Cushing ACTH-independente, acromegalia, hiperprolactinemia, hiperparatiroidismo e raquitismo hipofosfatêmico hiperfosfatúrico.

» Testotoxicose é uma condição genética rara causada por mutações ativadoras constitutivas do gene do receptor de LH (*LHCGR*), com herança autossômica dominante ou mutação *de novo* de acometimento exclusivo do sexo masculino. Os meninos com mutações ativadoras no *LHCGR* apresentam virilização progressiva em torno de 2 a 4 anos, com aumento peniano, pilificação pubiana, odor axilar e acne, aumento da velocidade de crescimento e avanço da idade óssea. Os testículos encontram-se aumentados de volume, com testosterona elevada, porém com resposta suprimida do LH e FSH ao estímulo com GnRH.[6]

Tratamento

» O tratamento da PPP depende da etiologia, podendo em alguns casos exigir tratamento cirúrgico (Quadro 23.4). As opções terapêuticas incluem drogas que bloqueiam a síntese ou a ação dos esteroides sexuais: agentes progestacionais, antiandrogênicos (espironolactona e acetato de ciproterona), derivados imidazólicos (cetoconazol), moduladores seletivos do receptor de estrógeno (tamoxifeno) e inibidores da aromatase (anastrozol e letrozol). Os aGnRH devem ser associados quando ocorrer ativação secundária do eixo hipotálamo-hipófise-gonadal.[6,7]

Quadro 23.4. Tratamento da PPP de acordo com a etiologia.

Etiologia	Tratamento
Tumores testiculares, ovarianos ou adrenais; tumores extragonadais produtores de hCG	• Cirurgia; radioterapia e quimioterapia (se necessário)
Testotoxicose	• Cetoconazol • Antiandrogênios (acetato de ciproterona, espironolactona, bicalutamida) • Antiandrogênio + inibidor da aromatase (espironolactona + testolactona; bicalutamida + letrozol etc.)
Síndrome de McCune-Albright (PPP de origem ovariana)	• Tamoxifeno • Cetoconazol • Antiandrogênios (acetato de ciproterona) • Inibidores de aromatase (letrozol, anastrozol, testolactona) • Progestogênios (acetato de medroxiprogesterona) • Antiandrogênio + inibidor da aromatase
Hipotiroidismo primário	• L-tiroxina
Hiperplasia adrenal congênita	• Glicocorticoide • Glicocorticoide + antiandrogênio + inibidor de aromatase

Puberdade atrasada/ausente

» Puberdade atrasada é caracterizada pela ausência de aumento testicular em meninos e de desenvolvimento mamário em meninas com idade superior a 2,0 DP em relação à idade média do início da puberdade na população, ou seja, após 13 anos nas meninas e 14 anos nos meninos. A pubarca não é considerada nessa definição. O atraso puberal também deve ser considerado naqueles indivíduos que iniciam a puberdade com idade normal, mas não completam o desenvolvimento sexual. A puberdade atrasada decorre mais frequentemente do atraso constitucional do crescimento e da puberdade (ACCP), ocorrendo em 65% dos meninos e em 30% das meninas. Porém o diagnóstico diferencial entre ACCP e o hipogonadismo hipogonadotrófico e hipogonadismo hipergonadotrófico é necessário (Quadro 23.5).[8,9]

Quadro 23.5. Causas de atraso puberal

- Atraso constitucional do crescimento e puberdade (ACCP)
- Atraso puberal "funcional"
  - Doenças crônicas: deficiência isolada de GH, hiperprolactinemias, hipotireoidismo, *diabetes mellitus*, doença renal crônica, fibrose cística, doença celíaca
  - Desnutrição, anorexia nervosa; exercícios físicos exaustivos (atletas e ginastas)
- **Hipogonadismo hipogonadotrófico**
  - **Idiopático**
  - **Causas adquiridas**
    » tumores do SNC; malformações congênitas; radioterapia; processos inflamatórios; doenças infiltrativas (hemossiderose); trauma do SNC; lesões vasculares
  - Causas genéticas
  - HH isolado
    » Síndrome de Kallmann (mutações inativadoras nos genes KAL1, FGF8, FGFR1, PROK2, PROKR2)
    » Mutações no gene do GnRH (GnRH1) e do seu receptor do GnRH (GnRHR)
    » Mutações inativadoras nos genes *KISS1, KISS1R, PROK2, PROK2R, TAC3, TAC3R)*
    » Mutação inativadora no LHβ
    » Mutação inativadora no FSHβ
    » Mutação inativadora no NROB1 (antigo DAX-1)
    » Deficiência do prohormônio convertase 1 (PC1)
  - HH combinado com outras deficiências hipofisárias
    » Mutações inativadoras no *PROP1, LHX3, LHX4, SOX2, SOX3, HESX1*
- Outras condições
  - Anormalidades anatômicas
  - Síndromes genéticas: Prader-Willi, Lawrence-Moon, Bardet-Biedl, Bloom, Leopard, ataxia-telangiectasia, cérebro-hepatorenal, Noonan
- Hipogonadismo hipergonadotrófico
  - Síndrome de Turner
  - Síndrome de Klinefelter
  - Falência gonadal bilateral
    » Anorquia, criptorquidia
    » Falência testicular primária
    » Falência ovariana primária
    » Radiação
    » Terapia citotóxica
    » Trauma
    » Infecções
    » Mutações inativadoras nos genes LHR e FSHR
  - Distúrbios da diferenciação sexual
    » Defeitos na biossíntese dos esteroides testiculares e ovarianos
    » Disgenesia gonadal
  - Insensibilidade androgênica

Atraso constitucional do crescimento e da puberdade (ACCP)

» O ACCP é uma variante da normalidade e ocorre quando indivíduos saudáveis entram espontaneamente na puberdade após os 13 anos para as meninas e 14 anos para os meninos. Seu diagnóstico deve ser estabelecido somente quando condições clínicas diversas, associadas a puberdade atrasada, tenham sido excluídas. Classicamente, os pacientes apresentam baixa estatura, atraso do desenvolvimento sexual, adrenarca tardia e estirão puberal tardio e atenuado. Esses adolescentes, geralmente, possuem boa saúde e bom padrão nutricional, mas crescem lentamente desde a infância. É mais frequente nos meninos.[8,9]

» O ACCP resulta do atraso na reativação do pulso gerador de GnRH determinando uma deficiência funcional da secreção desse hormônio e consequentemente de LH e FSH para a idade cronológica, mas não para o estágio de desenvolvimento fisiológico desses indivíduos.

» Os pacientes com ACCP, geralmente, são baixos para a idade cronológica, porém a velocidade de crescimento e a idade estatural são compatíveis com a idade óssea que está usualmente atrasada. Frequentemente, esses pacientes não atingem a sua estatura alvo determinando uma altura final prejudicada, ficando abaixo da altura genética prevista ou no seu limite inferior, com poucos pacientes excedendo a altura alvo. Além disso, a história familiar de ACCP está presente em 50 a 75% desses pacientes, sugerindo a influência de fatores genéticos. O modo de herança do ACCP é variável, mas consistente com padrão autossômico dominante com penetrância completa ou incompleta.

» Na fase pré-puberal, a velocidade de crescimento é baixa e é causada pela diminuição transitória e funcional da secreção de GH. Existe uma interação entre a IGF-I e as gonadotrofinas nos ovários e testículos de modo que nos pacientes com ACCP, a deficiência dos esteroides sexuais causa uma aparente deficiência de GH e uma redução na secreção de IGF-1, que retornam ao normal com a evolução da puberdade.

Diagnóstico laboratorial

» A idade óssea se correlaciona melhor com a época do início do estádio puberal do que com a idade cronológica; em geral, ao atingir a idade óssea de 12 a 14 anos para os meninos e 11 a 13 anos para as meninas, os primeiros caracteres sexuais secundários torna-se evidentes. Ao contrário do que ocorre no hipogonadismo hipogonadotrófico, os pacientes com ACCP não apresentam alterações do olfato, micropênis e criptorquidia.

» Os esteroides sexuais (estradiol nas meninas e testosterona nos meninos) e as gonadotrofinas (LH e FSH) estão baixos para a idade cronológica mas, à medida que ocorre o avanço da maturação óssea, a secreção pulsátil das gonadotrofinas e os esteroides sexuais se elevam, refletindo a maturação do eixo gonadotrófico.

Diagnóstico diferencial entre ACCP e hipogonadismo hipogonadotrófico

» O diagnóstico diferencial entre ACCP e o hipogonadismo hipogonadotrófico (HH) é essencial e pode exigir seguimento clínico até os 18 anos, uma vez que na primeira condição os pacientes apresentam a puberdade antes dessa idade. O HH pode ser permanente (com secreção baixa de gonadotrofinas hipofisárias, decorrente de defeitos genéticos ou lesões adquiridas da região hipotálamo-hipofisária) ou transitório (HH funcional), causado por retardo da maturação do eixo gonadotrófico secundário a uma doença de base. Além disso, o diagnóstico diferencial com hipogonadismo hipergonadotrófico, caracterizado por concentrações elevadas de LH e FSH devido a doenças gonadais, deve ser realizado.[8,9]

» O HH pode ser congênito ou adquirido, parcial ou total e isolado ou combinado com outras deficiências hipotálamo-hipofisárias.

Diagnóstico

» A anamnese detalhada, incluindo a história familiar, sintomas de doenças crônicas (gastrointestinais, renais, hepáticas, endócrinas), uso de medicamentos, aspectos cognitivos, estado nutricional e adequação psicossocial devem ser pesquisados. A história prévia de rádio ou quimioterapia podem indicar falência gonadal primária e consequente hipogonadismo hipergonadotrófico.

» O exame físico geral incluindo dados antropométricos e estadiamento puberal deve ser realizado. O atraso puberal muitas vezes está associado ao quadro de baixa estatura e velocidade de crescimento reduzida. Nos meninos, a obesidade está associada ao atraso puberal. O volume testicular > 4 mL ou > 2,5 cm de diâmetro indica início da puberdade. A presença de micropênis e/ou criptorquidia, assim como alterações olfatórias (hiposmia e anosmia), sugerem HH.

» A idade óssea é importante na avaliação e está, geralmente, atrasada no ACCP e nas outras condições de HH e hipogonadismo hipergonadotrófico.

» O objetivo inicial da investigação laboratorial é afastar doenças sistêmicas associadas ao atraso puberal.

» As dosagens de LH e FSH em condição basal são baixas ou normais em pacientes com ACCP e HH, e elevadas nos pacientes com hipogonadismo hipergonadotrófico. Os valores dos esteroides sexuais são baixos em todas as condições. Os valores de IGF-1 podem ser úteis na investigação de deficiência de GH, mas devem ser interpretados com cautela nos pacientes com ACCP, visto que podem estar baixos para a idade cronológica, mas normais para a idade óssea. As dosagens de TSH e T4 livre são recomendadas para afastar alterações tireoidianas. A ressonância magnética de SNC deve ser solicitada quando há sinais ou sintomas que sugerem alterações centrais.[8,9]

» A presença ou ausência de resposta das gonadotrofinas no teste de estímulo com GnRH não contribui para o diagnóstico diferencial entre ACCP e HH. Em contrapartida, a resposta puberal do LH após estímulo com GnRH (valores de corte do LH entre 5 e 8 U/L) pode ser indicativo de ACCP e a maturação sexual provavelmente ocorrerá em um ano.

» O diagnóstico diferencial na fase pré-puberal é um desafio. Além do **teste do GnRH**, outros exames poderiam auxiliar, como **relação pico/basal da subunidade alfa livre** após estímulo com GnRH, que foi significativamente maior nos pacientes com ACCP. Diversos protocolos de dosagem de testosterona após estímulo com hCG são sugeridos para o diagnóstico diferencial entre ACCP e HH, porém, com baixa sensibilidade e especificidade. A dosagem de **inibina B** em condição basal se mostrou um exame importante no diagnóstico diferencial do atraso puberal nos meninos. Os meninos pré-púberes com inibina B > 35 pg/mL tem maior probabilidade de ACCP, enquanto que valores indetectáveis de inibina B indicam falência gonadal primária. As concentrações elevadas de prolactina, excluindo a presença de macroprolactina, podem indicar HH causado por tumores hipotálamo-hipofisários e, nessa situação, a avaliação completa da reserva hipofisária deve ser realizada.[8,9]

» Nenhum teste endocrinológico é capaz de distinguir completamente o ACCP do HH e o seguimento clínico até a vida adulta é fundamental.

» Os pacientes com hipogonadismo hipergonadotrófico devem ser submetidos ao exame de cariótipo ou hibridização genômica comparativa (CGH *array*) para diagnóstico de síndrome de Klinefelter nos meninos e síndrome de Turner nas meninas. Esses pacientes raramente apresentam atraso puberal isolado e, geralmente, apresentam outros sinais ou sintomas sugestivos dessas doenças.[8] Um fluxograma de investigação laboratorial da puberdade atrasada está apresentado na Figura 23.3.

Tratamento e prognóstico

» A terapêutica expectante é uma alternativa correta para esses pacientes, no entanto, em geral não é possível aguardar por muito tempo o início espontâneo da puberdade, pois esses pacientes, principalmente os meninos, apresentam inadequação psicossocial.

» Os principais objetivos da terapêutica com andrógenos ou estrógenos exógenos nesses casos são: promover a adaptação social, induzir o aparecimento de caracteres sexuais secundários aliviando a ansiedade do paciente, induzir libido e potência, induzir o estirão do crescimento e induzir fertilidade.

» Nos meninos, iniciamos a terapêutica com 50-100 mg IM de ésteres de testosterona a cada 30 dias por 3 meses e observamos se há progressão espontânea da puberdade com aumento testicular e elevação dos níveis plasmáticos de testosterona endógena. Geralmente, esse esquema resulta em virilização suficiente, porém ocasionalmente é necessário repetir-se o esquema após 3 a 6 meses. Nas meninas, utilizamos estrógenos conjugados na dose de

Figura 23.3. Fluxograma de investigação laboratorial da puberdade atrasada.

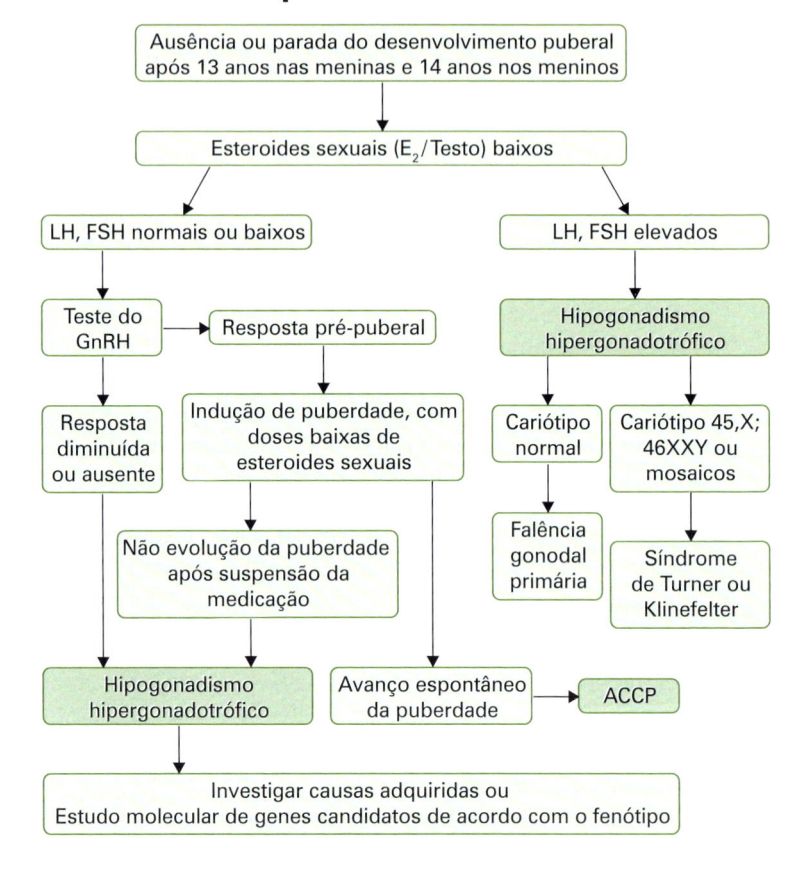

0,15 a 0,3 mg via oral diariamente por 3 a 6 meses, que geralmente são suficientes para o início do desenvolvimento mamário. A idade ideal da indução da puberdade é em torno de 12 ou 13 anos de idade óssea em ambos os sexos.[8,9]

» A falta de progressão espontânea da puberdade após a indução terapêutica torna o diagnóstico ACCP menos provável que o de HH, havendo a necessidade da manutenção da terapêutica hormonal.

» O tratamento com hormônios sexuais exógenos resulta no aumento da velocidade de crescimento, avanço da idade óssea, porém não tem efeito na estatura final dessas crianças. O uso de GH, nessa condição, não é rotineiramente recomendado e, se baixa estatura idiopática for uma condição associada, seu uso deve ser individualizado. Ainda com o propósito de aumentar a estatura final dos meninos com ACCP e sabendo-se do efeito do estradiol na maturação esquelética, têm-se sugerido o uso de agentes inibidores da aromatase que poderiam prolongar o tempo de crescimento linear e, potencialmente, aumentar a estatura final. No entanto, alguns efeitos adversos dos inibidores da aromatase como alterações do desenvolvimento do osso trabecular e deformidades de corpo vertebral, devem ser considerados.[8,9]

Referências bibliográficas

1. Latronico AC, Brito VN, Carel JC. Causes, diagnosis, and treatment of central precocious puberty. Lancet Diabetes Endocrinol. 2016 Mar;4(3):265-74.

2. Brito VN, Spinola-Castro AM, Kochi C, Kopacek C, Silva PC, Guerra-Júnior G. Central precocious puberty: revisiting the diagnosis and therapeutic management. Arch Endocrinol Metab. 2016 Apr;60(2):163-72.

3. Macedo DB, Silveira LF, Bessa DS, Brito VN, Latronico AC. Sexual Precocity - Genetic Bases of Central Precocious Puberty and Autonomous Gonadal Activation. Endocr Dev. 2016;29:50-71.

4. Kumar M, Mukhopadhyay S, Dutta D. Challenges and controversies in diagnosis and management of gonadotropin dependent precocious puberty: An Indian perspective. Indian J Endocrinol Metab. 2015 Mar-Apr;19(2):228-35.

5. Fuqua JS. Treatment and outcomes of precocious puberty: an update. J Clin Endocrinol Metab. 2013 Jun;98(6):2198-207.

6. Eugster EA. Peripheral precocious puberty: causes and current management. Horm Res. 2009 Jan;71 Suppl 1:64-7.

7. Neyman A, Eugster EA. Treatment of Girls and Boys with McCune-Albright Syndrome with Precocious Puberty - Update 2017. Pediatr Endocrinol Rev. 2017 Dec;15(2):136-141.

8. Wei C, Crowne EC. Recent advances in the understanding and management of delayed puberty. Arch Dis Child. 2016 May;101(5):481-8.

9. Palmert MR, Dunkel L. Clinical practice. Delayed puberty. N Engl J Med. 2012 Feb 2;366(5):443-53.

Parte 6

Metabolismo do cálcio e ósseo

Capítulo 24

• • • • • • • • • •

Hipercalcemia e hiperparatireoidismo primário

Regina Matsunaga Martin

Introdução

A hipercalcemia deve ser confirmada através de pelo menos duas dosagens de cálcio total sérico. Algumas medicações são classicamente associadas à hipercalcemia como os diuréticos tiazídicos e o lítio e, devem ser retiradas sempre que possível, para a reavaliação do paciente.

O cálcio total é uma somatória de sua fração livre (cálcio iônico) e da fração ligada a proteínas ou complexada e, portanto, alterações do conteúdo proteico interferem na interpretação de seus valores. Situações nas quais há aumento do conteúdo proteico podem cursar com pseudo-hipercalcemia, que pode ser identificada com o cálculo do cálcio (Ca) total corrigido: Ca total corrigido = Ca total + 0,8 × (4 – albumina), onde o valor de cálcio total está expresso em mg/dL e a albumina em g/dL.

Outra opção é a determinação do cálcio iônico, que representa o cálcio metabolicamente ativo. Embora sua dosagem seja mais específica, varia com alterações do pH sanguíneo, está mais sujeita a erros pré-analíticos e nem sempre disponível. A acidose resulta em aumento do cálcio iônico, enquanto na alcalose, verificamos redução do cálcio iônico sem que haja alteração nos valores de cálcio total.

Outros fatores de erro são decorrentes das condições da coleta de sangue (garroteamento prolongado para a punção venosa, período inadequado de jejum etc) e quando não se leva em consideração que alguns laboratórios adotam valores de referência diferentes dos usuais.

De acordo com a gravidade, as hipercalcemias podem ser: discretas (até 12 mg/dL) e costumam ser oligossintomáticas e inespecíficas, incluindo queixas como diminuição da memória, irritabilidade e obstipação intestinal; moderadas (12 a 14 mg/dL) e podem causar poliúria, polidipsia, anorexia e fraqueza muscular proximal ou graves (acima de 14 mg/dL), acarretando vômitos, pancreatite aguda, desidratação, letargia, confusão mental, desorientação, coma e arritmia cardíaca.

Diagnóstico diferencial das hipercalcemias

As causas mais comuns de hipercalcemia são o hiperparatireoidismo primário (no paciente ambulatorial) e a hipercalcemia relacionada à malignidade (no paciente internado).

A dosagem do paratormônio (PTH) permite diferenciar se a hipercalcemia é dependente de PTH (excesso de PTH determinando hipercalcemia) ou independente de PTH (hipercalcemia resultando em redução dos níveis de PTH).

As principais causas de hipercalcemia dependente de PTH são o hiperparatireoidismo primário (HPP) e o hiperparatireoidismo terciário (mais comumente no renal crônico terminal e mais raramente induzido pelo uso crônico de fosfato em casos de tratamento de osteomalácia hipofosfatêmica).

As principais causas de hipercalcemia independente de PTH são:

» Associado a neoplasias: mecanismo humoral (produção de PTHrP, citocinas etc.), metástases ósseas líticas, tumores produtores com aumento da atividade 1α hidroxilase, cursando com aumento de calcitriol [1,25(OH)$_2$ vitamina D].

» Associada ao excesso de 1,25(OH)$_2$ vitamina D: intoxicação por vitamina D (colecalciferol, ergocalciferol ou calcitriol), doença granulomatosa (p. ex. sarcoidose).

» Miscelânia: imobilização principalmente em pacientes jovens, síndrome do "leite-alcalino", tireotoxicose, insuficiência adrenal, feocromocitoma e deficiência de 24 hidroxilase (histórico familiar de nefrolitíase pode ser útil).

O tratamento da hipercalcemia encontra-se no capítulo de emergências.

Hiperparatireoidismo primário
Classificação clínica

O hiperparatireoidismo primário é classificado do ponto de vista clínico em sintomático e assintomático. No HPP sintomático, os sintomas são decorrentes do aumento do PTH comprometendo seus órgãos-alvo diretamente (alterações ósseas) e indiretamente ao promover hipercalcemia (manifestações renais, digestivas e neuromusculares principalmente). Os pacientes com HPP sintomático costumam ser subdivididos em pacientes com manifestações ósseas (presença de tumores marrons e/ou fraturas de fragilidade evidentes), com manifestações renais (nefrolitíase com cólicas renais) e/ou crise hipercalcêmica.

Por sua vez, o HPP assintomático refere-se ao hiperparatireoidismo descoberto em exame de rotina ou durante a investigação de causa secundária de osteoporose; esse tem sido o modo de apresentação da doença, cada vez mais frequente em nosso meio.

Classificação etiológica

» Cerca de 80 a 85% dos casos de HPP originam-se de adenomas únicos de paratireoides, 15% dos casos envolvem doença multiglandular paratireoidiana (hiperplasia e adenomas múltiplos) e somente 1 a 2% dos casos são causados por carcinomas.
» Os adenomas únicos de paratireoide esporádicos ocorrem em qualquer idade, mas são mais prevalentes após os 50 anos e nas mulheres, numa proporção de 3:1 ou de 2:1.
» As apresentações multiglandulares, geralmente, envolvem uma causa genética e, por isso, costumam ser familiares. Entre as causas genéticas, com base molecular definida, destacam-se: a neoplasia endócrina múltipla tipo 1 (NEM1), a neoplasia endócrina múltipla tipo 2A (NEM2A), a neoplasia endócrina múltipla

tipo 4 (NEM4), o hiperparatireoidismo neonatal grave (HPTNG), a hipercalcemia hipocalciúrica familiar (HHF) e a síndrome hiper-paratireoidismo associada ao tumor de mandíbula (HPT-JT: *hyperparathyroidism-jaw tumor*).

» Além dos adenomas esporádicos e da doença multiglandular paratireoidiana (hiperplasia e adenomas múltiplos), outra causa de HPP é o carcinoma de paratireoide (Ca de PT) que representa cerca de 1% dos casos de HPP. A apresentação clínica costuma ser exuberante com envolvimento ósseo e renal concomitantes, níveis bastante elevados de PTH e calcemias superiores a 14 mg/dL. Frequentemente, apresenta-se com tumor palpável, aderente aos tecidos subjacentes, de coloração acinzentada, com a presença de traves fibrosas, invasão capsular e vascular. O diagnóstico inequívoco é dado pela presença de invasão local de estruturas contíguas ou de metástases ganglionares ou a distância (pulmões, fígado, ossos e SNC). Na ausência de metástases, o diagnóstico histopatológico é desafiador, já que o carcinoma e o adenoma atípico podem compartilhar características microscópicas.

» O uso crônico de lítio pode levar ao aumento de PTH e hipercalcemia nem sempre reversível após sua suspensão podendo cursar tanto com hiperplasia como adenomas de paratireoide.

Diagnóstico e avaliação laboratorial

O diagnóstico do HPP é laboratorial, podendo ser classificado em (Figura 24.1):

» HPP hipercalcêmico (apresentação clássica e mais comum): hipercalcemia com PTH elevado.

» HPP normo-hormonal ou com PTH inapropriadamente normal: hipercalcemia com PTH geralmente acima do percentil 50 do valor de referência.

» HPP normocalcêmico: normocalcemia (em mais de duas medidas tanto de cálcio total como de cálcio iônico) com PTH elevado. Nesse grupo, devem ser excluídas causas de hiperparatireoidismo secundário, a saber: doença renal crônica, deficiência de vitamina D; ingestão alimentar com cálcio insuficiente, má-absorção intestinal de cálcio; hipercalciúria idiopática e uso de medicamentos como bisfosfonatos, denosumabe e diuréticos de alça.

Figura 24.1. Concentrações de PTH em hipercalcemia e hipocalcemia: em situações de doença e fisiológicas. A. Hiperparatireoidismo primário normo hormonal ou com PTH inapropriadamente normal; B. Hiperparatireoidismo primário normocalcêmico; perfil laboratorial indistinguível do hiperparatireoidismo secundário.

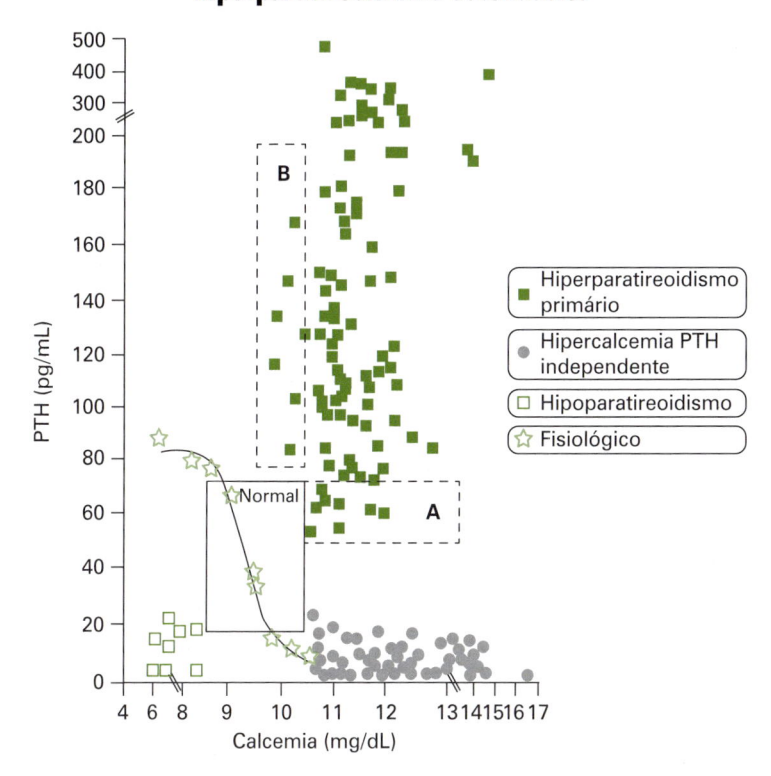

Adaptada de Haden et al; Clin Endocrinol 2000; 52:329-38.

» Entre as diferentes etiologias do HPP, é importante discriminar a hipercalcemia hipocalciúrica familiar (HHF) por mutações inativadoras em heterozigose no receptor sensível ao cálcio (CaSR) porque, nesse caso, a doença é poliglandular e sua evolução é geralmente benigna não se devendo indicar o tratamento cirúrgico. O diagnóstico dessa condição é suspeitado em indivíduos com hipercalcemia

PTH dependente e fração de excreção de cálcio (FE Ca) inferior a 1% desde que tenham dosagem de 25 hidroxivitamina D (25OHD) acima de 20 ng/mL, estejam na ausência do uso de diurético tiazídico e tenham *clearance* de creatinina superior a 60 mL/min/1,73 m^2. A FE Ca é calculada pela fórmula: [(calciúria $\times$ creatinina sérica)/ (creatinúria $\times$ cálcio sérico)] $\times$ 100%; sendo que as dosagens séricas e urinárias devem ser expressas na mesma unidade de medida e pode ser dosada tanto em amostra de 24 horas como em amostra de urina isolada.

» Para alguns autores, FE Ca entre 1 e 2% também deve ser considerada suspeita para o diagnóstico de HHF, mas por conta da ampla superposição com as demais etiologias de HPP, sua confirmação dependerá de testes genéticos incluindo a análise dos genes *CASR*, *GNA11* e *AP2S1*.

» A avaliação da calciúria de 24 horas é importante, não só para o diagnóstico da HHF, mas também para a detecção de hipercalciúria. Em casos de calciúria acima de 400 mg/dia, sugere-se a pesquisa de outros fatores de risco para nefrolitíase através de provas de supersaturação.

» Devido ao efeito fosfatúrico do PTH, a fosfatemia costuma estar no limite inferior da normalidade ou reduzida. Hipofosfatemia crônica por período prolongado pode levar à osteomalácia secundária em pacientes sintomáticos com manifestações ósseas.

» Considerando que casos graves de HPP, com maior risco de fome óssea no pós-operatório, estão associados a valores baixos de 25OHD recomenda-se dosagem de 25OHD para todos os casos e suplementação visando valores acima de 20 ng/mL para os casos com hipercalcemia leve a moderada.

» A dosagem de creatinina permite estimar a função renal e estagiá-lo com base no cálculo do *clearance* de creatinina.

» A repercussão óssea do HPP pode ser inferida através da dosagem dos marcadores bioquímicos do metabolismo ósseo. Fosfatase alcalina (fração óssea) e P1NP (propeptídeo aminoterminal do procolágeno tipo 1) são marcadores da formação óssea, enquanto que o CTX (telopeptídeo carboxiterminal do colágeno tipo 1), um produto da degradação do colágeno tipo 1, é um marcador da reabsorção óssea. Marcadores ósseos elevados sugerem aumento da remodelação óssea, indicando repercussão óssea do HPP.

» A maioria dos pacientes com HPP dispensa a realização de testes genéticos; quando disponíveis, eles devem ser destinados em casos: de pacientes jovens, de pacientes com história familiar de HPP, com envolvimento paratireoidiano multiglandular ou com achados clínicos suspeitos para a neoplasia endócrina múltipla tipo 1 (NEM1).

Exames de imagem para avaliação de repercussões renais e ósseas

» Ultrassonografia (USG) de rins e vias urinárias: mais sensível para a avaliação de nefrocalcinose; método sem radiação; operador dependente.

» Tomografia computadorizada de rins e vias urinárias sem contraste multislice: padrão ouro para avaliação de nefrolitíase.

» Densitometria óssea de coluna lombar (L1-L4); fêmur proximal e terço distal do rádio: permite avaliar a densidade mineral óssea (DMO) e identificar pacientes com osteoporose densitométrica.

» Raio-X de coluna toracolombar (PA e perfil): para pesquisa de fraturas vertebrais e artefatos que possam interferir na análise da DMO como a presença de osteófitos e calcificações em aorta.

» Cintilografia óssea com Tc-MDP (metilenodifosfonato marcado com tecnécio): para pesquisa de áreas de hipercaptação (remodelação aumentada) e rastreamento de tumores marrons; destinado aos casos sintomáticos.

» Raio-X de crânio (PA e perfil): para pesquisa de lesões tipo "sal e pimenta".

» Raio-X de mãos: para pesquisa de reabsorção subperiosteal.

Exames de imagem para planejamento cirúrgico

A localização das paratireoides patológicas, através de exames de imagem, tem como objetivo auxiliar o trabalho do cirurgião. Exames de imagem são obrigatórios na reoperação dos casos de persistência ou de recidiva de HPP, além de serem muito úteis na identificação de paratireoides ectópicas na região cervical ou no mediastino. Mais recentemente, têm sido fundamentais na seleção de pacientes candidatos à cirurgia minimamente invasiva e também ajudam na identificação de doença tireoidiana.

» **Ultrassonografia de pescoço:** exame anatômico topográfico para a detecção de paratireoide(s) aumentada(s) e avaliação de nódulos tireoidianos que possam ser abordados no mesmo tempo cirúrgico do tratamento do HPP; paratireoides localizadas em posição retroesofágica, retrotraqueal, na porção caudal do pescoço ou no mediastino superior não costumam ser acessíveis ao estudo ultrassonográfico. A acurácia do exame é operador-dependente e não envolve radiação.

» **Cintilografia de paratireoides com 99mTc-MIBI (metoxi-isobutilisonitrila marcado com tecnécio):** por ser um exame funcional, a cintilografia com MIBI tem a grande vantagem de identificar paratireoides ectópicas, principalmente as localizadas no mediastino. A presença de nódulos tireoidianos pode ser fonte de resultados falso-positivos e, nesses casos, após a realização da imagem tardia, a complementação do exame com a infusão de ^{99m}Tc-pertecnetato, que apresenta afinidade seletiva pelo tecido tireoidiano, possibilita identificar captações de origem tireoidiana. A sensibilidade e especificidade da cintilografia de paratireoides com ^{99m}Tc-MIBI aumentam quando associadas às imagens tridimensionais (SPECT) ou quando fundidas a imagens de TC (MIBI-SPECT-TC) e, se possível, essas novas modalidades devem ser solicitadas nos casos de imagens negativas.

» **Tomografia computadorizada ou a ressonância magnética cervical e/ou torácica** podem ser úteis em alguns casos para a localização das paratireoides, principalmente, se ectópicas e localizadas no mediastino.

» **TC de pescoço em quatro dimensões:** indicada quando os exames anteriores são negativos, nos casos de bócio multinodular com dificuldade de identificação da paratireoide doente e nos casos de reoperação. Deve ser evitada em pacientes com menos de 40 anos pela dose de radiação envolvida.

Em casos de identificação de imagens nodulares duvidosas (p. ex., suspeita de paratireoide intratireoidiana), pode ser realizada a punção aspirativa por agulha fina (PAAF) com dosagem de PTH a partir do lavado da punção ou imuno-histoquímica para o PTH a fim de se caracterizar ou não a natureza paratireoidiana da lesão.

SÉRIE MANUAL DO MÉDICO-RESIDENTE

Nos serviços de Endocrinologia e Cirurgia de Cabeça e Pescoço do Hospital das Clínicas da Faculdade de Medicina da Universidade de São Paulo (HCFMUSP), a cintilografia de paratireoides com MIBI e a USG cervical são solicitadas em todos os pacientes com diagnóstico de HPP e indicação cirúrgica. A combinação desses dois métodos de imagem apresenta alta sensibilidade para predizer a localização da doença paratireoidiana uniglandular e permite a seleção de casos para a abordagem minimamente invasiva.

Por outro lado, nenhuma técnica de imagem, nem mesmo em combinação, prediz acuradamente a doença multiglandular e a exploração bilateral deve ser fortemente considerada quando os estudos são discordantes ou negativos.

Tratamento cirúrgico

O tratamento cirúrgico é a única terapia definitiva capaz de curar o HPP melhorando a DMO, reduzindo risco de fraturas e de calcificações renais. Todos os pacientes com HPP são candidatos potenciais à paratireoidectomia. Não há dúvida quanto à indicação cirúrgica do paciente sintomático, mas em relação aos portadores de HPP assintomático a indicação cirúrgica permanece controversa.

De acordo com o último encontro internacional de 2013 (*Fourth International Workshop on the Management of Asymptomatic Primary Hyperparathyroidism*), recomendações para paratireoidectomia em pacientes assintomáticos foram traçadas; basta a presença de um critério para a indicação de cirurgia. Esses critérios não se aplicam aos pacientes com HHF, que não costumam se beneficiar da cirurgia e apresentam curso clínico benigno. A saber:

- » Idade inferior a 50 anos.
- » Dosagem de cálcio total sérico > 1 mg/dL acima do limite superior da normalidade.
- » Presença de osteoporose densitométrica (em quaisquer dos três sítios avaliados: coluna lombar, fêmur ou antebraço).
- » Presença de fratura vertebral identificada por radiografia, VFA, TC ou RM.
- » Presença de nefrolitíase e/ou nefrocalcinose avaliada por radiografia, USG ou TC de rins.

» Presença de hipercalciúria > 400 mg/d associada a fator de risco para nefrolitíase.

» *Clearance* de creatinina menor que 60 mL/min por superfície corporal.

A cirurgia consiste na retirada da paratireoide hiperfuncionante nos casos de doença uniglandular. Nos casos de doença multigladular, a depender dos achados cirúrgicos, pode ser realizada paratiroidectomia total associada ao autoimplante de fragmentos de paratireoide no antebraço ou paratireoidectomia subtotal. Nos casos de NEM1, também se recomenda timectomia cervical bilateral pela chance de 15% de achado de tecido paratireoidiano nessa topografia e pelo risco de tumores carcinoides de timo.

A localização pré-operatória da doença paratireoidiana uniglandular, por meio da combinação de cintilografia com MIBI e USG cervical, tem permitido a seleção de pacientes com HPP candidatos à cirurgia minimamente invasiva. Nesses casos, a abordagem cirúrgica cervical é voltada para a região revelada pelos métodos de imagem. Dosagens de PTH intraoperatório antes (basal e pré-excisão) e após a remoção da glândula doente são realizadas. Quedas igual ou superior a 50%, dez minutos após a remoção da glândula hiperfuncionante são consideradas efetivas dispensando a identificação das demais paratireoides. Não havendo queda desejada dos valores de PTH, prossegue-se a cirurgia até que todo o tecido paratireoidiano hiperfuncionante seja removido com base nos valores de PTH intraoperatório. O critério de queda de PTH intraoperatório funciona bem na doença uniglandular, mas pode falhar nos casos doença multiglandular.

» A cirurgia convencional consiste na exploração cervical bilateral com a identificação de todas as glândulas. Essa sistemática tem sido recomendada nos casos de doença paratireoidiana multiglandular; em pacientes com exames de imagem negativos ou quando há doença tireoidiana associada que necessite de tireoidectomia total. Também é utilizada nos casos de reoperação por falha do tratamento cirúrgico ou por recidiva que são tecnicamente mais difíceis pela distorção dos planos anatômicos, promovida pelo tecido cicatricial, aumentando o risco de complicações pós-operatórias.

» Pacientes submetidos à cirurgia minimamente invasiva excepcionalmente desenvolvem hipoparatireoidismo transitório. Em contraposição, na cirurgia convencional, a exploração das paratireoides normais e a remoção da glândula doente podem resultar em hipoparatireoidismo transitório (hipocalcemia e hiperfosfatemia), sendo que o nadir dos valores do cálcio costuma ocorrer entre 24 a 36 horas após o procedimento. Em pacientes submetidos à paratireoidectomia total com autoimplante de fragmentos de paratireoide em antebraço, o hipoparatireoidismo é esperado e sua resolução pode ser prolongada.

» Dependendo do grau do envolvimento ósseo, a hipocalcemia que se segue após a cirurgia pode ser intensa requerendo administração parenteral de cálcio inicialmente. Diferente da hipocalcemia decorrente do hipoparatireoidismo, a hipocalcemia da fome óssea cursa com hipofosfatemia e se caracteriza pela manutenção de hipocalcemia e hipofosfatemia a partir do terceiro dia após o tratamento cirúrgico do HPP. Dependendo da gravidade e sintomatologia da hipocalcemia, além da reposição do cálcio (via endovenosa ou oral), é utilizado o calcitriol. O emprego de fosfato pode ocasionar calcificações ectópicas e, por esse motivo, deve ser evitado. São considerados fatores preditivos de fome óssea: presença de doença óssea manifesta com tumores marrons, valores baixos de 25OHD, hipofosfatemia e marcadores ósseos elevados. Segundo alguns relatos, o curso da fome óssea pode ser abrandado com o uso de bisfosfonatos endovenosos (pamidronato ou ácido zoledrônico) antes da cirurgia.

» Nos pacientes com comprometimento ósseo, observa-se recuperação da DMO marcadamente no primeiro ano após o tratamento cirúrgico podendo haver ganhos adicionais menores nos dois anos seguintes. Surpreendentemente, o sítio com maior ganho de DMO é a coluna lombar, seguido pelo fêmur e, embora seja o mais acometido, no rádio distal se observam os menores ganhos de massa óssea.

» Com relação às repercussões renais, vários estudos demonstram melhora da litíase renal. No entanto, em alguns pacientes, a persistência de hipercalciúria e de outros fatores de risco para a litíase podem explicar a manutenção de episódios de cólica nefrética geralmente menos graves e menos frequentes. A perda de função renal no paciente com HPP não melhora após o tratamento cirúrgico do HPP, mas costuma estabilizar; no entanto, a manutenção do HPP pode contribuir para a sua piora. O tratamento clínico tem pouco ou nenhum impacto nas complicações renais do HPP.

Tratamento clínico

» Pacientes com HPP assintomático que não preenchem critério para a indicação de cirurgia devem ser acompanhados com avaliação anual de calcemia e função renal (*clearance* de creatinina) e DXA (avaliação de BMD em coluna lombar, fêmur e antebraço) a cada um ou dois anos A pesquisa de nefrolitíase, nefrocalcinose e fraturas vertebrais deve ser repetida se houver evidências clínicas dessas manifestações.

» Pacientes com HPP sem condições cirúrgicas ou que não desejam ser operados podem se beneficiar do tratamento clínico na presença de doença sintomática ou de osteoporose com risco aumentado de fratura.

» Para todos os pacientes com HPP recomenda-se a adequação da ingestão de cálcio (até 1.000 mg/dia) e a correção criteriosa dos níveis de vitamina D para valores de 25OHD acima de 20 ng/mL, guiadas pelo monitoramento da calcemia e calciúria. O paciente deve ser orientado a evitar condições que elevem a calcemia como desidratação, imobilização, uso de tiazídicos ou lítio e devem procurar auxílio médico em situações de desidratação ou de aparecimento de algum sintoma sugestivo de piora da hipercalcemia.

» Na presença de osteoporose e risco aumentado de fratura, o tratamento medicamentoso de escolha são os bisfosfonatos e o alendronato é o representante dessa classe mais extensivamente utilizado para esse fim.

» Para pacientes com hipercalcemia sintomática, o tratamento de escolha são os calciomiméticos, como o cinacalcete, particularmente se tiverem DMO normal. A dose usual de cinacalcete é de 30 a 60 mg, duas vezes ao dia e a calcemia deve ser medida uma semana após início do tratamento ou de qualquer ajuste de dose da medicação. A droga promove normalização ou melhora da calcemia em grande parte dos casos e resulta em reduções modestas nos níveis de PTH sem alteração significativa da calciúria ou ganho da DMO. Seus efeitos colaterais mais comuns são: náusea, artralgia, diarreia, mialgia e parestesias.

» A hipercalcemia da crise paratireoidiana ou do Ca de PT metastático costumam responder a doses agudas de bisfosfonato endovenoso como o pamidronato e ácido zoledrônico. Porém primeiramente deve-se corrigir a desidratação secundária à hipercalcemia inclusive com hidratação endovenosa se necessária. Diuréticos de alça e calcitonina podem ser associados, mas isoladamente são pouco efetivos. A queda inicial da calcemia ocorre em 24 a 48 horas após a aplicação da medicação e persiste por tempo variável (semanas a alguns meses). Nos casos de crise paratireoidiana, o uso do bisfosfonato melhora agudamente a calcemia permitindo o preparo do paciente para a cirurgia sempre que possível. Nos casos de Ca de PT metastático, o tratamento da hipercalcemia implica na redução de tecido tumoral que nem sempre é atingida; nesses casos, também é recomendado o uso de calciomiméticos.

Referências bibliográficas

1. Cetani F, Pardi E, Marcocci C. Update on parathyroid carcinoma. J Endocrinol Invest 2016; 39:595-606.

2. Bilezikian JP, Cusano NE, Khan AA, Liu J-M, Marcocci C, Bandeira F. Primary hyperparathyroidism. Nature reviews Disease primers. 2016; 2:16033. doi:10.1038/nrdp.2016.33.

3. Maier JD, Levine SN. Hypercalcemia in the Intensive Care Unit: A Review of Pathophysiology, Diagnosis, and Modern Therapy. J Intensive Care Med 2015; 30:235.

4. Bilezikian JP, Brandi ML, Eastell R, Silverberg SJ, Udelsman R, Marcocci C, et al. Guidelines for the management of asymptomatic primary hyperparathyroidism: summary statement from the Fourth International Workshop. J Clin Endocrinol Metab 2014 Oct;99(10):3561-9.

5. Silverberg SJ, Clarke BL, Peacock M, Bandeira F, Boutroy S, Cusano NE, et al. Current issues in the presentation of asymptomatic primary hyperparathyroidism: proceedings of the Fourth International Workshop. J Clin Endocrinol Metab 2014 Oct;99(10):3580-94.

6. Eastell R, Brandi ML, Costa AG, D'Amour P, Shoback DM, Thakker RV. Diagnosis of asymptomatic primary hyperparathyroidism: proceedings of the Fourth International Workshop. J Clin Endocrinol Metab 2014 Oct;99(10):3570-9.

7. Marcocci C, Bollerslev J, Khan AA, Shoback DM. Medical management of primary hyperparathyroidism: proceedings of the fourth International Workshop on the Management

of Asymptomatic Primary Hyperparathyroidism. J Clin Endocrinol Metab 2014 Oct;99(10):3607-18.

8. Udelsman R, Akerstrom G, Biagini C, Duh QY, Miccoli P, Niederle B, et al. The surgical management of asymptomatic primary hyperparathyroidism: proceedings of the Fourth International Workshop. J Clin Endocrinol Metab 2014 Oct;99(10):3595-606.

9. Witteveen JE, van Thiel S, Romijn JA, Hamdy NAT. Hungry bone syndrome: still a challenge in the post-operative management of primary hyperparathyroidism: a systematic review of the literature. European Journal of Endocrinology 2013; 168 R45-R53.

10. Marcocci C, Cetani F. Clinical practice. Primary hyperparathyroidism. N Engl J Med 2011 Dec 22;365(25):2389-97.

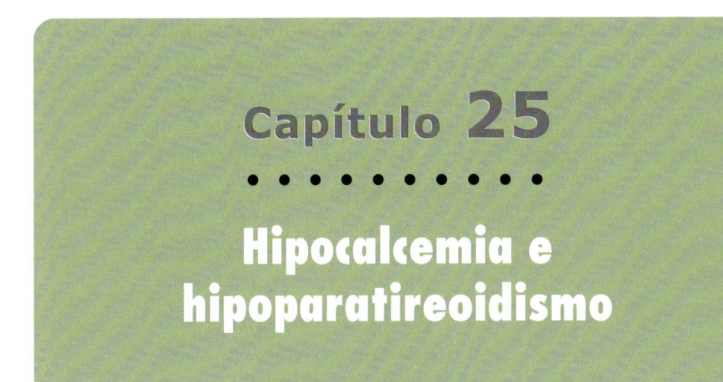

Capítulo 25

Hipocalcemia e hipoparatireoidismo

Regina Matsunaga Martin

Diagnóstico diferencial das hipocalcemias

A história e o exame clínico são fundamentais para a suspeita e a avaliação etiológica da hipocalcemia. Sua comprovação laboratorial é feita pela dosagem de cálcio sérico. A concentração diminuída de cálcio sérico total deve ser interpretada em conjunto com os níveis de albumina do paciente. O cálcio total refere-se às frações ionizáveis e às ligadas a proteínas e, portanto, alterações do conteúdo proteico interferem na interpretação de seus valores. A fórmula a seguir, em que o cálcio (Ca) total está expresso em mg/dL e a albumina em g/dL, é comumente utilizada com esse fim:

$$\text{Ca total corrigido} = \text{Ca total} + 0{,}8 \times (4 - \text{albumina})$$

Outra opção é a determinação do cálcio iônico que representa o cálcio metabolicamente ativo. Embora sua dosagem seja mais específica, está mais sujeita a erros pré-analíticos e nem sempre disponível.

A investigação laboratorial do paciente com hipocalcemia inclui a avaliação dos níveis séricos de cálcio, fósforo, magnésio, PTH e avaliação da função renal (Figura 25.1).

Figura 25.1. Algoritmo de diagnóstico diferencial das hipocalcemias.

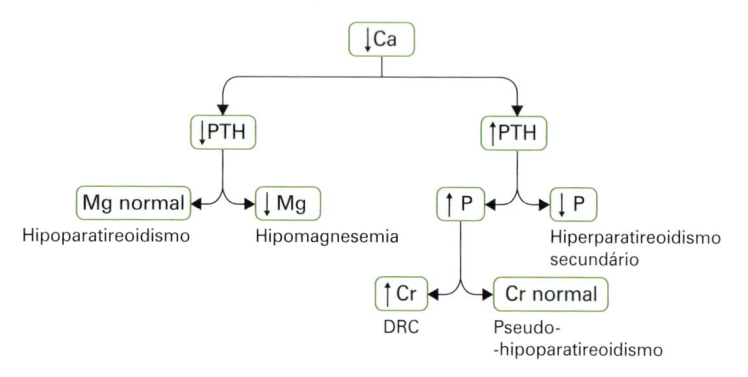

Ca: cálcio; PTH: paratormônio; Mg: magnésio; P: fósforo; Cr: creatinina; DRC: doença renal crônica.

» A causa mais comum de hipocalcemia é o hipoparatireoidismo por produção deficiente de PTH, quer seja por falha no desenvolvimento ou por destruição das paratireoides.

» A hipocalcemia associada à hipomagnesemia (Mg < 1 mg/dL) resulta em prejuízo na secreção de PTH determinando um hipoparatireoidismo funcional; como a correção da magnesemia implica em normalização dos níveis de PTH, não costuma ser considerada como causa de hipoparatireoidismo. A investigação de hipomagnesemia deve ser realizada em pacientes com malabsorção crônica, alcoolismo e uso de inibidores de bomba de prótons, além de usuários de diuréticos e diabéticos descompensados.

» Entre as causas de hipocalcemia com PTH aumentado e hiperfosfatemia, temos a doença renal crônica e o pseudo-hipoparatireoidismo (PHP) que é considerado uma forma de hipoparatireoidismo por resistência hormonal ao PTH causada por defeitos pós-receptor onde a função renal é preservada.

» Hipocalcemia com PTH aumentado e hipofosfatemia caracterizam o hiperparatireoidismo secundário sendo que a hipofosfatemia resulta do efeito fosfatúrico do PTH; dependendo da intensidade e duração do hiperparatireoidismo, o paciente cursa com raquitismo e/ou osteomalácia que são defeitos de mineralização óssea. Nesse grupo de doenças, incluímos causas nutricionais (deficiência de vitamina D e baixa ingestão e/ou absorção de cálcio) e os defeitos na síntese e ação de vitamina D. Esse grupo de doenças será discutido em um capítulo à parte.

» Além dessas causas, agudamente, a hipocalcemia pode ocorrer na síndrome de fome óssea, em casos de sepse por gram-negativos, na síndrome do choque tóxico, em grandes queimados, em casos de lise tumoral ou de rabdomiólise que cursem com hiperfosfatemia, após administração de grandes quantidades de citrato ou lactato endovenoso e na pancreatite aguda.

Hipoparatireoidismo

Avaliação etiológica

» As causas mais comuns de hipoparatireoidismo são as adquiridas (87% dos casos). O hipoparatireoidismo pós cirurgia cervical anterior é a principal causa e é responsável por cerca de 78% dos casos, enquanto que doenças autoimunes, pós-radioterapia cervical e doenças de depósito representam cerca de 9% dos casos. Apresentações familiais correspondem a 7% e causas não identificadas a 6% dos casos.

» O hipoparatireoidismo pós-cirúrgico, geralmente, é transitório (75%) e os pacientes se recuperam em um período de três semanas a seis meses. Entretanto, parte desses pacientes evolui com hipoparatireoidismo definitivo (25%), que se caracteriza pela permanência da hipocalcemia por mais de seis meses. Estima-se que cerca de 1-2% dos pacientes submetidos à tireoidectomia total por cirurgião experiente cursem com hipoparatireoidismo definitivo; essa complicação é mais frequente nas tireoidectomias totais associadas a esvaziamentos cervicais, mas também pode ocorrer nas tireoidectomias subtotais.

» O hipoparatireoidismo pós-cirúrgico também é descrito anos após a intervenção cirúrgica, sugerindo comprometimento tardio das paratireoides remanescentes.

» No tratamento cirúrgico do hiperparatireoidismo primário, quando a há exploração de todas as paratireoides, não raro, o paciente evolui com hipoparatireoidismo transitório. No entanto, com o advento da abordagem minimamente invasiva, essa situação não tem sido vista, restringindo-se aos casos de paratireoidectomia total com autoenxerto de fragmentos de paratireoides ou nos casos de reintervenção cirúrgica por falha do tratamento.

» Merece destaque a hipocalcemia no pós-operatório do tratamento cirúrgico do hiperparatireoidismo primário decorrente de fome óssea; nesses casos, o diagnóstico diferencial com o hipoparatireoidismo é feito com a dosagem de fósforo que se encontra reduzida e a dosagem de PTH que, geralmente, é elevada.

» Na faixa etária pediátrica, devem ser lembradas as causas genéticas que podem se manifestar apenas com o hipoparatireoidismo; podem estar associadas a doenças neurológicas (mutações no DNA mitocondrial) ou sindrômicas com alterações de outros órgãos (p. ex., síndrome de DiGeorgi, que pode cursar com malformações cardíacas, de timo e de linha média). Causas genéticas também devem ser pesquisadas em pacientes adultos, sem causa evidente de hipoparatireoidismo adquirido.

Avaliação clínica

» A intensidade dos sintomas depende do grau de hipocalcemia e da sua velocidade de queda. A hipocalcemia aguda causa sintomas mais intensos do que a hipocalcemia crônica que se instala de maneira insidiosa.

» Na hipocalcemia aguda, os sintomas mais precoces são parestesias em extremidades e perioral. Com a acentuação da hipocalcemia, surgem as câimbras e a tetania. Esses sintomas tornam-se mais evidentes diante de situações associadas à hiperventilação, como esforços físicos, uma vez que a alcalose respiratória reduz a concentração do cálcio iônico. Em crianças, o laringospasmo pode ser a única manifestação de tetania. As convulsões generalizadas podem ser desencadeadas pela hipocalcemia em pessoas predispostas.

» As manifestações cardíacas podem ser apenas eletrocardiográficas (aumento do intervalo QT) até arritmias. Na hipocalcemia acentuada, a insuficiência cardíaca pode se tornar refratária às medidas terapêuticas usuais.

» Os sintomas de tetania podem ainda ser latentes, sendo apenas desencadeados por manobras realizadas ao exame clínico, como os sinais de Chvostek e Trousseau. O sinal de Chvostek é pesquisado pela percussão do nervo facial em seu trajeto anteriormente ao pavilhão auricular. Na presença de hipocalcemia, observa-se uma contração dos músculos perilabiais do mesmo lado em que foi feita a estimulação do nervo facial. O sinal de Trousseau é pesquisado inflando-se o manguito do aparelho de pressão arterial 20 mmHg acima da pressão sistólica por 3 minutos. O teste é considerado positivo quando ocorre contração dos músculos do antebraço com flexão do punho e articulação metacarpofalangianas e adução do polegar conhecida como "mão de parteiro".

» Quando a hipocalcemia se instala de modo insidioso, costuma haver adaptação do organismo e os sintomas surgem apenas durante períodos de aumento de demanda de cálcio (gestação e lactação, fase lútea do ciclo menstrual, esforço físico e estados de alcalose) ou durante o uso de agentes que reduzem a calcemia (p. ex., diuréticos de alça).

» A hiperfosfatemia persistente, associada à hipocalcemia, pode induzir a calcificações no sistema nervoso central, particularmente nos gânglios da base. Essas calcificações podem ser assintomáticas ou se manifestar com sinais de parkinsonismo. Presença de catarata manifesta antes dos 50 anos deve ser sinal de alerta para o diagnóstico de hipoparatireoidismo. Ambas as manifestações detectadas ao diagnóstico indicam que o quadro de hipoparatireoidismo é de longa data e podem se agravar caso o tratamento não seja bem sucedido.

» A história natural do PHP é variável. O quadro clínico da hipocalcemia é variável sendo raramente sintomático nos primeiros anos de vida e o diagnóstico, muitas vezes, só é suspeitado após as crises convulsivas que não respondem ao tratamento ou pela presença de calcificações dos núcleos da base vistas na tomografia de crânio. Outros pacientes são diagnosticados pela presença dos estigmas da osteodistrofia hereditária de Albright (OHA): face arredondada, baixa estatura, obesidade, ossificações subcutâneas, braquidactilia (dedos curtos das mãos, sobretudo o quarto e o quinto metacarpianos) e déficit intelectual.

Diagnóstico e exames complementares

» O diagnóstico do hipoparatireoidismo é feito pela confirmação de hipocalcemia, ajustada para albumina, confirmada por pelo menos duas dosagens independentes com valores de PTH baixos ou inapropriadamente normais. A fosfatemia costuma estar elevada ou no limite superior da normalidade. Sua dosagem é útil, mas não obrigatória.

» No PHP, a produção de PTH processa-se normalmente. No entanto, existe uma resistência à sua ação. O PHP1a resulta de mutações inativadoras na região codificadora da Gsα, comprometendo o alelo materno enquanto o PHP1b decorre de defeitos no padrão de metilação da região regulatória da *GNAS* implicando em redução da expressão da Gsα. Ambos os tipos podem manifestar os estigmas da osteodistrofia hereditária de Albright, bem como a resistência ao TSH.

» O exame radiológico dos pacientes com hipoparatireoidismo deve incluir a tomografia computadorizada do crânio para pesquisa de calcificações dos núcleos da base. A radiografia de mãos e pés dos pacientes com PHP deve ser solicitada para avaliação dos estigmas de Albright.

Tratamento e seguimento

» O objetivo do tratamento do hipoparatireoidismo é corrigir a calcemia e a fosfatemia evitando-se a hipercalciúria. Deve-se considerar o tratamento do quadro agudo de hipocalcemia e a terapia crônica. Medidas gerais incluem correção da hipomagnesemia e do hipotireoidismo, quando presentes, uma vez que essas condições dificultam o tratamento do hipoparatireoidismo. A Tabela 25.1 resume o manejo do tratamento do hipoparatireoidismo.

» O tratamento da hipocalcemia crônica utiliza sais de cálcio e vitamina D. A suplementação oral com 1 a 4 g/d de cálcio elementar deve ser instituída em todos os casos administrado em doses fracionadas. O carbonato de cálcio é o sal de cálcio mais utilizado por ser o mais facilmente encontrado e o mais barato. Deve ser administrado com as refeições, pois sua solubilização depende da acidez gástrica. A absorção do lactato e do citrato de cálcio não é dependente da acidez gástrica podendo ser usados independente

Tabela 25.1. Tratamento do hipoparatireoidismo.

Crise hipocalcêmica (tetania, convulsões, laringospasmo)
Gluconato de cálcio 10%: 10 a 20 mL + SF 0,9% 100 mL
Infusão EV em 20 min.

Hipocalcemia grave (Ca total < 7,5 mg/dL)
Gluconato de cálcio 10% 100 mL + SF 0,9% 900 mL ⇔ 0,93 mg/mL de cálcio elementar
Infusão EV contínua 0,5 a 1,5 mg/kg/h ⇔ 25 a 50 mL/h (máximo 100 mg/h)
Suspender quando Ca > 8,5 mg/dL

Hipocalcemia
Sais de cálcio: carbonato (depende da acidez gástrica), lactato ou citrato de cálcio: 1 a 4 g/d de cálcio elementar (máximo de 1 g/refeição)
Vitamina D:
0,25 a 2,0 µg/d de calcitriol ou
0,5 a 4,0 µg/d de alfacalcidiol ou
25.000 a 100.000 UI/d de colecalciferol

Hipercalciúria
Diuréticos tiazídicos: 12,5 a 100 mg/d de hidroclorotiazida
Considerar PTH recombinante humano

Hiperfosfatemia
- Restrição alimentar
- Hidróxido de alumínio ou sevelamer
- Considerar PTH recombinante humano

Hipomagnesemia
Correção aguda EV: sulfato de magnésio 10, 20 ou 50% (máximo de 48 mEq/d)
Correção crônica VO: sais à base de magnésio (sulfato, pidolato, cloreto, carbonato ou óxido de magnésio)

da alimentação. De modo geral, as apresentações comerciais dos sais de cálcio dispõem de 500 ou 600 mg de cálcio elementar por comprimido, cápsula ou *sachet* e o máximo recomendado por refeição é de 1.200 mg. O consumo de laticínios deve ser incentivado a fim de reduzir as necessidades de suplementação de cálcio, desde que não haja hiperfosfatemia. O manejo da hipocalcemia aguda encontra-se no capítulo de emergências endócrinas.

» A reposição de vitamina D ideal é com o uso do calcitriol (cápsulas de 0,25 μg). Nos casos de hipoparatireodismo total e definitivo, a dose varia de 0,25 a 2,0 μg/d. Essa medicação é eficiente e apresenta baixo risco de intoxicação devido à sua meia-vida curta. Outra forma terapêutica é o uso de vitamina D sob a forma de colecalciferol (mais potente que o ergocalciferol) na dose de 25.000 a 100.000 UI/d ou doses até maiores. No entanto, essa forma depende de uma primeira hidroxilação hepática e uma segunda hidroxilação renal e consequentemente da integridade desses órgãos. A vantagem é o custo mais baixo, porém o grande inconveniente é o risco de hipercalcemia e intoxicação, que pode ser grave e prolongada. Tal fato ocorre porque o calciferol tem uma meia-vida mais longa. O paciente deve ser informado dos sintomas de intoxicação por vitamina D que incluem poliúria, polidipsia, constipação intestinal, anorexia, náuseas e vômitos.

» Nos pacientes com hipoparatireoidismo por mutação ativadora no *CASR* ou no *GNA11*, o tratamento tem por objetivo controlar as manifestações da hipocalcemia sem necessariamente corrigi-la, pois sua correção incorre em hipercalciúria. A droga de escolha são os tiazídicos; a vitamina D deve ser evitada, pois costuma agravar a hipercalciúria.

» O tratamento do paciente com PHP pode ser monitorizado com a dosagem do PTH sérico, que deve atingir níveis dentro da faixa de normalidade.

» Um dos efeitos indesejados do tratamento da hipocalcemia é a hipercalciúria por falta de ação renal do PTH. No entanto, a hipercalciúria pode ser agravada por outros fatores como, por exemplo, o consumo abusivo de sódio que deve ser restringido. A hipercalciúria também pode ser um dos primeiros sinais de intoxicação por vitamina D e/ou administração excessiva de cálcio. Pacientes com PHP não costumam cursar com hipercalciúria porque a resistência renal ao PTH é restrita ao túbulo proximal sem interferência na reabsorção de cálcio no túbulo distal mediada por PTH.

» Caso a hipercalciúria persista, após correção desses fatores, recomenda-se a introdução de um diurético tiazídico (hidroclorotiazida ou clortalidona) na dose de 12,5 a 100 mg/d. Após introdução do diurético tiazídico, deve-se monitorizar as dosagens séricas de sódio, potássio e magnésio pelo risco de hiponatremia, hipocalemia e hipomagnesemia.

» O tratamento do hipoparatireoidismo visa manter o fosfato sérico abaixo de 6 mg/dL ou produto cálcio-fósforo deve ser mantido abaixo de 55 mg^2/dL^2 a fim de evitar calcificações patológicas.

» A medida inicial consiste na redução do consumo de alimentos ricos em fosfato, como laticínios, carnes, ovos e refrigerantes à base de cola. No caso dos laticínios, como também são fontes de cálcio, sua restrição implica no aumento das necessidades de suplementos a base de cálcio. Caso haja persistência da hiperfosfatemia, são utilizados quelantes de fosfato a fim de reduzir sua absorção intestinal. Nessa classe de drogas incluem-se o hidróxido de alumínio que apresenta baixo custo e resinas como o sevelamer que está destinado preferencialmente para doentes renais crônicos em função do seu alto custo.

» Na vigência de hipocalcemia, sempre deve ser dosada a magnesemia. A hipomagnesemia aguda deve ser corrigida por via endovenosa com soluções, como o sulfato de magnésio. Alternativamente, a administração do sulfato de magnésio pode ser intramuscular. A reposição de magnésio para perdedores crônicos (p. ex., presença de ileostomia de alto débito), pode ser feita com diferentes sais à base de magnésio.

» No seguimento ambulatorial do hipoparatireoidismo, recomendam-se retornos semestrais com avaliação bioquímica (cálcio total, cálcio iônico, fósforo, creatinina, 25 hidroxivitamina D, cálcio urinário de 24 horas) para ajuste da medicação. Caso o paciente apresente hipercalciúria, recomenda-se avaliação renal por método de imagem para pesquisa de nefrolitíase e/ou nefrocalcinose. Em pacientes malcontrolados com produto Ca (expresso em mg/dL) × P (expresso em mg/dL) acima de 55, deve-se pesquisar complicações crônicas, como catarata (avaliação oftalmológica) e calcificações de SNC (TC de crânio).

» O hipoparatireoidismo é uma das poucas endocrinopatias onde a reposição do hormônio faltante ainda não é prontamente disponível. Mesmo que o PTH fosse disponível, não se prestaria ao tratamento dos casos de PHP por se tratar de um problema de resistência hormonal e não de falta de produção hormonal.

» O PTH 1-34 recombinante humano (teriparatida) foi desenvolvimento com base nas suas propriedades anabólicas para o tratamento da osteoporose. Ele possui os primeiros 34 aminoácidos da molécula de PTH humana que é composta por 84 aminoácidos. Trata-se de uma molécula lábil motivo pelo qual o seu uso oral não é possível. Embora o uso para o tratamento do hipoparatireoidismo ainda não tenha sido aprovado pelo FDA nos EUA e pela ANVISA no Brasil, por falta de estudos a longo prazo em humanos e pelo risco potencial de osteossarcoma, a dose preconizada é de 20 µg duas aplicações injetáveis ao dia. Em função do alto custo e baixa comodidade para aplicação, seu uso deve ser considerado nos casos de hipercalciúria e hiperfosfatemia intratáveis.

» O PTH 1-84 recombinante humano (natpara) também tem sido empregado com a mesma finalidade do PTH 1-34. Apresenta resultados similiares ao PTH 1-34, os mesmos inconvenientes e tem como vantagem uma única aplicação diária (dose inicial de 50 µg/d podendo ajustada para 25 até 100 µg/d). A medicação foi aprovada em janeiro de 2015 pelo FDA com o alerta para o risco de desenvolvimento de osteossarcoma e recomendada apenas para os pacientes com hipocalcemia refratária ao tratamento com cálcio e vitamina D.

» O emprego do PTH recombinante humano (PTHrh) implica em redução nas doses de cálcio e vitamina D e apresenta impacto positivo na remodelação óssea particularmente no osso trabecular. Estudos futuros devem avaliar seu impacto da redução de risco de fratura em pacientes com hipoparatireoidismo.

Referências bibliográficas

1. Mantovani G, Elli FM, Corbetta S. Hypothyroidism associated with parathyroid disorders. Best Practice & Research Clinical Endocrinology & Metabolism 31: 161-173, 2017.

2. Mannstadt M, Bilezikian JP, Thakker RJ, Hannan FM, Clarke BL, Rejnmark L, et al. Hypoparathyroidism. Nat Rev Dis Primers. 2017 Oct 05;3:17080.

3. Clarke BL, Brown EM, Collins MT, Jüppner H, Lakatos P, Levine MA, et al. Epidemiology and Diagnosis of Hypoparathyroidism. J Clin Endocrinol Metab 101: 2284-99, 2016.

4. Shoback DM, Bilezikian JP, Costa AG, Dempster D, Dralle H, Khan AA, et al. Presentation of Hypoparathyroidism: Etiologies and Clinical Features. J Clin Endocrinol Metab 101: 2300–2312, 2016.

5. Brandi ML, Bilezikian JP, Shoback D, Bouillon R, Clarke BL, Thakker RV, et al. Management of Hypoparathyroidism: Summary Statement and Guidelines. J Clin Endocrinol Metab 101: 2273-83, 2016.

6. Bilezikian JP, Brandi ML, Cusano NE, Mannstadt M, Rejnmark L, Rizzoli R, et al. Management of Hypoparathyroidism: Present and Future. J Clin Endocrinol Metab 101: 2313-24, 2016.

PARTE 6 – METABOLISMO DO CÁLCIO E ÓSSEO

379

Capítulo 26

Defeitos da mineralização óssea: raquitismo e osteomalácia

Regina Matsunaga Martin

Introdução

O raquitismo e a osteomalácia são defeitos na mineralização óssea. A osteomalácia caracteriza-se pela diminuição da mineralização dos ossos cortical e trabecular, com acúmulo de tecido osteoide, enquanto o raquitismo é a mineralização deficiente da matriz cartilaginosa na placa de crescimento, termo que deve ser restrito às crianças.

Didaticamente, o raquitismo/osteomalácia é classificado de acordo com o déficit mineral predominante. As formas calciopênicas adquiridas são as mais comuns e decorrem da deficiência de vitamina D e/ou cálcio. A presença de hiperparatireoidismo secundário é característica desse grupo. As formas hipofosfatêmicas são causadas por perda renal de fosfato e sua etiologia mais frequente é a forma hereditária ligada ao X dominante (XLH). As formas por inibição da mineralização óssea apresentam disponibilidade normal de cálcio e fósforo e são bastante raras.

Classificação fisiopatológica

Formas calciopênicas

A principal causa de raquitismo e osteomalácia é nutricional por deficiência de vitamina D associada à ingestão e/ou absorção insuficiente de cálcio.

São fatores de risco para deficiência de vitamina D:

» Fatores ligados à exposição solar: uso de vestimentas como as burcas, o emprego de fotoprotetor solar, barreiras físicas como vidros, alto índice de poluição ambiental, pele negra, moradores nas altas latitudes, particularmente durante o inverno e idade avançada.

» Aumento da metabolização hepática da vitamina D induzido por fenitoína, doenças hepáticas terminais, a doença renal crônica e a obesidade mórbida.

As síndromes de má-absorção intestinal, especialmente as que comprometem o intestino delgado, representam causa potencial de raquitismo/osteomalácia ao reduzirem a absorção de cálcio e vitamina D. Entre elas, merecem destaque as cirurgias bariátricas disabsortivas, a doença celíaca, as doenças inflamatórias intestinais e o intestino curto.

Finalmente, o metabolismo e ação da vitamina D podem estar comprometidos por alterações genéticas hereditárias raras. O raquitismo dependente de vitamina D tipo 1 (VDDR1) decorre de defeitos no gene *CYP27B1* que codifica a 1 alfa hidroxilase; portanto, apesar da formação e absorção da vitamina D serem normais, a síntese de calcitriol está reduzida. No tipo 2 (VDDR2), a produção de calcitriol não está afetada, mas seus efeitos metabólicos estão limitados pela formação de receptores de vitamina D defeituosos, resultado de mutações no gene *VDR*.

Formas hipofosfatêmicas

As causas hipofosfatêmicas são consequentes à perda renal de fosfato e incluem diversos defeitos genéticos. Entre as etiologias mediadas pelo fator de fibroblasto 23 (FGF23), a causa mais frequente é a forma ligada ao X dominante (XLH); destacam-se ainda as formas autossômicas dominante (ADHR) e recessiva (ARHR) como causas hereditárias e os tumores indutores de osteomalácia (TIO) como causa adquirida.

Com relação às etiologias não mediadas por FGF23, temos a síndrome de Fanconi e o comprometimento seletivo de transportadores renais de sódio e fosfato.

» Mutações no gene *SLC34A3*, que codifica os cotransportadores NaPi-IIc, têm sido relatadas como causa hereditária de raquitismo hipofosfatêmico com hipercalciúria (HHRH) e herança autossômica recessiva. Ocorre aumento dos níveis de calcitriol na tentativa de correção da fosfatemia com consequente hipercalciúria.

» A síndrome de Fanconi pode ser genética (como na cistinose e na síndrome de Dent) ou induzida por medicamentos como ifosfamida, imatinibe e antirretrovirais como o tenofovir, adefovir e cidofovir.

Formas com inibição da mineralização óssea

Reúne doenças nas quais a disponibilidade de cálcio e fósforo é normal. Esse grupo reúne causas muito raras como a fibrogênese óssea imperfeita e hipofosfatasia, essa última causada por mutações inativadoras no gene *TNSALP*, que codifica a fosfatase alcalina tecido não específico. O fenótipo apresenta amplo espectro incluindo o raquitismo/osteomalácia, a craniosinostose, artropatias e alterações dentárias.

Outros agentes capazes de inibir a mineralização óssea determinando osteomalácia são o etidronato, o alumínio e o flúor em altas concentrações.

Diagnóstico e exames complementares

O diagnóstico do raquitismo baseia-se no quadro clínico, dados laboratoriais e achados radiológicos. O diagnóstico de certeza da osteomalácia baseia-se em achados histomorfométricos ósseos. Nos pacientes com história compatível com osteomalácia, os dados laboratoriais e radiológicos permitem o diagnóstico dispensando a biópsia óssea.

Quadro clínico

As manifestações clínicas do raquitismo/osteomalácia na criança dependem da idade de aparecimento e atividade da doença podendo resultar em redução da velocidade de crescimento, alterações e deformidades esqueléticas (atraso no fechamento das fontanelas, bossa frontal, deformidades torácicas, rosário raquítico, alargamento de punhos e joelhos, deformidades em membros superiores e principalmente em membros inferiores quando a criança começa deambular), suscetibilidade a fraturas, fraqueza muscular e atraso na erupção dentária.

A avaliação da história familiar é fundamental quando se suspeita de causas genéticas hereditárias, pois sua determinação etiológica, além de possibilitar o aconselhamento genético, permite tratamento direcionado e intervenção precoce. Curiosamente, pacientes com XLH apresentam menos fraqueza muscular quando comparados a outras etiologias.

Quando a osteomalácia se inicia no adulto, o quadro clínico pode ser insidioso e os principais sintomas são: dor óssea, fraqueza muscular e dificuldade para deambular. As fraturas costumam ser desproporcionais ao trauma ou surgem mesmo sem trauma. Quando as fraturas ocorrem nas vértebras, resultam em perda de estatura e podem determinar cifose/escoliose; as fraturas em costelas também são típicas e determinam deformidade da caixa torácica.

Nas formas hipofosfatêmicas mediadas por FGF23, não raro, os adultos cursam com entesopatia (calcificação de tendões, ligamentos e cápsulas articulares), mais evidentes na coluna vertebral, quadris e pés.

Exames laboratoriais

Os valores de referência da fosfatase alcalina e da fosfatemia variam de acordo com a faixa etária sendo mais elevados nas crianças. A fosfatase alcalina, comumente dosada, é resultado da soma de suas isoenzimas e, por isso, denominada de fosfatase alcalina total. Suas frações principais são a hepática e a óssea. Somente a fração óssea varia com o crescimento. Embora existam ensaios para a dosagem da fração óssea da fosfatase alcalina, muitos serviços utilizam a fosfatase alcalina total como marcador de formação óssea desde que sua fração hepática seja normal. Na prática, valores normais de enzimas hepáticas (alanina amino transferase, aspartato amino transferase e de gama glutamil transferase) confirmam que aumentos da fosfatase alcalina são por conta de sua fração óssea.

Os valores de fosfatase alcalina geralmente se correlacionam com a atividade do raquitismo/osteomalácia e seus níveis normalizam com o tratamento sendo considerado um importante parâmetro laboratorial para o acompanhamento desses pacientes.

Os achados mais comuns encontrados no raquitismo/osteomalácia são os níveis elevados de fosfatase alcalina e a hipofosfatemia. A Tabela 26.1 resume os principais achados laboratoriais encontrados nos defeitos de mineralização óssea.

Tabela 26.1. Achados laboratoriais nos defeitos de mineralização óssea.

	Ca	P	FA	PTH	25OHD	1,25(OH)$_2$D	FGF23
Formas calciopênicas							
Nutricional	Normal ou ↓	↓	↑↑	↑↑	↓	Normal, ↓ ou ↑	Normal ou ↓
VDDR1	↓	Normal ou ↓	↑↑	↑↑	Normal	↓	Normal ou ↓
VDDR2	↓	Normal ou ↓	↑↑	↑↑	Normal	↑	Normal ou ↓
Formas hipofosfatêmicas							
Mediadas por FGF23	Normal ou ↓	↓	↑↑	Normal ou ↑	Normal	Normal ou ↓	↑
S. de Fanconi	Normal ou ↓	↓	↑↑	Normal ou ↑	Normal	Variável	↓
HHRH	Normal ou ↓	↓	↑↑	Normal ou ↓	Normal	Normal ou ↑	↓

Ca: calcemia; P: fosfatemia; FA: fosfatase alcalina.

O diagnóstico de hipofosfatasia deve ser lembrado na presença de valores séricos normais de cálcio, fósforo e PTH com níveis reduzidos de fosfatase alcalina.

Com exceção das formas por inibição da mineralização óssea, nas quais a disponibilidade de cálcio e fósforo não estão alterados, a hipofosfatemia é o denominador comum do raquitismo/osteomalácia porque, mesmo nas causas calciopênicas, existe a perda renal de fosfato em decorrência dos altos níveis de PTH.

A quantificação da hiperfosfatúria pode ser calculada pela fração de excreção de fósforo (FE P) ou pela taxa de reabsorção tubular de fosfato (TRP). A FE P é calculada pela fórmula: [(fosfatúria × creatinina sérica)/(creatinúria × fósforo sérico)] × 100%, sendo que as dosagens séricas e urinárias devem ser expressas na mesma unidade de medida. Por sua vez, a taxa de reabsorção tubular de fosfato (TRP) é calculada pela fórmula: 100% − FE P. São considerados valores normais de fosfatúria: TRP de 80-95% na vigência de normofosfatemia ou TRP superior a 95% na vigência de hipofosfatemia.

Nas formas calciopênicas, a calcemia geralmente encontra-se no limite inferior ou é normal às custas da elevação do PTH e a calciúria costuma ser baixa. Nas etiologias genéticas (VDDR1 e VDDR2), não raro, ocorre hipocalcemia sintomática em lactentes. Nas formas hipofosfatêmicas, via de regra, a calcemia é normal. Calciúria elevada pode ser encontrada no HHRH.

As concentrações de PTH são tipicamente bastante elevadas nas formas calciopênicas e discretamente elevadas nas formas hipofosfatêmicas, particularmente nas mediadas por FGF23 onde há um déficit na produção de calcitriol.

As dosagens de 25 hidroxivitamina D (25OHD) são, caracteristicamente, reduzidas nas formas calciopênicas adquiridas (25OHD inferior a 10 ng/mL).

As dosagens séricas da 1,25(OH)$_2$D (calcitriol) são de particular interesse em algumas etiologias. Os valores de calcitriol estão reduzidos ou inapropriadamente normais nos casos de VDDR1 e nas formas hipofosfatêmicas mediadas por FGF23 e elevados, nos casos de VDDR2 e de HHRH.

Dosagens de FGF23 elevadas auxiliam na caracterização de algumas etiologias das formas hipofosfatêmicas. Em especial no TIO, a cateterização venosa seletiva com dosagem de FGF23 tem sido empregada para a localização tumoral quando os métodos de imagem falham.

As dosagens dos anticorpos *antitransglutaminase,* antiendomísio e antigliadina são recomendadas para os pacientes com raquitismo/osteomalácia por deficiência de vitamina D sem causa aparente, pois a osteomalácia pode ser a primeira manifestação da doença celíaca. Por outro lado, a gasometria venosa é útil para o diagnóstico da acidose tubular renal na síndrome de Fanconi.

Exames de imagem

» Raio-X de mãos e punhos: permite estimar a idade óssea e avaliação das placas de crescimento. As alterações radiológicas do raquitismo consistem do alargamento do diâmetro ósseo na altura da placa de crescimento desenhando uma imagem "em taça" com a concavidade voltada para a articulação e irregularidade da interface epífise/metáfise conhecida como "franjeamento" ou imagem "em pente". O diagnóstico diferencial radiológico de raquitismo deve ser feito com a condrodisplasia metafisária, na qual não se encontram alterações bioquímicas.

» Raio-X de membros inferiores: para avaliação de deformidades em MMII em crianças e pesquisa de pseudofraturas, que costumam ser múltiplas e, geralmente, bilaterais e simétricas em adultos. A fratura é perpendicular à cortical e o calo, pouco calcificado. Embora a pseudofratura possa ocorrer em qualquer osso, é mais frequente em fêmur (colo e região diafisária), púbis, ísquio, costelas e metatarsos.

» Raio-X de coluna toracolombar: em casos avançados, a mineralização inadequada da matriz óssea determina uma deformidade característica conhecida como "vértebra de bacalhau" por seu formato achatado e biconvexo. Esse aspecto também é encontrado nas fraturas vertebrais osteoporóticas.

» Cintilografia óssea com Tc-MDP (metilenodifosfonato marcado com tecnécio): para pesquisa de áreas de hipercaptação (remodelação aumentada) e pesquisa de fraturas e pseudofraturas.

» Densitometria óssea de coluna lombar e fêmur proximal: costuma cursar com densidade óssea mineral reduzida e o diagnóstico diferencial deve ser realizado com a osteoporose. A densitometria óssea não permite diferenciar osteoporose de osteomalácia.

> » Cintilografia de corpo inteiro com 99mTc-MIBIMIBI, cintilografia com In-Octreatida ou cintilografia com Ga-Dotatate/Ga-Dotatoc: para localização de TIO. O exame deve ser complementado por tomografia ou ressonância que permitam melhor definição anatômica e topográfica da imagem revelada pela cintilografia para confirmação do achado e planejamento cirúrgico.

Histomorfometria óssea

A biópsia óssea de crista ilíaca, marcada com tetraciclina e seu estudo histomorfométrico, devem ser realizados nos casos nos quais não há certeza do diagnóstico, principalmente quando não há anormalidades laboratoriais como na fibrogênese imperfeita.

Os critérios utilizados para o diagnóstico foram definidos por Parfitt: espessura do rebordo osteoide maior que 15 μm, volume osteoide superior a 10% do volume total e intervalo de tempo para a mineralização superior a cem dias.

Tratamento

Na deficiência de vitamina D, utiliza-se o calciferol que requer hidroxilação hepática e renal para a formação do calcitriol ou utiliza-se o calcitriol sintético. O calciferol (1 mg = 40.000 UI) pode ser encontrado sob a forma de ergocalciferol (vitamina D_2) ou colecalciferol (vitamina D_3), sendo esse último mais potente que o primeiro.

Diversos esquemas podem ser utilizados para a correção da vitamina D. As doses variam de acordo com a gravidade do raquitismo/osteomalácia e da integridade ou não do intestino delgado e vias biliares. Os intervalos de administração podem ser diários, semanais ou mensais. A principal via de uso é a oral e a intramuscular é reservada para os casos extremos de má-absorção.

No serviço de Endocrinologia do Hospital das Clínicas da Faculdade de Medicina da Universidade de São Paulo (HCFMUSP), iniciamos o tratamento com doses orais semanais de colecalciferol 25.000 a 50.000 UI, por seis a oito semanas; doses maiores podem ser necessárias em casos de má-absorção. Ao término do período, o caso é reavaliado clínica e laboratorialmente. Nossa meta é manter os níveis de 25OHD acima de 30 ng/mL, embora esse valor não seja consenso e outros autores admitam valores acima de 20 ng/mL.

Em casos graves, associa-se o calcitriol porque seu início de ação é mais rápido. Como apresenta meia-vida curta (cerca de 6 horas), pode ser fornecido de forma fracionada e representa uma alternativa atraente quando há necessidade de titulação da medicação, embora seu custo superior seja elevado. As doses podem variar de 0,25 a 1 μg/d. Mesmo que a reposição exclusiva com calcitriol seja suficiente para tratar a osteomalácia, tem se priorizado a correção dos níveis de 25OHD com o objetivo da obtenção dos seus efeitos não calcêmicos.

Independentemente do regime de tratamento, as concentrações sérica e urinária de cálcio devem ser monitoradas até que a calciúria se normalize e para a detecção precoce de intoxicação em casos de doses excessivas; inicialmente, as medidas podem ser mensais e depois a cada três ou seis meses. Os níveis de 25OHD demoram mais para normalizar e devem ser solicitados cerca de três meses após o início da terapia.

Além da reposição da vitamina D, os pacientes devem manter um consumo de cálcio pela dieta de pelo menos 1000 mg/d; a suplementação com sais de cálcio é usualmente utilizada nos casos de má-absorção variando de 1 a 4 g/d de cálcio elementar em doses fracionadas. A dose de suplementação de cálcio recomendada em crianças é de 30 a 75 mg/kg/d de cálcio elementar, fracionada em três tomadas.

O carbonato de cálcio é o sal de cálcio mais utilizado por ser o mais facilmente encontrado e o mais barato. Deve ser empregado com as refeições, pois sua solubilização depende da acidez gástrica. A absorção do lactato e do citrato de cálcio não é dependente da acidez gástrica podendo ser usados independente da alimentação.

Para os pacientes com VDDR1, o tratamento de escolha é feito com o calcitriol associado ao cálcio por via oral. Casos floridos requerem dose inicial de 1 μg/d até que haja melhora significativa da doença óssea, seguida por dose de manutenção de 0,25 a 1 μg/d.

Pacientes com VDDR2, ao diagnóstico, necessitam de doses elevadas de calcitriol (6 a 10 μg/d), associadas a doses elevadas de cálcio por via oral. Em casos muito graves, faz-se necessária a infusão endovenosa de cálcio por tempo prolongado. Curiosamente, em alguns casos, reduções das necessidades de calcitriol e cálcio são documentadas por ocasião da puberdade e até normalização da calcemia na vida adulta, a despeito do tratamento.

O tratamento das formas hipofosfatêmicas mediadas por FGF23 requer a reposição de fosfato e calcitriol. Na faixa pediátrica, o tratamento com fosfato é essencial para o crescimento e, associado ao calcitriol, permite a correção parcial das deformidades, redução do número de cirurgias e melhora da estatura final. Nos adultos, o tratamento melhora a fraqueza muscular, diminui as dores ósseas e a extensão da osteomalácia.

Um dos principais efeitos colaterais do tratamento com fosfato é o hiperparatireoidismo secundário que pode evoluir com autonomia (hiperparatireoidismo terciário), agravando a doença óssea. Adicionalmente, o FGF23 aumentado inibe a produção de calcitriol, que também contribui para o hiperparatireoidismo secundário se não for corrigido. Por outro lado, o aumento da absorção intestinal de cálcio promovido pelo tratamento com calcitriol pode resultar em hipercalciúria e hipercalcemia aumentando o risco de nefrocalcinose e nefrolitíase. Resta lembrar que tanto o uso de fosfato como o de calcitriol estimulam a produção de FGF23, agravando a hiperfosfatúria, também considerado fator de risco para as calcificações renais.

Apesar da literatura médica registrar doses de fósforo elementar variando de 30 a 180 mg/kg/d e calcitriol entre 10 a 80 ng/kg/d, Carpenter et al. recomendam doses de fósforo elementar de 20 a 40 mg/kg/d e calcitriol de 20 a 30 ng/kg/d. No serviço de Endocrinologia do HCFMUSP, em crianças, empregamos doses de fósforo de 30 a 60 mg/kg/d com resultados regulares e baixa taxa de complicações, especialmente nos casos com boa aderência e início precoce de tratamento.

Pela meia-vida curta, recomenda-se que o fosfato deve ser fracionado em quatro tomadas ao dia. Além disso, o fosfato apresenta gosto ruim e, em altas doses, induz à diarreia. Todos esses fatores contribuem para que a aderência ao seu uso não seja boa.

Embora o calcitriol seja mais palatável, também deve ser fracionado em duas a três vezes ao dia. No serviço de Endocrinologia do HCFMUSP, recomendamos seu uso às refeições junto com os suplementos à base de cálcio (quando necessários) para facilitar a aderência.

O tratamento é considerado satisfatório quando resulta no crescimento adequado das crianças, minimiza as deformidades esqueléticas, melhora a fraqueza muscular e dores ósseas quando presentes, não induz ao hiperparatireoidismo e evita o desenvolvimento e/ou agravamento de nefrocalcinose e nefrolitíase. Do ponto de vista laboratorial, a meta é a normalização da fosfatase alcalina. O fósforo sérico permanece diminuído porque o tratamento não corrige a perda renal de fosfato. Do ponto de vista radiológico, espera-se o desaparecimento dos sinais de raquitismo nas crianças e melhora da massa óssea nos adultos.

Nos casos em que a velocidade de crescimento continua diminuída, apesar do tratamento apropriado, o hormônio de crescimento (GH) pode ser associado.

Atuando de modo mais fisiológico e visando contornar os problemas anteriormente citados, foi desenvolvido o anticorpo humano anti-FGF23 (burosumabe), que tem sido recentemente aprovado para uso em adultos com XLH. A medicação mostrou-se segura e não foram relatados efeitos adversos significativos. Foram demonstradas melhora da TRP, da fosfatemia e dos níveis de 1,25(OH)$_2$D sem aumento da prevalência de nefrocalcinose e de hiperparatireoidismo terciário. Embora esse seja um caminho promissor no tratamento do raquitismo/osteomalácia induzido por FGF23, mais estudos são necessários, particularmente em crianças e por período de tempo mais prolongado.

Na osteomalácia oncogênica, é necessária a exérese completa do tumor. Nos casos em que não for possível a sua localização ou sua remoção for incompleta, deve-se utilizar o esquema terapêutico com fosfato e calcitriol.

As formas hipofosfatêmicas, que cursam com hipercalciúria, se beneficiam do tratamento com fosfato e o tratamento com calcitriol não está recomendado, pois essas formas cursam com aumento endógeno de sua produção, motivo pelo qual os pacientes evoluem com a hipercalciúria. O controle da hipercalciúria pode ser obtido com a administração de tiazídicos.

Referências bibliográficas

1. Carpenter TO, Shaw NJ, Portale AA, Ward LM, Abrams SA, Pettifor JM. Rickets. Nature reviews Disease primers. 2017; 4: 17101. doi:10.1038/nrdp.2017.101.

2. Minisola S, Peacock M, Fukumoto S, Cipriani C, Pepe J, Tella SR, Collins MT. Tumour-induced osteomalacia Nature reviews Disease primers. 2017; 3: 17044. doi:10.1038/nrdp.2017.44.

3. Munns CF, Shaw N, Kiely M, Specker BL, Thacher TD, Ozono K, et al. Global Consensus Recommendations on Prevention and Management of Nutritional Rickets. .J Clin Endocrinol Metab. 2016 Feb;101(2):394-415. doi: 10.1210/jc.2015-2175.

4. Elder CJ, Bishop NJ. Rickets. Lancet 2014 May 10;383(9929):1665-76.

5. Imel EA, Econs MJ. Approach to the hypophosphatemic patient. J Clin Endocrinol Metab 2012 Mar;97(3):696-706.

6. Holick MF, Binkley NC, Bischoff-Ferrari HA, Gordon CM, Hanley DA, Heaney RP, et al. Guidelines for preventing and treating vitamin D deficiency and insufficiency revisited. J Clin Endocrinol Metab 2012 Apr;97(4):1153-8.

7. Carpenter TO, Imel EA, Holm IA, Jan de Beur SM, Insogna KL. A clinician's guide to X-linked hypophosphatemia. J Bone Miner Res 2011 Jul;26(7):1381-8.

8. Bhan A, Rao AD, Rao DS. Osteomalacia as a result of vitamin D deficiency. Endocrinol Metab Clin North Am 2010 Jun;39(2):321-31.

9. Malloy PJ, Feldman D. Genetic disorders and defects in vitamin d action. Endocrinol Metab Clin North Am 2010 Jun;39(2):333-46.

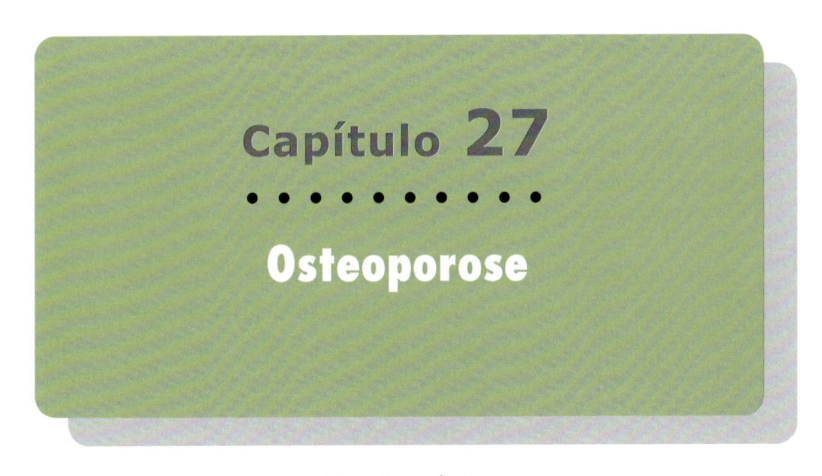

Capítulo 27

Osteoporose

Bruno Ferraz de Souza

Introdução

A osteoporose (OP) é uma doença osteometabólica sistêmica, caracterizada por alterações da quantidade e/ou qualidade ósseas, levando a diminuição da resistência óssea tornando o osso mais suscetível a fraturas.

A fisiopatologia da OP compreende:

» Pico de massa óssea inadequado.
» Perda de massa óssea na menopausa e/ou no envelhecimento.
» Acometimento ósseo secundário a outras doenças ou medicamentos (osteoporose secundária, Quadro 27.1).

Com o intuito de identificar casos de OP e prevenir fraturas, a densitometria óssea (DXA) está indicada em todas as mulheres acima de 65 anos de idade, em todos os homens acima de 70 anos de idade e em todos adultos acima de 50 anos que tenham fatores de risco para fraturas.

Quadro 27.1. Osteoporose secundária.

Na maioria dos casos, a OP é primária, decorrente de predisposição genética, da menopausa ou do envelhecimento. Entretanto, em até 40% dos casos pode haver causas de OP secundária que agravam, ou mesmo determinam, a fragilidade óssea. Inúmeras doenças ou condições incorrem em OP secundária; as principais estão listadas a seguir:

Causas endócrinas
- Hiperparatireoidismo
- Hipercortisolismo
- Tireotoxicose (principalmente em usuários de levotiroxina)
- Hipogonadismo (incluindo secundário ao tratamento de câncer)

Causas gastrointestinais
- Doença celíaca
- Estados de disabsorção: diarreia crônica, cirurgia gastrointestinal, cirurgia bariátrica disabsortiva

Doenças crônicas
Artrite reumatoide, insuficiência cardíaca, doença pulmonar obstrutiva crônica, doença renal crônica, hepatopatia crônica, doença neurológica/muscular crônica, SIDA

Neoplasias
Mieloma múltiplo, linfoproliferativas, leucemias

Hipercalciúria idiopática

Uso crônico de medicações
Glicocorticoides, anticonvulsivantes, anticoagulantes

Diagnóstico

O diagnóstico da OP é principalmente baseado no histórico de fraturas de fragilidade, ou seja, fraturas decorrentes de queda da própria altura ou "trauma que não causaria danos ao osso normal", e na avaliação da densidade mineral óssea (DMO ou BMD) pela densitometria óssea (DXA). A partir de 2019, novas diretrizes internacionais buscaram expandir o diagnóstico clínico da osteoporose através da estratificação do risco de fratura, levando em conta, além da densitometria, o cálculo do risco individual de fraturas pela ferramenta FRAX e a ocorrência de fraturas graves de fragilidade como de vértebra ou de fêmur proximal.

Avaliação clínica

» Pico de massa óssea: avaliar nutrição, atividade física e saúde geral durante infância e adolescência, e histórico menstrual em mulheres.

» Fraturas de fragilidade: histórico detalhado de fraturas, caracterizando o mecanismo de trauma, com especial atenção para fraturas sintomáticas de vértebras, fêmur, úmero e terço distal do rádio e fraturas assintomáticas vertebrais (deformidade em coluna ou perda de estatura > 4 cm em mulheres).

» Fatores de risco de fraturas: índice de massa corporal (IMC) < 19 kg/m^2, histórico familiar de fratura de fêmur, uso de glicocorticoide por 3 ou mais meses, tabagismo, etilismo (> 3 unidades/dia).

» Nutrição: avaliar ingestão de leite e derivados, e exposição diária à luz solar.

» Atividade física programada.

» Risco de quedas: avaliar déficit visual, déficit motor, alteração do equilíbrio, uso crônico de medicação hipnótica etc.

» Identificar causas de OP secundária: Todas as causas destacadas no Quadro 27.1 devem ser aventadas. A maioria das causas de OP secundária é patente, ou seja, as doenças/condições são clinicamente manifestas e facilmente reconhecidas durante a anamnese e exame físico. Destaca-se o hiperparatireoidismo, a doença celíaca e a hipercalciúria idiopática como causas potencialmente silenciosas de OP secundária, que deverão ser ativamente excluídas na avaliação laboratorial.

Avaliação laboratorial

Os principais intuitos da avaliação laboratorial são afastar causas de osteoporose secundária e analisar o estado nutricional de cálcio e vitamina D. A Tabela 27.1 apresenta os principais exames solicitados e seu objetivo. Essa lista pode ser customizada caso a caso, de acordo com suspeitas diagnósticas levantadas na avaliação clínica.

Tabela 27.1. Avaliação laboratorial inicial do paciente com osteoporose.

Exames principais	Objetivo
Cálcio total e albumina (ou Ca iônico)	Afastar hipercalcemia
Creatinina	Estimar o ritmo de filtração glomerular
Fósforo	Afastar osteomalácia
Fosfatase alcalina (GGT, AST, ALT para interpretação)	Afastar osteomalácia, Doença de Paget, doença hepática, malignidade
25OHD	Diagnosticar hipovitaminose D
PTH	Afastar hiperparatireoidismo
Testosterona (em homens)	Identificar hipogonadismo
Calciúria de 24 horas (creatinúria de 24 h)	Afastar hipercalciúria (> 4 mg/kg/d) e avaliar estado nutricional de Ca
TSH (em usuários de LT4)	Afastar tireotoxicose
Anticorpo antitransglutaminase tecidual IgA (e IgA total)	Afastar doença celíaca
Eletroforese de proteínas (idosos com fratura vertebral)	Afastar mieloma múltiplo
Hemograma, VHS e Proteína C reativa	Afastar doença inflamatória em atividade
Marcadores da remodelação óssea: CTx – reabsorção P1NP – formação	Estabelecer basais antes da introdução do tratamento medicamentoso com droga antifratura

Avaliação por imagem
DXA de L1-L4 e fêmur proximal

O objetivo do exame é avaliar a densidade mineral óssea (DMO), comparada a indivíduos jovens (T-escore) e a indivíduos da mesma idade (Z-escore). Esses parâmetros permitem predição do risco de fratura, e por isso foram considerados pela OMS como definidores da doença, da seguinte maneira:

- » Faz-se diagnóstico de osteporose em mulheres após a menopausa ou homens acima de 50 anos de idade com T-escore ≤ −2,5 em qualquer um dos sítios densitométricos estabelecidos (coluna lombar, colo femoral ou fêmur total).
- » Faz-se diagnóstico de osteopenia em mulheres após a menopausa ou homens acima de 50 anos de idade com T-escore entre −1,0 e −2,5.
- » Faz-se diagnóstico de baixa massa óssea para a idade (BMOI) em mulheres antes da menopausa ou homens com menos de 50 anos de idade com escore Z ≤ −2,0. Nesses indivíduos, a presença de fraturas de fragilidade faz diagnóstico de OP.

Radiografia de coluna toracolombar (PA + perfil)
- » Sempre indicada para a pesquisa de fraturas vertebrais e de artefatos que possam interferir na análise da DXA (p. ex., osteófitos).

Avaliação do risco individual de fratura

Apesar da DXA ser definidora da doença e de predizer o risco de fratura, diversos outros fatores de risco clínico já foram definidos e devem ser incorporados na avaliação da OP para guiar o tratamento. A avaliação do risco individual de fraturas pode ser feita de maneira subjetiva, pesando a presença ou não de um ou mais desses fatores de risco na tomada da decisão clínica, ou objetiva, utilizando a ferramenta FRAX (https://www.sheffield.ac.uk/FRAX/). Os limiares de risco para indicação de tratamento baseado no risco definido pela ferramenta FRAX para a população brasileira ainda estão sendo definidos.

Os principais fatores de risco de fraturas são:
- » Idade avançada.
- » IMC baixo.
- » Antecedente pessoal de fratura de fragilidade.

- » Antecedente familiar (principalmente pais) de fratura de fêmur.
- » Tabagismo atual.
- » Consumo diário de >3 unidades de álcool.
- » Uso crônico de glicocorticoides (em geral, uso de dose diária equivalente a 7,5 mg de prednisona ou mais, por período superior a 3 meses).
- » Artrite reumatoide.
- » Causas de osteoporose secundária.
- » Alto risco de quedas (mais do que 1 queda nos últimos 6 meses).

Tratamento

O objetivo do tratamento da OP é evitar a ocorrência de fraturas e envolve medidas para reduzir o risco de quedas, adequação nutricional de cálcio e vitamina D e tratamento com droga antifratura. Causas de OP secundária têm que ser identificadas e controladas, quando possível, para que o tratamento da OP seja efetivo. A indicação e duração da terapia medicamentosa com droga antifratura depende da avaliação do risco individual de fratura de cada paciente.

Medidas gerais, comportamentais e de adequação nutricional

- » Orientação de medidas para prevenção de quedas: cirurgia de catarata, adequação da residência, atividade física (equilíbrio e musculação), uso de bengala etc.
- » Adequação do aporte de cálcio para 1.200 mg de cálcio elementar por dia: 3 porções de leite ou derivados por dia ou complementação, se necessária. O suplemento de cálcio mais estudado no contexto de OP é o carbonato de cálcio: cada comprimido de 1.250 mg de $CaCO_3$ oferece 500 mg de cálcio elementar. O $CaCO_3$ deve ser tomado junto com as refeições para melhor absorção.
- » Adequação de vitamina D para alvo de 25OHD > 30 ng/dL: exposição solar diária por 15 min (braços e pernas) ou suplementação com colecalciferol (vitamina D3); 1.000 a 2.000 UI/dia de colecalciferol costumam ser suficientes paras manter a 25OHD acima do alvo.

Terapia antifratura

Em geral, o tratamento com droga antifratura está indicado em todos os indivíduos com osteoporose e naqueles com osteopenia e alto risco de fratura. A duração do tratamento deve ser individualizada (ver "Seguimento"). As drogas antifratura atualmente disponíveis no Brasil estão listadas na Tabela 27.2. A maior experiência acumulada no tratamento de OP é com o uso de bisfosfonatos; na maioria dos casos, o tratamento é iniciado com alendronato.

Efeitos adversos raros: AFF e ONJ

Inicialmente associados ao uso prolongado de bisfosfonatos, fratura atípica de fêmur (AFF) e osteonecrose de mandíbula (ONJ) são hoje reconhecidos como efeitos adversos raros, mas graves, de quase todas drogas antifratura: apenas a teriparatida não foi associada a esses efeitos adversos.

» A ONJ é extremamente rara no contexto de tratamento da OP (0,001 a 0,01% dos casos), sendo mais associada a uso oncológico de antirreabsortivos; má higiene oral, *diabetes mellitus* e glicocorticoides são fatores de risco. Não é indicado suspender o tratamento da osteoporose para a realização de tratamento dentário habitual.

» A AFF é definida radiograficamente: localização subtrocantérica ou diafisária, incidência transversa na face lateral do fêmur podendo formar uma farpa medial, ausência de cominução e cortical espessada com reação periosteal. É comum o pródromo de dor indolente na região da virilha por alguns meses, para o qual o clínico deve estar atento. A AFF é um efeito adverso muito raro, acometendo de 1:100.000 a 5:10.000 usuários de bisfosfonatos, se tornando mais frequente com o uso contínuo por período > 7 anos. Estratégias de vigilância para prevenir AFF ainda estão sendo definidas.

Seguimento e duração do tratamento

Ao iniciar o tratamento com bisfosfonato oral, recomenda-se retorno em 3 meses para checar tolerância e adesão. Espera-se redução de 60% no CTX nesse primeiro retorno, refletindo o efeito antirreabsortivo da droga. A dosagem do P1NP é útil no seguimento da terapia anabólica com teriparatida; em geral há aumento superior a 100% do P1NP inicialmente, seguido de aumento do CTX alguns meses mais tarde.

Tabela 27.2. Drogas com comprovada eficácia antifratura para tratamento da OP pós-menopausa.

Droga	Dose	Intervalo	Via	Eficácia contra fratura de:		Efeitos adversos mais comuns
				Quadril	Vértebra	
Alendronato	70 mg	Semanal	Oral	Sim	Sim	Irritação esofágica
Risedronato	35 mg 150 mg	Semanal Mensal	Oral Oral	Sim	Sim	Irritação esofágica
Ibandronato	150 mg 3 mg	Mensal Trimestral	Oral Intravenosa	ND	Sim	Irritação esofágica
Ácido zoledrônico	5 mg	Anual	Intravenosa	Sim	Sim	Síndrome flu-like
Denosumabe	60 mg	Semestral	Subcutânea	Sim	Sim	Hipocalcemia
Raloxifeno	60 mg	Diário	Oral	ND	Sim	Tromboembolismo
Teriparatida	20 mcg	Diário	Subcutânea	ND	Sim	Náusea, hipercalcemia
Romosozumabe	210 mg	Mensal	Subcutânea	ND	Sim	Dor muscular; atenção a risco cardiovascular

Alendronato, risedronato, ibandronato e ácido zoledrônico são bisfosfonatos. A teriparatida é a única dessas drogas com mecanismo de ação anabólico (aumenta a formação óssea). Todas as demais drogas são agentes antirreabsortivos, diminuindo a reabsorção óssea. ND, não demonstrada em estudo clínico.

O seguimento anual deve incluir avaliação clínica (afastando novas causas de OP secundária), bioquímica e por imagem, incluindo radiografia de coluna toracolombar em perfil.

» Os seguintes critérios podem ser usados para identificar falha terapêutica durante o tratamento com droga antifratura:
  - Perda densitométrica > 4% em coluna ou > 5% no fêmur (ou, a rigor, acima da mínima variação significativa de cada equipamento);
  - Ausência de variação de marcador > 25% (após tratamento *versus* basal);
  - Ocorrência de mais de uma fratura de fragilidade.

Após 5 anos de tratamento com alendronato ou 3 anos de ácido zoledrônico, a necessidade de continuidade do tratamento pode ser avaliada. Nessa situação, a ausência de fratura vertebral e T no fêmur > −2,0 sugerem possibilidade de pausa no tratamento. A teriparatida só pode ser usada por 2 anos, no máximo, e deve ser seguida de tratamento antirreabsortivo. À luz do conhecimento atual, o tratamento com denosumabe não deve ser interrompido. Não há dados sobre duração ideal ou possibilidade de pausa para as demais drogas.

Situações especiais

Osteoporose associada a glicocorticoide

» O uso crônico de glicocorticoide (GC) é a principal causa de OP secundária, que se deve principalmente ao efeito direto do GC na remodelação, inibindo a formação óssea e aumentando transitoriamente a reabsorção óssea no começo do uso.

» O risco de fratura é maior nos primeiros 3 a 6 meses de uso de GC e é reversível, diminuindo com a retirada da droga. O maior risco é para fraturas vertebrais. Embora não haja consenso, considera-se como dose de risco o uso contínuo de > 7,5 mg/d prednisona ou equivalente por período superior a 3 meses.

» Alendronato, risedronato, ácido zoledrônico e teriparatida têm eficácia comprovada na OP associada a GC. Em geral, o tratamento está indicado nas mulheres pós-menopausadas e homens com mais de 50 anos, com programação de usar, ou já usando, GC oral acima da dose de risco.

» A duração do tratamento é controversa e alguns recomendam manter o tratamento indefinidamente enquanto GC estiver sendo usado. Ressalte-se que uso de GC também é fator de risco para AFF e ONJ, e portanto, na nossa prática, tentamos reavaliar a necessidade de tratamento prolongado individualmente.

» Indivíduos jovens (mulheres antes da menopausa e homens com menos de 50 anos), usando GC mas sem fratura de fragilidade, podem ser apenas monitorados, já que o risco de fratura é menor nessa população.

Osteoporose em homens

» Em homens com hipogonadismo (testosterona sérica < 200 ng/dL) e alto risco de fraturas, a reposição de testosterona não substitui o tratamento antifratura. Bisfosfonatos, teriparatida ou denosumabe estão indicados.

» Em homens com hipogonadismo sintomático e risco baixo de fraturas, pode-se tentar a repor testosterona inicialmente e introduzir droga antifratura apenas se necessário, conforme a evolução da massa óssea.

Baixa massa óssea em jovens

O risco de fraturas é substancialmente menor em mulheres antes da menopausa e homens com menos de 50 anos. Assim, em indivíduos com baixa massa óssea para a idade (Z < −2,0) o tratamento com droga antifratura, geralmente, não está indicado. Medidas gerais de prevenção de quedas (evitar atividades de impacto), adequação de cálcio e vitamina D e estímulo à atividade física (musculação) devem ser recomendados.

Referências bibliográficas

1. Black DM, Rosen CJ (2016) Clinical Practice. Postmenopausal Osteoporosis. N Engl J Med 374: 254-62.

2. Khosla S (2010) Pathogenesis of Osteoporosis. In: Robertson RP, editor. Translational Endocrinology & Metabolism: Osteoporosis Update. Chevy Chase: The Endocrine Society. pp. 55-86.

3. Kanis JA, Johansson H, Oden A, McCloskey EV (2009) Assessment of fracture risk. Eur J Radiol 71: 392-97.

4. Adler RA, El-Hajj Fuleihan G, Bauer DC, Camacho PM, Clarke BL, et al. (2016) Managing Osteoporosis in Patients on Long-Term Bisphosphonate Treatment: Report of a Task Force of the American Society for Bone and Mineral Research. J Bone Miner Res 31:16-35.

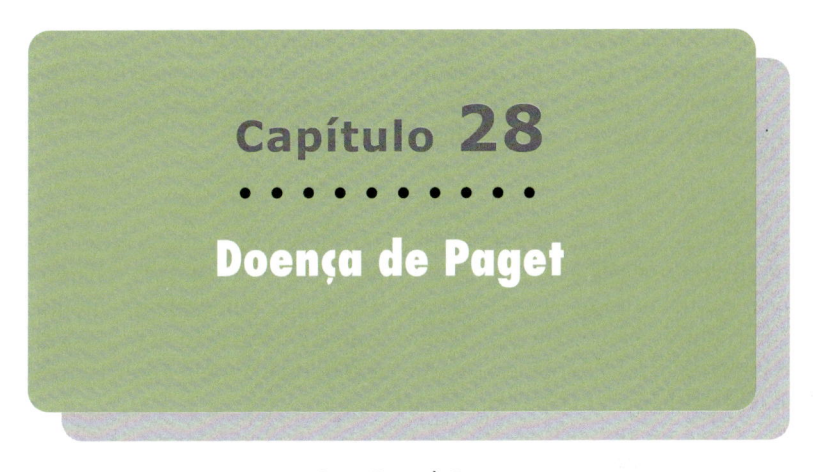

Capítulo 28

Doença de Paget

Bruno Ferraz de Souza

Introdução

A Doença de Paget (DP) é uma afecção localizada da remodelação óssea, de caráter crônico e progressivo, resultando em arquitetura óssea anormal. Pode acometer apenas um sítio esquelético (DP monostótica) ou mais de um (DP poliostótica).

Em geral, faz-se diagnóstico de DP em indivíduos com mais de 55 anos de idade. A história familiar é positiva em 15% dos casos. Peculiarmente, a DP é mais prevalente no Reino Unido, nos países de colonização inglesa e na Europa continental. No Brasil, a doença é rara.

O evento fisiopatológico primário na DP é o aumento localizado da reabsorção óssea, com osteoclastos multinucleados no sítio da lesão. Em resposta a esse aumento da reabsorção há aumento da formação óssea, que acontece de maneira desorganizada, resultando em osso volumoso e hipervascularizado. Essas alterações explicam a sintomatologia de dor, calor local e deformidade.

Defeitos genéticos nas vias de diferenciação e ativação de osteoclastos causam a DP. Possivelmente, fatores ambientais como infecções por paramixovírus atuam como desencadeantes da doença, mas esses mecanismos não estão elucidados.

Diagnóstico

A suspeita de DP é, geralmente, feita mediante o achado incidental de fosfatase alcalina (FA) sérica aumentada ou anormalidade radiográfica. Aproximadamente 40% desses indivíduos apresentam sintomas como dor óssea ou articular, deformidade (aumento assimétrico do tamanho do osso) e calor local. Os sítios ósseos mais comumente acometidos são pelve, coluna lombar, fêmur e crânio.

Os principais diagnósticos diferenciais são metástases ósseas, displasia fibrosa óssea (que costuma acometer indivíduos com menos de 40 anos de idade) e hiperosteose frontal interna, uma alteração benigna da caixa craniana.

Diagnóstico laboratorial

O principal exame no diagnóstico laboratorial da DP é a dosagem de fosfatase alcalina sérica, um marcador de formação óssea. Já que se trata de uma doença de osteoclastos, seria esperado que marcadores de reabsorção óssea tivesse melhor performance. Entretanto, a dosagem de α-CTX, que melhor reflete a reabsorção aumentada do osso pagético, não é disponível em laboratórios de rotina e a determinação do CTX total (maior representação do isômero β do que do α) não é tão informativa. A dosagem de P1NP sérico, um marcador de formação mais específico que a FA, pode ser útil, entretanto é mais cara e menos disponível que a dosagem de FA.

Sendo assim, a avaliação laboratorial da DP se faz com:

» **Dosagem da FA sérica**: que está aumentada em 90% dos casos. A dosagem concomitante de enzimas hepáticas e canaliculares (GGT, AST e ALT) ajuda a afastar causa hepatobiliar para a elevação de FA. O achado de FA normal não afasta o diagnóstico de DP (10% dos casos tem FA normal).

» **Avaliação bioquímica mineral**: cálcio total corrigido por albumina, 25OHD e PTH séricos, e calciúria e creatinúria de 24 horas. Não se espera alteração nesses parâmetros devido à DP, mas é importante avaliar o estado nutricional de cálcio e vitamina D basal a fim de se prevenir hipocalcemia com o tratamento.

» **Estimativa do ritmo de filtração glomerular (RFG):** através da dosagem da creatinina sérica. Não se espera alteração da função renal pela DP, porém essa informação é importante para o planejamento terapêutico, já que RFG < 30 mL/minuto contraindica o uso de bisfosfonatos.

Diagnóstico por imagem

Radiografia simples e cintilografia óssea de corpo inteiro com Tc-99m-MDP são os exames de imagem mais importantes no diagnóstico de DP (Figura 28.1).

Radiografia simples do osso acometido

A lesão pagética pode ter aspecto lítico (lesão mais recente), esclerótico (lesão mais antiga) ou misto. É frequente o achado desses três componentes em uma mesma lesão. Nos ossos longos, as corticais se apresentam espessadas e, no crânio, é típico o aspecto algodonoso, correspondendo a áreas de esclerose intercaladas a áreas de osteólise. Na pelve, é típico o achado de espessamento cortical do ramo púbico superior (Figura 28.1).

Cintilografia óssea

Revela áreas de acúmulo anormal do radiofármaco coincidindo com a lesão radiográfica, refletindo a hipervascularização e aumento da remodelação no sítio da lesão pagética (Figura 28.1). A cintilografia é útil para revelar sítios adicionais de doença nas formas poliostóticas, guiando a investigação radiográfica.

Tomografia computadorizada ou ressonância magnética do osso acometido são necessárias apenas quando há necessidade avaliação de complicações neurológicas (por exemplo, hidrocefalia ou platibasia na DP do crânio), dúvida no diagnóstico diferencial com metástases ósseas ou suspeita de degeneração sarcomatosa da lesão pagética (mais detalhes adiante, em Seguimento).

Figura 28.1. Avaliação da Doença de Paget por exames de imagem.

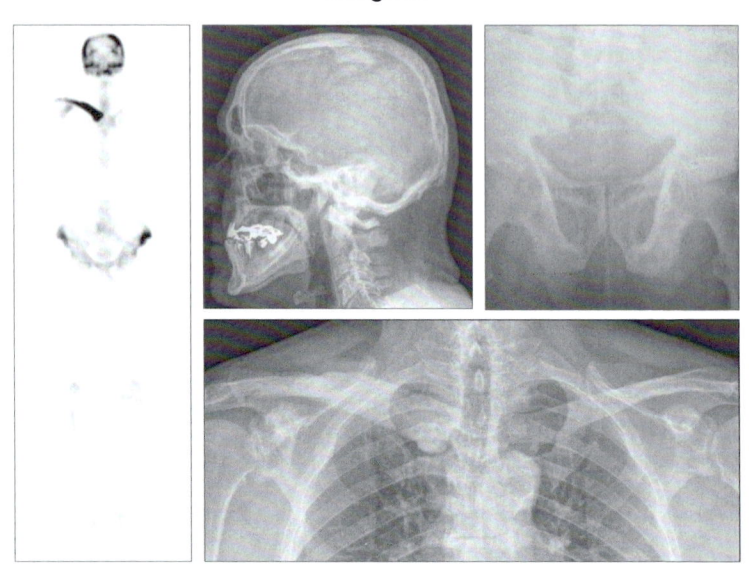

À direita, a cintilografia óssea com Tc-99m-MDP revela áreas evidentes de acúmulo anômalo do radiofármaco em crânio, clavícula direita e na bacia. À esquerda, radiografias simples das regiões correspondentes revelam alterações típicas da DP, com alteração grosseira da textura óssea da díploe, principalmente em região occipital, da bacia (púbis e ísquio, bilateralmente) e esclerose e deformidade da clavícula direita.
Figura original, produzida pelo autor.

Tratamento

O tratamento medicamentoso da DP está indicado:
» Para alívio dos sintomas, principalmente da dor óssea decorrente do aumento da remodelação.
» Para controlar a hipercalcemia que pode acontecer em indivíduos com DP imobilizados por período prolongado.
» Para preparação para ato cirúrgico, já que se acredita que o tratamento medicamentoso ajude a reduzir a vascularização da lesão pagética antes da cirurgia, reduzindo o sangramento intraoperatório.

O tratamento cirúrgico não é frequentemente indicado, mas pode ser necessário se houver fraturas ou deformidades associadas a compressão de estruturas nobres, que não tenham boa resposta ao tratamento clínico.

O tratamento da dor é um aspecto importante do tratamento da DP. A dor pode resultar de atividade metabólica da lesão ativa (e nesse caso responder bem à terapia antirreabsortiva), mas também pode ser sequelar às deformidades da lesão antiga, sem atividade metabólica – osteoartrite secundária é uma complicação frequente da DP, por exemplo.

Os bisfosfonatos são as principais drogas no tratamento da DP. Se houver contraindicação (p. ex., o RFG não permitir), a calcitonina pode ser utilizada e tem alguma eficácia na melhora da dor da lesão pagética. Novas terapias antirreabsortivas, como denosumabe, parecem promissoras, mas não têm eficácia comprovada por estudo clínico na DP.

Até 95% dos indivíduos com DP são assintomáticos e a necessidade de tratamento desses casos não é consensual entre especialistas. Dados históricos do seguimento radiológico de indivíduos assintomáticos mostram que a DP evolui de modo lento e progressivo com o passar das décadas, eventualmente gerando sintomas e deformidades tardiamente. Assim, na maioria das vezes pelo menos uma instância de tratamento estará indicada com vistas a diminuir a atividade metabólica da lesão, e potencialmente sua progressão.

Bisfosfonatos

A terapia antirreabsortiva com bisfosfonatos é a base do tratamento da DP. Quatro drogas têm eficácia comprovada e podem ser utilizadas: alendronato, risedronato, pamidronato e ácido zoledrônico (AZ) (Tabela 28.1).

Tabela 28.1. Tratamento da Doença de Paget com bisfosfonatos.

Droga	Posologia (= 1 ciclo de tratamento)
Alendronato	40 mg/dia via oral, por 6 meses
Risedronato	30 mg/dia via oral, por 2 meses
Pamidronato	60 mg/dia via intravenosa, por 3 dias
Ácido zoledrônico	5 mg via intravenosa, dose única em 15 minutos

A droga de primeira escolha é o AZ, pela demonstração de maior eficácia no controle da doença em estudos clínicos, possibilitando bom controle metabólico da DP por até 6 anos após uma única dose.

É importante ressaltar o risco de hipocalcemia após tratamento com bisfosfonatos, principalmente intravenosos. A hipocalcemia após a primeira dose de AZ é relativamente frequente em pacientes com DP, provavelmente devido à magnitude do aumento da remodelação óssea na DP e o impacto agudo do bloqueio da reabsorção nesse cenário. Sendo assim, é crucial assegurar que o paciente com DP esteja repleto em cálcio e vitamina D antes de se instituir a terapia antirreabsortiva. A principal contraindicação ao uso de bisfosfonatos na DP é RFG inferior a 30 mL/min.

Seguimento

Após tratamento antirreabsortivo, espera-se melhora da dor e sintomas locais, e redução progressiva da fosfatase alcalina. O paciente deve ser reavaliado 1 ano após o tratamento com AZ.

O principal critério para indicar a repetição do tratamento com AZ é a presença de dor, que não responda a terapia analgésica.

A utilização de níveis-alvo de FA sérica como critério de repetição de tratamento com AZ é controversa. O estudo clínico PRISM (n = 1.324 pacientes) não encontrou benefício em normalizar FA (*versus* apenas controlar sintomas) em parâmetros de qualidade de vida, dor óssea, audição ou número de fraturas. Mesmo assim, o *guideline* da Endocrine Society recomenda que se tenha como objetivo de tratamento manter FA dentro da metade inferior do range da normalidade, independente dos sintomas. Não há evidência favorecendo essa conduta.

Complicações da DP são raras e podem ser detectadas já ao diagnóstico ou durante seu seguimento: fraturas, complicações neurológicas compressivas (surdez, hidrocefalia, compressão de nervos cranianos) e insuficiência cardíaca congestiva de alto débito já foram descritas. A degeneração sarcomatosa da lesão pagética é uma complicação rara (ao redor de 0,5% dos casos), mas grave – a mudança do padrão de sintomas é um sinal de alerta nesses casos.

Referências bibliográficas

1. Ferraz-de-Souza B, Correa PH. Diagnosis and treatment of Paget's disease of bone: a mini-review. Arq Bras Endocrinol Metabol 2013;57:577-82.

2. Ralston SH. Clinical practice. Paget's disease of bone. N Engl J Med 2013;368:644-50.

3. Singer FR, Bone HG 3rd, Hosking DJ, Lyles KW, Murad MH, Reid IR, Siris ES; Endocrine Society. Paget's disease of bone: an endocrine society clinical practice guideline. J Clin Endocrinol Metab 2014;99:4408-22.

4. Singer FR. Paget disease: when to treat and when not to treat. Nat Rev Rheumatol 2009;5:483-9.

5. Langston AL, Campbell MK, Fraser WD, MacLennan GS, Selby PL, Ralston SH. Randomized trial of intensive bisphosphonate treatment versus symptomatic management in Paget's disease of bone. J Bone Miner Res 2010;25:20-31.

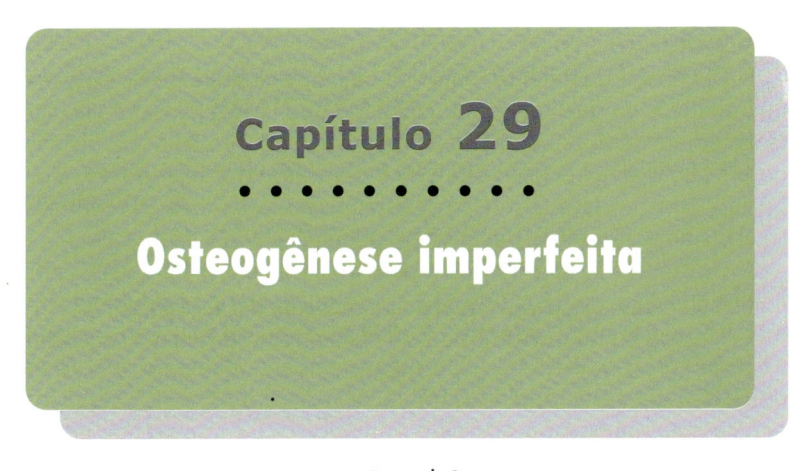

Capítulo 29

Osteogênese imperfeita

Bruno Ferraz de Souza

Introdução

Osteogênese imperfeita (OI) é um grupo de doenças hereditárias do tecido conjuntivo, heterogêneas do ponto de vista clínico e genético, com fisiopatologia predominantemente relacionada ao colágeno ósseo resultando em fragilidade óssea e deformidades.

O quadro clínico típico é de múltiplas fraturas de fragilidade na infância, podendo iniciar durante a vida intrauterina, logo após o nascimento ou no período pré-escolar. As fraturas de repetição podem levar a deformidades ósseas, baixa estatura e limitação funcional. O espectro de gravidade da fragilidade óssea é amplo, variando de casos graves com mortalidade perinatal a casos leves com poucas fraturas e sem comprometimento funcional.

Podem haver manifestações extraesqueléticas, como esclera azulada, hiperelasticidade de pele e ligamentos e perda auditiva.

Fisiopatologia

OI decorre de defeitos inatos da matriz conjuntiva óssea. Defeitos quantitativos ou qualitativos no colágeno tipo I são a causa molecular mais comum de OI, entretanto defeitos em diversas proteínas envolvidas no processamento, exportação e incorporação do colágeno na matriz óssea, na diferenciação e função de osteoblastos e, também, no controle local da mineralização óssea também podem levar a OI (Figura 29.1).

Grosso modo, 85 a 90% dos casos de OI decorrem de defeitos primários do colágeno tipo I (Figura 29.1). O colágeno tipo I, um heterotrímero composto por 2 cadeias α1 (codificadas por *COL1A1*) e uma cadeia α2 (codificada por *COL1A2*), é a proteína mais abundante no osso. Mais de 1.500 variantes patogênicas (mutações) em *COL1A1* e *COL1A2* já foram descritas em associação a OI.

Variantes patogênicas que resultem em códon de parada prematuro ("nonsense") em *COL1A1* ou *COL1A2* levam à formação de menor quantidade de proteína estruturalmente normal e por isso, em geral, determinam quadros mais leves de OI.

Variantes patogênicas não sinônimas ("missense") em *COL1A1* ou *COL1A2*, incorrendo em troca de aminoácido e consequente defeito estrutural, em geral levam a quadros mais graves de OI. Em especial, a presença do aminoácido glicina a cada três resíduos de COL1A1 ou

Figura 29.1. Mecanismos fisiopatológicos da osteogênese imperfeita.

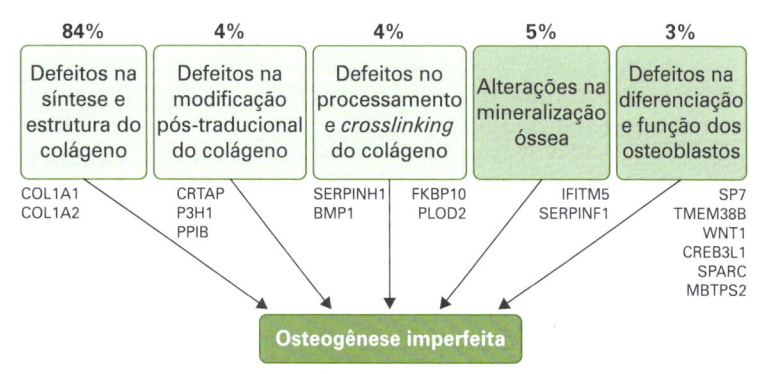

Baseada na classificação proposta por Marini et al. Nat Rev Dis Primers 2017.

COL1A2 permite a formação da tripla hélice. Por isso variantes que levem à troca de glicina por outro aminoácido são causa comum de OI moderada a grave.

A formação de cadeias defeituosas de colágeno estressa os osteoblastos, e a alteração da composição proteica da matriz extracelular perturba a interação entre a matriz e as células do osso, e o controle local da mineralização. Juntos, esses fenômenos resultam em aumento da remodelação óssea. Por isso, o tratamento antirreabsortivo mitiga a fragilidade óssea da OI.

Pelo menos cinco mecanismos fisiopatológicos podem levar à OI. Os três primeiros (caixas em branco) envolvem o colágeno tipo I, mas os dois últimos (caixas em cinza) envolvem outros aspectos da formação e mineralização ósseas. Os genes já associados a OI são mostrados em relação à via mecanística que participam. Acima das caixas, a frequência relativa desses mecanismos como causa de OI, baseada na complicação dos defeitos genéticos já reportados.

Manifestações clínicas

» **Fraturas de fragilidade de repetição**: desproporcionais ao mecanismo de trauma ou mesmo sem trauma associado, e com má consolidação.
» **Baixa massa óssea**: aferida pela densitometria óssea (DXA).
» **Deformidades ósseas:** levando a baixa estatura e limitação funcional.
» **Dor óssea:** relacionada às fraturas, principalmente nas crianças com OI.
» *Manifestações extraesqueléticas:*
   − Esclera azulada ou acinzentada: mais comum na infância e pode desaparecer com o crescimento.
   − Dentinogênese imperfeita: defeito do desenvolvimento dentário resultando em dentes amarelados/acinzentados, translúcidos e frágeis, mais propensos a queda; costuma ser mais marcante na primeira dentição.
   − Hiperelasticidade: de pele e ligamentos, podendo resultar em escoliose.
   − Perda auditiva: progressiva, podendo decorrer de déficit condutivo, neurosensorial ou misto. Rara nas primeiras duas

décadas de vida, mas acomete aproximadamente 50% dos adultos > 50 anos com OI.
- Prejuízo cardiorrespiratório: decorrente de alterações esqueléticas da caixa torácica (escoliose, deformidades de costelas) e de alterações do colágeno no tecido pulmonar e cardiovascular. São a causa mais comum de morbimortalidade nos pacientes com OI. Manifestações possíveis: pneumonias de repetição na infância, insuficiência cardíaca direita nos adultos, insuficiência valvar, dilatação de raiz aórtica, defeitos septais atriais e ventriculares.

Tipos clínicos

Historicamente, OI foi classificada em quatro tipos clínicos (tipos de Sillence), associados a defeitos primários do colágeno tipo I, com herança autossômica dominante, sendo o tipo I a forma mais leve, o tipo II a forma letal, o tipo III a forma grave e o tipo IV a forma moderada. Conforme novos genes associados a OI foram sendo identificados, a classificação se estendeu até tipo XXVII. Essa classificação clínica persiste na prática assistencial de alguns centros, mas se tornou pouco prática frente à heterogeneidade clínica e genética da OI: não é possível intuir a etiologia molecular baseando-se apenas na apresentação clínica dos pacientes (com a notável exceção de OI "tipo V", por defeito em *IFITM5*, na qual a tríade singular de achados de banda metafisária, formação de calos hipertróficos e ossificação da membrana interóssea pode sugerir o defeito de base). No nosso serviço, preferimos classificar clinicamente os casos em OI leve, moderada ou grave, de acordo com o número total de fraturas, a presença de deformidades ou baixa estatura, e a limitação funcional e à deambulação. Essa classificação clínica baseada na gravidade da fragilidade óssea é somada ao diagnóstico molecular de cada indivíduo com OI.

Diagnóstico

O diagnóstico de osteogênese imperfeita é clínico e molecular.

Para o diagnóstico clínico, baseado nas manifestações descritas acima, não existem critérios mínimos definidos, já que a apresentação da doença é heterogênea. Assim, a suspeita clínica de OI é mais fácil nos indivíduos com história familiar positiva ou com esclera azulada, dentinogênese imperfeita e perda auditiva, mas pode ser difícil se não houver familiares afetados ou manifestações extraesqueléticas típicas.

Não se espera anormalidade bioquímica na avaliação laboratorial óssea e mineral e os exames radiológicos ajudam a caracterizar a fragilidade óssea: a DXA revela baixa massa óssea (o Z-escore costuma refletir a gravidade clínica) e o estudo radiográfico dirigido documenta as fraturas e deformidades.

Diagnóstico molecular

O diagnóstico molecular da osteogênese imperfeita permite precisão diagnóstica e aconselhamento genético. Espera-se que com a evolução do conhecimento, o diagnóstico molecular também permita predição prognóstica (a correlação genótipo-fenótipo ainda não é boa, já que indivíduos com o mesmo defeito molecular podem ter apresentações clínicas muito diferentes, mesmo casos familiares) e personalização do tratamento.

Frente ao grande número de genes candidatos associados a OI (Figura 29.1) e à longa extensão da sequência nucleotídica codificadora dos genes mais comumente envolvidos *COL1A1* (6.272 pares de bases) e *COL1A2* (5.411 pares de bases), o método de escolha atual para obtenção do diagnóstico molecular de OI é o sequenciamento de painel gênico pela metodologia de sequenciamento paralelo em larga escala. A interpretação da patogenicidade de variantes alélicas encontradas pode ser desafiadora (como em qualquer doença Mendeliana), mas o grande número de variantes já descritas em OI ajuda a contextualizar os achados – nesse sentido, a base de dados *OI Variant Database* (OIVD; disponível em https://www.le.ac.uk/ge/collagen/) é bastante útil.

Tratamento

» Garantir capacidade funcional e minimizar a dor são os principais objetivos do tratamento da OI. Assim, é fundamental o cuidado ortopédico e de reabilitação. Todas as fraturas devem ser reduzidas, prevenindo e corrigindo as deformidades ósseas, e deve haver suporte fisioterápico contínuo. Esses são os principais determinantes do desempenho funcional e independência do indivíduo com OI.

» Atividades físicas supervisionadas com o intuito de melhorar a força muscular e o condicionamento aeróbico devem ser estimuladas, exercícios na água são boas opções nos casos moderados e graves. Atividades com impacto devem ser evitadas em todos os pacientes.

» Ingestão adequada de cálcio e exposição solar para suficiência em vitamina D devem ser estimuladas e suplementação pode ser utilizada, quando necessária.

» Não existe, até o momento, terapia medicamentosa específica para o defeito de base na OI.

Terapia medicamentosa com bisfosfonatos

» O intuito da terapia antirreabsortiva em OI é aumentar a massa óssea e mitigar a dor. Não está claro que o tratamento com bisfosfonatos (BF) resulte em diminuição do ritmo de fraturas, mas dados de seguimento de longo prazo mostram melhora do formato vertebral em crianças tratadas com BF.

» A indicação do início do tratamento com bisfosfonatos deve ser individualizada. O protocolo clínico e diretriz terapêutica de 2013 do Ministério da Saúde recomenda o uso em crianças que apresentem 3 ou mais fraturas ao ano e baixa densidade mineral óssea. Além do ritmo de fraturas, em nosso serviço pesamos o ritmo de crescimento e o formato vertebral. Geralmente, o tratamento é instituído em crianças a partir de 2 anos de idade, mas pode ser feito antes disso em centros de referência.

» A indicação do tratamento com BF em adultos com OI deve ser sempre individualizada.

» A duração do tratamento é controversa: o ganho de massa óssea acontece nos 3 primeiros anos de uso e alguns grupos recomendam não tratar além disso. Outros sugerem que o tratamento deva ser mantido até o final do crescimento linear, em dose reduzida. Fraturas atípicas de fêmur já foram descritas em crianças e adultos com OI. Na nossa prática, a duração do tratamento é individualizada, tentando pausar o uso de BF sempre que possível.

» Dá-se preferência pelo uso de BF intravenosos (Tabela 29.1).

Tabela 29.1. Tratamento da osteogênese imperfeita com bisfosfonatos.

	Dose inicial	Frequência
Pamidronato (> 3 anos de idade)	1 mg/kg/d, infusão em 4 horas, por 3 dias consecutivos (dose máxima 60 mg por dia)	a cada 4 meses
Ácido zoledrônico (> 2 anos de idade)	0,05 mg/kg, infusão única em 15 minutos (dose máxima 5 mg)	a cada 6 meses

Esquema terapêutico pelo grupo do Shriners Hospital for Children de Montreal (Rauch, Glorieux; 2004, Lancet 363:1377; Trejo, Rauch; 2016, Osteoporos Int 27:3427). A duração ideal do tratamento de osteogênese imperfeita não está definida e deve ser sempre individualizada.

Seguimento

No seguimento, é importante a atenção às manifestações extraesqueléticas:

» Perda auditiva: vigilância periódica com audiometria; a estapedectomia é uma opção terapêutica eficaz nos casos com fixação do estribo (otosclerose).

» Hipercalciúria e nefrolitíase: vigilância periódica da calciúria de 24h e de imagem renal.

» Manifestações cardiopulmonares: vigilância periódica com ecocardiograma e prova de função pulmonar; estratégias para minimizar a escoliose durante a fase de crescimento são importantes para melhorar a *performance* cardiopulmonar na vida adulta.

» Seguimento odontológico.

» Vigilância de ganho de peso com o envelhecimento.

Referências bibliográficas

1. Marini JC, Forlino A, Bächinger HP, Bishop NJ, Byers PH, Paepe A, et al. Osteogenesis imperfecta. Nat Rev Dis Primers 2017; 3:17052.

2. Forlino A, Marini JC. Osteogenesis imperfecta. Lancet 2016; 387:1657-71.

3. Cundy T. Recent advances in osteogenesis imperfecta. Calcif Tissue Int 2012; 90:439-49.

4. Rauch F, Glorieux FH. Osteogenesis imperfecta. Lancet 2004; 363:1377-85.

5. Trejo P, Rauch F. Osteogenesis imperfecta in children and adolescents-new developments in diagnosis and treatment. Osteoporos Int 2016; 27:3427-37.

6. Palomo T, Fassier F, Ouellet J, Sato A, Montpetit K, Glorieux FH, Rauch F. Intravenous bisphosphonate therapy of young children with osteogenesis imperfecta: skeletal findings during follow up throughout the growing years. J Bone Miner Res 2015; 30:2150.

Parte 7

Distúrbios metabólicos

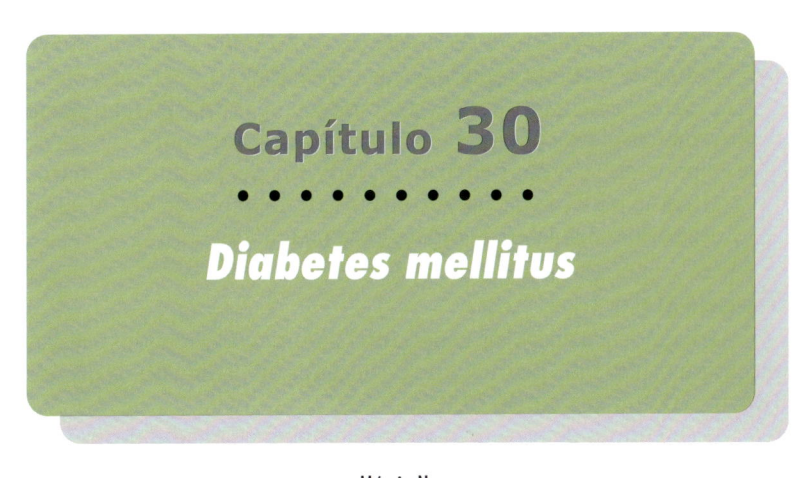

Capítulo 30
Diabetes mellitus

Márcia Nery
Márcia Silva Queiroz

Diabetes mellitus é um grupo de doenças metabólicas caracterizadas por hiperglicemia resultante de defeitos na ação, secreção da insulina ou ambas, associados a distúrbios de metabolismo de carboidratos, gorduras e proteínas.

Classificação

O diabetes pode ser classificado nas seguintes categorias:

1. *Diabetes mellitus* tipo 1 (DM1): ocorre a destruição autoimune de células β, geralmente levando a deficiência absoluta de insulina.
   Diabetes mellitus tipo 2 (DM2): resulta da perda progressiva de secreção de insulina de células β, em geral na presença da resistência à ação da insulina.
2. *Diabetes mellitus* gestacional (GDM): refere-se ao diabetes diagnosticado no segundo ou terceiro trimestre da gravidez, que não era claramente evidente antes da gestação.

3. Tipos específicos de diabetes devido a outras causas: síndromes de diabetes monogênicas (como diabetes neonatal e diabetes semelhante ao do adulto no jovem [MODY]), doenças do pâncreas exócrino (como fibrose cística, pancreatite, cancer de pancreas) e drogas ou diabetes induzida por produtos químicos (como o uso de glicocorticoides, no tratamento do HIV/AIDS ou após o transplante de órgãos), doenças endócrinas.

Diagnóstico

O diagnóstico do DM é baseado nos sintomas relacionados a hiperglicemia e confirmado por medidas de glicemia ou hemoglobina glicada (HbA1c), conforme a Tabela 30.1.

As categorias de risco de diabetes, também chamadas de pré-diabetes; ou seja, glicemia de jejum alterada e intolerância à glicose, representam um *continuum* de risco para o desenvolvimento de diabetes e de doença macrovascular.

A importância de identificar pessoas em risco de diabetes tipo 2 está na prevenção da doença e suas complicações, como a doença cardiovascular. Do ponto de vista populacional, uso de questionários de risco tem se mostrado uma medida apropriada para detectar esses indivíduos de potencial risco. Para tanto, utilizamos uma versão baseada no FIND risk, disponível em: http://telessaudesp.org.br/diabetes/risco-de-ter-diabetes.

Critérios para rastrear DM2

Em adultos

1. Pessoas com sobrepeso/obesidade com pelo menos **1 fator adicional**:
  − Índice de massa corporal (IMC) ≥ 25 kg/m^2 ou ≥ 23 kg/m^2 em asiáticos.
  − HbA1c $\geq 5,7\%$, IGT ou IFG.
  − Parente primeiro grau com DM.
  − Diabetes gestacional.
  − História de doença cardiovascular.
  − Hipertensão arterial.
  − HDLcol < 35 mg/dL ou, também, triglicerídeo > 250 mg/dL.
  − Sindrome de ovário policístico (SOP).

Tabela 30.1. Diagnóstico de *diabetes mellitus* e seus estágios pré-clínicos.

Categorias	Glicemia mg/dL			HbA1c (%)**
	Jejum (8 hs)	**2 h após 75 g glicose**	**Casual**	
Normal	< 100	< 140		< 5,7%
Glicemia de jejum alterada	101-125			5,7-6,4% Risco de diabetes
Tolerância à glicose diminuída		140-199		
Diabetes mellitus	126*	200*	200 com sintomas	> 6,5%*

*Necessita de nova medida para confirmação; **Padronizado por NGSP (National Glycohemoglobin Standardization Program).*

- Sedentarismo.
- Uso de medicações que aumentam o risco de DM (p. ex., antipsicóticos, corticosteroides – considerar reavaliar glicemia anualmente).
- Condições associadas a resistencia à insulina (RI).
- HIV, hepatite C (considerar reavaliar glicemia anualmente).

2. Iniciar aos 45 anos.
3. Se normal, repetir a cada 3 anos.

Em crianças

1. Sobrepeso/obesidade IMC $\geq$ percentil 85 ou kg/m^2 ou peso 120% acima do normal para altura) + um fator adicional:
- Mãe com DM ou DM gestacional na gravidez do paciente.
- DM2 em familiares de primeiro ou segundo grau.
- Sinais de RI (acantose, hipertensão, dislipidemia, SOP, baixo peso ao nascer).

2. Iniciar aos 10 anos ou início de puberdade, se antes.
3. Se normal, repetir a cada 3 anos.

Critérios de rastreamento DM1

Não se recomenda rastrear diabetes tipo 1 como parte de pesquisa em hospital de referência e com assinatura de consentimento informado.

Características dos tipos de diabetes

Diabetes mellitus tipo 1

Acomete especialmente crianças e adolescentes, mas pode ocorrer em qualquer idade. Caracteriza-se por grave perda de células β.

Diabetes mellitus tipo 2

O diabetes tipo 2, anteriormente referido como "diabetes não-insulinodependente" ou "diabetes do adulto", representa 90-95% de todos os tipos de diabetes. Essa forma engloba indivíduos que têm deficiência de insulina relativa (e não absoluta) e resistência à insulina. Pelo menos inicialmente, e muitas vezes ao longo de sua vida, esses indivíduos podem não precisar de tratamento de insulina para sobreviver.

A classificação internacional de doenças (CID10) ainda adota critérios antigos e classifica o DM como insulinodependente ou não-insulinodependente. No entanto, é importante lembrar que DM 2 vai ser sempre classificado como não-insulinodependente, mesmo quando diante da necessidade de insulinoterapia intensiva.

Diabetes gestacional

Nos últimos anos, tem-se observado um número crescente de mulheres em idade fértil com *diabetes mellitus* tipo 2 não diagnosticado e, com isso, um aumento das gestações complicadas pelo diabetes. Com intuito de diferenciar esse perfil de pacientes daquelas com diabetes gestacional e, assim, promover o tratamento precoce, considera-se adequado rastrear todas as mulheres com fatores de risco para DM (Tabela 30.2), na primeira visita pré-natal.

Os critérios adotados serão os mesmos que para diagnóstico de DM2 na população adulta (Tabela 30.3), porém, as gestantes diagnosticadas com diabetes no primeiro trimestre de gestação devem ser classificadas como diabetes pré-gestacional ou diabetes preexistente (diabetes tipo 2 ou, muito raramente, diabetes tipo 1).

Tabela 30.2. Fatores de risco para diabetes gestacional.

Critério	Característica
Idade	> 35 anos
Peso	Sobrepeso, obesidade ou ganho de peso excessivo na gestação atual
Fenótipo	Deposição central de gordura corporal
História familiar de diabetes	Parentes de primeiro grau
Intercorrências na gestação em curso	Crescimento fetal excessivo, polidrâmnio, hipertensão ou pré-eclâmpsia
Antecedentes obstétricos	Abortos de repetição, malformação, morte fetal ou neonatal, macrossomia ou DMG
Síndrome de ovários policísticos	
Baixa estatura	Altura inferior a 1,5 m

Tabela 30.3. Valores de referência para diagnóstico de diabetes gestacional, entre 24 e 28 semanas de gestação, segundo IADPSG.

Teste	Teste de tolerância oral à glicose 75 g
Tempos	Jejum, 1h e 2h
Valores de corte (mg/dL)	Jejum $\geq$ 92
	1 h $\geq$ 180
	2 h $\geq$ 153
Diagnóstico	1 valor alterado

IADPSG: International Association of the Diabetes and Pregnancy Study Groups.

O estudo do Hyperglycemia and Adverse Pregnancy Outcome (HAPO) demonstrou que o risco de desfechos adversos (materno, fetal e neonatal) aumentou linearmente em função da glicemia materna entre 24 e 28 semanas de gestação, mesmo quando dentro dos limites previamente considerados normais. Esses resultados levaram à reavaliação dos critérios para o diagnóstico de diabetes gestacional (DMG).

Atualmente, duas estratégias são aceitas para o diagnóstico de DMG:

1. Realizar teste de tolerância oral com 75 g de glicose (Tabela 30.3).
2. Abordagem em 2 etapas (Tabela 30.4).
   - Teste inicial de triagem com 50 g de glicose oral: sem necessidade de jejum.
   - Teste de tolerância oral com 100 g de glicose: apenas quando o teste inicial de triagem for positivo.

Tabela 30.4. Valores de referência para diagnóstico de diabetes gestacional em duas etapas, entre 24 e 28 semanas de gestação, segundo *NIH consensus*.

Etapa 1	Teste de tolerância oral à glicose 50 g
Tempos	Sem jejum, medir glicemia com 1h
Valores de corte	1h ≥ 140 mg/dL → etapa 2
Etapa 2	Teste de tolerância oral com 100 g de glicose
Tempos	Jejum > 95 mg/dL (105 mg/dL); 1h > 180 mg/dL (190 mg/dL); 2h > 155 mg/dL (165 mg/dL); 3h > 140 mg/dL (145 mg/dL).
Diagnóstico	2 valores alterados

Entre parênteses: valores sugeridos por National Institutes of Health (NIH); Outros valores de acordo com National Diabetes Data Group (NDDG).

Outros tipos de diabetes

Diabetes pode estar relacionado a doença monogênica ou a outras doenças que têm o diabetes como parte de seu quadro clínico.

» Diabetes monogênico: diabetes com menos de 6 meses de idade (DM neonatal), crianças ou adultos jovens com diabetes com história familiar em várias gerações. O DM monogênico pode ser uma mutação de novo, por isso sugere-se investigar essa etiologia quando o comportamento clínico do paciente não é típico de DM1 ou DM2. Crianças com DM antes dos 6 meses de vida devem ser investigadas para DM neonatal.

» Doenças pancreáticas:
  – Fibrose cística: DM é uma comorbidade comum nessa doença, relacionado a piorar evolução clínica; por isso, recomenda-se rastrear alterações glicêmicas em pessoas com fibrose cística a partir de 10 anos de idade utilizando glicemia.
  – Pancreatite crônica pode ser causa de diabetes, confundido com DM2.

- Carcinoma de pâncreas pode estar associado ao apareci-mento do diabetes ou à piora do controle glicêmico em indi-víduos com diagnóstico prévio de DM. Esse tipo de cancer é mais comum em pessoas com diabetes.
- Infecção por HIV, hepatite C aumentam o risco de diabetes. Considerar rastrear anormalidades glicêmicas anualmente nesses pacientes.
- Uso de drogas diabetogênicas: pessoas em uso de corticos-teroides em dose alta ou antipsicóticos atípicos devem ter glicemia avaliada anualmente.
- Diabetes pós-transplante: medicações imnosupressoras au-mentam o risco de diabetes.

Gerenciamento do diabetes
Avaliação clínica

A avaliação médica completa (Tabela 30.5) deve ser realizada na visita inicial para:

» Confirmar o diagnóstico e classificar o diabetes.

» Detectar complicações de diabetes (no DM2) e condições poten-ciais de comorbidades.

» Revisar o tratamento prévio e controle de fatores de risco em pa-cientes com diabetes estabelecida (DM2).

» Iniciar o envolvimento do paciente na formulação de um plano de cuidados para o autocontrole, que evolua de modo contínuo.

Tabela 30.5. Componentes da avaliação médica abrangente do diabetes.

Histórico médico	Idade e características do início do diabetes (cetoacidose diabética ou descoberta laboratorial assintomática)
Estado nutricional	Padrões alimentares, evolução do peso corporal
Sono	Padrão e duração
Hábitos de atividade física	Frequência, duração, horários
Uso de medicamentos	Complementares e alternativos
Comorbidades	Hipertensão, dislipidemia
Avaliação psicológica	Risco de depressão, ansiedade e comer desordenado, barreiras ao autocuidado do diabetes
Social	Profissão, recursos financeiros, logísticos e de suporte social
Hábitos e vícios	Uso de tabaco, consumo de álcool e substâncias ilícitas
Educação para o autocuidado	Identificação de quanto o paciente sabe sobre itens necessários para o adequado auto cuidado do diabetes
Tratamento prévios	Revisão das terapias anteriores e registros HbA1c
Adesão ao tratamento	Avaliar uso das medicações prescritas e potenciais barreiras ao uso adequado. Analisar resultados do monitoramento da glicemia e como o paciente utiliza esse recurso

(Continua)

Tabela 30.5. Componentes da avaliação médica abrangente do diabetes. (continuação)

Descompensação glicêmica	Frequência, gravidade e causa de cetoacidose diabética
Hipoglicemia	Frequência e gravidade
Identificação de complicações microvasculares	Retinopatia, nefropatia, neuropatia sensitivo motora e autonômica
Identificação de complicações macrovasculares	Doença coronariana, cerebrovascular e arterial periférica
Planejamento familiar e doenças sexualmente transmissíveis	Planejamento contraceptivo e pré-concepção, uso de preservativo

Exame físico

Antopométrico	Altura, peso e índice de massa corpórea (IMC), circunferência abdominal e de pescoço
Crianças e adolescentes	Crescimento e desenvolvimento puberal
Pressão arterial e frequência cardíaca	Incluir medidas ortostáticas, quando indicado
Pele e anexos	Presença de acantose nigricante, lipohipertrofia nos locais de injeção de insulina, espessamento de pele, alterações musculoesqueléticas
Exame completo dos pés	• Inspeção • Palpação de pulsos pediosos e tibiais posteriores • Pesquisar reflexos patelar e aquileu, percepção de propriocepção, vibração e monofilamento

Avaliação laboratorial

Recomenda-se a avaliação laboratorial do controle glicêmico e de triagem para complicações relacionadas ao DM para todos os portadores de DM 2 na consulta inicial e para aqueles com DM1 após 5 anos do diagnóstico ou início de puberdade mesmo que não tenha completado esse período. A periodicidade e a indicação de exames específicos são descritos na Tabela 30.6.

Tabela 30.6. Exames laboratoriais para avaliação de controle glicêmico, complicações e doenças relacionadas ao DM.

Exame	Periodicidade
HbA1c	A cada 3 meses até atingir alvo; Se estável, a cada 6 meses
Perfil lipídico	A cada 3 meses até atingir alvo Anual, se estável
Relação albuminúria/creatinina em amostra de urina isolada	Anual
Creatinina sérica e taxa estimada de filtração glomerular	Anual
Testes de função hepática	Anual, para portadores de DM 2 obesos
TSH	Anual, para portadores de DM 1
Anticorpos indicativos de doença celíaca (antiendomísio OU antitransglutaminase)	Portadores de DM 1 na visita inicial, posteriormente na vigência de sinais ou sintomas
Pesquisa de autoanticorpos realacionados ao DM	Apenas suspeita de DM1, ao diagnóstico ou na primeira consulta, se nunca realizado anteriormente

A periodocidade do exame oftalmológico está apontada no Capítulo 35 – Complicações crônicas do *diabetes mellitus*.

Cuidados especiais

Imunização

» Recomenda-se vacinas de rotina para crianças e adultos com diabetes, de acordo com recomendações do Ministério da Saúde.

» A vacinação anual contra a gripe é recomendada para todas as pessoas com diabetes e idade ≥ 6 meses e contra pneumonia a todos entre 2 e 64 anos.

Identificar comorbidades comuns em pessoas com DM

São mais comuns em pessoas com diabetes e merecem atenção especial:

» Doenças autoimunes em pessoas com DM1: recomenda-se rastreamento de tireoidite auto imune e doença celíaca ao diagnóstico.

» Câncer, principalmente de fígado, pâncreas, endométrio, colo/reto, mama, bexiga.

» Demência: em pessoas com deficiência cognitiva/demência, o controle glicêmico deve ser adaptado para evitar hipoglicemia.

» Doença hepática gordurosa não alcoólica.

» Fraturas: cuidado especial para prevenção e uso de antidiabéticos que aumentem o risco de fraturas.

» Deficiência auditiva.

» Apneia obstrutiva do sono.

» Doença periodontal.

» Transtornos psicossociais/emocionais: os sintomas relacionados a essas doenças podem ter impacto na capacidade de realizar o autocuidado. Investigar: ansiedade, depressão, distúrbios alimentares.

Educação e apoio ao autocuidado do diabetes

Todas as pessoas com diabetes devem participar, de maneira continuada, de processos educacionais para facilitar o conhecimento, a aquisição de habilidades para o autocuidado do diabetes que resulte em aceitação de comportamentos necessários para isso.

O processo educacional para o autocuidado deve ser centrado no paciente, respeitoso e responsivo às preferências, necessidades e valores individuais, o que deve orientar as decisões clínicas. Por isso, é importante que todos os profissionais de saúde usem linguagem:

1. Neutra, sem julgamento e baseado em fatos, ações ou fisiopatogenia.
2. Livre de estigma.
3. Baseada em pontos fortes, respeitosa, inclusiva e que transmita esperança.
4. Promova a colaboração entre pacientes e provedores.
5. Centrada na pessoa.
6. Evitar linguagem autoritária do tipo: pode/deve/precisa/é necessário.

Evolução

Objetivos glicêmicos

» Para crianças e adolescentes, recomenda-se que a HbA1c se mantenha menor que 7,5%. É importante evitar hipoglicemia, em especial em crianças com menos de 6 anos de idade.

» Para a maior parte dos adultos, é razoável manter a HbA1c < 7%. Metas mais rigorosas, como HbA1c < 6,5%, podem ser interessantes para pacientes selecionados, desde que obtidos sem risco de hipoglicemias significativas ou efeitos adversos dos medicamentos. Esses alvos são desejaveis para pessoas jovens, com extensa expectativa de vida e sem doença micro ou macrovasculares, com diabetes de curta duração.

» Objetivos de HbA1C menos rigorosos (< 8%) podem ser apropriados para pacientes com história de hipoglicemia grave, expectativa de vida limitada, complicações micro ou macrovasculares avançadas, comorbidades graves ou diabetes de longa evolução e em quem o objetivo é difícil de alcançar, apesar da educação de autogestão do diabetes, monitorização adequada da glicose e doses efetivas de múltiplos agentes de redução da glicose, incluindo a insulina.

Alguns critérios tornam menos rigoroso o alvo glêmico: presença de doença micro ou macrovascular, pequena expectativa de vida, pacientes pouco motivados e sem possibilidade pessoal ou social de exercer todos os requisitos para o cuidado com o diabetes, falta de recursos e, em especial, risco de hipoglicemia. Em nosso serviço, utilizamos um aplicativo para ajudar a definir esses alvos para adultos (não utilizável para crianças e gestantes): http://tinyurl.com/glucogoal.

Hipoglicemia

As hipoglicemias iatrogênicas acometem até 90% das pessoas tratadas com insulina, especialmente quando em insulinoterapia intensiva e muito tempo de diabetes.

Os sintomas de hipoglicemia são:

» Autonômicos: tremor ansiedade, nervosismo, sudorese, palpitações, fome, pelepegajosa, palidez dilatação de pupilas.
» Neuroglicopênicos: sensações de parestesias e formigamentos, irritabilidade, confusão mental, dificuldade de racionicinio, cefaleia, visão borrada, parestesisas, ataxia, convulsão, coma.

Hipoglicemias repetidas podem reduzir a intensidade e capacidade de percepção dos sintomas (disfunção autonômica relacionada a hipoglicemia). Por sua vez, hipoglicemias sem sinais de alarme aumentam o risco de hipoglicemias graves. Esse quadro pode ser revertido evitando-se hipoglicemia por 3 semanas a 3 meses.

Recomendamos que pessoas com hipoglicemia sem sinais de alarme quantifiquem a frequência e gravidade, utilizando o formulário (Figura 30.1) e a tabela específicas (Tabela 30.7), para que possam ser reavaliadas com critérios semelhantes após modificação da terapia.

Figura 30.1. Formulário para identificação de hipoglicemia.

Anote no formulário abaixo tudo o que sentiu
sempre que a sua glicemia foi menor que 55 mg/dL

Data: ___/___/_____   Hora: ___:___ h   Valor da glicemia _____

Sintomas associados?
( ) Não   ( ) Sim

Se sim, quais sintomas?
( ) Sudorese   ( ) Problemas visuais (descreva):_____
( ) Tremor   ( ) Alteração de comportamento (descreva):_____
( ) Palpitações ( )Confusão mental (descreva):_____
( ) Outros sintomas (descreva):_____

A reação foi reconhecida por: (Marque apenas uma opção):
( ) Por você mesmo   ( ) No teste de ponta de dedo de rotina
( ) Por outra pessoa

Tratamento necessário para corrigir a reação (Anote tudo o que foi necessário):
( ) Suco/alimento   ( ) Ajuda de outra pessoa
( ) Injeção de Glucagon   ( ) Hospital/Ambulância

Tabela 30.7. Como quantificar a gravidade da hipoglicemia (escore de hipoglicemia).

		Glicose 45-55 mg/dL		Glicose < 45mg/dL	
		Pontuação máxima	Número de episódios	Pontuação máxima	Número de episódios
Ocorrência		1		2	
Sintomas	Suor, tremor	0		0	
	Visual	1		2	
	Alteração Comporta-mento	1		2	
Se não havia sintomas autonômicos	Outro sintoma neurológico	1		2	
	Confusão	2		4	
	Nada	4		8	
	Convulsão	6		12	
	Reconhecer	6		12	
Ajuda de outra pessoa para	Tratar	10		20	
	Uso glucagon	15		30	
	Ida a Hospital	20		40	

Escore total de hipoglicemia _____/_____ (pontos/n° de semanas)

Tratamento da hipoglicemia

Após a identificação de hipoglicemia, recomenda-se idealmente a confirmação com a glicemia capilar. Se confirmada, a ingestão de 15 gramas de carboidratos simples (como 1 colher (sopa) rasa de açúcar ou 3 balas de caramelo ou 150 mL de suco de laranja ou 150 mL de refrigerante comum) deve ser suficiente para recuperação do quadro e retorno dos valores glicêmicos normais. Como os carboidratos simples são absorvidos pelo trato gastrointestinal em cerca de 10 a 15 minutos, orienta-se esperar esse intervalo antes de realizar nova medicação da glicemia ou consumo de porção adicional de carboidratos. O procedimento deve ser repetido após 15 minutos, se não houver correção da hipoglicemia e melhora dos sintomas.

Referências bibliográficas

1. American Diabetes Association Classification and Diagnosis of Diabetes: Standards of Medical Care in Diabetes – 2018 Diabetes Care. 2018 Jan; 41(Supplement 1): S13-S27. https://doi.org/10.2337/dc18-S002.

Capítulo 31

• • • • • • • • • • •

Diabetes mellitus tipo 1

Márcia Silva Queiroz
Maria Elizabeth Rossi Silva
Maria Lucia Cardillo Côrrea Gianella
Márcia Nery

» O DM tipo 1 compreende o Tipo 1A (decorrente da destruição seletiva autoimune das células beta das ilhotas de Langerhans pancreáticas – DM1A) e Tipo 1B (idiopático).

» O DM1A caracteriza-se pela insulite linfocitária autoimune, causada pela invasão das ilhotas pancreáticas por células mononucleares, e produção de autoanticorpos contra vários antígenos pancreáticos como: anticorpo anti-ilhotas (ICA), anti-insulina (IAA), anti-descarboxilase do ácido glutâmico (anti-GAD65), antitirosina fosfatase (anti-IA2) e antitransportador de zinco 8 (anti-ZnT8).

» Os autoanticorpos antecedem o diagnóstico em vários anos e estão presentes em 80-90% dos pacientes no início do quadro. Os títulos e frequência dos autoanticorpos tendem a reduzir com o passar do tempo, permanecendo positivos em 20-30% dos pacientes após 20-30 anos do diagnóstico. Auxiliam no diagnóstico do DM1A e na, na fase pré-clínica, na predição e progressão da doença.

» Acomete principalmente crianças e adolescentes, sendo responsável por 90% dos casos de diabetes da infância e 5-10% daqueles de início na idade adulta, configurando o diabetes latente autoimune do adulto (LADA). A agregação familiar é de 6%, cerca de 10-12 vezes superior à prevalência na população geral (inferior a 1%). Incide principalmente em indivíduos da raça branca, sendo raro em Asiáticos. No Brasil, a prevalência é de 8/100.000/ano.

Etiologia do DM1A

A concordância de DM1A em gêmeos monozigóticos em 50% evidencia a forte interação de fatores genéticos e ambientais

Fatores ambientais

» Não há fator causal definido. Os fatores ambientais aventados são infecções (vírus coxsackie B, da rubéola, citomegalovirus), toxinas (pesticidas, nitratos), metais pesados (mercúrio e cádmio) e alimentos (introdução precoce do leite e glúten, deficiência de vitamina D). Alterações da flora intestinal, baixa exposição a patógenos (teoria da higiene) e obesidade também parecem influir na resposta imunológica.

Susceptibilidade genética

» O DM1A é doença poligência. Formas monogênicas, como *immune dysregulation, polyendocrinopathy, enteropathy, X-linked* (IPEX) e a síndrome poliendócrina autoimune tipo 1 (APS-1) ou *autoimmune polyendocrinopahty-candidiasis-ectodermal dystrophy* (APECED) são raras.

» Mais de 60 loci relacionados principalmente com a resposta imunológica conferem susceptibilidade ao DM1A, denominados IDDM. Os mais importantes estão localizados no cromossomo 6, em que os alelos do sistema antígeno leucocitário humano (HLA) no complexo principal de histocompatibilidade (MHC) identificam, isoladamente, 40-75% dos indivíduos que desenvolvem DM1A. É denominado IDDM1 e representa o principal risco genético também para outras doenças autoimunes. Codificam as moléculas de classe I e II, implicadas no processamento e apresentação de proteínas intra e extracelulares, respectivamente, ao sistema imune. Na região HLA, os alelos de classe II -DR3 e DR4 (DRB1*0301, DRB1*0405 e DRB1*0401) e -DQ2 (-DQB1*0201) e -DQ8 (-DQB1*0302) são os mais implicados na susceptibilidade ao DM1A.

» Outras regiões do sistema imunológico estão associadas à predisposição ao DM1A, mas determinam risco menor como: região VNTR do gene da insulina – alelos classe I (IDDM2), polimorfismos nos genes PTPN22 (C1858T) e CTLA4 (+49 A/G= IDDM12).

» O DM1A é frequentemente associado a outras doenças autoimunes, principalmente a tiroidiana, a celíaca e a gastrite atrófica, relacionadas aos mesmos determinantes genéticos, e que cursam com autoanticorpos orgão-específicos.

Autoimunidade

» Em indivíduos geneticamente predispostos, a perda da tolerância aos antígenos próprios por evento desencadeante não completamente definido, determina a produção de citocinas inflamatórias e destruição das células beta produtoras de insulina por clones de linfócitos patogênicos, configurando a insulite.

» O período de autoimunidade ativa ou pré-diabético assintomático ou fase subclínica, que precede o diabetes, pode ter duração de vários anos, sendo evidenciado pela presença de autoanticorpos contra antígenos das células β e pela perda progressiva da capacidade secretora de insulina.

» Por ocasião do diagnóstico, restam menos de 10% de células beta e a reserva de insulina é muito baixa, resultando em quadro clínico grave e abrupto de hiperglicemia e a necessidade precoce de insulina.

Tratamento do *diabetes mellitus* tipo 1

O tratamento do portador de DM1 tem como pontos fundamentais: orientação nutricional, exercício físico, insulinoterapia, automonitorização glicêmica e educação em diabetes.

Orientação nutricional

A terapia dietética deve ser individualizada e conter todos os nutrientes como carboidratos, proteínas, lipídios, vitaminas e minerais e baseada nas preferências pessoais, culturais, percepção de saúde e bem-estar; além de promover escolhas saudáveis, mudanças de hábitos conforme a vontade e capacidade de adaptação do portador de diabetes. O consumo de açúcar simples pode ocorrer de modo eventual, em substituição a outra fonte de carboidrato, no contexto de um plano alimentar saudável, uma vez que está associado a aumento da necessidade insulínica e ganho de peso.

Atividade física

Os indivíduos com diabetes sem complicações com mais de 18 anos têm recomendações semelhantes para prática de atividade física que a população geral; no entanto, recomenda-se aferir a glicemia, e a ingestão de 15 gramas de carboidratos simples previamente ao início do exercício, se valor menor ou igual a 100 mg/dL, e a suplemetação com 15 gramas de cardoidratos a cada 30-60 minutos de atividade moderada a intensa. Não há indicação de adiar ou proibir o exercício pela hiperglicemia, desde que o paciente se sinta bem e faça uma hidratação adequada durante a prática desportiva.

Insulinoterapia

A insulinização em portadores de DM1 tem como objetivo mimetizar a secreção fisiológica de insulina e, portanto, deve ter os dois componentes:

1. A insulina basal.

2. Insulina prandial (bólus prandial).

As insulinas disponíveis para uso são as insulinas humanas, obtidas pela técnica de DNA recombinante (NPH e regular), e os análogos de insulina humana, sintetizados a partir da molécula de insulina humana por trocas ou adição de aminoácidos em sua estrutura (detemir, glargina, degludeca, asparte, lispro e glulisina), alterando as características farmacocinéticas como descritas na Tabela 31.1.

Ao iniciar a terapia com insulina, preconiza-se a dose de 0,4 a 0,8 unidades por quilo de peso por dia (0,4 a 0,8 UI/kg/dia); doses maiores são necessárias durante a puberdade, gestação e em situações de estresse, infecções ou doenças intercorrentes. Entre 40 a 60% da dose diária total de insulina corresponde à necessidade basal e a outra metade ao bólus prandial (10 a 20% da dose total diária antes de cada refeição) e os ajustes são realizados conforme as variações e necessidades individuais.

Tabela 31.1. Características farmacocinéticas das insulinas humanas e seus análogos

Tipo de insulina	Atividade da insulina (ação)		
	Início	Pico	Duração
Rápida			
Regular	~ 30 minutos	2-4 horas	5-7 horas
Ultrarrápida			
Lispro Asparte Glulisina	5-15 minutos	60-90 minutos	3-4 horas
Intermediária			
NPH*	~ 2 horas	6-10 horas	13-20 horas
Plana			
Glargina U100 Glargina U300	~ 2 horas –	Sem pico –	20-24 horas > 24 horas
Detemir	~ 2 horas	Pico menos pronunciado	6-24 horas
Degludeca		Sem pico	~ 42 horas

NPH: neutral protamine Hagedorn.

Na insulinização basal-bólus utiliza-se insulina rápida (regular: 30 minutos antes de cada refeição) ou ultrarrápida (15 minutos ou imediatamente antes de cada refeição) na forma de bólus-prandial, associada à insulina NPH ou a insulina plana (glargina, determir ou degludeca). Quando a insulina NPH é prescrita para cobrir a secreção basal diária de insulina, optamos por dividi-la geralmente em três aplicações, antes do café e almoço e ao deitar, enquanto as insulinas planas são administradas 1 ou 2 vezes ao dia (Tabela 31.1). Ajustes nas doses de insulina são feitos com incrementos de 10% e seus efeitos avaliados ao longo de cerca de 3 dias, para que novas modificações sejam implementadas.

A insulina do bólus prandial pode ser prescrita como doses fixas pré-refeições ou baseada na metodologia de contagem de carboidratos. A insulina pré-refeição corresponde a aproximadamente 50% da dose total diária de insulina e pode ser dividida em três doses fixas a serem aplicadas antes do café, almoço e jantar, a princípio em quantidades semelhantes; a dieta deverá conter preferencialmente as mesmas quantidades de carboidratos por refeição, com o intuito de evitar grandes variações glicêmicas por erro ou abuso alimentar e posteriores ajustes programados conforme a monitoração glicêmica. A prescrição de doses fixas de insulina prandial está indicada para pacientes que não querem ou têm dificuldades em realizar a contagem de carboidratos.

Na terapia com contagem de carboidratos, a dose de insulina para a refeição é calculada conforme a quantidade total de carboidratos presente na refeição dividida por um fator que reflete a sensibilidade do indivíduo à insulina, conhecido como relação insulina carboidrato, ou seja:

» Dose bólus prandial = total de carboidratos ÷ relação insulina carboidrato.

Admite-se, como regra geral, que a quantidade de carboidrato metabolizada por 1 unidade de insulina pode ser estimada dividindo-se *500 ou 450* pela dose total diária (DTD) de insulina. Além da dose de insulina calculada para cobrir a ingestão de carboidratos da refeição, deve-se aproveitar o momento pré-refeição para corrigir eventuais alterações glicêmicas, aumentando ou diminuindo a dose de insulina, diante de hiper ou hipoglicemia, respectivamente. A quantidade de insulina necessária para correção é calculada baseada no alvo ou objetivo glicêmico pré-prandial e na sensibilidade individual à insulina, conhecida como o fator de correção (FC) ou fator de sensibilidade à insulina. O fator de correção pode ser estimado dividindo-se 1.700 pela dose total diária de insulina:

» Fator de correção = 1.700 ÷ DTD

Assim, a dose de insulina de correção pode ser calculada pela seguinte fórmula:

» $Dose\ de\ correção = \dfrac{Glicemia\ atual - objetivo\ glicêmico}{Fator\ de\ correção}$

A Figura 31.1 mostra de maneira resumida a progressão da terapia insulínica em portadores de diabetes tipo 1 ou insulinopênicos.

Tratamento com bomba de insulina

A terapia com bomba de insulina ou sistema de infusão contínua de insulina imita o padrão fisiológico de secreção de insulina, pois permite a infusão de quantidades pequenas de insulina, bem como incrementos da taxa basal em horários específicos e pré-determinados para as 24 horas do dia; a dose de bólus de insulina é especificada pelo paciente no momento das refeições de acordo com três tipos diferentes de padrão de infusão (bólus padrão, dupla onda ou onda quadrada); além disso os modelos de bombas de insulina em uso corrente auxiliam no cálculo dos bólus pré-prandiais, estimando a dose de insulina conforme a relação insulina carboidrato, fator de sensibilidade e tempo de insulina ativa inseridos no programa por blocos de horários. Apesar da infusão constante de insulina basal, a monitorização de glicêmica é de extrema importância para ajustes da glicemia e perfeito funcionamento do sistema.

As indicações para uso de bomba de insulina são:

1. Controle glicêmico difícil, apesar de automonitorização e insulinoterapia em múltiplas doses, com grandes oscilações glicêmicas, fenômeno do alvorecer (hiperglicemia pela manhã não responsiva a ajustes nas doses de insulina ao deitar), hipoglicemias frequentes assintomáticas ou noturnas e propensão a cetose.

2. Mulheres portadoras de DM1 programando engravidar ou gestantes com controle glicêmico inadequado, ou

3. Desejo de flexibilidade, em pacientes com grandes variações na rotina, ou atletas de alta-*performance*.

4. Presença de complicações: micro e macrovasculares.

Figura 31.1. Exemplo de monitoração glicêmica com 8 medidas diária, uma vez por semana para pacientes em insulinoterapia em dose fixa, sem correção.

Data	Dia da semana	Antes do café	2h após	Antes do almoço	2h após	Antes do jantar	2h após	3h da madrugada	Observações
		●	●	●	●	●	●	●	
		●							

São consideradas contraindicações para o uso de bomba de insulina: déficit cognitivo, falta de motivação; incapacidade de automonitorização; distúrbios psiquiátricos como perfil suicida ou abuso de álcool e drogas ilícitas e retinopatia proliferativa grave.

Gerenciamento especializado de diabetes tipo 1

A monitoração da glicemia capilar permite ajustes das doses de insulina, com metas glicêmicas individualizadas segundo a capacidade de detectar e corrigir a hipoglicemia, evitando-se tanto a hiperinsulinização quanto hipoglicemias recorrentes. A complexidade da monitoração glicêmica tem relação com o esquema de insulinização; ou seja, indivíduos com prescrição de insulina intensiva, que associa insulina basal e insulina prandial, em dose fixa sem correção têm indicação de aferir a glicemia pré-prandial, 2 horas pós-refeição (antes do café, almoço e jantar) e às 3 horas da madrugada, uma vez por semana (Figura 31.1); já aqueles em insulinoterapia em dose fixa ou contagem de carboidratos e correção pré-prandial são orientados a realizar diariamente a glicemia pré-prandial, pois irão utilizar esse valor para calcular a dose de insulina para correção e, uma vez por semana deverão medir também a glicemia pós-prandial nas 3 refeições principais e as 3 horas da madrugada (Figura 31.2).

A necessidade de ajuste na quantidade de insulina basal noturna, seja do análogo de insulina plana ou da insulina NPH administrada ao deitar, será avaliada pelas medidas da glicemia ao deitar, no meio da madrugada e na manhã do dia seguinte; tendências à queda ou à elevação da glicemia ao longo da noite guiarão as modificações na dose da insulina NPH ou plana administrada ao deitar. Para ajuste da dose de insulina basal diurna observa-se o período entre as refeições, quais sejam entre o café e almoço e o intervalo entre almoço e jantar, sem a ingestão de lanches nesses períodos, pois dificultariam a interpretação dos resultados. Considera-se a dose de insulina basal diurna adequada quando as glicemias permanecem estáveis, ou seja, a glicemia pré-prandial é semelhante à glicemia pós-prandial da refeição anterior. Por outro lado, se no período avaliado houver aumento ou redução na glicemia, provavelmente a dose de insulina basal está insuficiente ou excessiva, respectivamente.

Figura 31.2. Exemplo de monitoração glicêmica para pacientes em insulinoterapia basal-bólus em dose fixa ou contagem de carboidratos e correção pré-prandial com medidas diárias pré-refeição e uma vez por semana associar glicemia capilar 2 horas após as refeições.

Data	Gramas CHO	Insulina Ultrar-rápida		Café		Gramas CHO	Insulina Ultrar-rápida		Almoço		Gramas CHO	Insulina Ultrar-rápida		Jantar		3h da manhã	Observações (atrasos de refeições etc.)
		Cont	Corr	Antes	Depois		Cont	Corr	Antes	Depois		Cont	Corr	Antes	Depois		
				●	●				●	●				●	●		
				●					●					●			
				●					●					●			
				●					●					●			
				●					●					●			
				●					●					●			
				●	●				●	●				●	●		
				●					●					●			
				●					●					●			
				●					●					●			
				●					●					●			
				●					●					●			
				●					●					●			
				●	●				●	●				●	●		

Incrementos de aproximadamente 40 mg/dL entre a glicemia capilar pré- e 2 horas após a refeição são considerados adequados. A identificação de hiperglicemia pós-prandial evidencia a necessidade de ajuste na dose de insulina fixa pré-refeição ou na RIC, com diminuição desse fator e consequente aumento da dose de insulina para a quantidade de carboidrato consumida. Diante do controle glicêmico domiciliar, a estratégia inicial é identificar e reduzir as doses de insulinas (basal ou prandial) responsáveis por hipoglicemias que se repetem em um mesmo horário do dia.

Para avaliar a efetividade da taxa de infusão programada na bomba de insulina, os pacientes são orientados a atrasar os horários de refeição específica e monitorar a glicemia em intervalos curtos (a cada hora ou de 2/2 horas). Por exemplo, excluir o café da manhã, aferir a glicemia capilar a cada 2 horas durante o período matutino, assim a infusão basal desse período pode ser considerada:

1. Adequada, ou seja, a glicemia se mantém estável.
2. Excessiva, se houver redução importante da glicemia.
3. Insuficiente, se for observado incremento importante durante a monitoração.

Na Figura 31.3, é mostrado um esquema simplificado para progressão da terapia insulínica em portadores de *diabetes mellitus* tipo 1 ou insulinopênicos.

Monitoração contínua da glicose

Um grande avanço na área da tecnologia resultou no desenvolvimento da monitoração contínua da glicose intersticial (MCG)e sua correlação com a glicemia capilar. A MCG fornece informações detalhadas do perfil de glicose identificando as flutuações de glicemias anteriormente não detectadas pela automonitorização convencional. O procedimento requer a introdução de sensor de glicose, e em tempo real mostra as variações no perfil da glicose; pode ser usado em conjunto com bombas de insulina ou também quando em uso de múltiplas doses de insulina

Essa tecnologia está abrindo caminho para o desenvolvimento do pâncreas artificial, que é o resultado da comunicação de dados de monitoração contínua da glicemia com bombas de insulina que utilizam as informações geradas pelo sensor para modificar as doses de insulina; esse método está ainda em fase experimental

Figura 31.3. Esquema simplificado para progressão da terapia insulínica em portadores de *diabetes mellitus* tipo 1 ou insulinopênicos.

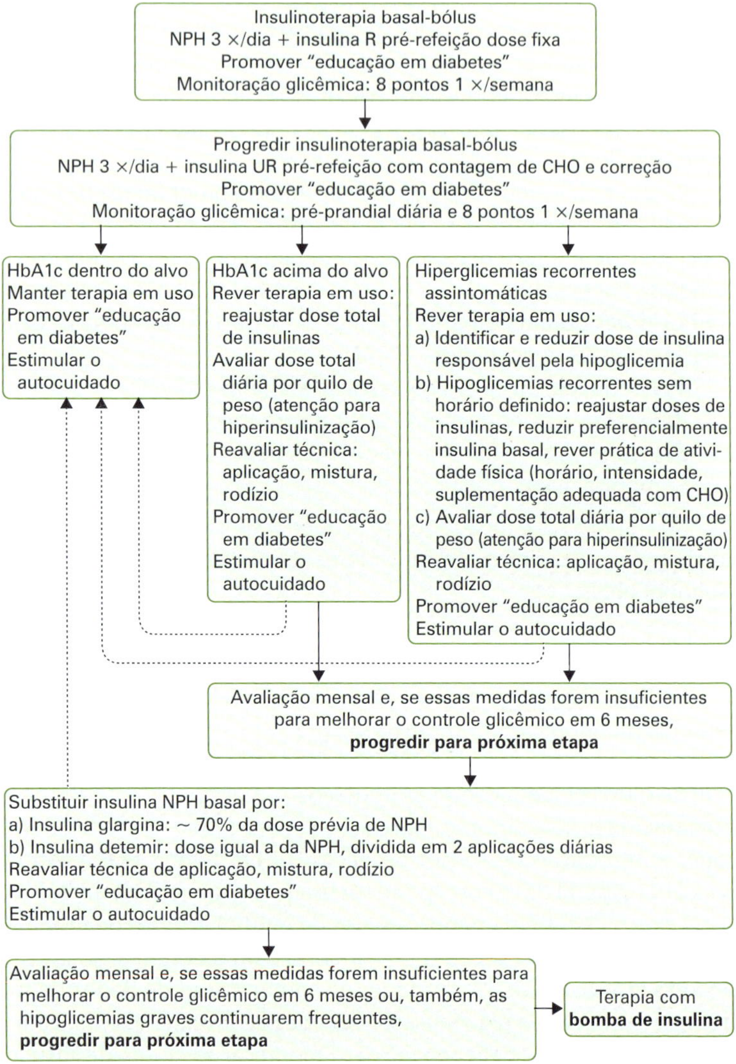

Insulinoterapia basal-bólus
NPH 3 ×/dia + insulina R pré-refeição dose fixa
Promover "educação em diabetes"
Monitoração glicêmica: 8 pontos 1 ×/semana

↓

Progredir insulinoterapia basal-bólus
NPH 3 ×/dia + insulina UR pré-refeição com contagem de CHO e correção
Promover "educação em diabetes"
Monitoração glicêmica: pré-prandial diária e 8 pontos 1 ×/semana

HbA1c dentro do alvo
Manter terapia em uso
Promover "educação em diabetes"
Estimular o autocuidado

HbA1c acima do alvo
Rever terapia em uso:
reajustar dose total de insulinas
Avaliar dose total diária por quilo de peso (atenção para hiperinsulinização)
Reavaliar técnica: aplicação, mistura, rodízio
Promover "educação em diabetes"
Estimular o autocuidado

Hiperglicemias recorrentes assintomáticas
Rever terapia em uso:
a) Identificar e reduzir dose de insulina responsável pela hipoglicemia
b) Hipoglicemias recorrentes sem horário definido: reajustar doses de insulinas, reduzir preferencialmente insulina basal, rever prática de atividade física (horário, intensidade, suplementação adequada com CHO)
c) Avaliar dose total diária por quilo de peso (atenção para hiperinsulinização)
Reavaliar técnica: aplicação, mistura, rodízio
Promover "educação em diabetes"
Estimular o autocuidado

Avaliação mensal e, se essas medidas forem insuficientes para melhorar o controle glicêmico em 6 meses, **progredir para próxima etapa**

Substituir insulina NPH basal por:
a) Insulina glargina: ~ 70% da dose prévia de NPH
b) Insulina detemir: dose igual a da NPH, dividida em 2 aplicações diárias
Reavaliar técnica de aplicação, mistura, rodízio
Promover "educação em diabetes"
Estimular o autocuidado

Avaliação mensal e, se essas medidas forem insuficientes para melhorar o controle glicêmico em 6 meses ou, também, as hipoglicemias graves continuarem frequentes, **progredir para próxima etapa**

→ Terapia com **bomba de insulina**

Transplante de pâncreas e de ilhotas

» O objetivo do transplante de pâncreas/ilhota é restaurar a secreção de insulina endógena na tentativa de frear a progressão de complicações do diabetes ou reverter quadros de hipoglicemias graves sem sintomas de alarme.

» Transplante de pâncreas pode ser feito junto com o de rim, sendo essa forma a com melhores resultados em pacientes em fase terminal de doença renal, ou após rim, e mesmo transplante isolado.

» Indica-se o transplante isolado quando os pacientes têm história de complicações metabólicas frequentes, agudas e graves (hipoglicemia, hiperglicemia marcada, cetoacidose); problemas clínicos e emocionais incapacitantes com terapia de insulina exógena e falha consistente na administração de insulina para prevenir complicações agudas.

» As principais complicações precoces do TP são técnicas, incluindo tromboses, sangramentos, fístulas, pancreatites e coleções abdominais. No seguimento tardio, a maior causa de perda do enxerto pancreático é imunológica, sendo mais frequente após transplantes de pâncreas solitários (após rim e isolado) e menos comum após os transplantes de pâncreas-rim.

» O transplante de ilhotas é uma tecnologia ainda experimental.

Referências bibliográficas

1. Eisenbarth GS, Lafferty K. Type 1 diabetes: Cellular, Molecular and Clinical Immunology. Disponível em: http://www.uchsc.edu/misc/diabetes/books.html.

2. Pociot F, Lernmark A. Genetic risk factors for type 1 diabetes. The Lancet 2016; 387:2331.

3. Standards of Medical Care in Diabetes Diabetes Care. 2018.41 (suppl 1).

4. Brady VJ. Insulin Therapy: The Old, the New and the Novel-An Overview Nurs Clin North Am. 2017 Dec; 52(4):539-52.

5. McCrea DL. A Primer on Insulin Pump Therapy for Health Care Providers. Nurs Clin North Am. 2017 Dec; 52(4):553-64.

6. Galderisi A, Schlissel E, Cengiz E. Keeping Up with the Diabetes Technology: 2016 Endocrine Society Guidelines of Insulin Pump Therapy and Continuous Glucose Monitor Management of Diabetes. Curr Diab Rep. 2017 Sep 23; 17(11):111. doi: 10.1007/s11892-017-0944-6. Review.

7. Robertson RP, Davis C, Larsen J, et al. Pancreas and islet transplantation in type 1 diabetes. Diabetes Care 2006; 29:935.

SÉRIE MANUAL DO MÉDICO-RESIDENTE

450

Capítulo 32

· · · · · · · · · · ·

Tratamento do *diabetes mellitus* tipo 2

Maria Elizabeth Rossi da Silva
Mario Kehdi Carra
Simão Augusto Lottenberg

O controle intensivo da glicemia e dos outros fatores de risco cardiovasculares (como a hipertensão arterial, a dislipidemia e a hipercoagulabilidade) reduz as complicações micro e macrovasculares do diabetes e a mortalidade, como demonstrado nos estudos clínicos como: *Diabetes Control and Complications Trial* (DCCT), *United Kingdon Prospective Diabetes Study* (UKPDS), *Steno-2 Study*, *VADT*, *ADVANCE* e o *ProActive*.

Os objetivos do controle do diabetes, segundo a Sociedade Brasileira de Diabetes (SBD) estão na Tabela 32.1. As metas devem ser individualizadas: controle glicêmico mais intensivo nas gravidezes, cirurgias, infecções e pacientes jovens e, menos intensivo, em idosos ou com graves comorbidades ou expectativa de vida limitada, para diminuir os efeitos deletérios da hipoglicemia. Buscar, sempre que possível, valores de HbA1c próximos aos normais, considerando que HbA1c de 7% já implica em glicemias médias elevadas, de 154 mg/dL.

Tabela 32.1. Objetivos no tratamento do diabetes tipo 2.

Parâmetros	Valores desejáveis
Glicemia (mg/dL)	Jejum: < 100 2 horas pós-prandial: ≤ 160
Hemoglobina glicada (%)	≤ 7% 7,5 a 8,5% em idosos
Colesterol total (mg/dL)	< 200
HDL (mg/dL)	> 45
LDL (mg/dL)	< 100
Triglicerídeos (mg/dL)	< 150
Índice de massa corpórea (IMC, kg/m^2)	20-25
Pressão arterial (mmHg)	Sistólica: entre 130 e 135 Diastólica: < 80

Para cumprir esses objetivos, o tratamento do DM tipo II inclui:

Mudanças no estilo de vida

Educação e cuidados gerais
» Instruir o paciente (e familiares) sobre o diabetes e suas consequências.
» Estabelecer metas para mudanças no estilo de vida e controle metabólico.
» Cuidar da higiene, tratar precocemente lesões de pele e evitar o fumo.
» Orientar sapatos especiais (na presença de calosidades ou deformidades) e cremes hidratantes.
» Atuar nos problemas psicossociais.

Orientação alimentar (Tabela 32.2)
» Fornecer um plano alimentar individualizado e flexível, com uma lista de equivalentes alimentares quanto à composição e valor calórico dos alimentos para garantir adesão à dieta.

Tabela 32.2. Orientações nutricionais no diabetes tipo 2.

Macronutrientes (% valor calórico/dia)	Composição
Carboidratos: 50% a 60%	Complexos e ricos em fibras: frutas inteiras, legumes, verduras, grãos e cereais integrais.
Proteínas: 12% a 20% (Nas nefropatias: 0,8 g/kg/dia)	2 porções de carne, 2 a 3 porções de leite desnatado ou queijo magro ou proteína vegetal (leguminosas) por dia. Peixes: 2 a 3 vezes por semana.
Gorduras: 20% a 30%	Saturadas < 10%. Colesterol < 200 mg/dia; Poliinsaturadas – 10% (óleo de soja, milho, girassol, óleo de peixe); Monoinsaturadas – 10% (óleo de oliva, canola, frutas secas, abacate); Evitar carnes gordas, laticínios integrais, frituras, refogados, salgadinhos.
Adoçantes	Ciclamato, sacarina, aspartame, acesulfame K, esteviosídeo e sucralose.
Sódio: 2 g a 3 g/dia	Nos hipertensos ou cardiopatas: 2 g/dia ou menos.
Álcool	Até uma (mulheres) ou duas (homens) doses/dia; 1 dose = 360 mL cerveja, 150 mL vinho ou 45 mL destilados. Ingeridos sempre às refeições para prevenir hipoglicemia. Contraindicado na gravidez, pancreatite, dislipidemia, hipertensão, neuropatia e obesidade.
Fibras ≥ 20 g/dia	
Vitaminas e Minerais	Suplementação só nas deficiências.

» A dieta, com três refeições principais e, se necessário, três interme-
diárias, é geralmente hipocalórica (20 kcal/kg de peso ideal/dia),
considerando que cerca de 80% da população diabética é obesa.
Restrição calórica diminui rapidamente a glicemia de jejum e a resistência à insulina, antes mesmo da redução do peso. Nas obesi-
dades refratárias (IMC > 27 kg/m^2) podem ser utilizados os agentes
supressores do apetite, indutores da saciedade ou redutores da
absorção de gorduras.

Exercícios físicos

» A atividade física regular atenua os fatores de risco cardiovascular: melhora a sensibilidade à insulina, os níveis glicêmicos, o perfil lipídico e a hipertensão arterial; auxilia na perda de peso e no
condicionamento cardiovascular; induz bem-estar e melhora a
qualidade de vida.

» No entanto, é preciso estar atento para os efeitos do exercício em
portadores de *diabetes mellitus*. Durante o exercício, ocorre a queda fisiológica da insulinemia e aumento da produção hepática de
glicose para atender à demanda energética. Porém, nos usuários
de sulfonilureias ou da própria insulina, pode ocorrer elevação da
insulinemia, impedindo o aumento da produção hepática de glicose, com risco de hipoglicemia. Visando sua prevenção, orienta-se,
nos exercícios mais intensos ou prolongados, a suplementação de
carboidratos antes e durante o exercício ou redução nas doses de
insulina além da monitorização da glicemia capilar.

Prescrição da atividade física para portadores de diabetes

» Anamnese e exame físico cuidadoso para identificar complicações
macro e microvasculares.

» Indicar teste ergométrico nos pacientes com idade > 40 anos ou
naqueles acima de 30 anos e um ou mais fatores de risco CV, com
mais de 10 anos de duração da doença ou com complicações mi-
cro/macrovasculares para afastar isquemia silenciosa, resposta
hipertensiva durante o exercício, hipotensão ortostática pós-exer-
cício. É útil para estimar a intensidade de exercício a ser prescrita.

» Recomendar a prática de pelo menos 30 minutos, cinco vezes por semana de exercício aeróbio de moderada intensidade ou 30 minutos, três vezes semana de exercício aeróbio de alta intensidade e não mais que dois dias consecutivos sem atividade física. Intercalar com exercícios resistidos.

» Orientar sapatos e equipamentos adequados, evitar esforços em temperaturas extremas, examinar os pés antes e após a atividade, hidratar-se adequadamente e evitar atividade em períodos de descontrole glicêmico e cetose. Exercícios vigorosos ou de impacto são contraindicados em portadores de retinopatia proliferativa e neuropatia periférica ou autonômica graves pelo risco de descolamento de retina e hemorragia vítrea, hipotensão ortostática, arritmias e lesões ortopédicas.

Tratamento medicamentoso da hiperglicemia

Vários agentes farmacológicos são geralmente necessários nos diferentes estágios da doença (Tabelas 32.3 e 32.4). Compreendem:

» Sensibilizadores da ação da insulina (as biguanidas e as tiazolidinedionas).

» Secretagogos de insulina (sulfonilureias e meglitinidas).

» Incretinomiméticos (análogos de GLP-1 e inibidores da enzima DPPV, que aumentam a secreção de insulina e diminuem o esvaziamento gástrico e a secreção de glucagon).

» Inibidores dos SGLT2 (cotransportadores renais de sódio e glicose, com efeito glicosúrico).

» Inibidores das enzimas alfa-glicosidases (que retardam a absorção de carboidratos).

A indicação dessas medicações deve basear-se na eficácia, custo, duração dos efeitos, benefícios cardiovasculares e baixa frequência de eventos colaterais. Nos obesos, os inibidores de lípases intestinais, reduzindo a absorção de gordura, auxiliam no controle do peso e do perfil lipídico.

Segundo os consensos da SBD e American Diabetes Association (ADA), o tratamento do DM2 deve iniciar com mudanças no estilo de vida e uso da metformina, sensibilizador da ação da insulina. Se, decorridos 2-3 meses, a terapia não for adequada, ou na presença de sinais e sintomas de hiperglicemia sem cetose, associar outros medicamentos, de preferência com diferentes mecanismos de ação.

Tabela 32.3. Medicações utilizadas no tratamento do diabetes

Drogas	Mecanismo de Ação	↓ glicemia de jejum
Biguanidas	↓ produção hepática de glicose ↓ resistência à insulina	60-70
Tiazolidinedonas	↓ resistência à insulina no fígado, músculos e tecido adiposo. ↑ utilização de glicose	35-65
Inibidores da enzima DPP-4	↓ degradação de GIP e GLP1 ↑ secreção de insulina ↓ secreção de glucagon	20
Agonistas do receptor de GLP-1	↑ secreção de insulina ↓ secreção de glucagon ↑ Saciedade Retarda esvaziamento gástrico	30
Inibidores de SGLT2	↓ reabsorção renal de glicose ↑ excreção urinária de glicose	30
Sulfonilureias	↑ secreção de insulina	60-70
Meglitinidas	↑ secreção de insulina no pós-prandial	20-30
Inibidores de alfa-glicosidades	retardam absorção de carboidratos ↓ glicemia pós-prandial	20-30
Insulinas	↑ captação de glicose pelos tecidos ↓ produção hepática de glicose	↓↓↓

tipo 2: mecanismos de ação, efeitos e posologia.

↓ HbA1c	Risco de hipoglicemia	Peso (kg)	Compostos
1,5-2%	Neutro	↓ 0,6	Metformina: 500-2.550 mg/dia Metformina XR: 750-2.250 mg (÷ em 1-2 ×/dia)
0,5-1,4%	Neutro	↑ 3-4	Pioglitazona:15-45 mg/dia (1 ×/dia)
0,6-0,8%	Neutro	Neutro	Sitagliptina: 25-100 mg/dia Saxagliptina: 2,5-5 mg/dia Vildagliptina:50-100 mg/d (dividido em 2 ×/dia) Linagliptina: 5 mg/dia Alogliptina: 6,25-25 mg/dia
0,8-1,7	neutro	↓ 2,7-3,8	Exenatida: 10 µg (2 ×/dia) Exenatida LAR: 2 mg/semana Liraglutida: 0,6-1,8 mg 1 ×/dia Lixisenatida: 20 µg/dia Dulaglutida: 1,5 mg/semana Semaglutida:0,5-1 mg por semana
0,5-1,0	Neutro	↓ 2,2-3,4	Dapagliflozina: 10 mg/dia Empagliflozina: 10-25 mg/dia Canagliflozina:100-300 mg/dia
1-5%	↑	↑ 1-4	Gliclazida: 40-320 mg Gliclazida MR: 30-120 mg Glibenclamida: 2,5-20 mg/dia Glimepirida: 1-8 mg/dia Glipizida: 2,5-10 mg 3 ×/dia Clorpropamida :125-500 mg
0,5-1,5	baixo	Discreto ↑	Nateglinida 120 mg às refeições Repaglinida: 1-4 mg às refeições
0,5-	neutro	neutro	Acarbose: 50-100 mg às refeições
↓↓↓	↑↑	↑↑	De ação prolongada: • humana: NPH • análogos: glargina, levemir, glargina 300, degludeca De ação rápida: humana regular De ação ultrarrápida: lispro, asparte, glulisina

Tabela 32.4. Medicamentos utilizados no tratamento do diabetes

Medicações	Benefícios
Biguanidas	Baixo custo. Prevenção do DM2 ↓ eventos CVs. Melhora perfil lipídico Útil em ovários policísticos
Tiazolidinedonas	Prevenção do DM2 Melhora perfil lipídico, ↓ eventos CVs, ↓ gordura hepática
Inibidores da enzima DPP-4	↓ variabilidade glicêmica Efeito protetor renal
Agonistas do receptor de GLP-1	↓ eventos CVs e mortalidade ↓ pressão arterial sistólica
Inibidores de SGLT2	↓ pressão arterial. Proteção renal ↓ eventos CVs Efeito independente da insulina
Sulfonilureias	Efeito rápido. Baixo custo ↓ glicemia de jejum e pós-prandial ↓ complicações microvasculares
Meglitinidas	Efeito rápido ↓ glicemia pós-prandial
Inibidores de alfa-glicosidades	Reduzem glicemia pós-prandial Melhoram perfil lipídico ↓ eventos CVs, Prevenção DM2
Insulinas	Efeito rápido e intenso ↓ complicações e catabolismo

CV: cardiovasculares.

tipo2: benefícios e efeitos colaterais.

Efeitos colaterais e precauções

Efeitos gastrointestinais (diarreia, náuseas). Pode causar deficiência de vitamina B12 e acidose lática (raro).

Contraindicada nas insuficiências renal, hepática, cardíaca ou pulmonar graves, pacientes hospitalizados e durante exames radiográficos contrastados.

Retenção hídrica, edema periférico e macular, insuficiência cardíaca, fratura óssea.
Não usar em insuficiência cardíaca e hepática. Associação com câncer de bexiga requer comprovação.

Potencial risco de hospitalização por insuficiência cardíaca (saxagliptina) e pancreatite. Angioedema e urticária.
Reduzir dose na presença de insuficiência renal ou hepática, exceto linagliptina.

Efeitos gastrointestinais (náuseas, vômitos, diarreia). Aumento da frequência cardíaca.
Risco de Pancreatite e carcinoma medular de tireoide requerem confirmação.
Exenatide e Lixisenatida: contraindicados se filtração gomerular < 30mL/min.

Infecção genital e urinária. Poliúria, depleção de volume, desidratação, hipotensão.
Aumento LDL-c. Risco de cetoacidose.
Para TFG < 45 mL/min: não reduzem glicemias

Baixa durabilidade de efeitos. Risco CV (?). Reduzir dose em doença renal ou hepática.
Contraindicados em cirurgias, infecções graves e gravidez

Reduzir dose em insuficiência hepática ou renal.

Flatulência, meteorismo e diarreia. Altera provas de função hepática.
Evitar em doença renal ou hepática e gravidez.

Alergia. Edema. Lipo no local de aplicação.

Biguanidas

» A metformina, única biguanida disponível, é a primeira opção terapêutica e deve ser introduzida ao diagnóstico do diabetes. Mecanismos de ação:

» Diminui a resistência hepática à ação da insulina, a produção hepática de glicose, a lipólise e a oxidação lipídica; aumenta a translocação de GLUT4 para a membrana celular e a captação de glicose pelos músculos; aumenta os níveis de GLP-1 e a utilização intestinal de glicose. Modula da microbiota intestinal.

» A metformina não eleva os níveis plasmáticos de insulina e raramente ocasiona hipoglicemia; diminui fatores de risco CV: peso corpóreo, pressão arterial, hipercoagulabilidade, níveis de LDL-c e triglicérides e aumenta HDL-c.

» É útil na prevenção do DM2 e no tratamento da síndrome de ovários policísticos, melhorando a função ovariana e restabelecendo a ovulação.

Modo de prescrever: é administrada às refeições, iniciando-se com 500 ou 850 mg/dia e aumentado semanalmente, em duas ou três refeições até 2.500 mg/dia. As apresentações de liberação lenta (XR-500 e 750 mg) são administradas com o jantar ou em duas tomadas diárias.

A metformina não é metabolizada, sendo excretada na urina. Deve ser suspensa antes de procedimentos cirúrgicos ou uso de contrastes iodados e reiniciada 2 dias após, se a creatinina sérica estiver normal. É útil o preparo prévio com hidratação,

Efeitos colaterais da metformina

» Desconforto abdominal, diarreia, náusea, anorexia e gosto metálico geralmente transitórios, são atenuados com o aumento gradual da dose e com a administração junto às refeições. São menos frequentes com a formulação de liberação prolongada (XR).

» ↓ a absorção de vitamina B12.

» Acidose lática (efeito colateral mais grave). É raro (9 em 100.000 pessoas/ano), mas pode ser fatal em 50% dos casos. A metformina diminui a extração hepática de lactato e deve ser evitada nos portadores de doença renal (creatinina ≥ 1,5 mg/dL e 1,4 mg/dL em homens e mulheres respectivamente, alcoolismo, doença cardíaca, hepática ou pulmonar graves, septicemia ou situações que favoreçam a hipoperfusão tecidual ou hipóxia. Quando o *clearance* estiver entre 30-45 mL/min, ajustar a dose. Suspender se < 30 mL/min.

Secretagogos de insulina: sulfonilureias e meglitinidas

Sulfonilureias

Mecanismos de ação: as sulfonilureias se ligam às subunidades SUR dos canais de K, localizados na membrana das células β. O fechamento do canal induz o aumento do cálcio intracelular, favorecendo a migração do grânulo de insulina para a superfície celular e a secreção da insulina por exocitose.

Modo de prescrever: são administradas 1-2 × ao dia. A duração de ação é de 18-24h, exceto para a clorpropamida, que pode chegar a 60h. A metabolização das sulfonilureias é hepática (exceto clorpropamida) e a excreção, renal, sendo contraindicadas nos portadores de nefropatia e hepatopatia moderada a grave e idosos.

Efeitos colaterais

» Ganho de peso (2-4 kg) e hipoglicemia. As hipoglicemias graves, mais frequentes com as sulfonilureias de longa ação (clorpropamida e glibenclamida), são tratadas com infusão de glicose 50% (50 mL), internação hospitalar e infusão contínua glicose (5% ou 10%), por 24-72 hs.

» Eventuais efeitos das sulfonilureias favorecendo a exaustão das células beta ou aumento da resistência vascular e diminuição do pré-condicionamento isquêmico não foram observados com meglitinidas e sulfonilureias de últtima geração, pelas suas baixas afinidades pelos receptores SUR vascular e do miocárdio.

» Retenção hídrica com clorpropamida.

» A ação hipoglicemiante das sulfonilureias é exacerbada por salicilatos, sulfonamidas, fenilbutazona, dicumarol, antagonistas H2 da histamina, antidepressivos tricíclicos e álcool.

Meglitinidas: secretagogos de insulina de ação rápida

Mecanismo de ação: as meglitinidas (glinidas) ligam-se ao receptor SUR1 da membrana celular da célula beta, à semelhança das sulfonilureias, mas por menor tempo, induzindo pico de secreção de insulina mais precoce e intenso e de menor duração (< 3 horas). Atenuam principalmente os picos hiperglicêmicos pós-prandiais e têm pouco efeito na glicemia de jejum. São seguras em idosos ou portadores de hepatopatia ou nefropatia leve a moderada por terem efeitos de curta duração, atenuando o risco de hipoglicemia entre as refeições ou o ganho de peso.

Modo de prescrever: são administradas 1-30 minutos antes das 3 principais refeições. Se o paciente não se alimentar, não toma o medicamento. A metabolização é hepática e a excreção é renal (nateglinida) ou pela bile (repaglinida). A nateglinida não interage com nenhum medicamento, mas o metabolismo da repaglinida pode ser alterado por drogas que induzem o citocromo P450, tais como cetoconazol, genfibrosil e eritromicina.

Inibidores das α-glicosidases

Inibem as enzimas α-glicosidases intestinais, retardando a digestão de carboidratos complexos, e estimulam a secreção do peptídeo similar ao glucagon (GLP-1), reduzindo a glicemia e a insulinemia pós-prandiais.

Modo de prescrever: a acarbose, única droga disponível, é administrada antes das três refeições principais. Iniciar com 25 mg (1-2 × ao dia) e aumentar lentamente até 50-100 mg por refeição.

Efeitos colaterais

» Sintomas gastrintestinais, como distensão, flatulência, diarreia e borborigma em até 50% dos pacientes; ↑ enzimas hepáticas.
» Potencializam o efeito hipoglicemiante de sulfonilureias e da insulina. Em monoterapia não induzem hipoglicemia nem ganho de peso. A hipoglicemia deve ser tratada com glicose, frutose ou lactose porque a absorção de sacarose e carboidratos complexos está prejudicada.
» São contraindicadas nas síndromes de má-absorção, doença intestinal inflamatória, obstrução intestinal, doença hepática e renal (creatinina acima de 2 mg/dL), gravidez e lactação.

Tiazolidinedionas (glitazonas ou TZDs)

Mecanismos de ação

» ↓ a resistência à ação da insulina. Ativam os receptores nucleares PPAR-gama (receptor gama ativador do proliferador do peroxisome), expressos principalmente no tecido adiposo, atuando na expressão de genes que regulam o metabolismo da glicose e lipídeos.

» ↓ a insulinemia, a glicemia de jejum e pós-prandial, os ácidos graxos livres e a neoglicogênese. Promovem adipogênese e ↑ o tecido adiposo subcutâneo, mais sensível à insulina que o visceral.

» ↓ a pressão arterial, a microalbuminúria, a hipercoagulabilidade, o perfil lipídico e fatores inflamatórios e estimulam a fibrinólise, atenuando a progressão da aterosclerose. São úteis no tratamento da síndrome dos ovários policísticos, na esteatose hepática e nas lipodistrofias. O efeito pleno das glitazonas ocorre após 4-6 meses de uso.

Modo de prescrever: A dose diária recomendada de pioglitazona, única glitazona disponível, é de 15 a 45 mg/dia, 1 × ao dia, em monoterapia, ou até 30 mg/dia, quando associada. A redução da glicemia ocorre lentamente, num período de seis a oito semanas. A pioglitazona pode interagir com contraceptivos orais e cetoconazol. A excreção dos metabolitos é hepática.

Efeitos colaterais

» Alterações de transaminases, mialgia, ganho de peso (3-5 kg).
» Fraturas ósseas de extremidades dos membros e de quadril.
» Retenção de líquidos, edema e anemia por diluição (redução de 0,8 a 1,1 mg/dL na hemoglobina). As glitazonas interagem sinergicamente com a insulina, causando vasodilatação, reabsorção de sódio e edema, sendo contraindicadas em portadores de insuficiência cardíaca classe III ou IV.
» Relatos de edema de mácula e de aumento do risco de câncer de bexiga requerem confirmação. Exames periódicos de urina podem ser necessários.
» São também contraindicadas na doença hepática em atividade e na gravidez.

Drogas com efeito incretínico

Os hormônios incretínicos, secretados por células intestinais em resposta aos alimentos, compreendem principalmente o GLP-1 (peptídeo 1 glucagon símile), e o GIP (polipeptídio insulinotrópico dependente de glicose). Estão envolvidos na replicação, diferenciação e função das células β e têm sua função prejudicada em portadores de DM2.

As incretinas intestinais são rapidamente degradadas pela enzima dipeptidil peptidase 4 (DPP-4). As medicações com efeitos incretínicos (semelhantes aos do GLP-1) compreendem:

» Inibidores da enzima DPP-4, que aumentam os níveis de GLP-1 circulantes.
» Agonistas do receptor de GLP-1, resistentes à ação da enzima DPP-4.

Mecanismos de ação: estimulam a secreção de insulina e inibem a de glucagon de modo glicose-dependente e, por isso, não provocam hipoglicemia. Retardam o esvaziamento gástrico (análogos) e aumentam a saciedade.

Inibidores da enzima dipeptidil-peptidase 4 (dpp-4)

Modo de prescrever: estão disponíveis cinco inibidores da DPP-4 (gliptinas), administrados por via oral, em tomada única ou fracionada: vildagliptina, fosfato de sitagliptina, cloridrato de saxagliptina, linagliptina, alogliptina. São seguros em idosos ou portadores de insuficiência renal e associadas a segurança cardiovascular a longo prazo (estudos SAVOR-TIMI 53 TECOS e EXAMINE) e efeito protetor renal, evidenciado pela diminuição da fibrose e da microalbuminuria. Pouco agem no peso e pressão arterial.

A dose dos inibidores da DPP-4 deve ser reduzida para metade ou um quarto na presença de insuficiência renal moderada ou grave (depuração de creatinina entre 30-50 mL/min e < 30 mL/min, respectivamente) ou com o uso de inibidores da CYP3A 4/5 como o cetoconazol (apenas para saxagliptina). Na insuficiência hepática, reduzir as doses para a metade, exceto para a vildagliptina (é contraindicada). Linagliptina não requer ajustes de dose.

Efeitos colaterais (raros)

» Discreto ↑ da frequência de infecções do trato urinário e de vias aéreas.
» Alterações tóxicas na pele (vildagliptina e saxagliptina) e cefaleia.
» Linfopenia reversível com a suspensão da saxagliptina.
» ↑ transaminases com vildagliptina (atenuado com o fracionamento da dose).

- » ↑ frequência de internações hospitalares por insuficiência cardíaca com saxagliptina e alogliptina.
- » ↑ das enzimas amilase e lipase pancreáticas, pancreatite, hiperplasia e metaplasia de células ductais, carcinoma do pâncreas e tumores neuroendócrinos não foram confirmados em estudos clínicos e nas avaliações das agências reguladoras *Food and Drug Administration* e *European Medicines Agency*.

Agonistas do receptor de GLP-1

Os miméticos de GLP-1 e os análogos sintéticos, resistentes à ação da enzima DPP4, ligam-se aos receptores de GLP-1. Podem ter ação curta (exenatida, lixizenatida, liraglutida) ou prolongada (exenatida LAR, semaglutida e dulaglutida).

Os de curta duração diminuem substancialmente o esvaziamento gástrico e têm ação mais pronunciada no período pós-prandial enquanto que os de ação prolongada, nas glicemias de jejum e pós-prandiais.

Há discreta ↓ pressão arterial (1,7 a 6,7 mmHg), dos níveis de LDL-c (0,2 mmol), da proteína C reativa, do peptídeo cerebral natriurético (marcadores de doença cardiovascular) e das enzimas hepáticas. A redução dos eventos cardiovasculares e da mortalidade com os análogos liraglutida e semaglutida e o efeito protetor nos cardiomiócitos durante processos de isquemia e reperfusão sugere benefício em pacientes com elevado risco cardiovascular.

Modo de prescrever: iniciar o tratamento com doses baixas, por via subcutânea, e aumentar lentamente. São mais potentes que os inibidores da DPP4 na melhora do controle glicêmico e na saciedade- perda de peso de 2,7 a 3,8 kg.

Efeitos colaterais

- » Náuseas (3-50%), vômitos (10%) e diarreia (12%), mais frequentes com os análogos de curta ação. Atenuam com o tempo e com a introdução lenta da medicação.
- » Reações locais ou anticorpos que interferem com a eficácia (raro).
- » ↑ da frequência cardíaca (3-4 batimentos/minuto) com os análogos de longa duração.
- » Hipoglicemias são raras, exceto quando associados com sulfonilureias ou insulina.

Risco de pancreatite, carcinoma de pâncreas, adenomas e carcinomas de células C da tireoide, produtoras de calcitonina e carcinoma de endométrio, observados em animais, não foram confirmados no homem. No entanto, os análogos devem ser evitados em pacientes portadores ou com história familiar de carcinoma medular de tiroide ou neoplasia endócrina múltipla do tipo 1 e em portadores de doença gastrintestinal grave. O exenatide e lixisenatide (de eliminação renal) devem ser evitados em pacientes com insuficiência renal grave. A liraglutida, a dulaglutida e a semaglutida e não são contraindicadas na insuficiência renal ou hepática, embora as doses menores sejam mais adequadas pelos efeitos colaterais.

Inibidores dos cotransportadores renais de sódio--glicose tipo 2 (SGLT2)

Mecanismos de ação

» Os SGLTs são proteínas de membrana que transportam a glicose através da membrana do epitélio intestinal (SGLT1) e dos túbulos renais contorcidos proximais (SGLT1 e SGLT2). O SGLT2 responde por 90% da glicose reabsorvida pelos rins, enquanto o SGLT1, pelos 10% restantes, além da ação intestinal. Em decorrência da hiperglicemia, pacientes com DM2 têm aumento da reabsorção renal de glicose, agravando o diabetes.

» Os inibidores do SGLT2 inibem o cotransporte de sódio/glicose e a recaptação de glicose nos túbulos renais, aumentando a glicosúria e melhorando o controle glicêmico. Esse efeito independe da secreção e sensibilidade à insulina.

» Tem efeitos benéficos em fatores de risco cardiovascular. Auxiliam na perda de peso corpóreo em 2,2-3,4 kg, pela perda de 200-300 calorias por dia da glicosúria. ↓ a pressão arterial sistólica e os níveis de ácido úrico e melhoram a esteatose hepática. Elevam os níveis de HDL e LDL-colesterol e de adiponectina. A empagliflozina reduziu a mortalidade por doença cardiovascular (DCV) ou de outras causas e internações por insuficiência cardíaca (estudo EMPA-REG).

» A maior quantidade de sódio que chega à mácula densa reverte a vasodilação da arteríola aferente, a pressão transglomerular e a progressão da doença renal do diabético.

Modo de prescrever: são administrados 1 × ao dia. Compreendem a dapagliflozina e empagliflozina (inibidores de SGLT2) e canagliflozina (inbidor de SGLT2 e SGLT1). Não devem ser utilizados em portadores de insuficiência renal moderada a grave porque não são eficazes. Doses menores são indicadas na insuficiência hepática grave.

Efeitos adversos e contraindicações

» Infecções do trato genital, por fungos, principalmente nas mulheres (2,8%-7,2%).

» Diarreia e aumento da frequência de micções.

» Hipovolemia, desbalanço eletrolítico, hipotensão e elevação da creatinina, pelo efeito diurético, principalmente em idosos ou em uso de diuréticos.

» Queixas vagas de mal-estar, fraqueza e náuseas foram observadas em evento raro, mas importante: a cetoacidose com glicemia normal ou discretamente elevada, decorrente da redução da dose de insulina pela melhora glicêmica ou aumento da demanda de insulina por estresse, infecção, cirurgias ou uso de álcool. Os tratamentos consistem na internação hospitalar, hidratação, alimentação e terapia com insulina.

» Maior frequência de câncer da bexiga e mama e redução na massa óssea requerem confirmação.

Estratégias no tratamento do DM2

Esquemas terapêuticos

» Inicia-se com mudanças no estilo de vida (plano alimentar e atividade física regular) e uso da metformina, sensibilizador da ação da insulina pelo baixo custo, pela efetividade e ausência de ganho de peso. Independentemente do controle glicêmico obtido com a metformina e as mudanças no estilo de vida, pacientes com DCV (ou de alto risco de DCV) e com doença renal devem ser tratados com análogos de GLP-1 e inibidores de SGLT2 respectivamente, para evitar a progressão destas complicações.

» Na intolerância ou contraindicações à metformina, pode-se iniciar o tratamento com qualquer uma das medicações disponíveis. Se glicemia de jejum for pouco alterada, glitazona, acarbose, glinidas, gliptinas ou inibidores de SGLT2. Nos obesos, os sensibilizadores da insulina, as gliptinas, os análogos ou miméticos do GLP-1 e os inibidores de SGLT2 são os mais indicados pois evitam ganho ponderal. Os inibidores das lipases intestinais (orlistate) podem ajudar no controle de peso.

» Se, após 2-3 meses, o controle não estiver adequado, associar outros medicamentos. A preferência é para a associação de drogas com mecanismos de ação diferentes, que atuem nos defeitos metabólicos do DM. Inicialmente procede-se à associação das drogas sensibilizadoras (metformina ou glitazona, que também podem ser associadas entre si) com incretinomiméticos, inibidores de SGLT2 ou secretagogos de insulina (nateglinida, repaglinida, sulfoniluréia), ou a própria insulina. Os inibidores das alfa-glicosidases intestinais auxiliam no controle da glicemia pós-prandial.

» Todos os medicamentos podem ser utilizados em monoterapia, mas apresentam efeitos sinérgicos, permitindo, muitas vezes, que as medicações associadas sejam utilizadas em doses submáximas, potencializando os seus efeitos, causando redução adicional da HbA1c em 0,8% a 1,3% e minimizando os efeitos colaterais.

» Pacientes com quadro clínico e laboratorial sugestivo de baixa reserva pancreática de insulina ou sintomas de hiperglicemia devem iniciar insulinoterapia.

Uso de insulina no tratamento do diabetes tipo 2

De uma maneira geral, após 10 a 15 anos de doença, cerca de 60% da população diabética vai necessitar insulina, devido ao esgotamento da reserva pancreática ou à glicotoxicidade, que inibe a secreção insulínica.

Nas seguintes situações deve-se usar insulina como primeira opção:

» Pacientes com hiperglicemia (glicemia de jeum > 250 mg/dL ou ao acaso > 300 mg/dL ou HbA1c > 10%) ou sintomas de hiperglicemia, presença de cetonúria e/ou cetonemia ou estado catabólico, mesmo que seja ao diagnóstico.

» Complicações agudas como estado hiperglicêmico hiperosmolar e situações de estresse: infarto agudo do miocárdio, infecções, cirurgias etc..

» Gravidez.

Insulinas disponíveis de ação prolongada ou rápida

» Insulina de ação intermediária: NPH.
» Análogos de longa duração: glargina, determir.
» Análogos de ação ultralonga: degludeca, glargina-300.
» Insulina de ação rápida: regular(R).
» Insulinas de ação ultrarrápida: lispro, asparte, glulisina.
» Pré-misturas: NPH + R (70/30), NPH + Lispro (75/25 ou 50/50), NPH + asparte (75/25).

Como insulinizar os pacientes com DM2?

» Iniciar com insulina de ação intermediária ou análogos de ação longa ao deitar, mantendo a medicação oral utilizada. A dose inicial sugerida pela SBD é de 10 unidades ou 0,2 unidades/kg/dia. Monitorizar glicemia em jejum e titular a dose, em 2-4 unidades, a cada 3-4 dias, até glicemia de jejum entre 90-110 mg/dL. A dose noturna de insulina pode ser aumentada ou diminuída de acordo com níveis glicêmicos elevados ou hipoglicemia, respectivamente. Os análogos de insulina de ação prolongada parecem reduzir os episódios de hipoglicemia noturna e promover melhor controle glicêmico pós-jantar, quando comparados à NPH noturna.
» Uma vez estabelecido o equilíbrio, monitorizar a hemoglobina glicada. Se estiver dentro da meta, manter o tratamento.
» Se não obtiver o controle adequado, sugere-se a instituição paulatina de insulina de ação rápida ou ultrarrápida antes das refeições, iniciando-se com a refeição principal (esquema basal plus) e avaliação da glicemia capilar após 2 horas. Com a progressão da doença serão necessárias múltiplas doses de insulina - esquema basal-bólus, utilizado também no tratamento do *diabetes mellitus* tipo 1. Consiste na aplicação de insulina basal (1 dose de análogo de ação longa ou ultralonga ou 3 a 4 doses de insulina NPH) complementada com insulina rápida ou ultrarrápida antes das refeições.
» As insulinas bifásicas, administradas às refeições, podem ser úteis, principalmente em idosos, para os quais se indica um tratamento mais simples.
» Não se descarta a manutenção de algumas drogas orais como a metformina, sensibilizadores da insulina, incretinomiméticos, concomitantemente ao tratamento com insulina. Associações com

sulfonilureias podem favorecer hipoglicemias. com as TZD, retenção hídrica, edema leve ou moderado e insuficiência cardíaca; e, com inibidores dos SGLT2, a cetoacidose sem hiperglicemia grave.

A Figura 32.1 mostra algoritmo com sugestões para a determinação da dose mais adequada de insulina para pacientes com DM2.

Os principais efeitos colaterais são ganho de peso e hipoglicemia. As principais causas de hipoglicemia são atraso na alimentação, aumento da atividade física, dose excessiva de insulina, ingestão de álcool e

Figura 32.1. Algoritmo sugerido para início de insulinização em DM2.

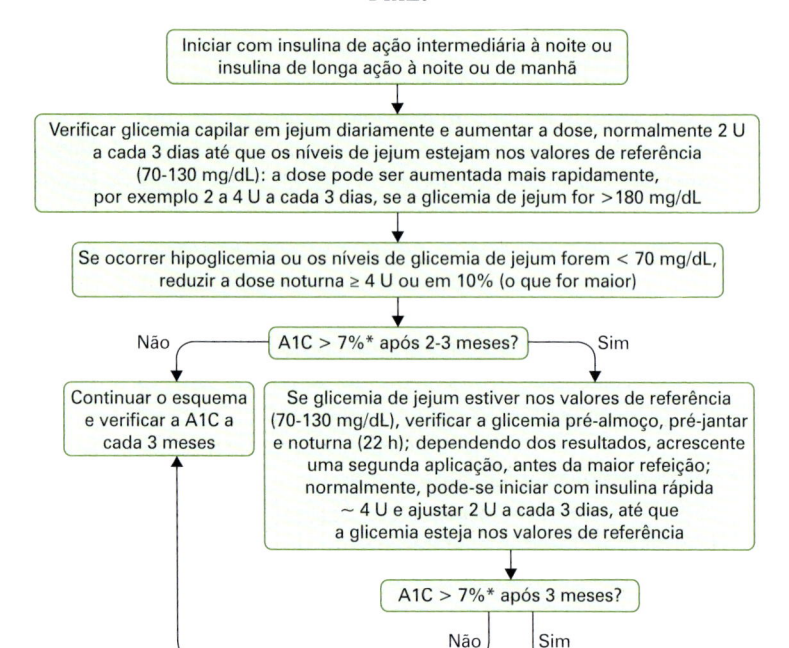

Iniciar com insulina de ação intermediária à noite ou insulina de longa ação à noite ou de manhã

Verificar glicemia capilar em jejum diariamente e aumentar a dose, normalmente 2 U a cada 3 dias até que os níveis de jejum estejam nos valores de referência (70-130 mg/dL): a dose pode ser aumentada mais rapidamente, por exemplo 2 a 4 U a cada 3 dias, se a glicemia de jejum for >180 mg/dL

Se ocorrer hipoglicemia ou os níveis de glicemia de jejum forem < 70 mg/dL, reduzir a dose noturna ≥ 4 U ou em 10% (o que for maior)

Não — A1C > 7%* após 2-3 meses? — Sim

Continuar o esquema e verificar a A1C a cada 3 meses

Se glicemia de jejum estiver nos valores de referência (70-130 mg/dL), verificar a glicemia pré-almoço, pré-jantar e noturna (22 h); dependendo dos resultados, acrescente uma segunda aplicação, antes da maior refeição; normalmente, pode-se iniciar com insulina rápida ~ 4 U e ajustar 2 U a cada 3 dias, até que a glicemia esteja nos valores de referência

A1C > 7%* após 3 meses?

Não | Sim

Verificar as glicemias pré-refeições- se estiverem fora dos valores de referência, corrigir a dose basal. Se A1C continuar fora dos valores verificar glicemias 2 horas após refeições e ajustar insulina de ação rápida pré-prandial. Se necessário, evoluir para esquema basal-bólus, isto é, a administração de insulina basal (NPH ou análogos) complementada por insulina de ação rápida ou ultrarrápida conforme glicemia e quantidade de carboidratos. Drogas orais podem ser mantidas conforme avaliação do médico e manutenção da reserva pancreática insuficiência renal. Deve-se evitar o uso de insulina NPH no jantar pelo risco de hipoglicemia na madrugada. Todo portador de diabetes e seus familiares próximos devem ser instruídos sobre os sinais e sintomas de hipoglicemia e seu tratamento com carboidratos (15 g via oral) ou glucagon – ½ a 1 ampola por via subcutânea.

Automonitoração

» Aferições seriadas da hemoglobina glicada e monitoração domiciliar da glicemia permitem refinar o controle da glicemia.
» As averiguações da glicemia capilar, pré e 1-2h após as refeições, ao deitar e às 3h da manhã, previnem hipoglicemias, favorecem o acerto da dose dos medicamentos e o sentimento de autocontrole sobre a doença.
» O paciente deve ser orientado a interpretar e a agir na vigência de glicemias inadequadas, efetuando ajustes na dose de medicações frente a exercícios, variações na alimentação e na sensibilidade à insulina. Um algoritmo é útil. Após adequação glicêmica, as determinações da HbA1c são feitas a cada 3-4 meses.

Gerenciamento do peso em pacientes com DM2 insulinizados

» O tratamento com insulina leva, na maioria das vezes, ao ganho de peso em função de seu poder anabolizante e da dificuldade no ajuste da dose à alimentação. Orientação quanto à interação da dieta e atividade física são importantes, assim como a correção adequada das hipoglicemias eventuais.
» Associação com agonistas de GLP1, metformina, inibidores de SGLT2 e orlistat (reduz absorção intestinal de gorduras) pode ser útil.

Álcool e diabetes

» O consumo de álcool repercute no metabolismo lipídico e da glicose; ↑ os depósitos de gordura no fígado e no tecido adiposo e a trigliceridemia.
» Ingestão excessiva de álcool está relacionada a ↑ de peso, da resistência à ação da insulina e da pressão arterial. Concorre para a piora das complicações crônicas, principalmente as neurológicas e vasculares.

- » A enzima álcool desidrogenase inibe a neoglicogênese, podendo induzir hipoglicemia, muitas vezes sem sintomas. Recomenda-se que a eventual ingestão de álcool seja feita antes ou durante refeição com carboidratos.
- » Segundo a ADA e SBD, a ingestão moderada de álcool (uma dose por dia nas mulheres e até duas doses por dia nos homens) não é prejudicial em pessoas com diabetes. O consumo de álcool é contraindicado em adolescentes, gestantes, lactentes, hipertrigliceridêmicos graves, dependentes de álcool, portadores de neuropatia avançada e com antecedente de pancreatite.

Tratamento cirúrgico – cirurgia metabólica

- » Cirurgia metabólica produz perda de peso sustentável e melhora a glicemia e comorbidades associadas à obesidade como hipertensão, apneia do sono, artrite, infertilidade e doenças cardiovasculares.
- » A gastroplastia redutora com derivação em Y Roux e a gastroplastia redutora vertical com ou sem derivação Y Roux são as mais indicadas.
- » Indicações: pacientes com DM2 com mais de cinco anos de duração da doença, índice de massa corporal (IMC) entre 35-39,9 kg/m^2, com controle inadequado apesar do uso de medicamentos e dieta. Recentemente foi aprovada pelo Conselho Federal de Medicina. A cirurgia Metabólica para aqueles com índice de massa corporal (IMC) entre 30-34,9 kg/m^2 e mais de 5 anos de doença.
- » A rápida remissão do diabetes (78,1%) é independente da perda de peso e está associada ao aumento de hormônios gastrintestinais GLP-1 e peptídio YY, anorexígeros, e redução da grelina, hormônio orexígero, produzido no estômago.
- » Preparo dos pacientes: avaliação de comorbidades, especialmente cardiovasculares, distúrbios psiquiátricos e envolvimento com bebida alcoólica e uso de drogas.
- » Orientação nutricional prévia, enfatizando as restrições alimentares e a importância da adesão ao tratamento.
- » Atentar para as alterações bioquímicas e nutricionais que ocorrerão em função da cirurgia, como deficiência de albumina, ferro, cálcio, vitamina D, vitamina B1, vitamina B6, vitamina B12, zinco.

Tratamento das comorbidades

» Além do controle da hiperglicemia, atentar para os outros fatores de risco cardiometabólicos presentes na síndrome da resistência à insulina, notadamente a hipertensão arterial e a dislipidemia.

» As drogas preconizadas para o tratamento da hipertensão arterial são os inibidores da enzima de conversão da angiotensina, os antagonistas do receptor da angiotensina II, que melhoram a sensibilidade à insulina e têm efeito protetor renal. Se necessário, associar diurético tiazídico e outros agentes como bloqueadores de canal de cálcio, betabloqueadores, bloqueadores alfa-adrenérgicos.

» Os níveis lipídicos dos pacientes diabéticos devem ser avaliados e tratados, preferencialmente com estatinas, conforme estratificação de risco. Reduções de eventos cardiovasculares em 25% a 50% são obtidas com essa conduta.

» Drogas antiplaquetárias, particularmente aspirina (75-325 mg/dia), clopidogrel (75 mg/dia) e ticlopidina (500 mg/dia) são úteis na prevenção secundária de doença vascular.

Conclusão

O diagnóstico precoce do diabetes, a monitoração da glicemia capilar domiciliar, o controle rigoroso da glicemia de jejum e pós-prandial, da dislipidemia, da hipertensão arterial e do estado de hipercoagulabilidade, o combate à obesidade, ao sedentarismo e fumo reduzem complicações.

Seguimento ambulatorial a cada 3-4 meses, com medidas de glicemia e HbA1c, peso corpóreo, níveis pressóricos e exame dos pés são recomendados. Anualmente, a avaliação da função renal (dosagem sérica de ureia, creatinina, eletrólitos, *clearance* de creatinina, microalbuminuria), níveis séricos de lípides e ácido úrico e exame de fundo de olho devem ser observados, assim como a avaliação cardiológica a cada 2-3 anos.

Referências bibliográficas

1. Diretrizes da Sociedade Brasileira de Diabetes, 2019-2020.

2. American Diabetes Association. Pharmacologic Approaches to Glycemic Treatment Standards of medical care in diabetes 2017. Diabetes Care 2017;40(Suppl 1): S6-S127: Standards of Medical Care in Diabetes 2018. Diabetes Care 2018 Jan; 41(Supplement 1): S73-S85.

3. Powers AC. Diabetes melito – controle e tratamento. Em: Kasper DL, Fauci AS, Hauser SL, Longo DL, Jameson JL, Loscalzo JE. Harrison Medicina Interna. 19. ed. Editora McGraw Hill-Artmed, 2017. v. 2, p. 9553-602.

4. Saad MJA, Foss MC, Silva MER. Tratamento do diabete melito tipo 2. In: Endocrinologia – Princípios e Prática. Saad MJA, Maciel RMB, Mendonça BB. 2º ed. São Paulo: Atheneu, 2017. p 923-48.

5. Pozzilli P, Strollo R, Bonora E. One size does not fit all glycemic targets for type 2 diabetes. J Diabetes Investig. 2014;5(2):134-41.

6. Zintzaras E, Miligkos M, Ziakas P, Balk EM, Mademtzoglou D, Doxani C, et al. Assessment of the relative effectiveness and tolerability of treatments of type 2 diabetes mellitus: A Network Meta-analysis. Clin Ther. 2014: S0149-2918(14)00430-5.

7. Skyler JS, Bergenstal R, Bonow RO, Buse J, Deedwania P, et al. Intensive glycemic control and the prevention of cardiovascular events: implications of the ACCORD, ADVANCE, and VA Diabetes Trials: a position statement of the American Diabetes Association and a Scientific Statement of the American College of Cardiology Foundation and the American Heart Association. J Am Coll Cardiol 2009;53(3):298-304.

8. Rena G, Hardie DG, Pearson ER. The mechanisms of action of metformin. Diabetologia 2017; 60:1577-85.

9. Drucker DJ. The role of gut hormones in glucose homeostase. J Clin Invest 2007; 117:24-32.

10. Dalsgaard NB, Vilsbøll T, Knop FK. Effects of glucagon-like peptide-1 receptor agonists on cardiovascular risk factors: A narrative review of head-to-head comparisons. Diabetes Obes Metab. 2017 Oct 12. doi: 10.1111/dom.13128. [Epub ahead of print].

11. Fujita Y, Inagaki N. Renal sodium glucose cotransporter 2 inhibitors as a novel therapeutic approach to treatment of type 2 diabetes: Clinical data and mechanism of action. J Diabetes Investig. 2014;5(3):265-75

12. Mancini M, Geloneze B, Salles JE, Lima J, Carra M. Tratado de Obesidade. 2 ed. Rio de Janeiro: Guanabara Koogan, 2015.

SÉRIE MANUAL DO MÉDICO-RESIDENTE

474

Capítulo 33

• • • • • • • • • •

O paciente com diabetes em situações que demandam internação

Marcos Tadashi Kakitani Toyoshima
Márcia Nery

Controle glicêmico do paciente hospitalizado

Pacientes não críticos

Diagnóstico

» Definição: Hiperglicemia hospitalar (HH) é definida como uma elevação glicêmica (maior que 140mg/dL), que acontece no ambiente intra-hospitalar em pacientes portadores prévios de DM ou não.

» Consequências de controle glicêmico hospitalar inadequado: Aumento de riscos de mortalidade, internação prolongada, infecção, de readmissão precoce, necessidade de internação em UTI.

» Quando e em que pacientes realizar glicemia capilar no hospital: É sugerida que seja realizada a todos os pacientes, independentemente de serem portadores ou não de DM, a glicemia capilar (GC) na admissão hospitalar para que seja feito o diagnóstico de hiperglicemia hospitalar.

» Medidas abaixo de 140 mg/dL em pacientes sem DM conhecido excluem o diagnóstico de hiperglicemia, mas a medida deve ser repetida ao longo da internação, caso surjam novos fatores de risco para hiperglicemia, como uso de corticosteroides em altas doses, alimentação enteral ou parenteral, piora do quadro clínico entre outros. Medidas maiores que 140 mg/dL, se forem confirmadas por repetição num momento posterior, implicam em tomar conduta terapêutica que será explicitada adiante.

» Como monitorizar a glicemia capilar: A monitorização da glicemia capilar deve seguir o algoritmo proposto (Figuras 33.1 e 33.2).

Figura 33.1. Algoritmo do protocolo de monitorização para controle glicêmico em paciente não crítico internado com ou sem *diabetes mellitus*.

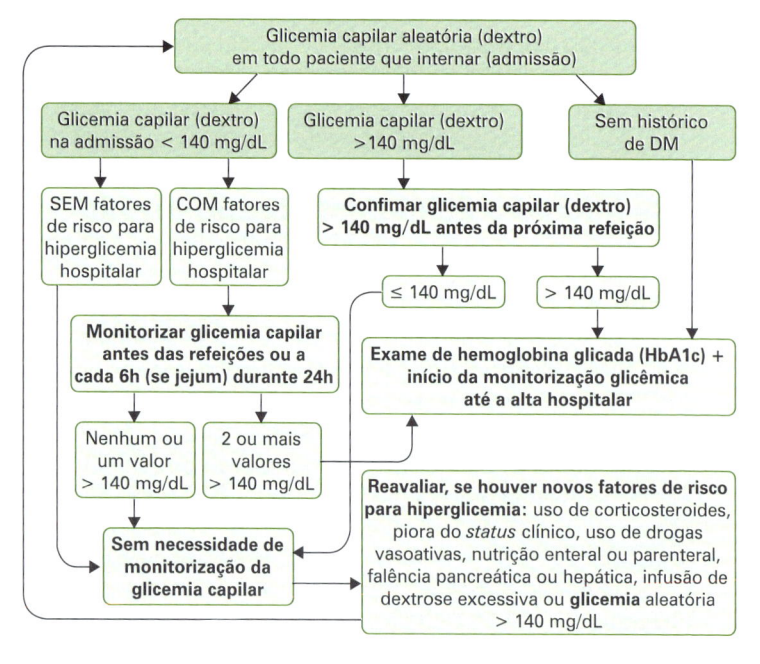

*HbA1c< 5,7%: sem DM prévio; 5,7 a 6,4%: fator de risco para DM; ≥6,5%: com DM prévio.

Figura 33.2. Algoritmo de monitorização de glicemia em paciente com hiperglicemia hospitalar ou *diabetes mellitus* prévio.

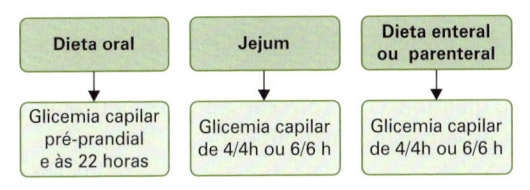

A maioria dos glicosímetros foi fabricada para uso ambulatorial. Em ambiente hospitalar, diversos fatores podem interferir na confiabilidade do valor demonstrado, como hemoconcentração, hipoperfusão periférica, substâncias interferentes. Por isso, deve-se realizar aferições eventuais de glicemias séricas e compará-las com a glicemia capilar do mesmo momento.

A aferição da hemoglobina glicada (HbA1c) no momento da internação pode auxiliar na diferenciação de um paciente com DM desconhecido daquele que não apresenta DM e nas condutas e orientações na decisão de alta hospitalar. HbA1c maior que 6,5% define DM pré-existente.

Alvos glicêmicos

» Glicemia pré prandial < 140 mg/dL.
» Glicemia em qualquer outro momento: menor que 180 mg/dL.
» Evitar hipoglicemia.

Tratamento

Medicações orais devem ser descontinuadas durante a internação hospitalar, a não ser que essa internação seja de curta duração e com risco mínimo de piora clínica.

Insulinoterapia

» No paciente internado, a insulinização requer flexibilidade para mudanças rápidas, de acordo com a condição do paciente.
» A realização de "insulina conforme glicemia capilar de horário", também conhecida como "escala móvel" (*sliding scale*), é uma

prática muito antiga e inadequada. Não há registro, desde 1963, de nenhum estudo demonstrando sua eficácia, devendo, portanto, ser uma prática abolida.

» Esquema basal-bólus: A maneira de mais fácil manejo e de maior eficácia é a insulinização basal (glargina, degludeca, detemir ou NPH), associada ao bólus prandial ou nutricional (regular, aspart, lispro ou glulisina) com correção ou suplementação, se necessário (regular, aspart, lispro ou glulisina).

» O esquema de monitorização e as doses de insulina a serem administradas são sugeridas no aplicativo InsulinAPP (http://www.insulinapp.com.br).

Plano de alta hospitalar

» O exame de hemoglobina glicada define o diagnóstico de DM em ambiente intra-hospitalar e auxilia na conduta a ser tomada no momento da alta.

» As orientações variam de acordo do o *status* glicêmico do paciente (Figura 33.3).

» Para aqueles que deverão usar insulina pela primeira vez, o treinamento deverá ser iniciado idealmente dias antes da alta, a fim de conferir ao paciente maior confiança no seu uso.

» As indicações para alta hospitalar estão disponíveis no protocolo InsulinAPP.

Gerenciamento do DM durante a hospitalização

Aspectos relacionados à prática do autocuidado que devem ser abordados no Hospital:

» Entendimento geral sobre a doença e a base de seu tratamento.
» Habilidade em tomar medicações orais e injetáveis corretamente.
» Noções básicas de alimentação adequada.
» Noções básicas sobre resultados de exames.
» Habilidade em reconhecer e tratar hipoglicemia.

Figura 33.3. Algoritmo de plano de alta hospitalar.

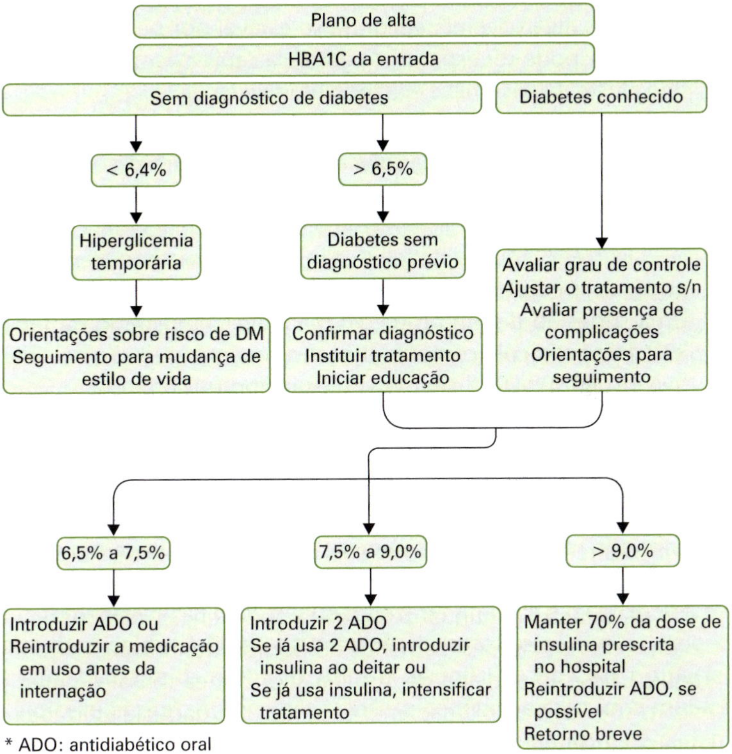

```
                    Plano de alta
                   HBA1C da entrada

    Sem diagnóstico de diabetes    │    Diabetes conhecido

      < 6,4%          > 6,5%

   Hiperglicemia    Diabetes sem        Avaliar grau de controle
   temporária       diagnóstico prévio  Ajustar o tratamento s/n
                                        Avaliar presença de
   Orientações sobre  Confirmar          complicações
   risco de DM        diagnóstico        Orientações para
   Seguimento para    Instituir          seguimento
   mudança de         tratamento
   estilo de vida     Iniciar educação

   6,5% a 7,5%        7,5% a 9,0%         > 9,0%

   Introduzir ADO ou  Introduzir 2 ADO    Manter 70% da dose de
   Reintroduzir a     Se já usa 2 ADO,    insulina prescrita
   medicação          introduzir          no hospital
   em uso antes da    insulina ao deitar  Reintroduzir ADO, se
   internação         ou                  possível
                      Se já usa insulina, Retorno breve
                      intensificar
                      tratamento
```

* ADO: antidiabético oral

Pacientes críticos

» **Como tratar a hiperglicemia?** Uso preferencial de bomba de infusão EV de insulina. Suspender medicamentos antidiabéticos orais e demais medicações parenterais para o DM (exceto insulina) durante a internação em UTI.

» **Alvo glicêmico:** 140 a 180 mg/dL e evitar hipoglicemia.

» **Quando iniciar o uso de insulinoterapia em bomba de infusão contínua EV?** Duas medidas de glicemia ou glicemia capilar acima de 180 mg/dL em pacientes críticos.

» **Como monitorizar a glicemia capilar?** Deve ser realizada glicemia capilar/glicemia a cada hora para ajuste da dose de insulina. Em pacientes cuja glicemia encontra-se estável por período superior a 4 horas, pode ser espaçada a glicemia capilar para 2/2h, visando fino ajuste da glicemia e evitando hipoglicemia.

» **Como preparar a solução de insulina endovenosa?** Importante: deve-se desprezar 20 mL da solução inicial se forem usados sacos e equipos de PVC para garantir a concentração adequada de insulina.

» **Como ajustar a velocidade da bomba de infusão contínua de insulina?** Existem vários protocolos de insulinoterapia endovenosa que podem ser executados de maneira manual ou computadorizada. Uma sugestão de um protocolo manual é o mostrado na Tabela 33.1. Um protocolo computadorizado em português é o do aplicativo InsulinAPP-UTI (http://www.insulinapp-uti.com.br).

» **Critérios de desligamento da bomba de infusão endovenosa de insulina:** Pacientes estáveis, sem vasopressores (nora superior a 0,3 mcg/kg/min) e sem edema periférico importante.

» **Transição da insulinoterapia endovenosa para subcutânea:** injeção subcutânea de insulina basal (NPH, glargina, detemir, degludeca) deve ser administrada 2 a 3 horas antes do desligamento da bomba de infusão contínua de insulina endovenosa para pacientes com critérios de desligamento da bomba de infusão. Sugere-se que a dose total diária de insulina subcutânea (basal + prandial) corresponda a aproximadamente 50% a 80% daquela utilizada por via endovenosa nas 24 horas precedentes. O aplicativo InsulinAPP auxilia no cálculo de dose dessa transição. Após o desligamento da bomba, o paciente deve ser manejado conforme o protocolo de pacientes não críticos.

Tabela 33.1. Protocolo de bomba de infusão contínua de insulina endovenosa.

Variação de glicemia	GC > 200 mg/dL	GC < 200 mg/dL
Queda < 30 mg/dL por hora	Passar para o próximo algoritmo	Manter até critérios de desligamento de bomba
Queda 30-60 mg/dL por hora	Passar para o próximo algoritmo	Voltar ao anterior, (caso esteja no menor algoritmo, reduzir velocidade de infusão pela metade)
Queda 60-100 mg/dL por hora	Manter	Voltar ao anterior, (caso esteja no menor algoritmo, reduzir velocidade de infusão pela metade)
Queda > 100 mg/dL por hora	Voltar ao anterior	Voltar ao anterior, (caso esteja no menor algoritmo, reduzir velocidade de infusão pela metade)

Se glicemia < 100 mg/dL: desligar a bomba por 1 hora. Após 1 hora, reiniciar a bomba em algoritmo anterior, caso haja indicação de religar.

	Algoritmo A	Algoritmo B	Algoritmo C	Algoritmo D	Algoritmo E	Algoritmo F	Algoritmo G	Algoritmo H	Algoritmo I	Algoritmo J	Algoritmo K	Algoritmo L
GC (mg/dL)	U/h	U/h	U/h	U/h	U/h	U/h	U/h	U/h	U/h	U/h	U/h	U/h
< 70 = Hipoglicemia												
70-99	0	0,3	0,4	0,8	1,1	1,5	1,9	2,3	2,6	3	3,4	3,8
100-139	0,3	0,5	0,8	1,5	2,3	3	3,8	4,5	5,3	6	6,8	7,5
140-169	0,5	1	1,5	3	4,5	6	7,5	9	10,5	12	13,5	15
170-199	0,8	1,5	2	4	6	8	10	12	14	16	18	20
200-229	1,2	2	3	5	7,5	10	12,5	15	17,5	20	22,5	25
230-259	1,5	2	4	6	9	12	15	18	21	24	27	30
260-289	2	3	5	8	12	16	20	24	28	32	36	40
290-319	2,5	3	6	10	15	20	25	30	35	40	45	50
320-349	3	4	7	12	18	24	30	36	42	48	54	60
350-379	3,5	4	8	14	21	28	35	42	49	56	63	70
> 380	4	6	12	16	24	32	40	48	56	64	72	80

Adaptada de Trence DL, et al. JCEM, 2003.

Hipoglicemia hospitalar

» Diagnóstico: glicemia capilar < 70 mg/dL.

» Recomendações para o tratamento da hipoglicemia hospitalar:

1. Se o paciente estiver consciente e alimentando-se (oral ou SNE ou gastrostomia): glicose oral 15 g ou uma colher de sopa de açúcar (ou equivalente a 15 g de carboidrato de rápida absorção) em água filtrada ou 30 mL de soro glicosado a 50% (G50%) diluído em água filtrada, por boca (ou SNE ou gastrostomia). Repetir glicemia capilar após 15 minutos. Repetir o processo, se mantiver hipoglicemia.

2. Se o paciente estiver em torpor ou inconsciente, com gastroparesia, interrupção do trânsito intestinal ou jejum intencional e com acesso venoso pérvio: administrar 40 mL de glicose 50%, diluídos em 100 mL de SF 0,9% por via endovenosa. Repetir a medida de glicemia capilar em 5 minutos. Se o paciente não se recuperar, repetir o procedimento e, quando consciente, oferecer alimento, se possível. Caso não seja possível ingestão oral de alimento, aumentar aporte calórico por meio de soro glicosado a 5% ou 10%.

3. Se o paciente estiver em torpor ou inconsciente e sem acesso venoso pérvio: administrar 1 ampola de Glucagon por via intramuscular ou subcutânea, conforme prescrição médica. Continuar tentativa de acesso venoso periférico.

» Prevenção de novos episódios de hipoglicemia: Avaliar possíveis causas da hipoglicemia para prevenção de novos episódios. Manter sempre aporte calórico.

Emergências hiperglicêmicas: cetoacidose diabética e estado hiperglicêmico hiperosmolar

» Manejo das emergências hiperglicêmicas (Tabela 33.2):

1. Reconhecer e tratar/corrigir o fator precipitante.

2. Hidratação/reposição hídrica.

3. Correção da hiperglicemia.

4. Monitorização e correção de eletrólitos:
   − Sódio.
   − Potássio.
   − Bicarbonato.

Tabela 33.2. Critérios diagnósticos.

Critérios	Cetoacidose diabética			EEH
	Leve	**Moderada**	**Grave**	
Glicemia (mg/dL)	> 250	> 250	> 250	> 600
pH arterial	7,25-7,30	7,00-7,24	< 7,0	> 7,30
Bicarbonato (M) mEq/L	15-18	10-15	< 10	> 18
Cetonúria	Elevada	Elevada	Elevada	Ausente/leve
Cetonemia	Elevada	Elevada	Elevada	Ausente/leve
Osmolalidade sérica efetiva	Variável	Variável	Variável	> 320 mOsm/kg
Ânion-gap	> 10	> 12	> 12	Variável
Estado mental	Vigília	Vigília/ sonolência	Estupor/coma	Estupor/coma

Osmolalidade sérica efetiva = 2 [Na$^+$] + [Glicose]/18
Ânion-gap = [Na$^+$] – [Cl$^-$] – [HCO$_3^-$]

Esquema de tratamento das emergências hiperglicêmicas (Figura 33.4)

Figura 33.4. Tratamento das emergências hiperglicêmicas.

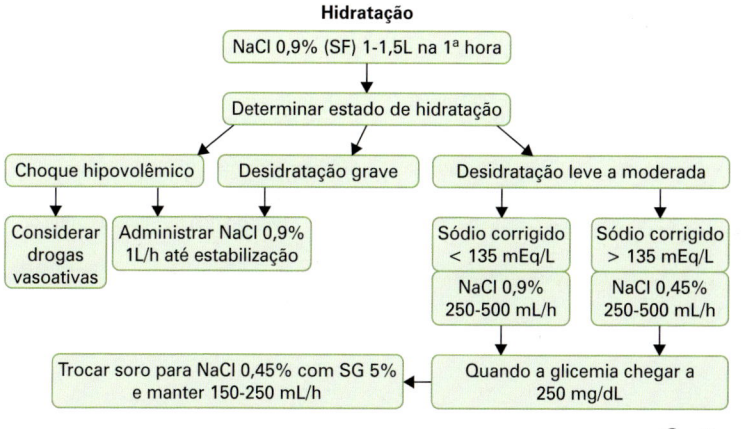

Continua

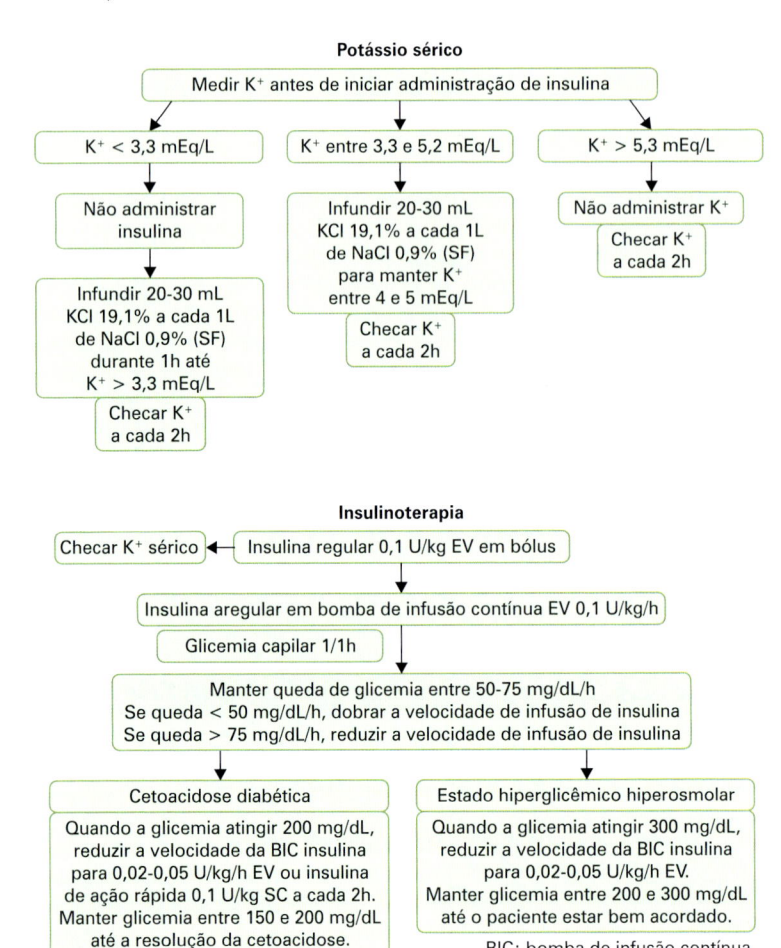

Potássio sérico

Medir K⁺ antes de iniciar administração de insulina

K⁺ < 3,3 mEq/L | K⁺ entre 3,3 e 5,2 mEq/L | K⁺ > 5,3 mEq/L

Não administrar insulina

Infundir 20-30 mL KCl 19,1% a cada 1L de NaCl 0,9% (SF) durante 1h até K⁺ > 3,3 mEq/L

Checar K⁺ a cada 2h

Infundir 20-30 mL KCl 19,1% a cada 1L de NaCl 0,9% (SF) para manter K⁺ entre 4 e 5 mEq/L

Checar K⁺ a cada 2h

Não administrar K⁺

Checar K⁺ a cada 2h

Insulinoterapia

Checar K⁺ sérico ← Insulina regular 0,1 U/kg EV em bólus

Insulina aregular em bomba de infusão contínua EV 0,1 U/kg/h

Glicemia capilar 1/1h

Manter queda de glicemia entre 50-75 mg/dL/h
Se queda < 50 mg/dL/h, dobrar a velocidade de infusão de insulina
Se queda > 75 mg/dL/h, reduzir a velocidade de infusão de insulina

Cetoacidose diabética

Quando a glicemia atingir 200 mg/dL, reduzir a velocidade da BIC insulina para 0,02-0,05 U/kg/h EV ou insulina de ação rápida 0,1 U/kg SC a cada 2h. Manter glicemia entre 150 e 200 mg/dL até a resolução da cetoacidose.

Estado hiperglicêmico hiperosmolar

Quando a glicemia atingir 300 mg/dL, reduzir a velocidade da BIC insulina para 0,02-0,05 U/kg/h EV. Manter glicemia entre 200 e 300 mg/dL até o paciente estar bem acordado.

BIC: bomba de infusão contínua.

Continua

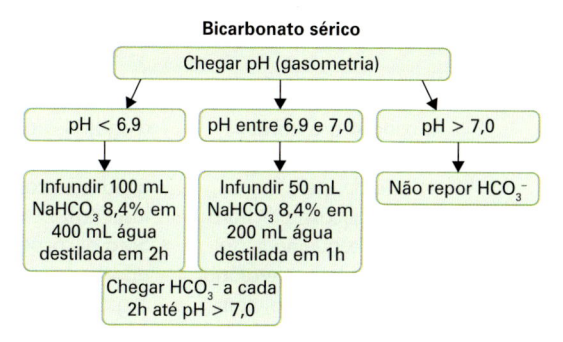

BIC: Bomba de infusão contínua.

Controle glicêmico no período perioperatório (Tabela 33.3)

Tabela 33.3. Controle glicêmico perioperatório.

Situações	Diabetes mellitus Tipo 1	Diabetes mellitus Tipo 2
No dia anterior à cirurgia	• Manter dose de insulina basal (NPH, glargina, detemir) pela manhã e deixar 80% da dose de insulina basal à noite; • Manter dose usual de insulinas rápidas (regular) ou ultrarrápidas (lispro, asparte, glulisina) até iniciar jejum. Ao iniciar o jejum, suspender a dose prandial de insulina rápida ou ultrarrápida, mantendo-se apenas a correção da hiperglicemia, conforme glicemia capilar a cada 4 a 6 horas.	• Manter antidiabéticos orais; • Manter dose de insulina basal (NPH, glargina, detemir) pela manhã e deixar 80% da dose de insulina basal à noite; • Manter dose usual de insulinas rápidas (regular) ou ultrarrápidas (lispro, asparte, glulisina) até iniciar jejum. Ao se iniciar o jejum, suspender a dose prandial de insulina rápida ou ultrarrápida, mantendo-se apenas a correção da hiperglicemia, conforme glicemia capilar a cada 4 a 6 horas.

Continua

Tabela 33.3. Controle glicêmico perioperatório. (Continuação)

Situações	Diabetes mellitus Tipo 1	Diabetes mellitus Tipo 2
No dia da cirurgia	• Monitorização glicêmica a cada 4 a 6 horas; • Soro glicosado com aporte de, pelo menos, 5 g de glicose por hora; • Manter esquema basal-bólus no pré-operatório, quando indicado, com objetivo de glicemias < 180 mg/dL; • Manter 80% da dose de insulina basal; • Suspender a dose prandial de insulina (rápida/regular ou ultrarrápida), mantendo-se a dose de insulina para correção da hiperglicemia.	• Monitorização glicêmica a cada 4 a 6 horas; • Suspensão dos antidiabéticos (exceto insulina); • Soro glicosado com aporte de, pelo menos, 5 g de glicose por hora; • Iniciar ou manter esquema basal-bólus no pré-operatório, quando indicado, com objetivo de glicemias < 180 mg/dL; • Manter 50 a 80% da dose de insulina basal; • Suspender a dose prandial de insulina (rápida/regular ou ultrarrápida), mantendo-se a dose de insulina para correção da hiperglicemia.
No intraoperatório	• Se o controle glicêmico estiver inadequado ou cirurgias/ procedimento de longa permanência ou de alta complexidade, o ideal é monitorizar a glicemia a cada 1 ou 2 horas e iniciar insulina endovenosa no intra e pós-operatório (vide esquema de pacientes críticos).	• Se o controle glicêmico estiver inadequado ou cirurgias/ procedimento de longa permanência ou de alta complexidade, o ideal é monitorizar a glicemia a cada 1 ou 2 horas e iniciar insulina endovenosa no intra e pós-operatório (vide esquema de pacientes críticos).

Continua

Tabela 33.3. Controle glicêmico perioperatório. (Continuação)

Situações	Diabetes mellitus Tipo 1	Diabetes mellitus Tipo 2
No pós-operatório	• Reintroduzir alimentação via oral, assim que possível; • Prevenir hipoglicemia, cetoacidose e distúrbios hidroeletrolíticos; • Uso preferencial de esquema basal-bólus de insulina subcutânea em pacientes em pós-operatório em enfermaria. Pode-se lançar mão das orientações do aplicativo InsulinAPP; • Uso preferencial de esquema de insulina endovenosa em bomba de infusão contínua em pacientes em pós-operatório em UTI (vide esquema de pacientes críticos).	• Reintroduzir alimentação via oral, assim que possível; • Prevenir hipoglicemia, cetoacidose e distúrbios hidroeletrolíticos; • Uso preferencial de esquema basal-bólus de insulina subcutânea em pacientes em pós-operatório em enfermaria. Pode-se lançar mão das orientações do aplicativo InsulinAPP; • Uso preferencial de esquema de insulina endovenosa em bomba de infusão contínua em pacientes em pós-operatório em UTI (vide esquema de pacientes críticos).

Agradecimento ao grupo de controle glicêmico hospitalar: Sharon Nina Admoni, Priscilla Cukier, Simão Augusto Lottenberg, Alexandre Barbosa Câmara de Souza, Ana Claudia Latronico, Berenice Bilharinho Mendonça

Referências bibliográficas

1. Nyenwe EA, Kibatchi AE. Evidence-based management of hyperglycemic emergencies in diabetes mellitus. Diabetes Res Clin Pract. 2011;94(3):340-51.

2. Kitabchi AE, Umpierrez GE, Miles JM, Fisher JN. Hyperglycemic crises in adult patients with diabetes. Diabetes Care. 2009;32(7):1335-43.

3. Sociedade Brasileira de Diabetes: Posicionamento Oficial SBD nº 03/2015 CONTROLE DA GLICEMIA NO PACIENTE HOSPITALIZADO em http://www.diabetes.org.br/profissionais/images/2017/posicionamento-3.pdf.

4. Umpierrez GE, Hellman R, Korytkowski MT, Kosiborod M, Maynard GA, Montori VM, Seley JJ, Van den Berghe G; Endocrine Society. Management of hyperglycemia in hospitalized patients in non-critical care setting: an endocrine society clinical practice guideline. J Clin Endocrinol Metab. 2012 Jan;97(1):16-38. doi: 10.1210/jc.2011-2098.

5. American Diabetes Association. Diabetes Care in the Hospital: Standards of Medical Care in Diabete, 2021. Diabetes Care. 2021; 44(Supplement 1): S211-S220.

6. Jacobi J, Bircher N, Krinsley J, Agus M, Braithwaite SS, Deutschman C, et al. Guidelines for the use of an insulin infusion for the management of hyperglycemia in critically ill patients. Crit Care Med. 2012;40(12):3251-76.

7. Trence DL, Kelly JL, Hirsch IB. The rationale and management of hyperglycemia for in-patients with cardiovascular disease: time for change. J Clin Endocrinol Metab. 2003 Jun;88(6):2430-7.

8. Duggan EW, Carlson K, Umpierrez GE. Perioperative Hyperglycemia Management: An Update. Anesthesiology. 2017;126(3):547-60.

Capítulo 34

· · · · · · · · · · ·

Diabetes mellitus gestacional e monogênico

Maria Gabriela Figueiredo
Milena Gurgel Teles Bezerra

Diabetes mellitus gestacional (DMG)

Rastreio e diagnóstico

Recomenda-se avaliação glicêmica de rotina para todas as gestantes sem diagnóstico prévio de *diabetes mellitus* (DM). Os exames para rastreio na primeira consulta podem ser os mesmos usados fora da gestação (Tabela 34.1). Habitualmente, avalia-se a glicemia de jejum na primeira consulta pré-natal. De acordo com os critérios diagnósticos clássicos identificam-se os casos de *diabetes mellitus* pré-gestacional. O diagnóstico de *diabetes mellitus* gestacional (DMG) é estabelecido se a glicemia de jejum (GJ) estiver entre 92 mg/dL e 126 mg/dL, confirmada após duas dosagens. Se glicemia de jejum < 92 mg/dL, recomenda-se prosseguir com nova avaliação entre a 24ª e 28ª semanas de gestação, com teste de tolerância oral à glicose (Figura 34.1).

Figura 34.1. Algoritmo de avaliação da glicemia na gestação.

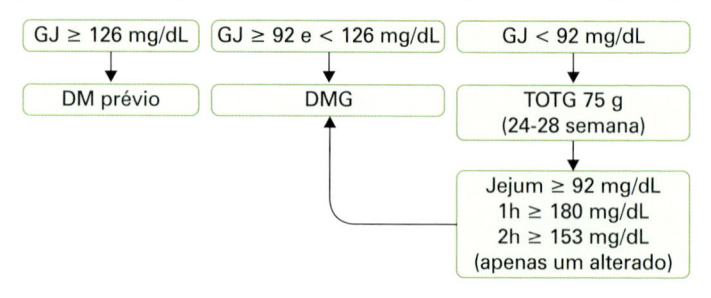

GJ: glicemia de jejum; DM: *diabetes mellitus*; TOTG: teste oral de tolerância à glicose.

Tratamento

O tratamento inicial abrange orientação dietética, prática de atividade física leve a moderada, na ausência de contraindicações obstétricas, e controle de peso (dependendo do peso pré-gestacional), visando os alvos glicêmicos recomendados:

Tempos	Jejum	1h pós prandial	2h pós prandial
Alvos glicêmicos	< 95 mg/dL	< 140 mg/dL	< 120 mg/dL

Se em uma a duas semanas os alvos glicêmicos não forem atingidos, ou na presença de crescimento fetal excessivo à ultrassonografia, indica-se o tratamento farmacológico.

A insulina é a medicação de primeira escolha, sendo comprovadamente eficaz e segura, por não cruzar a barreira placentária. As insulinas humanas (NPH e regular) são as preferidas por terem eficácia e segurança comprovadas. Os análogos de insulina lispro, asparte e detemir são aprovados para uso durante a gestação. A dose diária varia de 0,5-0,7 UI/kg/dia no primeiro trimestre a 0,9-1,0 UI/kg/dia no terceiro trimestre.

Por cruzarem a barreira placentária, a metformina e a glibenclamida são consideradas classe C, ou seja, não há estudos comprovando a segurança em gestantes, no entanto, o benefício potencial pode garantir o uso apesar de possíveis riscos.

A monitorização do tratamento é realizada com checagem da glicemia capilar pré e pós-prandial (preferencialmente 1 hora) e com acompanhamento da circunferência abdominal fetal por meio de ultrassonografia obstétrica a partir da 28ª semana de gestação.

Puerpério

As mulheres com diabetes gestacional devem ter a insulina suspensa após parto e glicemias pré e pós-prandias verificadas durante as 24 horas pós-parto. O DMG confere um risco aumentado para o desenvolvimento de DM2, portanto, essas mulheres devem ser rastreadas ao longo da vida e devem ser orientadas a manter o estilo de vida saudável. Teste oral de tolerância com 75g de glicose com aferições de glicemia em jejum e após 2 horas está indicado após 6 semanas do parto (Tabela 34.1).

Em pacientes com DM prévio, sugere-se reduzir a dose diária de insulina em 1/3 da dose pré-gestacional nas primeiras 48h do puerpério. Pode ser considerarado o uso de antidiabéticos orais (glibenclamida e metformina), imediatamente após o parto em pacientes DM2, mesmo se estiverem amamentando. Nas pacientes insulinizadas, a sensibilidade à insulina aumenta no pós-parto imediato e depois retorna aos níveis pré-parto após 1 a 2 semanas. Atenção especial deve ser direcionada para a prevenção da hipoglicemia no contexto da amamentação e de horários alimentares e de sono erráticos.

Diabetes mellitus monogênico

O *diabetes mellitus* monogênico inclui um grupo heterogêneo de tipos de diabetes causados por mutações em um único gene. Os mecanismos fisiopatológicos podem ocorrer por: defeitos primários na função da célula β-pancreática, como o diabetes neonatal, MODY (do inglês, *Maturity-Onset Diabetes of the Young*) e o diabetes mitocondrial; por alterações na sensibilidade à insulina, como a resistência à insulina tipo A, Lepreuchaunismo, Rabson Mendenhall e as lipodistrofias; ou em associação com outras síndromes genéticas, como a síndrome de Wolfram.

Tabela 34.1. Exames laboratoriais para diagnóstico de *diabetes mellitus* e categorias de risco – fora da gestação

Categorias	Glicemia em Jejum (mg/dL)	Glicemia 2 hs após 75 g de glicose VO (mg/dL)	Glicemia Casual (mg/dL)	Hemoglobina glicada** (%)
Normal	< 100	< 140		< 5,7%
Glicemia de jejum alterada (GJA)	100 a 125	< 140		5,7-6,4%
Intolerância à glicose (IAG)		≥140 e < 200		
Diabetes mellitus	≥ 126 *	≥ 200*	≥200 (sintomático)	> 6,5%*

* Na ausência de sintomas inequívocos de hiperglicemia, a dosagem deve ser confirmada em segunda ocasião.
** Método padronizado pelo NGSP (National Glycohemoglobin Standardization Program).

Casos de *diabetes mellitus* monogênico representam de 1% a 2% de todos os casos de diabetes podendo chegar a 6% dos casos de DM na população pediátrica. O *diabetes mellitus* neonatal afeta em torno de 1 criança a cada 200.000 nascidos vivos.

Diabetes mellitus neonatal

O *diabetes mellitus* neonatal é definido como DM diagnosticado antes de 6 meses de vida. Em alguns casos, podem se apresentar entre 6 e 12 meses. A suspeita é alta especialmente quando os autoanticorpos pancreáticos são negativos.

Cerca de 80-85% dos casos devem-se a formas monogênicas de diabetes, com pouco mais de 30 genes já identificados. Aproximadamente metade dos pacientes evoluem com *diabetes mellitus* permanente, e os demais apresentam quadro transitório que remite após algumas semanas ou meses, porém com chance de recorrer mais tarde na vida em 50% dos casos. É comum o quadro isolado de diabetes, mas pode estar associado a uma variedade de características clínicas extrapancreáticas que podem indicar mutação de um gene específico. A história e o exame físico do paciente e familiares afetados, são as melhores e mais baratas ferramentas diagnósticas.

Em torno de 70% dos casos de diabetes neonatal transitório estão relacionados a anormalidade na região de *imprinting* do cromossomo 6q24, levando a super expressão do gene PLAGL1. Apresentam retardo do crescimento intrauterino e geralmente desenvolvem hiperglicemia não-cetótica durante a primeira semana de vida. Terapia com insulina, quando necessária, requer doses mais baixas que no DM1.

No diabetes neonatal permanente, 50 a 75% dos casos ocorrem devido a mutações ativadoras nos genes que codificam a subunidade Kir6.2 (*KCNJ11*) e a subunidade SUR1 (*ABCC8*) do canal de potássio ATP-dependente nas células β-pancreáticas, não permitindo secreção de insulina em resposta a hiperglicemia. A forma mais comum é devido a mutação no *KCNJ11*, especialmente se apresentação mais precoce. O diagnóstico correto tem implicações críticas porque esses pacientes podem alcançar controle glicêmico com sulfonilureias (dose média de glibenclamida 0,5 mg/kg). Devido expressão de canal de potássio nos neurônios, em torno de 20% dos indivíduos com mutações no *KCNJ11* apresentam sintomas neurológicos associados, como atraso do desenvolvimento e início precoce de epilepsia (Síndrome DEND). Alterações neurológicas mais leves (atraso na fala e dispraxia) podem ocorrer mais raramente nos casos com mutação no *ABCC8*. Essas alterações podem melhorar com o início precoce do tratamento com sulfoniureias.

Todas as mutações no *KCNJ11*, e a maioria das mutações no *ABCC8* e *INS*, são em heterozigose e, portanto, com herança dominante. Ocasionalmente, essas mutações podem ser mutações *de novo* e, portanto, sem histórico familiar.

As mutações do gene da insulina (*INS*) são a segunda causa mais comum de diabetes neonatal permanente (10-15% dos casos). A mutação geralmente resulta em acúmulo de molécula de pró-insulina defeituosa no retículo endoplasmático, levando a apoptose da célula β-pancreática. A gravidade do retardo de crescimento intrauterino nos pacientes com mutação no INS é similar à dos pacientes com mutação no canal de potássio, mas não apresentam características extrapancreáticas. Devido a destruição progressiva das células β-pancreáticas, o tratamento com insulina torna-se necessário.

Mutação inativadora em homozigose no gene *GCK* causa diabetes neonatal desde os primeiros meses de vida. Podem nascer pequenos para idade gestacional quando herdam a mutação do pai, devido hipoinsulinismo fetal, ou com peso normal para idade gestacional, quando herdam a mutação da mãe, já que a hiperglicemia materna levará à insulinemia normal no feto.

Os defeitos genéticos associados ao desenvolvimento anormal do pâncreas podem levar a um fenótipo grave de diabetes neonatal devido a aplasia pancreática e insuficiência exócrina. O tratamento requer uso de insulina e enzimas pancreáticas. Os genes relacionados a fatores de transcrição envolvidos no desenvolvimento pancreático: *HNF1B, GATA6, RFX6, PTF1A e IPF1;* a fatores de transcrição limitados ao pâncreas endócrino: *NeuroG3, NEUROD1, PAX6 e EIF2AK3* (Síndrome Wolcott-Rallison). A Síndrome IPEX (gene *FOXP3*), ligada ao X, caracteriza-se por destruição autoimune das células β-pancreáticas. Mutação homozigótica no *SLC2A2* (Síndrome de Fanconi-Bickel) caracteriza-se por acúmulo de glicogênio no rim e fígado e disfunção tubular renal. A maioria segue padrão de herança autossômica recessiva. O tamanho do pâncreas e a função exócrina podem ser avaliados por exames de imagem (tomografia computadorizada ou ressonância magnética) e bioquímicos (gordura fecal ou elastase), respectivamente (Tabela 34.2).

Tabela 34.2. Tipos mais frequentes de diabetes neonatal.

Diabetes neonatal	Genes/Região	Prevalência aproximada	Características
Permanente (45%)	KCNJ11	31%	DEND (atraso desenvolvimento, hipotonia, epilepsia) Respondem a sulfonilureias
	ABCC8	10%	Atraso no desenvolvimento Respondem a sulfonilureias
	INS	12%	Tratamento com insulina
	GCK	2-3%	Tratamento com insulina
Transitório (45%)	6q24	70%	Pode necessitar de tratamento com insulina
	KCNJ11 ou ABCC8	25%	Respondem a sulfonilureias
DM neonatal sindrômico com ou sem malformação pancreática (10%)	EIR2AK3 (Sd Wolcott-Rallison), FOXP3 (Sd IPEX), WFS1, GATA6, GATA4, NeuroD1, IPF1		GATA6: associado a malformação cardíaca FOXP3: autoimunidade EIR2AK3: tratamento com tiamina

O teste genético para crianças diagnosticadas com diabetes neonatal é custo-efetivo e em aproximadamente 80-85% dos casos identifica a causa do DM. Portanto, a pesquisa de mutação nos genes mais comumente envolvidos é recomendada via painel de genes em todos os casos. O estudo de alterações no 6q24 deve ser considerado no caso de diabetes neonatal transitório, baixo peso ao nascer e hiperglicemia nas primeiras semanas de vida.

Maturity-Onset Diabetes of the Young (MODY – diabetes familial do adulto jovem)

O diabetes familial do adulto jovem (formalmente conhecido como MODY) é a forma mais comum de DM monogênico, com herança autossômica dominante, causada por defeitos na função das células β-pancreáticas.

Apresenta grande heterogeneidade clínica e genética. Caracterizado por hiperglicemia de início precoce (tipicamente antes dos 25 anos), em indivíduos com peso normal, apresentando peptídeo C detectável e anticorpos anti-células β-pancreáticas negativos (anti-GAD, anti-IA-2, anti-ZnT8, and e anti IAA).

Até o momento, já foram descritas mutações em mais de 10 genes diferentes, com penetrância variando de 80 a 95%. Os genes com maior evidência de causalidade de MODY são: *HNF4A*, *GCK*, *HNF1A*, *PDX1*, *HNF1B*, *NEUROD1*, *CEL*, *INS*, *ABCC8*, *KCNJ11*, *APPL1*. Variantes identificadas nos genes *BLK*, *PAX4* e *KLF11*, previamente associados ao fenótipo de MODY, apresentaram prevalência elevada em bancos de controles normais, logo não há evidencias robustas que sejam genes causadores de MODY.

O MODY-GCK e o MODY-HNF1A são os subtipos mais frequentes, podendo corresponder a pouco mais de 80% dos casos. Em coortes pediátricas, MODY-GCK foi a forma mais comum (aproximadamente 48%).

Quando suspeitar de MODY

Casos atípicos de "DM1":

» Idade de início do diabetes ou pré-diabetes antes dos 25 anos.
» História familiar de diabetes em pelo menos duas gerações consecutivas uniparentais.

» Anticorpos anti-células β-pancreáticas negativos ou em baixos títulos, e peptídeo C detectável mesmo após 5 anos do diagnóstico de diabetes.

Casos atípicos de "DM2":

» Ausência de obesidade.

» Ausência de acantose nigricante ou outros sinais de síndrome metabólica.

Uma calculadora de probabilidade de MODY, disponível como aplicativo (Diabetes Diagnostics), foi projetada e desenvolvida pela renomada equipe da Exeter no Reino Unido (www.diabetesgenes.org/content/mody-probability-calculator). É importante ressaltar que a ferramenta foi validade apenas em população europeia caucasiana. No entanto, estudos brasileiros recentes indicam que o cut-off igual ou superior a 60% pode ser considerado adequado para indicar o teste genético em nossa população.

MODY-GCK

Glicoquinase (GCK) é uma enzima responsável pela fosforilação da glicose, cuja atividade é diretamente proporcional à concentração de glicose no meio, permitindo à célula β-pancreáticas e ao hepatócito responderem adequadamente no nível de glicemia, sendo chamada de sensor de glicose nas células β-pancreáticas. Mutação inativadora em heterozigose no gene GCK resulta em defeito na sensibilidade das células β-pancreáticas e subsequente desregulação da secreção de insulina. Adicionalmente, também ocorre um leve aumento da glicemia de jejum devido à diminuição da glicogênese hepática e ao aumento da gliconeogênese como resultado de mutações GCK expressas nos hepatócitos.

O fenótipo é marcado por hiperglicemia leve desde o nascimento, geralmente assintomática e não progressiva, variando de 100 a 150 mg/dL e hemoglobina glicada menor que 7,5%. O diagnóstico é comumente incidental, na infância/juventude ou durante a gravidez. Durante o teste de tolerância oral a glicose nota-se um incremento de até 60 mg/dL após 2 horas. Não necessitam de terapia anti-hiperglicêmica, exceto em algumas situações durante a gravidez e apresentam baixo risco de complicações crônicas do diabetes.

MODY-HNF1A

HNF1A é um fator de transcrição expresso no fígado, nos rins, no intestino e nas células β-pancreáticas. Mutações em heterozigose do gene *HNF1A* resultam em disfunção progressiva das células β-pancreáticas com hiperglicemia de graus variados, sintomática e progressiva, de início súbito na adolescência ou adulto jovem, podendo ser confundida com DM1.

Durante o teste da sobrecarga com 75 g de glicose, apresentam um incremento igual ou superior a 90 mg/dL após 2 horas. Laboratorialmente possuem algumas particularidades: diminuição do limiar renal de reabsorção de glicose (glicosúria a partir de glicemia de 130 mg/dL); proteína C reativa (PCR) baixa (< 0,2 mg/L); níveis elevados de colesterol HDL.

As mutações de HNF1A têm alta penetrância, com 63% dos portadores desenvolvendo diabetes até a idade de 25 anos e 96% até os 55 anos de idade. As complicações crônicas do diabetes são frequentes, especialmente cardiovasculares apesar de HDL elevado e PCR baixa. Apresentam bom controle glicêmico com doses baixas de sulfonilureias, que persiste durante muitos anos. Comumente evoluem com necessidade de tratamento com insulina.

MODY-HNF4A

Causado por mutações em heterozigose no gene *HNF4A*, com características clínicas muito semelhantes as do MODY 3, como hiperglicemia progressiva e sensibilidade às sulfonilureias. No entanto, o MODY-HNF4A difere quanto ao perfil lipídico (níveis de HDL reduzidos), PCR e quanto à ausência de redução no limiar renal de reabsorção de glicose. Outras características do MODY1 são a macrossomia fetal e a hipoglicemia neonatal transitória, que pode preceder o quadro de diabetes.

MODY-HNF1B

Causado por mutações em heterozigose no *HNF1B*, é caracterizado por alterações renais que podem surgir antes do aparecimento do diabetes, como disfunção renal progressiva, múltiplos cistos renais, hipoplasia renal, dilatação pielocalicial não obstrutiva ou doença glomerulocística. Adicionalmente, os pacientes podem apresentar anomalias do trato urogenital (útero bicorno, cistos de epidídimo), alterações de enzimas hepáticas e atrofia pancreática com deficiência exócrina subclínica. Aproximadamente 50% dos casos podem não ser herdados (mutações *de novo*). A maioria dos pacientes requer insulinoterapia.

MODY-PDX1

Subtipo raro de diabetes monogênico causado por variantes hete-rozigóticas no gene *PDX1* (também conhecido como fator 1 do promotor de insulina [*IPF1*]), um fator de transcrição que atua no desenvolvimento do pâncreas e na expressão do gene da insulina. Casos afetados apresentam agenesia parcial do pâncreas.

Confirmação do diagnóstico de MODY

A confirmação de MODY é feita por teste genético e identificação de variante patogênica. A análise genética tem relevante impacto clínico, pois pode predizer o prognóstico, o tipo de tratamento do paciente e ainda direcionar a pesquisa de comorbidades associadas.

Até pouco tempo, o exame genético mais utilizado para diagnóstico molecular de MODY foi o sequenciamento pelo método tradicional de Sanger, que permitia a análise de apenas um gene específico, direcionada pelo quadro clínico do paciente. Recentemente, o sequenciamento massivo paralelo com estudo por meio de um painel contendo todos os genes associados a MODY tem sido a abordagem mais indicada.

Lipodistrofias

As síndromes de lipodistrofia são condições heterogêneas herdadas ou adquiridas, caracterizadas por perda seletiva de tecido adiposo subcutâneo e armazenamento lipídico ectópico, especialmente no fígado e músculo, causando resistência insulínica e complicações como *diabetes mellitus*, hipertrigliceridemia, acantose nigricante, hipertensão arterial sistêmica, síndrome do ovário policístico e doença hepática gordurosa não alcoólica.

São categorizadas com base em etiologia (genética ou adquirida) e extensão da perda de tecido adiposo, afetando o corpo inteiro (generalizado) ou apenas regiões (parcial). Engloba quatro categorias principais: lipodistrofia congênita generalizada (Sd. de Berardinelli-Seip), lipodistrofia parcial familiar (variantes Dunnigan, mutações do PPARγ, Kobberling e displasia mandíbuloacral), lipodistrofia generalizada adquirida (Sd. de Lawrence) e lipodistrofia parcial adquirida (Sd. de Barraquer-Simons). Subtipos adicionais incluem distúrbios progeroides, lipodistrofia em pacientes com HIV [secundária TARV (terapia antirretroviral)] ou lipodistrofia localizada (induzida por drogas injetáveis, paniculite e idiopática) (Tabela

34.3). Entre as lipodistrofias hereditárias, os dois subtipos mais prevalentes são a congênita generalizada e lipodistrofia a parcial familiar, cada um com relatos em torno de 500 casos em todo o mundo.

Tabela 34.3. Subtipos de lipodistrofia e principais características.

Subtipos de lipodistrofia	Principais características
Lipodistrofia congênita generalizada (LCG)	Perda quase total da gordura subcutânea desde o nascimento ou infância. Herança autossômica recessiva.
Lipodistrofia parcial familiar (LPF)	Variável perda de gordura subcutânea nas extremidades e tronco desde a puberdade. Herança autossômica dominante.
Lipodistrofia generalizada adquirida (LGA)	Perda gradual da gordura subcutânea atingindo quase totalidade do tecido adiposo. Associado com doenças autoimunes.
Lipodistrofia parcial adquirida (LPA)	Perda gradual da gordura subcutânea em membros superiores, cabeça, pescoço e tronco desde a infância. Associada com anticorpos positivos e glomerulonefrite membranoproliferativa (~ 20%).
Lipodistrofia induzida por TARV	Associada com tratamento do HIV, incluindo inibidores de protease e análogos nucleosídeos.
Lipodistrofia localizada	Geralmente devido aplicações subcutâneas de insulina ou outras medicações, como esteroides.

Lipodistrofias hereditárias

Lipodistrofia congênita generalizada (LGC) ou Síndrome de Berardinelli-Seip

Caracteriza-se por herança autossômica recessiva, por ausência quase completa de tecido adiposo desde o nascimento ou infância.

Os pacientes não possuem adipócitos suficientes para armazenar o excesso de triglicérides e, consequentemente, são armazenados em locais ectópicos, como o fígado e os músculos esqueléticos, levando a resistência insulínica grave e suas complicações. Desde a infância, observa-se hipertrigliceridemia grave com risco de pancreatite aguda. Leptina e adiponectina séricas são extremamente baixas, consistente com a diminuição de tecido adiposo.

Na infância nota-se hiperfagia, aumento na velocidade de crescimento e idade óssea avançada, apesar de estatura final preservada. As complicações metabólicas são frequentes e podem ser graves, com maior de cardiomiopatia e distúrbios de condução cardíaca. É comum hepatomegalia consequente à infiltração gordurosa no fígado e pode evoluir para cirrose e esplenomegalia. Descritos quatro subtipos de LGC associada a mutações nos genes *AGPAT2; BSCL2* (os dois tipos mais comuns); *CAV1* e *PTRF*.

Lipodistrofia parcial familiar (LPF)

Causas genéticas da lipodistrofia parcial familiar, frequentemente uma condição autossômica dominante, incluem mutações nos genes *LMNA, PPARG, AKT2, PLIN1, ZMPSTE24, CIDEC*. Caracteriza-se por perda de gordura subcutânea nos membros, nádegas e quadris, geralmente de início na infância ou adolescência. As complicações metabólicas são comuns, com risco aumentado de doença cardíaca coronária e cardiomiopatia precoce.

Os pacientes apresentam diferentes fenótipos, porém a lipodistrofia familiar parcial tipo 2 ou Dunnigan é a forma mais comum, causada por mutação heterozigótica no gene *LMNA*.

Lipodistrofias adquiridas

Lipodistrofia generalizada adquirida (Síndrome de Lawrence)

Apresenta-se na infância e adolescência, frequentemente associada a doenças autoimunes, evolui com perda progressiva de gordura subcutânea inicialmente na face, tronco, membros, regiões palmar e plantar, preserva gordura em região retro-orbitária e medula óssea e acumula gordura no pescoço ou axilas. As complicações metabólicas são frequentes, com presença de elevada lipólise e hiperlipidemia grave e hepatomegalia. A maioria dos pacientes apresentam baixos níveis de leptina e adiponectina.

Lipodistrofia parcial adquirida (Síndrome de Barraquer-Simons)

Perda de gordura em tendência craniocaudal, afetando progressivamente o rosto, pescoço, ombros, braços e tronco, iniciado na infância ou adolescência e, mais frequentemente, em mulheres. Acúmulo de gordura nos quadris, nádegas e pernas. Geralmente, não possuem resistência à insulina e apresentam níveis normais de adiponectina. Apresenta baixo risco de complicações metabólicas. Baixos níveis de complemento séricos, sugerem base autoimune para a perda de tecido adiposo. Associada a glomerulonefrite membranoproliferativa, em 20% dos casos (Figura 34.2).

Figura 34.2. A. Lipodistrofia generalizada congênita; B. Lipodistrofia familial parcial variante Dunnigan; C. Lipodistrofia generalizada adquirida; D. Lipodistrofia parcial adquirida (Sd. Barraquer-Simons); E. Lipodistrofia associada a TARV.

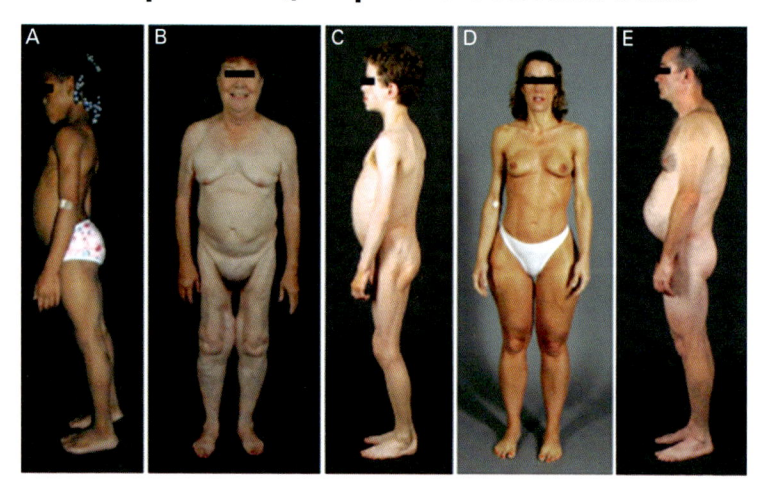

Adaptada de Garg JCEM, Lipodystrophies: genetic and acquired body fat disorders, 2011.

Diagnóstico

A história deve avaliar a idade do início da perda de gordura e comorbidades. O exame físico deve determinar a distribuição da perda de gordura e da presença de músculos proeminentes, flebomegalia, acantose nigricante, hepatomegalia, xantomas e aparência acromegaloide ou progeroide (Tabela 34.4).

A antropometria convencional ou a avaliação via densitometria por dupla emissão de raios X (DXA de corpo inteiro) podem ser realizadas para confirmar o padrão de perda de gordura. Medidas da prega cutânea da região anterior da coxa inferiores a 10 mm e 22 mm em homens e mulheres ,respectivamente, podem ser indicativas de lipodistrofia. Na avaliação por densitometria, uma relação % gordura tronco /% gordura membros inferiores maior ou igual a 1,5 está presente na maior parte dos casos com lipodistrofia parcial.

A presença de doenças autoimunes e os níveis de complemento séricos e autoanticorpos podem indicar síndromes de lipodistrofia adquirida. Os níveis de leptina não ajudam no diagnóstico, mas podem ajudar na escolha das terapias. As lipodistrodias generalizadas podem ser confundidas com mutações do receptor de insulina e a lipodistrofia parcial familiar com síndrome de Cushing.

A confirmação é feita pela análise molecular dos genes suspeitos de acordo com o fenótipo via Sanger ou painel de genes.

Tabela 34.4. Características clínicas indicativas de lipodistrofia.

Característica essencial	
Ausência generalizada ou regional de gordura corporal	
Características físicas	**Comorbidades associadas**
Músculos proeminentes	Atraso no desenvolvimento
Flebomegalia	*Diabetes mellitus* com altas doses de insulina $\geq 2U/kg/d$
Xantomas	Hipertrigliceridemia grave
Aparência acromegaloide ou progeroide	Pancreatite aguda secundária à hipertrigliceridemia
Acantose nigricante	Estato-hepatite não alcoólica em indivíduo não obeso
	Miocardiopatia de início precoce
	Síndrome dos ovários policísticos

Rastreio de complicações e tratamento

Os pacientes com lipodistrofia devem ser rastreados anualmente para diabetes, dislipidemia e doenças cardíacas, hepáticas e renais. O manejo dietético é essencial para o tratamento das complicações metabólicas. A terapia com metreleptina (metionil-leptina humana recombinante) é o único medicamento aprovado especificamente para a lipodistrofia generalizada, sendo efetiva para tratamento e redução das complicações metabólicas em pacientes com hipoleptinemia (leptina < 4 ng/mL). Outras medicações como estatinas ou fibratos podem ser úteis.

A metformina e as glitazonas podem melhorar as complicações metabólicas na LPF. Não raro, os pacientes requerem altas doses de insulina (> 2 U/kg/dia) e insulinas concentradas podem ser consideradas. Pacientes com lipodistrofia devem ser encorajados a se exercitar na ausência de contraindicações específicas e, quando necessário, encaminhados para psicólogos e cirurgiões plásticos.

Referências bibliográficas

1. American Diabetes Association. Classification and Diagnosis of Diabetes: Standards of Medical Care in Diabetes - 2018. Diabetes Care 41. Supplement 1 (2018): S13-S27.

2. American Diabetes Association. Management of Diabetes in Pregnancy: Standards of Medical Care in Diabetes - 2018. Diabetes Care 41. Supplement 1 (2018): S137-S143.

3. Blumer Ian, et al. Diabetes and pregnancy: an endocrine society clinical practice guideline. The Journal of Clinical Endocrinology & Metabolism 98.11 (2013): 4227-49.

4. Schaefer-Graf, Ute M, et al. A randomized trial evaluating a predominately fetal growth-based strategy to guide management of gestational diabetes in Caucasian women. Diabetes Care 27.2 (2004): 297-302.

5. Weinert LS, et al. Gestational diabetes management: a multidisciplinary treatment algorithm. Arquivos Brasileiros de Endocrinologia & Metabologia 55.7 (2011): 435-45.

6. Vandorsten JP, et al. NIH consensus development conference: diagnosing gestational diabetes mellitus. NIH consensus and state-of-the-science statements 29.1 (2013): 1-31.

7. Committee on Practice Bulletins – Obstetrics. Practice Bulletin No. 180: Gestational Diabetes Mellitus. Obstet Gynecol. 2017 Jul;130(1):e17-e37.

8. Donovan L, et al. Screening tests for gestational diabetes: a systematic review for the US Preventive Services Task Force. Annals of internal medicine 159.2 (2013): 115-22.

9. Freathy RM, et al. Hyperglycemia and Adverse Pregnancy Outcome (HAPO) study: common genetic variants in GCK and TCF7L2 are associated with fasting and postchallenge glucose levels in pregnancy and with the new consensus definition of gestational diabetes mellitus from the International Association of Diabetes and Pregnancy Study Groups. Diabetes 59.10 (2010): 2682-89.

10. Greeley SAW, et al. Neonatal diabetes: an expanding list of genes allows for improved diagnosis and treatment. Current diabetes reports 11.6 (2011): 519.

11. Rubio-Cabezas O, Ellard S. Diabetes mellitus in neonates and infants: genetic heterogeneity, clinical approach to diagnosis, and therapeutic options. Hormone research in paediatrics 80.3 (2013): 137-46.

12. Murphy R, Ellard S, Hattersley A. Clinical implications of a molecular genetic classification of monogenic β-cell diabetes. Nat. Clin. Pract. Endoc. 2008, 4, 200-13.

13. Hattersley AT, BruiningJ, Shield J, Njolstad P, Donaghue KC. The diagnosis and management of monogenic diabetes in children and adolescents. Pediatr. Diabetes 2009, 10, 33-42.

14. Rubio-Cabezas O, et al. The diagnosis and management of monogenic diabetes in children and adolescents. Pediatric diabetes 15.S20 (2014): 47-64.

15. Shields BM, McDonald TJ, Ellard S, Campbell MJ, Hyde C, Hattersley AT.The development and validation of a clinical prediction model to determine the probability of MODY in patients with young-onset diabetes. Diabetologia. 2012 May;55(5):1265-72.

16. Giuffrida FMA, et al. Maturity-onset diabetes of the young (MODY) in Brazil: Establishment of a national registry and appraisal of available genetic and clinical data. Diabetes research and clinical practice 123 (2017): 134-42.

17. Caetano LA, et al. Incidental mild hyperglycemia in children: two MODY 2 families identified in Brazilian subjects. Arquivos Brasileiros de Endocrinologia & Metabologia 56.8 (2012): 519-24.

18. Caetano LA, et al. PDX1-MODY and dorsal pancreatic agenesis: New phenotype of a rare disease. Clinical genetics93.2 (2018): 382-6.

19. Santana LS, et al. Clinical application of Acmg-amp guidelines in Hnf1a and Gck variants in a cohort of Mody families. Clinical genetics 92.4 (2017): 388-96.

20. de Santana LS, et al. Targeted sequencing identifies novel variants in common and rare MODY genes. Mol Genet Genomic Med. 2019 Dec;7(12).

21. Magalhaes ALF, Motta FT, Alcântara AEE, Franco PC, Cabral HR,Costa-Riquetto AD, et al. Probability of MODY in a cohort of 209 Brazilians with young onset diabetes. Pediatr Diabetes. 2019 Oct29;20(S28):162.

PARTE 7 – DISTÚRBIOS METABÓLICOS
505

22. Tarantino RM, Abreu GM, Fonseca ACP, Kupfer R, Pereira MFC, Campos Júnior M, Zajdenverg L, Rodacki M. MODY probability calculator for GCK and HNF1A screening in a multiethnic background population. ArchEndocrinol Metab. 2020 Feb;64(1):17-23.

23. Shields BM, et al. Population-based assessment of a biomarker-based screening pathway to aid diagnosis of monogenic diabetes in young-onset patients. Diabetes care40.8 (2017): 1017-25.

24. Brown RJ, et al. The diagnosis and management of lipodystrophy syndromes: a multi-society practice guideline. The Journal of Clinical Endocrinology & Metabolism 101.12 (2016): 4500-11.

25. Garg A. Acquired and inherited lipodystrophies. New England Journal of Medicine 350.12 (2004): 1220-34.

26. Garg A. Lipodystrophies: genetic and acquired body fat disorders. The Journal of Clinical Endocrinology & Metabolism 96.11 (2011): 3313-25.

27. Riquetto ADC, et al. Detection of congenital generalized lipodystrophy mutations by next-generation sequencing: time for a new approach. Diabetology & metabolic syndrome. Vol. 7. No. S1. BioMed Central, 2015.

28. Misra A, Peethambaram A, Garg A. Clinical features and metabolic andautoimmune derangements in acquired partial lipodystrophy: report of 35 cases and review of the literature. Medicine. 2004; 83:18-34

29. Valerio CM, et al. Body composition study by dual-energy x-ray absorptiometry in familial partial lipodystrophy: finding new tools for a objective evaluation. Diabetol Metab Syndr. 2012 Aug 31;4(1):40.

30. Ellard S, Colclough K, Patel KA, Hattersley AT. Prediction algorithms: pitfalls in interpreting genetic variants of autosomal dominant monogenic diabetes. J Clin Invest. 2020;130(1):14-16. doi:10.1172/JCI133516.

Capítulo 35

· · · · · · · · · ·

Complicações crônicas do diabetes mellitus

Carolina de Castro Rocha Betônico
Marcos Tadashi Kakitani Toyoshima
Ricardo Vessoni Perez
Sharon Nina Admoni
Márcia Silva Queiroz
Márcia Nery
Maria Lucia Cardillo Côrrea Gianella

Doença renal diabética

A doença renal diabética (DRD) é caracterizada por alterações estruturais e funcionais secundárias ao diabetes mellitus (DM).

Seu diagnóstico e a classificação são baseados na taxa de filtração glomerular estimada (TFGe) e na presença de albuminuria, na ausência de outras causas de doença renal.

A excreção urinária de albumina (EUA), em amostra isolada e o cálculo da TFGe (pelas equações Cockroft-Gault, CKD-EPI ou MDRD) são usadas na avaliação inicial e no seguimento da função renal. A gravidade da doença renal crônica (DRC) é classificada em 5 estágios, conforme Figura 35.1.

Figura 35.1. Prognóstico da doença renal crônica (DRC) conforme taxa de filtração glomerular estimada (TFGe) e albuminúria segundo o _Kidney Disease: Improving Global Outcomes._

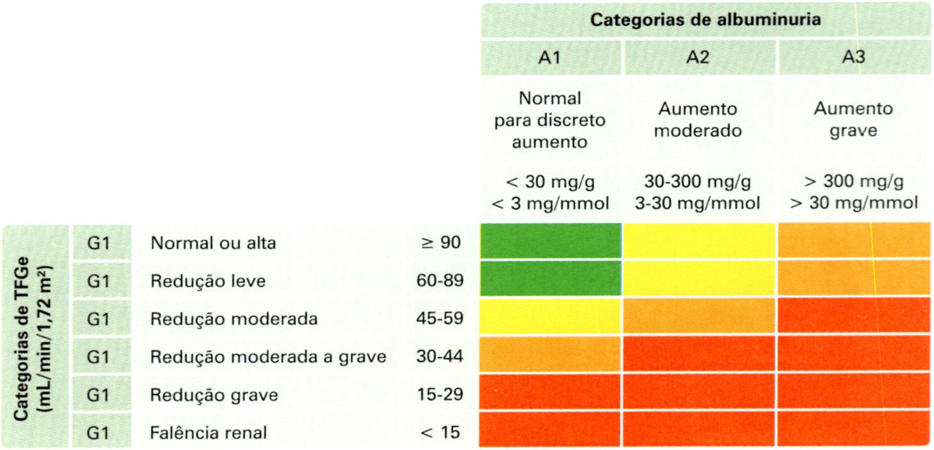

Verde: baixo risco (se nenhum outro marcador de doença renal, sem DRC); amarelo: risco moderadamente elevado; laranja: risco elevado; vermelho: risco muito elevado. Adaptada de KDIGO 2012.

A confirmação da albuminuria anormal deve ser feita por duas medidas em intervalo de 3 a 6 meses A quantificação da proteinúria em urina de 24 horas é utilizada nos pacientes com albuminuria > 300 mg/g de creatinina na amostra de urina isolada (Figura 35.2).

As seguintes situações devem ser evitadas quando da coleta de urina, pois aumentam a EUA: atividade física nas 24 horas anteriores à coleta, infecção, febre, insuficiência cardíaca descompensada, descompensação hiperglicêmica, gestação, infecção urinária e hematúria.

Figura 35.2. Fluxograma para o rastreamento de albuminúria.

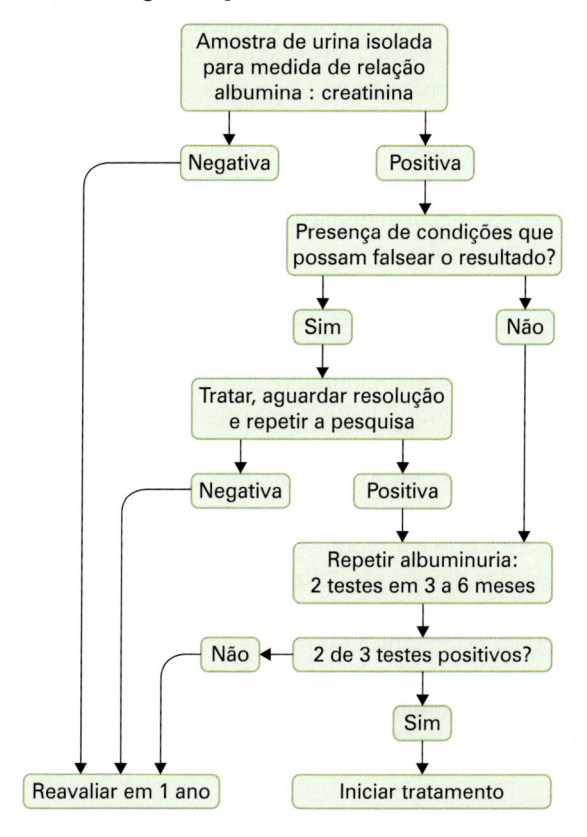

Recomenda-se que pacientes com DM2 sejam investigados para DRD ao diagnóstico, com reavaliação anual. Nos pacientes com DM1, o rastreamento deve se iniciar após cinco anos do diagnóstico, ou mais precocemente em pacientes cronicamente descompensados ou na puberdade, com posterior seguimento anual.

Tratamento da doença renal diabética

Os pilares do tratamento da DRD são o controle adequado da glicemia, da hipertensão arterial sistêmica (HAS) e o bloqueio farmacológico do sistema renina-angiotensina-aldosterona (SRAA).

O controle glicêmico deve ser otimizado, evitando-se, no entanto, hipoglicemias. Não existe consenso quanto à meta de hemoglobina glicada (HbA1c) a ser mantida nessa população. Com exceção dos inibidores da enzima dipeptidil peptidase 4 (DPP4), os antidiabéticos orais necessitam de redução de dose quando a TFGe estiver < 45 mL/min/1,73 m^2 e estão contraindicados quando a TFGe estiver < 30 mL/min/1,73 m^2, pois aumentam o risco de hipoglicemia. Nessa situação, a insulina passa a ser a terapia de escolha.

O controle da PA tem impacto positivo na redução de mortalidade de pacientes com DRC: recomenda-se PA sistólica < 140 mmHg e para pacientes com proteinúria > 1,0 g/dia, PA sistólica < 125 mmHg.

Na presença de albuminuria, recomenda-se iniciar o tratamento da HAS com um inibidor do SRAA, pelo efeito renoprotetor desses fármacos: os inibidores da enzima conversora da angiotensina (IECA) e os bloqueadores do receptor AT1 de angiotensina II (BRA) têm ação antiproteinúrica e renoprotetora e, independentemente do controle pressórico, reduzem a EUA e a progressão para estágios mais avançados da DRC. Essas drogas devem ser utilizadas na maior dose tolerável, a fim de atingir a meta pressórica e a redução da albuminuria. Esses medicamentos também estão indicados nos pacientes normotensos com EUA elevada, mas o bloqueio duplo com IECA e BRA administrados concomitantemente não é recomendado, devido ao risco aumentado de hipercalemia e de piora da função renal.

Neuropatia diabética

A neuropatia diabética (ND) é definida como a presença de sintomas e/ou sinais de disfunção de nervo periférico em pessoas com DM, após a exclusão de outras causas. Portanto, a ND é um diagnóstico de exclusão e deve-se ter em mente que 10% das neuropatias que se supõe ser devido ao DM são decorrentes de outra causa.

Rastreamento

» **Pacientes com DM2:** ao diagnóstico, com reavaliação anual.
» **Pacientes com DM1:** após cinco anos do diagnóstico, ou mais precocemente em pacientes cronicamente descompensados ou na puberdade, com posterior seguimento anual.

Classificação

Tabela 35.1. Classificação da neuropatia diabética.

Polineuropatias simétricas e generalizadas		Neuropatias focal e multifocal
Sensorial aguda Sensitivomotora crônica	Autonômica	Cranial Focal de membro Toracolombar Motora proximal (amiotrofia) Coexistência de polineuropatia inflamatória desmielinizante crônica

Neuropatias simétricas e generalizadas

» **Excluir:** deficiência de Vitamina B12 (p. ex., associada ao tratamento prolongado com a metformina), infecções virais (HIV, VHB ou VHC), hipotireoidismo, medicamentos neurotóxicos, entre outras.
» **Neuropatia sensorial aguda:** dor importante, com exacerbação noturna, caquexia, depressão e, em homens, disfunção erétil, sem que haja alteração no exame neurológico dos pés. É mais comum no sexo masculino, pode acontecer tanto no DM1 quanto no DM2 e costuma estar associada a um mau controle glicêmico. O curso natural é a resolução dos sintomas em até um ano.
» **Neuropatia sensitivomotora crônica:** a apresentação mais comum da ND. Os sintomas sensitivos são mais comuns que os motores e

costumam ser simétricos e se iniciarem na parte distal dos membros inferiores, evoluindo de maneira ascendente, podendo acometer membros superiores – padrão conhecido como "bota e luva". Aproximadamente 50% dos pacientes são assintomáticos e o diagnóstico, nesses casos, é feito por meio do exame físico ou, em alguns casos, tardiamente, na presença de úlceras.

O diagnóstico de neuropatia deve ser feito pelos escores de sintomas e sinais neuropáticos (Tabelas 35.2 e 35.3).

Diagnóstico: sinais moderados ou graves (com ou sem sintomas) OU na presença de sinais leves com sintomas moderados ou graves, após a exclusão de outras causas.

A avaliação da sensibilidade com a ferramenta Monofilamento de Semmes-Weinstein de 10 gramas tem como principal objetivo identificar o pé insensível, em risco de ulceração e, consequentemente, de amputação. A sensibilidade preservada com essa ferramenta não afasta o diagnóstico de ND.

O tratamento da ND sensitivo-motora crônica baseia-se nos seguintes princípios:

» Tratamento dos fatores de risco: (hiperglicemia, HAS, dislipidemias, orientação para cessação do tabagismo) e para moderação na ingestão de bebidas alcoólicas.

» Tratamento baseado na fisiopatologia: com medicamentos que agem em vias bioquímicas deletérias, (ácido alfa lipoico e benfotiamina).

» Tratamento da dor: deve ser oferecido a todos os pacientes que apresentam dor ou desconforto importante.

A Figura 35.3 ilustra um algoritmo proposto para tratamento da dor neuropática.

Neuropatia autonômica (NA): lesão das fibras nervosas autonômicas que inervam diversos sistemas, e pode ser classificada em:

» NA cardiovascular (NAC): alterações no controle da frequência cardíaca e da dinâmica vascular; aumenta duas vezes a mortalidade cardiovascular e três vezes a ocorrência de eventos cardiovasculares.

Quadro clínico: progressivo desde diminuição da variabilidade da frequência cardíaca até taquicardia de repouso (> 100 bpm) e/ ou hipotensão postural (queda > 20 mmHg na pressão sistólica ou > 10 mmHg na pressão diastólica após a mudança de posição), sem uma adequada resposta da frequência cardíaca.

Tabela 35.2. Escore de sintomas neuropáticos (pt = ponto).

1. O senhor(a) tem experimentado dor ou desconforto nas pernas?	( ) Se NÃO, interromper a avaliação ( ) Se SIM, continuar a avaliação	
2. Que tipo de sensação mais te incomoda? (descrever os sintomas se o paciente não citar nenhum desses)	( ) Queimação, dormência ou formigamento ( ) Fadiga, câimbras ou prurido	2 pt 1 pt
3. Qual é a localização mais frequente desse sintoma descrito?	( ) Pés ( ) Panturrilha ( ) Outra localização	2 pt 1 pt 0 pt
4. Existe alguma hora do dia em que esse sintoma descrito aumenta de intensidade?	( ) Durante a noite ( ) Durante o dia e a noite ( ) Apenas durante o dia	2 pt 1 pt 0 pt
5. Esse sintoma já o acordou durante a noite?	( ) Sim ( ) Não	1 pt 0 pt
6. Alguma manobra que o senhor realiza é capaz de diminuir esse sintoma? (descrever as manobras para o paciente se ele não citar nenhuma)	( ) Andar ( ) Ficar de pé ( ) Sentar ou deitar	2 pt 1 pt 0 pt
Total		
Classificação de sintomas	**3-4 Leve; 5-6 Moderada; 7-9 Grave**	

Tabela 35.3. Escore de comprometimento neuropático.

	Direito	Esquerdo
Reflexo Aquileu	( ) Presente – 0	( ) Presente – 0
	( ) Ausente – 2	( ) Ausente – 2
Vibratória Diapasão (Articulação interfalangiana hálux)	( ) Presente – 0	( ) Presente – 0
	( ) Reduzido/Ausente – 1	( ) Reduzido/Ausente – 1
Sensação Dolorosa Palito japonês (Região plantar 5° dedo)	( ) Presente – 0	( ) Presente – 0
	( ) Reduzido/Ausente – 1	( ) Reduzido/Ausente – 1
Térmica Tubos de ensaios resfriados a 4 °C e a 40 °C (Região plantar 5° dedo)	( ) Presente – 0	( ) Presente – 0
	( ) Reduzido/Ausente – 1	( ) Reduzido/ Ausente – 1

Total

Classificação de sinais   3-5 Leve; 6-8 Moderada; 9-10 Grave

Figura 35.3. Algoritmo de tratamento da dor associada à neuropatia diabética.

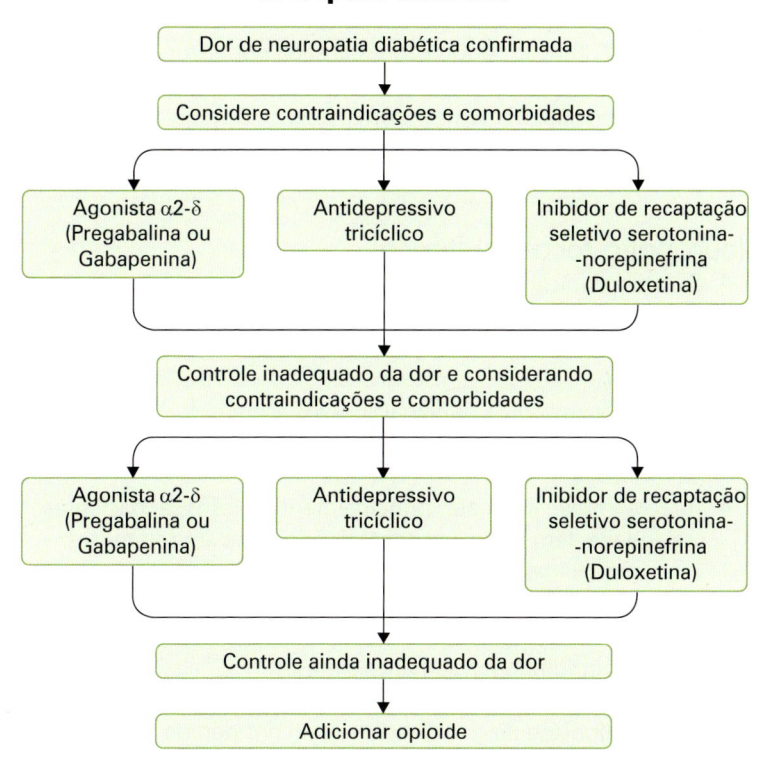

» Excluir: hipovolemia, insuficiência suprarrenal, entre outros.
» Tratamento: controle glicêmico; medidas comportamentais: cabeceiras elevadas, uso de meias de compressão, levantar-se devagar, suplementar sal e evitar banhos mornos ou situações com potencial para causar vasodilatação e tratamento medicamentoso: indicado para os casos sintomáticos: fludrocortisona, clonidina, octreotida e/ou ácido alfa lipoico.
» NA gastrointestinal: pode acometer qualquer seguimento do trato gastrointestinal, podendo causar boca seca; diminuição de peristalse esofágica; gastroparesia diabética; atonia da vesícula biliar; alternância entre ciclos de diarreia e obstipação e incontinência fecal.

- » NA geniturinária: as seguintes manifestações clínicas podem ser observadas: bexiga neurogênica; disfunção erétil; ejaculação retrógrada e disfunção sexual feminina.
- » NA com disfunção sudomotora: causada por disfunção do sistema simpático; manifesta-se pela diminuição da sudorese nas extremidades (principalmente pés), com presença de pele seca.
- » NA com disfunção pupilar: diminuição da resposta reflexa pupilar de adaptação ao escuro.

Neuropatia focal/multifocal

- » Cranial: condição rara que acomete mais a população idosa, com DM2 de longa duração. Os nervos mais acometidos são o III e o VI, seguido pelo IV. Excluir causas estruturais no sistema nervoso central.
- » Focal de membro: os principais nervos acometidos são o mediano (síndrome do túnel do carpo), ulnar, fibular comum e cutâneo femoral lateral.
- » Toracolombar: acomete principalmente idosos e pacientes de meia-idade; tem início agudo, podendo durar até seis meses.
- » Motora proximal (amiotrofia): cursa com dor e perda de sensibilidade na parte proximal dos membros inferiores, com fraqueza e atrofia uni ou bilateral. O início do quadro pode ser agudo ou subagudo, progredindo em semanas a meses.
- » Coexistência de polineuropatia inflamatória desmielinizante crônica: essa hipótese diagnóstica deve ser considerada quando a polineuropatia é incomumente grave e progressiva.

Retinopatia diabética e edema macular

Os principais fatores de risco para o desenvolvimento da retinopatia diabética (RD) são a duração da doença e o grau de controle glicêmico. A HAS, dislipidemia, puberdade e gravidez também influenciam o desenvolvimento dessa complicação.

Rastreamento

Pacientes com DM2, ao diagnóstico e a seguir a cada três anos, exceto pacientes de alto risco, que devem realizar exame anualmente ou a critério do Serviço de Oftalmologia (mais de 10 anos de doença ou insulinodependentes, mesmo na ausência de sinais de RD, mas com outra complicação microvascular).

Grávidas com DM não gestacional: exame no 1º trimestre, com seguimento durante toda a gravidez na presença de RD.

Pacientes com DM1: aos 15 anos ou cinco anos após o diagnóstico, o que ocorrer mais tarde, exceto se o paciente for considerado de alto risco. A seguir:

» Adolescentes com bom controle metabólico: a cada dois anos.

» Crianças antes da puberdade (quando se julgou necessário fazer o rastreamento): a cada três anos.

» Pacientes com mais de 10 anos de doença ou com mau controle metabólico: anualmente, ou a critério do Serviço de Oftalmologia.

» No caso de detecção de RD de qualquer grau: as avaliações devem seguir a orientação do Serviço de Oftalmologia.

Classificação

A classificação internacional de RD e edema macular proposta pelo "Global Diabetic Retinopathy Group" está nas Tabelas 35.4 e 35.5. A retina normal e as principais alterações encontradas na RD estão demonstradas na Figura 35.4.

O primeiro exame, tanto nas crianças quanto nos adultos, deve ser completo e realizado por um oftalmologista especialista em DM. O exame deve abranger a busca por outras doenças, como glaucoma e catarata, que estão presentes com maior frequência no paciente com DM. Quem determinará a periodicidade desse exame é o próprio oftalmologista.

O ácido acetilsalicílico pode ser utilizado como proteção cardiovascular em pacientes com RD, inclusive com RD proliferativa. Exercício aeróbicos de moderada a alta intensidade e exercícios de resistência estão contraindicados nos pacientes com RD não proliferativa grave e RD proliferativa, pelo risco de hemorragia vítrea e descolamento de retina.

Tabela 35.4. Classificação internacional da retinopatia diabética.

Sem retinopatia diabética aparente	
Retinopatia diabética não proliferativa leve	Somente microaneurismas
Retinopatia diabética não proliferativa moderada	Lesões além de microaneurismas, mas sem critérios para retinopatia diabética não proliferativa grave
Retinopatia diabética não proliferativa grave	Um ou mais dos critérios abaixo, na ausência de sinais de retinopatia diabética proliferativa: • Mais de 20 hemorragias intrarretinianas em cada 1 dos 4 quadrantes • Ensalsichamento venoso em 2 quadrantes • Anormalidades vasculares intrarretinianas em pelo menos 1 quadrante
Retinopatia diabética proliferativa	Um ou mais dos seguintes critérios: • Presença de neovasos • Hemorragia vítrea e/ou pré retiniana

Tabela 35.5. Classificação internacional de edema macular.

Edema macular aparentemente ausente	Ausência de edema e exsudatos duros no polo posterior
Edema macular aparentemente presente	Sinais sugestivos de edema e presença de exsudatos duros no polo posterior
Edema macular presente leve	Exsudatos duros e/ ou sinais de edema longe do centro da mácula
Edema macular presente moderado	Exsudatos duros e/ ou sinais de edema próximo ao centro da mácula
Edema macular presente grave	Exsudatos duros e/ ou sinais de edema envolvendo o centro da mácula

Figura 35.4. A. Retina normal: artéria retiniana (AR), veia retiniana (VR), disco ótico (DO), mácula (MC), fóvea (FO). **B.** Retinopatia diabética proliferativa: neovasos de retina (NV), exsudatos algodonosos (EA), hemorragias retinianas (HE), microaneurimas/micro-hemorragias (MA/MH). **C.** Cicatriz de fotocoagulação a *laser* (FC). **D.** Edema macular aparentemente presente: exsudatos duros próximos à mácula (ED).

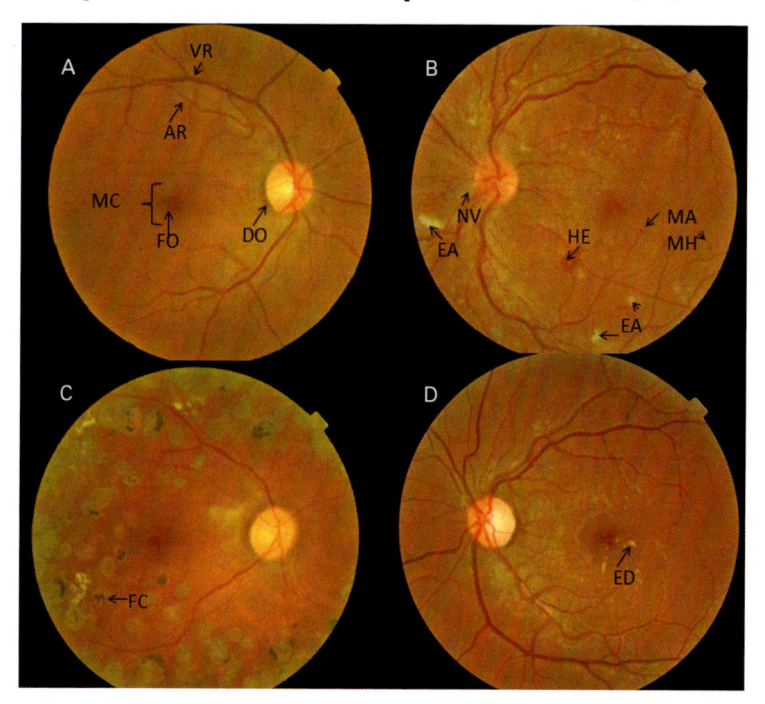

Tratamentos específicos

» Fotocoagulação a *laser*: tratamento padrão da RD proliferativa, capaz de reduzir o risco de progressão para perda visual; ele também propicia a regressão da neovascularização em 35 a 50% dos olhos tratados. É um tratamento bem estabelecido para o edema macular.

» Medicamentos anti-VEGF: tanto os anticorpos inibidores do fator de crescimento do endotélio vascular (VEGF, bevacizumabe, ranibizumabe e aflibercepte), quanto o aptâmero pegamitanibe, todos com aplicação intravítrea, foram estudados no tratamento de edema macular do DM com resultados superiores ao *laser*, determinando melhora da acuidade visual e diminuição do risco de perda visual.

» Corticosteroides: o tratamento com corticosteroides de aplicação intravítrea, como a trianconolona acetonida ou a fluocinolona acetonida, pode melhorar a acuidade visual em pacientes com edema macular, mas aumentam em 60% o risco de glaucoma e em 33% a necessidade de cirurgia para catarata, além de promoverem um benefício transitório. Dispositivos intraoculares que liberam doses menores parecem não aumentar esses riscos.

» Vitrectomia: está indicada em vigência de hemorragia vítrea ou descolamento de retina e tem o objetivo de clarear o meio para melhorar a acuidade visual e permitir, em alguns casos, outros tipos de tratamento.

Macroangiopatia diabética

As principais complicações macrovasculares do DM são a doença arterial coronariana (infarto agudo do miocárdio), a doença cerebrovascular (acidente vascular cerebral [AVC] isquêmico) e a doença arterial periférica. O principal mecanismo envolvido na sua patogênese está relacionado ao processo de aterosclerose.

Doença arterial coronariana (DAC)

O DM é um fator de risco independente para doença cardiovascular, sendo a DAC uma das principais causas de morbimortalidade nos pacientes com DM.

Manifestações clínicas

A DAC pode se apresentar com dor torácica anginosa típica ou atípica (equivalente isquêmico), mas a maioria dos pacientes com DM é assintomática. Os sintomas atípicos podem variar desde uma isquemia miocárdica silenciosa a sintomas não dolorosos (dispneia, fraqueza, náusea, vômito, palpitações, síncope). Em parte, essa particularidade no paciente com DM decorre da concomitância de NA e do limiar de percepção de dor alterado. O prognóstico e a sobrevida no curto prazo são piores nos pacientes com DM.

Prevenção, rastreamento e tratamento da DAC

A prevenção consiste no controle do DM e dos demais fatores de risco (obesidade, sedentarismo, HAS, dislipidemia, tabagismo).

O uso de ácido acetilsalicílico está indicado apenas na prevenção secundária.. O uso de estatina na prevenção primária é recomendado para todos os pacientes portadores de DM com 40 anos ou mais de idade. Em pacientes com menos de 40 anos, o tratamento com estatina é recomendado se houver risco cardiovascular aumentado.

A *American Diabetes Association* (ADA) não recomenda o rastreamento da DAC em pacientes assintomáticos, mesmo naqueles com alto risco de eventos cardiovasculares. O rastreamento em pacientes de risco não mostrou diferenças de desfechos cardiovasculares em estudo randomizado. A *American Heart Association* (AHA) recomenda o rastreamento para os pacientes assintomáticos que planejam iniciar um programa de atividade física mais intensa. Os exames cardiológicos, como o eletrocardiograma de esforço (teste ergométrico), o ecocardiograma de estresse, a cintilografia miocárdica ou os testes invasivos (cateterismo cardíaco) podem ser recomendados para os pacientes que têm sintomas típicos ou atípicos e para aqueles cujo resultado de eletrocardiograma em repouso é anormal (suspeito para isquemia miocárdica).

Papel do controle glicêmico

Tanto o *National Cholesterol Education Program* (NCEP) quanto os consensos europeus de doença cardiovascular consideram que o risco de um novo evento cardiovascular em pacientes com DM é equivalente ao daqueles com doença coronariana pré-estabelecida. No entanto, não há ainda estudos clínicos randomizados que conseguiram demonstrar um benefício claro do controle glicêmico intensivo sobre a redução de eventos cardiovasculares em pacientes com DM2 de longa duração. Nos pacientes com DM2 recém-diagnosticados, há alguma evidência de que o tratamento mais intensivo da glicemia (HbA1c < 7%) possa reduzir as taxas de eventos cardiovasculares. No estudo *United Kingdom Prospective Diabetes Study* (UKPDS), houve redução de 16% nos eventos cardiovasculares (desfecho combinado de infarto agudo do miocárdio, mortalidade relacionada ao DM e mortalidade em geral) no grupo de tratamento glicêmico intensivo, porém, sem atingir significância estatística ($p = 0{,}052$).

Nos pacientes com DM1, embora o estudo *Diabetes Control and Complications Trial* (DCCT) e seu seguimento *Epidemiology of Diabetes Interventions and Complications* (EDIC) tenham mostrado que o controle glicêmico intensivo reduziu a taxa de eventos cardiovasculares, algumas metanálises mostraram que esse benefício não é evidente.

Doenças cerebrovasculares

A incidência de doenças cerebrovasculares é maior nos pacientes com DM, que apresentam uma prevalência três vezes maior do que os indivíduos sem DM. O AVC pode se manifestar mais precocemente e com pior evolução nesses pacientes.

A realização de ecografia das artérias carótidas e vertebrais com Doppler tem sido recomendada por alguns autores, mas sua indicação em pacientes assintomáticos ainda é questionável.

A prevenção e o tratamento das doenças cerebrovasculares não são diferentes entre um paciente com ou sem DM e são abordados em capítulo específico.

Doença arterial periférica (DAP)

A DAP é frequentemente subdiagnosticada, pois a maioria dos pacientes é oligo ou assintomática. A DAP pode se manifestar clinicamente com claudicação intermitente, dor em repouso ou lesão trófica de membros inferiores. A duração do DM e o controle glicêmico inadequado estão associados à gravidade da DAP. A DAP e a ND são as principais causas de amputação não traumática de membros inferiores em pacientes com DM.

O índice tornozelo-braquial (ITB) é um método de rastreamento de DAP, mostrando-se com maior sensibilidade do que o exame clínico dos pés (inspeção e palpação de pulsos dos pés). A AHA recomenda considerar o uso do ITB em todos os pacientes com DM maiores que 50 anos ou naqueles com menos de 50 anos que tenham DM e um fator de risco cardiovascular adicional. No entanto, o rastreamento para DAP em indivíduos assintomáticos é ainda controverso.

A prevenção e o tratamento da DAP não são diferentes entre um paciente com ou sem DM e são abordados em capítulo específico

Pé diabético e neuropatia de Charcot

Afecções nos pés são uma importante causa de morbidade em pacientes com DM. Apesar de potencialmente preveníveis, o risco de um paciente com DM apresentar uma úlcera no pé durante sua vida pode chegar a 25%. A importância da prevenção reside no fato de que até 80% das amputações em DM são precedidas por úlcera em pé diabético (UPD). Sendo assim, a redução da incidência de UPD terá impacto na redução de amputações.

O reconhecimento precoce e o manejo dos fatores de risco relacionados ao aparecimento da UPD são importantes para diminuir a morbidade dessa, a saber: ND sensitiva e autonômica, antecedente de úlcera prévia, DAP, deformidades estruturais (calosidades, dedos em martelo, Charcot, pé cavo ou plano), alterações cutâneas (desidrose, unhas encravadas, onicomicose, fissuras, micose interdigital, infecções de pele crônicas), alteração de equilíbrio, outras complicações microvasculares graves (RD proliferativa, DRC terminal, diálise, pós transplante renal), mau controle glicêmico, tabagismo, idade mais avançada, sexo masculino.

O desenvolvimento da UPD é multifatorial, sendo o fator mais comum a ocorrência de um estresse repetitivo (vertical ou de contato) em uma área de pé insensível, potencializado pela presença de DAP, como mostrado na Figura 35.5.

Existem diversas classificações de risco delineadas para predizer e prevenir a UPD em pacientes com DM. De acordo com a categoria de risco em que o paciente se encontra, há uma sugestão de seguimento desse paciente, conforme ilustrado na Tabela 35.6.

A neuroartropatia de Charcot (NC) é uma síndrome que afeta ossos, articulações e partes moles do pé e tornozelo, levando a luxações, fraturas e deformidades. O desenvolvimento da NC é multifatorial: a ND sensitiva leva a traumas repetitivos, a ND motora leva a contraturas, diminuindo a força do médio pé e a NA diminui a autorregulação da circulação periférica, aumentando o fluxo sanguíneo e a reabsorção óssea. Isso resulta em osteopenia focal do pé. Após um trauma focal (que pode ser leve), ocorre uma inflamação que leva à ativação de fatores que, por sua vez, ativam a função de osteoclastos. O primeiro sinal diagnóstico da NC é a inflamação do pé: vermelhidão, edema e calor local. O diagnóstico pode ser confirmado por aferição de temperatura local e realização de radiografia simples e ressonância magnética do local suspeito. O tratamento principal consiste em repouso, imobilização e retirada de carga.

Figura 35.5. Via mais comum para a ocorrência da úlcera de pé diabético.

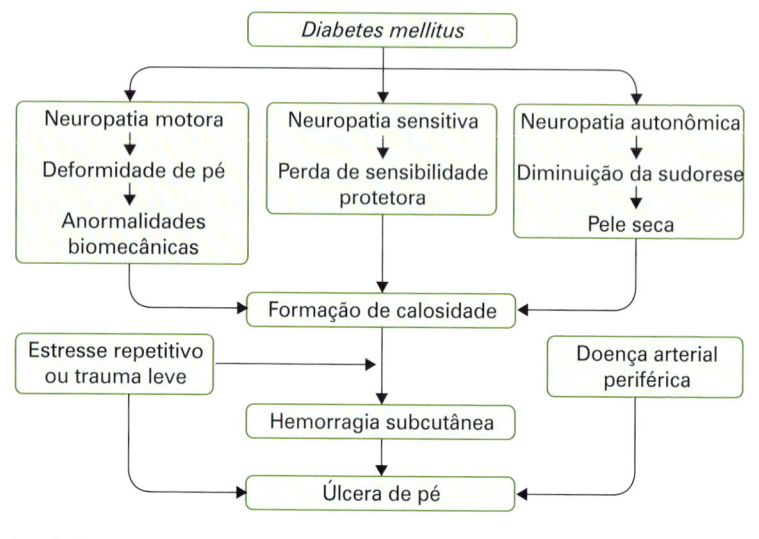

Adaptada de Armstrong et al., 2017.

Tabela 35.6. Classificação de risco para o aparecimento de úlcera em pé diabético (UPD).

Categoria de risco	Definição	Seguimento sugerido
0	Sem ND	Anual
1	ND	A cada 6 meses
2	ND com DAP e/ou deformidade	A cada 3 a 6 meses
3	ND e história de UPD prévio ou amputação	A cada 1 a 3 meses

Adaptada das recomendações do International Working Group on the Diabetic Foot.
ND: neuropatia diabética; DAP: doença arterial periférica; UPD: úlcera de pé diabético.

Referências bibliográficas

1. Ahmad J. The diabetic foot: Diabetes & Meabolic Synd Clinical Research & Reviews, 10 (2016) 48-60.

2. American Diabetes Association (ADA). Standard of medical care in diabetes - 2017. Diabetes Care. 2017;40 (sup 1) (January):s4-s128.

3. American Diabetes Association. Cardiovascular Disease and Risk Management. Diabetes Care 2015;38 (Suppl. 1):S49–S57.

4. Antonetti DA, Klein D, Gardner TW, Diabetic retinopathy. N Engl J Med, 2012. 366(13): p. 1227-39.

5. Armstrong DG, Boulton AJM, Bus SA. Diabetic Foot Ulcers and Their Recurrence: NEJM, 376;24, 2017.

6. Bandello F, et al. Update of intravitreal steroids for the treatment of diabetic macular edema. Ophthalmic Res, 2014. 52(2): p. 89-96.

7. Boulton AJ, Armstrong DG, Albert SF, Frykberg RG, Hellman R, Kirkman MS, et al. Comprehensive foot examination and risk assessment: a report of the task force of the foot care interest group of the American Diabetes Association, with endorsement by the American Association of Clinical Endocrinologists. American Diabetes Association, American Association of Clinical Endocrinologists: Diabetes Care. 2008;31(8):1679.

8. Boulton AJ, et al. Diabetic neuropathies: a statement by the American Diabetes Association. Diabetes Care, 2005. 28(15793206): p. 956-62.

9. Boulton AJ, et al. Diabetic somatic neuropathies. Diabetes Care, 2004. 27(15161806): p. 1458-86.

10. Boulton AJM. The Pathway to Foot Ulceration in Diabetes: Med Clin N Am, 97 (2013) 775-90.

11. Camilleri M. Clinical practice. Diabetic gastroparesis. The New England journal of medicine, 2007. 356(17314341): p. 820-9.

12. Chaturvedi N, et al. Effect of candesartan on prevention (DIRECT-Prevent 1) and progression (DIRECT-Protect 1) of retinopathy in type 1 diabetes: randomised, placebo-controlled trials. Lancet, 2008. 372(9647): p. 1394-402.

13. Chew EY, et al. Effects of medical therapies on retinopathy progression in type 2 diabetes. N Engl J Med, 2010. 363(3): p. 233-44.

14. DCCT/EDIC Group, Effect of Intensive Diabetes Therapy on the Progression of Diabetic Retinopathy in Patients With Type 1 Diabetes: 18 Years of Follow-up in the DCCT/EDIC. Diabetes, 2015. 64(2): p. 631-42.

15. De Backer G, Ambrosioni E, Borch-Johnsen K, et al. European guidelines on cardiovascular disease prevention in clinical practice: third joint task force of European and other societies on cardiovascular disease prevention in clinical practice (constituted by representatives of eight societies and by invited experts). Eur J Cardiovasc Prev Rehabil 2003; 10: S1.

16. Dwyer JP, Parving H-H, Hunsicker LG, Ravid M, Remuzzi G, Lewis JB. Renal Dysfunction in the Presence of Normoalbuminuria in Type 2 Diabetes: Results from the DEMAND Study. Cardiorenal Med. 2012;2(1):1-10.

17. Effects of aspirin treatment on diabetic retinopathy. ETDRS report number 8. Early Treatment Diabetic Retinopathy Study Research Group. Ophthalmology, 1991. 98(5 Suppl): p. 757-65.

18. Farthing MJ. The patient with refractory diarrhoea. Best practice & research Clinical gastroen-terology, 2007. 21(17544113): p. 485-501.

19. Fong DS, et al. Diabetic retinopathy. Diabetes Care, 2004. 27(10): p. 2540-53.

20. Fowler M. Microvascular and Macrovascular Complications of Diabetes. Clinical Diabetes. 2008:26(2):77-82.

21. Fullerton B, Jeitler K, Seitz M, Horvath K, Berghold A, Siebenhofer A. Intensive glucose control versus conventional glucose control for type 1 diabetes mellitus. Cochrane Database Syst Rev. 2014. 2:CD009122.

22. Haffner SM, Lehto S, Ronnemaa T, Pyorala K, Laakso M. Mortality from coronary heart disease in subjects with type 2 diabetes and in nondiabetic subjects with and without prior myocardial infarction. N Engl J Med 1998. 339:229-34.

23. Han T, et al. A systematic review and meta-analysis of ☒-lipoic acid in the treatment of diabetic peripheral neuropathy. European journal of endocrinology / European Federation of Endocrine Societies, 2012. 167(22837391): p. 465-71.

24. Holman RR, Paul SK, Bethel MA, Matthews DR, Neil HA. 10-year follow-up of intensive glucose control in type 2 diabetes. N Engl J Med. 2008;359(15):1577-89.

25. IWGDF guidance on the prevention of foot ulcers; Diabetes Metab Res Rev 2016; 32: (Suppl 1) 16-24.

26. Javitt JC et al Preventive eye care in people with diabetes is cost-saving to the federal govern-ment. Implications for health-care reform. Diabetes Care, 1994. 17(8): p. 909-17.

27. Javitt JC, et al. Detecting and treating retinopathy in patients with type I diabetes mellitus. A health policy model. Ophthalmology, 1990. 97(4): p. 483-94; discussion 494-5.

28. Kähler P, Grevstad B, Almdal T, Gluud C, Wetterslev J, Vaag A, Hemmingsen B. Targeting in-tensive versus conventional glycaemic control for type 1 diabetes mellitus: a systematic review with meta-analyses and trial sequential analyses of randomised clinical trials. BMJ Open. 2014 Aug 19;4(8).

SÉRIE MANUAL DO MÉDICO-RESIDENTE

526

29. KDOQI Clinical Practice Guidelines and Clinical Practice Recommendations for Diabetes and Chronic Kidney Disease. Am J Kidney Dis. 2007;49(2 Suppl 2):S12-154.

30. Keech AC, et al. Effect of fenofibrate on the need for laser treatment for diabetic retinopathy (FIELD study): a randomised controlled trial. Lancet, 2007. 370(9600): p. 1687-97.

31. Khafaji HA, Suwaidi JM. Atypical presentation of acute and chronic coronary artery disease in diabetics. World J Cardiol. 2014. 26;6(8):802-13.

32. Knott RM, et al. Regulation of glucose transporters (GLUT-1 and GLUT-3) in human retinal endothelial cells. Biochem J, 1996. 318 (Pt 1): p. 313-7.

33. Kohner EM et al, United Kingdom Prospective Diabetes Study, 30: diabetic retinopathy at diagnosis of non-insulin-dependent diabetes mellitus and associated risk factors. Arch Ophthalmol, 1998. 116(3): p. 297-303.

34. Kowluru RA, Chan OS. Oxidative stress and diabetic retinopathy. Exp Diabetes Res, 2007. 2007: p. 43603.

35. LeCaire TJ, et al. Assessing progress in retinopathy outcomes in type 1 diabetes: comparing findings from the Wisconsin Diabetes Registry Study and the Wisconsin Epidemiologic Study of Diabetic Retinopathy. Diabetes Care, 2013. 36(3): p. 631-7.

36. Lyra R, Oliveira M, Lins D, et al. Diretrizes Sociedade Brasileira de Diabetes. Vol. 5, 2003.

37. Malhotra R, Nguyen HA, Benavente O, et al. Association Between More Intensive vs Less Intensive Blood Pressure Lowering and Risk of Mortality in Chronic Kidney Disease Stages 3 to 5: A Systematic Review and Meta-analysis. JAMA Intern Med. 2017;177(10):1498-505.

38. Martin C, Albers J, Pop-Busui R, Neuropathy and Related Findings in the Diabetes Control and Complications Trial/Epidemiology of Diabetes Interventions and Complications Study. Diabetes Care, 2014. 37(1): p. 31-38.

39. McVary KT, Clinical practice. Erectile dysfunction. The New England journal of medicine, 2007. 357(18077811): p. 2472-81.

40. Moreira RO, et al. Tradução para o Português e Avaliação da Confiabilidade de Uma Escala para Diagnóstico da Polineuropatia Distal Diabética. Arquivos brasileiros de endocrinologia e metabologia, 2005. 49(16544018): p. 944-50.

41. Morgan CL, et al. Primary prevention of diabetic retinopathy with fibrates: a retrospective, matched cohort study. BMJ Open, 2013. 3(12): p. e004025.

42. Nathan DM, Cleary PA, Backlund JY, Genuth SM, Lachin JM, Orchard TJ, et al. Diabetes Control and Complications Trial/Epidemiology of Diabetes Interventions and Complications (DCCT/EDIC) Study Research Group. Intensive diabetes treatment and cardiovascular disease in patients with type 1 diabetes. N Engl J Med. 2005. 353(25):2643-53.

43. National Cholesterol Education Program (NCEP) Expert Panel on Detection, Evaluation, and Treatment of High Blood Cholesterol in Adults (Adult Treatment Panel III). Third Report of the National Cholesterol Education Program (NCEP) Expert Panel on Detection, Evaluation, and Treatment of High Blood Cholesterol in Adults (Adult Treatment Panel III) final report. Circulation 2002; 106:3143.

44. Perkovic V, Verdon C, Ninomiya T, et al. The relationship between proteinuria and coronary risk: A systematic review and meta-analysis. PLoS Med. 2008;5(10):1486-95.

45. Photocoagulation for diabetic macular edema. Early Treatment Diabetic Retinopathy Study report number 1. Early Treatment Diabetic Retinopathy Study research group. Arch Ophthalmol, 1985. 103(12): p. 1796-806.

46. Photocoagulation treatment of proliferative diabetic retinopathy. Clinical application of Diabetic Retinopathy Study (DRS) findings, DRS Report Number 8. The Diabetic Retinopathy Study Research Group. Ophthalmology, 1981. 88(7): p. 583-600.

47. Resnikoff S, et al, Global data on visual impairment in the year 2002. Bull World Health Organ, 2004. 82(11): p. 844-51.

48. Rogers LC, Frykberg RG. The Charcot Foot: Med Clin N Am 97 (203) 847-56.

49. Rooke TW, Hirsch AT, Misra S, Sidawy AN, Beckman JA, Findeiss LK, et al., Society for Cardiovascular Angiography and Interventions, Society of Interventional Radiology, Society for Vascular Medicine, Society for Vascular Surgery. 2011 ACCF/AHA Focused Update of the Guideline for the Management of Patients With Peripheral Artery Disease (updating the 2005 guideline): a report of the American College of Cardiology Foundation/American Heart Association Task Force on Practice Guidelines. J Am Coll Cardiol. 2011;58(19):2020.

50. Sesso RC, Lopes AA, Thomé FS, Lugon JR, Watanabe YSD. Report of the Brazilian Chronic Dialysis Census 2012. J Bras Nefrol. 2014;36(1):48-53.

51. Simó R, Hernández C, Advances in the medical treatment of diabetic retinopathy. Diabetes Care, 2009. 32(8): p. 1556-62.

52. Simó-Servat OC, Hernández C, Simó R. Genetics in diabetic retinopathy: current concepts and new insights. Curr Genomics, 2013. 14(5): p. 289-99.

53. Singleton JR, Smith AG, Bromberg MB. Increased prevalence of impaired glucose tolerance in patients with painful sensory neuropathy. Diabetes Care, 2001. 24(11473085): p. 1448-53.

54. Sjølie AK, et al. Effect of candesartan on progression and regression of retinopathy in type 2 diabetes (DIRECT-Protect 2): a randomised placebo-controlled trial. Lancet, 2008. 372(9647): p. 1385-93.

55. Stegmayr B, Asplund K. Diabetes as a risk factor for stroke. A population perspective. Diabetologia. 1995;38(9):1061-8.

SÉRIE MANUAL DO MÉDICO-RESIDENTE

528

56. Stratton IM, et al. UKPDS 50: risk factors for incidence and progression of retinopathy in Type II diabetes over 6 years from diagnosis. Diabetologia, 2001. 44(2): p. 156-63.

57. Tesfaye S, Boulton AJ, Dickenson A. Mechanisms and Management of Diabetic Painful Distal Symmetrical Polyneuropathy. Diabetes Care, 2013. 36(9): p. 2456-2465.

58. The effect of intensive treatment of diabetes on the development and progression of long-term complications in insulin-dependent diabetes mellitus. The Diabetes Control and Complications Trial Research Group. N Engl J Med, 1993. 329(14): p. 977-86.

59. Thetin TK, Asafu-Adjaye NO, Fonseca V. Erectile Dysfunction. Clinical diabetes, 2005: p. 1-9.

60. Thomas PK. Classification, differential diagnosis, and staging of diabetic peripheral neuropathy. Diabetes, 1997. 46 Suppl 2(9285500): p. S54-7.

61. Triches C, Schaan BDA, Gross JL, Azevedo MJ. Complicações macrovasculares do diabetes melito: peculiaridades clínicas, de diagnóstico e manejo. Arquivos Brasileiros de Endocrinologia & Metabologia [online]. 2009, v. 53, n. 6, pp. 698-708. Disponível em: https://doi.org/10.1590/S0004-27302009000600002. Acesso em 31/7/2021.

62. Tuttle KR, Bakris GL, Bilous RW, et al. Diabetic kidney disease: A report from an ADA consensus conference. Diabetes Care. 2014;37(10):64-2883.

63. Várkonyi T and Kempler P, Diabetic neuropathy: new strategies for treatment. Diabetes, obesity & metabolism, 2008. 10(17593238): p. 99-108.

64. Viana LV, Gross JL, Camargo JL, Zelmanovitz T, da Costa Rocha EPC, Azevedo MJ. Prediction of cardiovascular events, diabetic nephropathy, and mortality by albumin concentration in a spot urine sample in patients with type 2 diabetes. J Diabetes Complications. 2012;26(5):407-412.

65. Vinik AI, et al. Diabetic Autonomic Neuropathy. Diabetes Care, 2003. 26(12716821): p. 1553-79.

66. Vinik AI, et al. Diabetic Neuropathies: clinical manifestations and current treatment options. Nat Clin Pract Endocrinol Metab, 2006. 2: p. 269-81.

67. Vinik AI, et al. Diabetic neuropathy. Endocrinology and metabolism clinics of North America, 2013. 42(24286949): p. 747-87.

68. Vinik AI, Mehrabyan A. Diabetic neuropathies. The Medical clinics of North America, 2004. 88(15308387): p. 947-99, xi.

69. Virally-Monod M, et al. Chronic diarrhoea and diabetes mellitus: prevalence of small intestinal bacterial overgrowth. Diabetes & metabolism, 1998. 24(9932220): p. 530-6.

70. Wilkinson CP, et al. Proposed international clinical diabetic retinopathy and diabetic macular edema disease severity scales. Ophthalmology, 2003. 110(9): p. 1677-82.

PARTE 7 – DISTÚRBIOS METABÓLICOS

529

71. Young LH, Wackers FJT, Chyun DA, et al. DIAD Investigators. Cardiac outcomes after screening for asymptomatic coronary artery disease in patients with type 2 diabetes: the DIAD study: a randomized controlled trial. JAMA 2009; 301(15):1547-55.

72. Ziegler D, et al. Neuropathic Pain in Diabetes, Prediabetes and Normal Glucose Tolerance: The MONICA/KORA Augsburg Surveys S2 and S3. Pain Medicine, 2009. 10(2): p. 393-400.

SÉRIE MANUAL DO MÉDICO-RESIDENTE

530

Capítulo 36

Obesidade – abordagem clínica

Marcio C. Mancini
Maria Edna de Melo
Cintia Cercato

Definição

A obesidade é uma doença caracterizada pelo acúmulo excessivo de gordura corporal em um nível que compromete a saúde dos indivíduos, acarretando prejuízos como alterações metabólicas, dificuldades locomotoras e risco cardiovascular aumentado.

Epidemiologia

A Organização Mundial de Saúde (OMS) aponta a obesidade como um dos maiores problemas de saúde pública no mundo. A projeção é que, em 2025, cerca de 2,3 bilhões de adultos estejam com sobrepeso e mais de 700 milhões, obesos.

No Brasil, o último levantamento realizado pelo IBGE em 2013 indica que a prevalência de excesso de peso foi de 58,2% no sexo feminino e 55,6% no sexo masculino. De acordo com o estudo, o excesso de peso aumenta com a idade, de modo mais rápido para os homens, que na faixa de 25 a 29 anos chega a 50,4%. Contudo, nas mulheres, a partir da faixa etária de 35 a 44 anos a prevalência do excesso de peso (63,6%) ultrapassa a dos homens (62,3%), chegando a mais de 70,0% na faixa de 55 a 64 anos. Os dados mostraram ainda que a obesidade acomete um em cada cinco brasileiros de 18 anos ou mais (20,8%), sendo que o percentual é mais alto entre as mulheres (24,4% contra 16,8% dos homens).

Avaliação clínica

Do ponto de vista clínico, é importante avaliar os seguintes aspectos:

- » Histórico da obesidade.
- » Fatores etiológicos.
- » Padrão de alimentação.
- » Doenças associadas ao excesso de peso.
- » Antecedentes familiares.
- » Hábitos de vida.

Histórico da obesidade

Questionar peso ao nascimento, época de início do ganho de peso, investigar possíveis fatores desencadeantes do excesso de peso. Vale ressaltar que o segundo fator desencadeante mais referido por mulheres obesas para o ganho de peso é gestação. Ganho excessivo de peso na gravidez, além de aumentar morbidade, está associado à maior retenção de peso após a gravidez. Outro período crítico de ganho de peso em mulheres é o período do climatério. Após a menopausa, há modificação da composição corporal com aumento da gordura abdominal visceral, com consequências metabólicas significativas. Em homens, frequentemente a cessação de atividade física pode estar relacionada ao ganho de peso. Outros fatores que devem ser questionados incluem a cessação de tabagismo, uso de medicamentos que induzem ganho de peso (corticosteroides, antidepressivos e antipsicóticos).

Fatores etiológicos

Existem doenças que podem se associar ao excesso de peso e que devem ser descartadas, tais como hipercortisolismo, síndrome dos ovários policísticos (SOP), hipotireoidismo e hipoglicemia.

Padrão de alimentação

Deve ser investigada a presença de distúrbios alimentares, como o transtorno da compulsão alimentar periódica e síndrome do comer noturno. Vale a pena pesquisar o hábito "beliscador" e "compulsivo", principalmente visto em mulheres. Hábito de hiperfagia prandial costuma ser mais frequente nos homens.

Doenças associadas ao excesso de peso

Essas incluem o diabetes tipo 2, hipertensão arterial sistêmica (HAS), dislipidemia, apneia do sono, osteoartrose, doença do refluxo gastroesofágico, esteato-hepatite não alcoólica, câncer, entre outras.

Sem dúvida, é de grande importância o diagnóstico de síndrome metabólica (SM), constelação de fatores de risco associados que leva a maior risco cardiovascular.

A Tabela 36.1 apresenta os critérios diagnósticos para síndrome metabólica pela Federação Internacional de Diabetes.

Tabela 36.1. Critérios de Síndrome Metabólica pela Federação Internacional de Diabetes.

Critério obrigatório	Mais 2 de 4 critérios
Obesidade visceral (circunferência abdominal): medidas de circunferência abdominal conforme a etnia (cm) para H e M: • Europídeos: ≥ 94 cm (H) e ≥ 80 cm (M); • Sul-africanos, mediterrâneo ocidental e oriente médio: idem a europídeos; • Sul-asiáticos e chineses: ≥ 90 cm (H) e ≥ 80 cm (M); • Japoneses: ≥ 90 cm (H) e ≥ 85 cm (M); • Sul-americanos e centro-americanos: usar referências dos sul-asiáticos.	• Triglicérides ≥ 150 mg/dL ou tratamento • HDL < 40 mg/dL (H) e < 50 mg/dL (M) • PAs ≥ 130 ou PAd ≥ 85 mmHg ou tratamento • Glicemia de jejum ≥ 100 mg/dL ou diagnóstico prévio de diabetes (Se glicemia > 99 mg/dL, o teste de tolerância à glicose é recomendado, mas não necessário para diagnóstico da síndrome metabólica).

PAs: pressão arterial sistólica; PAd: pressão arterial diastólica; H: homens; M: mulheres.
Fonte: International Diabetes Federation.

Antecedentes familiares

Importante investigar peso dos pais, irmãos e filhos, para avaliar o componente genético para a obesidade.

Hábitos de vida

Investigar etilismo, tabagismo e uso de drogas ilícitas, que podem interferir com o padrão de alimentação do indivíduo. Além disso, é importante investigar o grau de atividade física realizado pelo paciente.

Exame físico e medidas antropométricas

Geral

Xantomas e xantelasmas devido a dislipidemia e a acantose *nigricans*, provocada por resistência à insulina, podem estar presentes.

Realizar avaliação antropométrica que inclui o peso, altura, cálculo do IMC, medida da circunferência cervical, medida da circunferência abdominal e cálculo da relação cintura/quadril e cintura/estatura.

Uma predominante distribuição de gordura central ou superior, geralmente associada a aumento da gordura visceral, está associada com um perfil metabólico alterado independente do IMC. Isso está diretamente relacionado ao risco cardiovascular.

Essa distribuição pode ser classificada em:

» Central ou androide: aumento da deposição de gordura em região abdominal e consequentemente visceral.
» Periférica ou ginecoide: mais localizada na região gluteofemoral.
» Mista: distribuição difusa da gordura sem predomínio de alguma região.

Índice de massa corpórea (IMC)

Seu cálculo é feito pela divisão do peso em quilogramas (kg) sobre a altura em metros ao quadrado (m^2). Seus pontos de corte foram definidos a partir de estudos observacionais e tem relação com a mortalidade relacionada com fatores de risco e a própria obesidade, isso é, quanto maior o IMC, maior o risco de doenças relacionadas à obesidade (Tabela 36.2).

Para países da Ásia, os pontos de corte adotados são: menos do que 18,5 kg/m^2 para baixo peso, 18,5-22,9 para peso normal com risco aceitável, embora crescente; 23-27,5 para maior risco (o correspondente a sobrepeso) e > 27,5 para alto risco.

Tabela 36.2. Classificação do índice de massa corpórea (IMC).

Classificação	IMC kg/m²	Risco cardiovascular
Normal	18,5 a 24,9	Ausente
Sobrepeso	25,0 a 29,9	Aumentado
Obesidade grau I	30,0 a 34,9	Moderado
Obesidade grau II	35,0 a 39,9	Grave
Obesidade grau III	≥ 40	Muito grave

O Ministério da Saúde aceita que no idoso (definido no Brasil como com 60 anos ou mais), o IMC normal varia de > 22 a < 27 kg/m² pela diminuição de massa magra e maior risco de sarcopenia (diminuição de massa, força e desempenho muscular e de incapacidade física).

Circunferência abdominal

A circunferência abdominal deve ser mensurada entre o rebordo costal inferior da última costela e a crista ilíaca superior. Fazer a medida com o paciente em expiração e com os membros superiores levemente fletidos utilizando uma fita flexível.

Os pontos de corte utilizados de circunferência abdominal para avaliar risco devem levar em consideração a etnia do indivíduo (Tabela 36.1).

Relação cintura-quadril (RCQ)

É um método utilizado para avaliar a distribuição de gordura e não o excesso de peso. Avalia tanto a presença de gordura abdominal como periférica, tendo a seu favor a possibilidade de detecção da presença de risco aumentado em pacientes sem claro excesso de peso. A cintura é avaliada no menor diâmetro abdominal e o quadril deve ser avaliado na altura dos trocanteres maiores.

Quando a RCQ está aumentada, há uma desproporção entre as gorduras visceral e periférica e nesses pacientes observa-se um pior perfil metabólico. Para risco cardiovascular, considera-se uma relação acima de 0,9 para homens e 0,85 para mulheres.

Circunferência cervical ajustada

Muito útil na avaliação da probabilidade de o indivíduo ser portador de síndrome da apneia obstrutiva do sono (SAOS). É obtida somando a medida da circunferência cervical com + 4 cm, se o paciente tiver hipertensão arterial, + 3 cm, se for um roncador habitual e +3 cm se engasgos ou apneias forem testemunhadas na maioria das noites. Se o valor encontrado for menor que 43 cm, o paciente tem baixa probabilidade de ser portador de SAOS. O valor entre 43 e 47 cm indica probabilidade intermediária e o valor de 48 cm ou mais indica alta probabilidade da doença.

Métodos diagnósticos de aferições da composição corporal

Utilizamos, classicamente, a antropometria para a avaliação no dia a dia, pela praticidade e custo que esse método proporciona. Mas, existem técnicas utilizadas que possuem maior acurácia e que podem ser usados quando a distribuição de gordura se apresenta duvidosa ou para acompanhamento da perda de peso. Alguns desses métodos são de alto custo, o que impossibilita sua utilização corriqueira na prática clínica (Quadro 36.1)

Quadro 36.1. Métodos diagnósticos para avaliar composição corporal.

Métodos quantitativos	Métodos qualitativos
Bioimpedância corpórea	Ultrassonografia abdominal
Absorciometria de raio-X de dupla energia (DEXA)	Tomografia computadorizada de abdome
Ressonância de corpo inteiro	

Tratamento clínico

O tratamento da obesidade deve ser encarado como o de tantas outras doenças crônicas. Existem inúmeras evidências de que a perda de peso, mesmo que modesta (até 5% do peso inicial) está associada a melhora de diversos parâmetros clínicos associados a risco, como sensibilidade à insulina, perfil lipídico, pressão arterial, marcadores inflamatórios circulantes, entre outros. Deve envolver modificações no estilo de vida (dieta apropriada e atividade física), associadas ou não a medidas farmacológicas e, em casos mais graves, procedimentos cirúrgicos. Na Tabela 36.3, encontram-se as indicações de cada modalidade de tratamento de acordo com o grau de obesidade do paciente.

Tabela 36.3. Indicações de modalidades de tratamento da obesidade de acordo com o IMC.

Tratamento	Imc (kg/m²)	Categoria	Grau	Presença de comorbidez
Dieta + atividade física	≥ 25	Sobrepeso	0	Não necessária
Farmacológicos	25-29,9	Sobrepeso	0	Sim
	≥ 30	Obesidade	≥ I	Não necessária
Cirúrgico	≥ 35	Obesidade	≥ II	Sim
	≥ 40	Obesidade grave	≥ III	Não necessária

Modificações do estilo de vida (MEV)

O principal objetivo é diminuir o balanço energético diário visando a utilização dos estoques de triglicérides do tecido adiposo como fonte de energia e consequente perda ponderal. Deve incluir dieta (redução da entrada de energia) e atividade física (aumento do gasto de energia).

Dieta

A dieta para redução de peso deve limitar a ingestão total energética. Duas estratégias comumente utilizadas são o uso das Very Low Calorie Diets (VLCD), com consumo energético menor de 800 kcal/dia, e dietas com restrições energéticas moderadas, com consumo de 1.200 kcal/dia ou mais. Ainda existem dúvidas quanto à melhor composição de dieta para perda de peso. Trabalhos recentes indicam que a composição de macronutrientes da dieta influencia pouco na perda de peso em longo prazo, sendo mais importante o valor calórico total da dieta.

Atividade física

O exercício físico regular resulta benefícios para o organismo, como melhora na capacidade cardiovascular e respiratória, diminuição na pressão arterial em hipertensos, melhora na tolerância à glicose e na ação da insulina além de estar associado com diminuição da mortalidade em geral e em longo prazo. O exercício físico é um modo de tratamento de obesidade que eleva o gasto energético e minimiza os efeitos negativos da restrição energética, pois é capaz de reverter a queda na taxa metabólica basal. A combinação de dieta e de exercício de intensidade moderada geralmente promove uma maior perda de peso do que a dieta isolada.

Tratamento farmacológico

Em qualquer discussão sobre o uso racional de medicamentos antiobesidade, é importante entender alguns conceitos:

» O tratamento farmacológico só se justifica em conjunção com orientação dietética e mudanças de estilo de vida. Os agentes farmacológicos somente ajudam a aumentar a aderência dos pacientes a mudanças nutricionais e comportamentais.

» O tratamento farmacológico da obesidade não cura a obesidade – quando descontinuado, ocorre reganho de peso. Deve-se esperar recuperação do peso perdido quando os medicamentos são suspensos.

» Medicações antiobesidade devem ser utilizadas sob supervisão médica contínua.

» O tratamento e a escolha medicamentosa são moldados para cada paciente. Os riscos associados ao uso de uma droga devem ser avaliados em relação aos riscos da persistência da obesidade.

» O tratamento deve ser mantido apenas quando considerado seguro e efetivo para o paciente em questão.

O tratamento farmacológico convencional da obesidade inclui Sibutramina, Orlistate, Liraglutida (Tabela 36.4)

No Quadro 36.2, estão resumidos os mecanismos de ação, efeitos colaterais e contraindicações.

Tabela 36.4. Doses recomendadas e apresentações comerciais disponíveis dos medicamentos antiobesidade aprovados no Brasil.

Medicação	Dose	Apresentação comercial
Sibutramina	10-15 mg/dia - Via oral	Biomag (10 mg; 15 mg) Saciette (10 mg; 15 mg) Sibus (10 mg; 15 mg) Slenfig (10 mg; 15 mg) Sigran (10 mg; 15 mg) Vazy (10 mg; 15 mg)
Orlistate	120 mg 3 × ao dia - Via oral	Xenical (120 mg) Lipiblock (120 mg) Orlipid (120 mg)
Liraglutida	3,0 mg 1 × ao dia - Via subcutânea (a dose deve ser titulada elevando-se 0,6 mg a cada semana para evitar naúsea - 0,6-1,2-1,8-2,4-3,0 mg)	Saxenda (6mg/mL)

Quadro 36.2. Drogas aprovadas no Brasil

Droga	Mecanismo de ação	Efeitos adversos	Contraindicações
Sibutramina	Bloqueio da recaptação de noradrenalina (NE) e de serotonina reduzindo o consumo e estimulando o gasto calórico.	Cefaleia, boca seca, constipação, insônia, rinite e faringite, além de. pequena elevação de 3-5 mm Hg na pressão arterial e de 2 a 4 batimentos por minuto na frequência cardíaca.	Gravidez, hipertensão não controlada, doença cardiovascular estabelecida, ICC, epilepsia, doença psiquiátrica.
Orlistate	Inibidor de lipases gastrintestinais, resultando na má absorção de gordura ingerida.	Fezes oleosas, aumento do número de evacuações, flatulência com ou sem eliminação de gordura, urgência fecal.	Gravidez, colestase e síndromes malabsortivas crônicas.
Liraglutida	Agonista de GLP-1 com ação hipotalâmica em neurônios envolvidos no balanço energético, em centros ligados a prazer e recompensa e uma ação menor na velocidade de esvaziamento gástrico.	Náuseas, vômitos, diarreia e constipação, cefaleia, tontura, elevação de enzimas pancreáticas, colelitíase.	Gravidez, história pessoal ou familiar de carcinoma medular de tireoide ou NEM tipo 2.

Uso off-label *de medicações para perda de peso*

O Conselho Federal de Medicina, em consulta CREMESP realizada em 2008, avaliou que o uso de medicamentos sem indicação formal em bula é ético quando houver evidência de potencial benefício para o tratamento da doença e quando a terapia padrão for inadequada (Consulta CREMESP 55.838/08). Desse modo, o uso de medicamentos *off-label* para obesidade poderia ser feito sob responsabilidade do prescritor, depois de tentar usar os medicamentos aprovados, informando ao paciente de aquele medicamento não é aprovado pela agência reguladora para essa indicação e documentando no prontuário médico do paciente sobre a natureza *off-label* da prescrição.

Os medicamentos usados que apresentam evidências científicas de potencial benefício são: topiramato, associação de bupropiona e naltrexona e dimesilato de lisdexanfetamina.

Referências bibliográficas

1. Heymsfield SB, Wadden TA. Mechanisms, Pathophysiology, and Management of Obesity. N Engl J Med. 2017 Jan 19;376(3):254-66.

2. Faria AM, Mancini MC, Melo ME, Cercato C, Halpern A. Recent progress and novel perspectives on obesity pharmacotherapy. Arq Bras Endocrinol Metabol, 2010. Aug;54(6):516-29.

3. Mancini MC, et al. Tratado de Obesidade, 2. ed. Rio de Janeiro: Guanabara Koogan, 2015.

4. Sales, Cercato, Halpern. O essencial em endocrinologia. 1. ed. Editora Roca, 2016.

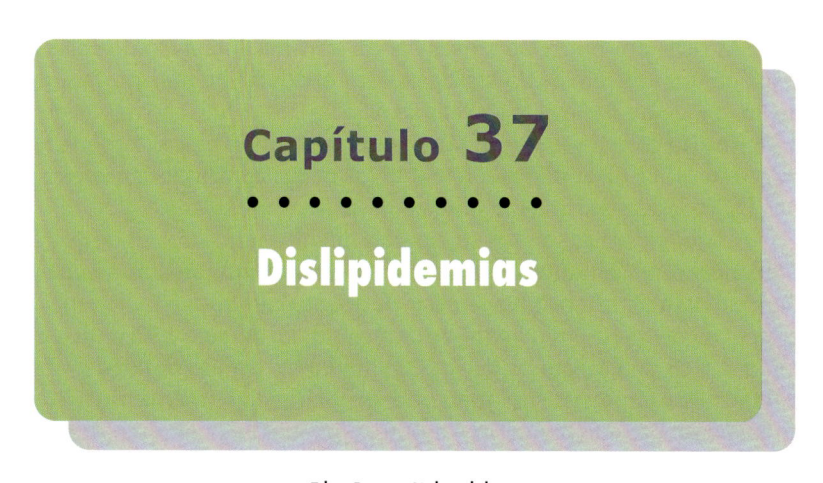

Capítulo 37

Dislipidemias

Edna Regina Nakandakare
Marisa Passarelli

Introdução

Fatores de risco para doença cardiovascular: importância dos lípides plasmáticos

As alterações na concentração de lípides plasmáticos, em particular, a elevação do colesterol total (CT), do conteúdo de colesterol nas lipoproteínas de densidade baixa (LDLc) e a redução do colesterol nas lipoproteínas de densidade alta (HDLc), constituem importantes fatores de risco para a doença cardiovascular (DCV). As LDL fornecem colesterol às células periféricas e seu aumento na circulação favorece sua entrada na íntima arterial onde sofre modificação oxidativa, sendo captadas por macrófagos. Essas células, ao acumularem colesterol, contribuem para o início da lesão aterosclerótica e processo inflamatório que acompanha a aterosclerose.

As HDL, por outro lado, medeiam o transporte reverso de colesterol, por removerem o excesso de colesterol celular e o transportarem ao fígado, o que possibilita sua eliminação na bile e excreção nas fezes, na forma de colesterol livre ou ácidos biliares. Sendo assim, a concentração de HDLc ou apolipoproteína A-I (principal constituinte proteico das HDL) associa-se inversamente ao risco cardiovascular (CV).

Às dislipidemias somam-se, sinergicamente, outros fatores de risco primários, como hipertensão arterial, *diabetes mellitus*, tabagismo, idade, sexo masculino e história familiar de doença cardiovascular (doença arterial coronariana em parente de primeiro grau: homem < 55 anos ou mulher < 65 anos). Fatores de risco secundários, como obesidade, sedentarismo e fatores psicossociais podem agravar o risco cardiovascular, em especial quando associados a outros moduladores de risco, como aumento de lipoproteína (a) [Lp(a)], proteína C reativa, hiper-homocisteinemia e hiperfibrinogeneimia.

Importante salientar que, independentemente das variações quantitativas dos lípides plasmáticos, alterações qualitativas das lipoproteínas, notadamente por modificações químicas (oxidação, glicação, carbamoilação, entre outras) e de seu tamanho (por exemplo LDL pequenas e densas) agravam muito o risco CV, por favorecem a captação de LDL por macrófagos e impedirem o fluxo ao longo do transporte reverso de colesterol. Essas alterações encontram-se prevalentes na obesidade, *diabetes mellitus*, doença renal crônica e doenças inflamatórias nas quais há maior incidência de complicações cardiovasculares (Tabela 37.1).

Avaliação do risco cardiovascular

Observe as Tabelas 37.2 a 37.5.

Tabela 37.1. Principais fatores de risco para doenças cardiovasculares ateroscleróticas.

FR maiores	FR adicionais	FR não tradicionais
Idade	Obesidade abdominal	Elevação da lipoproteína (a)
Hipercolesterolemia	História familiar de hiperlipidemia	Aumento de marcadores inflamatórios (PCR us, Lp-PLA2)
LDLc/não HDLc alto	Aumento de LDL pequena e densa	Elevação de homocisteína
HDLc baixo	Apo B alto	Aumento de fibrinogênio
Diabetes mellitus	Hipertrigliceridemia	
Hipertensão arterial		
Tabagismo		
História familiar de DCV		
Doença renal crônica		

Tabela 37.2. Cálculo de risco cardiovascular Framingham Heart Study.

FR avaliados	Grupos de risco (risco de DCVA em 10 anos)	Manifestações clínicas
• Idade (anos) • Sexo F/M • CT (mg/dL) • HDLc (mg/dL) • PAS (mmHg) • Uso de medicação para controle de HAS (Sim/Não)	• Alto > 20% • DCV estabelecida ou ≥ 2 FR	• Doença arterial coronariana estabelecida • Doença cerebrovascular • Doença arterial periférica • Aneurisma de aorta abdominal • *Diabetes mellitus* • Doença renal crônica
	• Intermediário 10% a 20% • 1-2 FR	• Doença arterial coronariana subclínica • Síndrome metabólica • Parentes de primeiro grau com doença coronariana precoce
	• Baixo < 10% • 1 ou nenhum fator de risco	

Cálculo de risco

Fonte: https://framinghamheartstudy.org/fhs-risk-functions/cardiovascular-disease-10-year-risk/

Tabela 37.3. Cálculo de risco cardiovascular *Mult-Ethinc Study of Atherosclerosis* (MESA).

Fatores de risco
Sexo: M   F
Idade (45-85 anos)
Calcificação das coronárias (Agatston)
Etnia: Caucasiano/Africano/Chinês/Hispânico
Diabetes: Sim/Não
Fumo atual: Sim/Não
Colesterol total (mg/dL)
HDLc (mg/dL)
Pressão sistólica (mmHg)
Medicação hipolipemisante: Sim/Não
Medicação para hipertensão: Sim/Não
Cálculo de risco de DCV em 10 anos

Tabela 37.4. Cálculo de risco cardiovascular pelo *Reynold Risk Score*.

Fatores de risco	
Idade (anos) ≤ 80	
Fumo atual: Sim/Não	
Pressão sistólica (mmHg)	
Colesterol total (mg/dL) ou (mmol/L)	
HDLc (mg/dL) ou (mmol/L)	
Proteína C reativa ultrassensível (mg/L)	
Mãe ou Pai tiveram infarto agudo antes de 60 anos? Sim/Não	
Cálculo de risco em 10 anos	• Baixo: < 5% • Baixo-moderado: 5 a < 10% • Moderado-alto: 10 a < 20% • Alto: ≥ 20%

O escore de Risco de Reynold prediz o risco em 10 anos de infarto agudo do miocárdio, acidente cerebrovascular e outras doenças do coração em indivíduos saudáveis e sem diabetes. Fonte: (http://www.reynoldsriskscore.org)

Tabela 37.5. Cálculo de risco cardiovascular pelo UKPDS.

Fatores de risco
Idade (anos)
Peso (kg)
Altura (cm)
Sexo M/F
HDLc (mmol/L)
Colesterol total (mmol)
Pressão sistólica (mmHg)
Fumo Sim/Não
Etnia afro-caribenha Sim/Não
HbA1c (%)
Tempo de duração do diabetes (4, 5, 6, 7, 8, 9, 10, 15, 20 anos)
Exercício regular/semana (1, 2, 3, 4, > 5 vezes)

Cálculo de risco

Estima o risco de DCV em pacientes portadores de diabetes tipo 2.
Fonte: (https://www.dtu.ox.ac.uk/riskengine/)

Dislipidemias primárias

Um resumo das principais causas das dislipidemias primárias encontra-se no Quadro 37.1. Mutação no gene do receptor de *LDLR* ou receptor B-E é a principal causa de hipercolesterolemia familial, a qual manifesta-se com valores de CT no plasma de 2 a 3 vezes o limite superior e ocorrência precoce de infarto agudo do miocárdio (por volta dos 40 anos e 20 anos quando em hetero ou homozigose, respectivamente). Mais de 1.600 variantes alélicas já foram descritas no gene *LDLR* as quais englobam defeitos no seu processamento transcricional e pós-transcricional no retículo endoplasmático ou complexo de Golgi, alteração na inserção em microdomínios de membrana revestidos por clatrina (*coated pit* ou cavidade revestida), defeitos de internalização ou reciclagem à membrana plasmática. À exceção do último caso, a ligação à LDL fica prejudicada, com menor remoção plasmática dessa lipoproteína. No caso de menor reciclagem do receptor, o grau de hipercolesterolemia tende a ser menor, uma vez que uma fração do receptor ainda retorna à membrana não havendo prejuízo em sua ligação com a LDL.

Xantomas tuberosos e tendinosos são manifestações da hipercolesterolemia familial e se caracterizam pela captação de LDL em macrófagos infiltrados na derme e em tendões, respectivamente.

Defeito familial no gene *APOB* que codifica para a apolipoproteína constituinte das LDL, apo B-100, impede sua ligação específica ao receptor de LDL, condicionando hipercolesterolemia. Nesse caso, a remoção de VLDL, as quais também contêm apo B-100, ocorre, preferencialmente, pelos receptores LRP, motivo pelo qual não se observa elevação de triglicérides (TG) plasmáticos no defeito familial de apo B.

Causas mais raras de hipercolesterolemias primárias incluem mutações com ganho de função da PCSK9. A PCSK9 favorece a degradação do receptor de LDL, diminuindo sua concentração plasmática e, portanto, a remoção de LDL. Não obstante, mutações com perda de função da PCSK9 cursam com redução acentuada do LDLc e menor risco cardiovascular. A hipercolesterolemia autossômica recessiva manifesta-se por mutação do gene que codifica a proteína adaptadora do receptor de LDL (ARH), a qual favorece a internalização do complexo LDL/receptor para o endossomo primário. Embora a ARH seja descrita como importante para a função do receptor B/E, na hipercolesterolemia autossômica recessiva os valores plasmáticos e CT e LDLc são menores do que na hipercolesterolemia familial, o que sugere mecanismo de ação do receptor de LDL não exclusivamente vinculado à ARH, embora ainda não esclarecido.

Conforme já salientado, o maior tempo de residência das LDL no plasma favorece sua migração à íntima arterial através da barreira endotelial. Na parede arterial, as LDL sofrem oxidação, exercendo quimiotaxia a monócitos, os quais se diferenciam em macrófagos. A captação de LDL oxidadas pelos macrófagos ocorre por receptores *scavenger* da família A (SR-A), B (SR-BI), LOX-1, CD-36, principalmente. Outros receptores reconhecem LDL glicadas (como o RAGE) ou carbamoiladas, as quais adentram a íntima tendo sido previamente modificadas na circulação.

Quadro 37.1. Dislipidemias primárias.

Dislipidemia	Defeito genético	Forma de herança genética
Hipercolesterolemia familial	Receptor de LDL (B-E)	Autossômica dominante
	Apo B-100	Autossômica dominante
	ARH	Autossômica recessiva
	PCSK9	Autossômica dominante com ganho de função
	Poligênica	Vários SNPs (*single nucleotide polymorphism*) em diversos genes têm sido associados à elevação de LDLc
Hiperlipidemia familial combinada	Poligênica	Heterogeneidade de genes sendo o principal o cluster *APOA1/C3/A4/A5*
Disbetalipoproteinemia	Apo E	Polimorfismo *APOE2/E2* associado a fatores secundários, como obesidade, *diabetes mellitus*, etilismo, medicamentos que interferem no metabolismo de TG (corticoides, tamoxifeno, retinoides), hipotiroidismo
Hipetrigliceridemia familial	Poligênica	Múltiplos genes que alteram a produção e remoção de VLDL
Hiperquilomicronemia	LPL apoCII	Autossômica recessiva
Hipoalfalipoprotinemia	Hipoalfalipoproteinemia familial	Autossômica dominante, provavelmente poligênica
	ApoA-I Milão	Autossômica dominante
	Deficiência Familial de ApoA-I	Autossômica recessiva Alterações no cluster genético *APOA1/C3/A4/A5*
	Deficiência Familial de LCAT	LCAT, redução da atividade α e β
	Fish eye disease	LCAT, redução da atividade α
	Doença de Tangier	ABCA-1

Características	Quadro clínico
Heterozigótica: LDLc > 190 mg/dL Homozigótica: LDL > 300 mg/dL	
5-10% das hipercolesterolemias familiares Heterozigótica: fenótipo menos grave em relação ao defeito do receptor de LDL	
Hipercolesterolemia muito grave, semelhante à forma homozigótica do defeito do receptor de LDL	Xantomas tendinosos e tuberosos DCV precoce
Frequência muito rara < 1%	
20-40% dos pacientes com possível ou provável hipercolesterolemia familial heterozigótica sem identificação da alteração genética	
1% da população ocidental e em cerca de 10% dos pacientes portadores de DCV	Aumento de LDLc, TG ou ambos em diversos membros da mesma família, risco alto de eventos cardiovasculares
1/10.000	Aumento de CT e TG por acúmulo de lipoproteínas remanescentes, risco alto de eventos cardiovasculares precoce Presença de xantomas estriados em palmas das mãos e xantomas tuberosos
Frequência difícil de se determinar devido às causas secundárias	Risco de doenças cardiovasculares aumentado
1:1.000.000 TG > 1.000 mg/dL desde a infância	Presença de xantomas tuberosos Alto risco de pancreatite aguda
Frequência desconhecida	HDLc < 30 mg/dL (homens) HDLc < 40 mg/dL (mulheres)
Rara. Associado com baixo risco de doença cardiovascular	HDLc 10 mg/dL
Raríssima	HDLc < 5 mg/dL Xantomas eruptivos
Autossômica recessiva	HDLc < 10 mg/dL, e LDLc baixo Opacidade das córneas, anema hemolítica, nefropatia
Autossômica recessiva	HDLc < 10 mg/dL, LDLc e Tg normais. Quadro semelhante a deficiência de LCAT
Autossômica recessiva	HDLc < 5 mg/dL

Hipertrigliceridemia familial e hiperquilomicronemia contribuem como causas primárias de elevação de triglicérides no plasma, podendo ser caracterizados por mutação no gene da LPL (lipoproteína lipase) ou APOCII (apolipoproteína C-II, constituinte de VLDL e quilomícrons que atua como cofator da lipoproteína lipase). Embora a hipertrigliceridemia não seja apontada como fator de risco primário para a DCV, ela se associa com a redução e HDLc e formação de LDL pequenas e densas, as quais diretamente aumentam o risco de complicações macrovasculares. Além disso, a elevação de TG vincula-se à piora da função hemostática e vasodilatadora e ao aumento de resposta inflamatória.

Deficiência familial de apo A-I, deficiência familial de LCAT, *Fish Eye Disease* e Doença de Tangier são as principais causas primárias da redução acentuada do HDLc ou hipoalfalipoproteinemia. Em todas há manifestação precoce de aterosclerose, diretamente proporcional à queda do HDLc. Além do prejuízo no transporte reverso de colesterol, a diminuição da concentração de HDL compromete outras funções antiaterogênicas desempenhadas pelas HDL, como ação antioxidante, anti-inflamatória, vasodilatadora, melhora da secreção de insulina e sensibilidade periférica a esse hormônio.

Deficiência da lecitina-colesterol aciltransferase (LCAT), doença autossômica recessiva, decorrente da mutação no gene *LCAT*, enzima produzida no fígado e secretada no plasma, circula preferencialmente associada a HDL, cujo principal cofator é a apo AI. A LCAT catalisa a transferência do ácido graxo da fosfatidilcolina para o colesterol, formando o colesteril-ester e lisofosfatidilcolina, importante para a maturação da HDL, que favorece o transporte reverso de colesterol.

A deficiência de LCAT é genética e fenotipicamente heterogênea, uma forma de manifestação é clássica ou Deficiência Familial de LCAT (FLD) e a outra denominada *Fish eye disease* (FED). FLD é a forma mais comum e se distingue do FED pela falta de atividade plasmática da LCAT nas HDL (atividade alfa) e LDL (atividade beta), ocorrendo redução nas concentrações de HDLc e LDLc, anemia normocítica, opacidade de córneas e proteinúria que pode evoluir para estágios finais de doença renal. Em alguns indivíduos, também pode ser detectada presença de partículas ricas em colesterol livre e fosfolípides denominadas de lipoproteína X (Lp-X). No FED, a falta de atividade da LCAT é seletiva para HDL, mantendo a esterificação do colesterol na VLDL e LDL, que preserva a medida normal da taxa de esterificação. Apresenta-se com concentração de HDLc muito baixa e opacidade corneana.

A doença de Tangier é caracterizada pela mutação do gene *ABCA1* que codifica para o transportador cassete ABCA-1, descrito como receptor putativo de apo A-I. O ABCA-1 medeia a exportação do excesso de colesterol celular para as apo A-I e sua função ocorre mediante hidrólise de moléculas de ATP ligadas à sua estrutura. Diversas mutações já foram descritas no gene *ABCA1* condicionando incapacidade de translocar colesterol livre dos folhetos das membranas celulares para a apoA-I. Devido à falta de maturação das HDL, essas são rapidamente removidas da circulação pelos rins. Aterosclerose prematura é descrita em portadores de doença de Tangier, embora a doença não seja tão marcante graças a redução concomitante do LDLc. Essa se deve à maior expressão de receptores B/E no fígado, devido ao menor transporte reverso de colesterol pelas HDL. Heterozigotos para mutação de *ABCA1* evoluem para intolerância à glicose, o que aponta para papel desse transportador na modulação do conteúdo de colesterol da célula beta pancreática e capacidade secretória.

Manifestações raras contribuem para elevação acentuado do HDLc ou hiperalfalipoproteinemia e incluem mutações nos genes *CETP, LIPC e SCARB1*. Em casos de mutação do *SCARB1* que codifica para o receptor SR-BI, embora a concentração plasmática de HDLc seja superior a 100 mg/dL, observa-se aumento da espessura íntima média carotídea, marcador de aterosclerose subclínica. Isto, provavelmente, se vincula à incapacidade da HDL em concluir o fluxo ao longo do transporte reverso de colesterol o qual ocorre pela captação de colesterol esterificado das HDL pelo receptor SR-BI no fígado.

Observe as características da hipercolesterolemia familial na Tabela 37.6.

Tabela 37.6. Características da hipercolesterolemia familial.

LDLc	Adultos > 190 g/dL Crianças e adolescentes > 160 mg/dL
Característica clínica	Xantomas tendinosos; xantomas tuberosos; xantelasma; arco córneo antes de 45 anos
História familiar	Parentes de primeiro grau com hipercolesterolemia semelhante Parentes de primeiro grau com alteração genética identificada

Critérios para o diagnóstico de hipercolesterolemia familial

O diagnóstico da hipercolesterolemia pode ser realizado de acordo com um dos critérios estabelecidos, descritos nas Tabelas 37.7 a 37.9.

Tabela 37.7. Critério de Simon-Broome.

Diagnóstico	Critérios
Definitivo	• Adultos: CT > 290 mg/dL; LDLc > 190 mg/dL* • Crianças: CT > 260 mg/dL; LDLc > 155 mg/dL* E • Presença de xantoma tendinoso ou identificação de mutação nos genes de LDLR, apoB ou PCSK9
Possível	• Adultos: CT > 290 mg/dL; LDLc > 190 mg/dL* • Crianças: CT > 260 mg/dL; LDLc > 155 mg/dL* E pelo menos um dos seguintes itens: • História familiar de infarto do miocárdio precoce: < 60 anos em parente de primeiro grau ou < 50 anos em parente de segundo grau • História familiar de hipercolesterolemia > 290 mg/dL em parentes (adultos) de primeiro ou segundo graus ou > 260 mg/dL em crianças, irmãos > 16 anos

*sem tratamento.

Tabela 37.8. Critérios do Dutch Lipid Clinic Network.

Critérios		Pontos
História familiar	Parentes de primeiro grau com DCV precoce (homens < 55 anos e mulheres < 60 anos) ou LDLc > percentil 95.	1
	Parentes de primeiro grau com xantoma tendinoso e/ou arco corneano, ou criança < 18 anos com LDLc acima do percentil 95.	2
História clínica	Doença coronariana prematura	2
	Doença cérebro vascular ou doença arterial periférica	1
Exame físico	Xantoma tendinoso	6
	Arco córneo antes de 45 anos	4
LDLc (mg/dL)	≥ 328	8
	251-327	5
	193-250	3
	155-192	1
Análise de DNA	Mutação funcional no gene do LDLR, apoB ou PCSK9	8
Diagnóstico	**Definitivo** **Provável** **Possível**	**> 8 pontos** **6-8 pontos** **3-5 pontos**

Tabela 37.9. Critérios MedPed: diagnóstico baseado na avaliação do colesterol total.

Critérios	
CT (mg/dL)	• ≥ 250: adultos > 30 anos • ≥ 200: adultos 20-29 anos • ≥ 190: < 20 anos
Suportam o diagnóstico	DCV
	História Familiar de hipercolesterolemia
	Presença de xantomas
	Avaliação genética

Dislipidemias secundárias

Causas secundárias de dislipidemias estão descritas nos Quadros 37.2 e 37.3. A dislipidemia diabética é caracterizada por hipertrigliceridemia, predomínio de LDL pequenas e densas (invariavelmente sem alteração do LDLc) e redução de HDLc. Sua manifestação é bastante variável e dependente do grau e sítio de resistência insulínica. A base fisiopatológica da dislipidemia no diabetes reside na ação insulínica no fígado: se por um lado a resistência à insulina condiciona aumento do débito hepático de glicose, por outro, em via não insulinorresistente, na hiperinsulinemia há maior ativação dos fatores de transcrição SREBP1a e

Quadro 37.2. Hipercolesterolemia secundária.

Causas	Mecanismos
Hipotiroidismo	↑ LDLc Redução na síntese de receptor de LDL
Deficiência de GH	↑ LDLc Redução na síntese de receptor de LDL
Dieta rica em AG saturados/TRANS	↑ LDLc Aumento na concentração de colesterol nas lipoproteínas
Colestase	↑ LpX Aumento de colesterol livre

SREBP1c, os quais promovem a transativação de genes lipogênicos que promovem a síntese de ácidos graxos e TG. A transferência de moléculas de TG para a apolipoproteína B100 nascente é mediada pela proteína

Quadro 37.3. Hipertrigliceridemia secundária.

Causas	Mecanismos
Síndrome metabólica/*diabetes mellitus* tipo2	Resistência à insulina ↑ VLDL/ ↓ HDL/LDL pequenas e densas Aumento da produção de TG Redução na atividade da LPL Diminução na síntese de HDL Aumento na atividade da CETP
Síndrome nefrótica	↑ VLDL/LDL Aumento de produção de apo B Aumento na secreção de VLDL Redução na taxa catabólica de LDL
Acromegalia	↑ VLDL/LDL Decorrente da resistência à insulina
Glicocorticoides/ Síndrome de Cushing	↑ VLDL/LDL Decorrente da resistência à insulina
Estrogênio	↑ TG / HDLc Aumento na síntese de TG Diminuição na atividade da lipase hepática
Álcool	↑ TG / HDLc Inibe a oxidação de ácidos graxos no fígado ↑ Síntese de TG ↓ Lipoproteína Lipase (inibe PPAR alfa) ↓ lipase hepática
Imunossupressores	Ciclosporina: ↓ remoção de LDL Sirolimus: ↑ Colesterol e TG
Inibidores de proteases	↑ VLDL/LDL Decorrente da resistência à insulina
Lipodistrofias	↑ VLDL/LDL Decorrente da resistência à insulina

microssomal de transferência de TG (MTP) que é inibida pela insulina. Entretanto, frente à resistência insulínica, a atividade da MTP encontra--se aumentada, com a formação de grandes partículas de VLDL, muito enriquecidas em TG. Mecanismo semelhante ocorre nos enterócitos, com a geração de grandes partículas de QM.

Na circulação, VLDL e QM são hidrolisados pela lipoproteína lipase, cuja atividade encontra-se diminuída na resistência insulínica. Além disso, a resistência hepática à insulina limita a produção e apo CII, cofator da lipoproteína lipase e aumenta a produção de apo CII que inibe a lipase. Em decorrência, fica lentificada a hidrólise de TG, a qual também é agravada pelo acúmulo de ácidos graxos livres na superfície dessas lipoproteínas. Portanto, a hipertrigliceridemia diabética é resultante do aumento da síntese de VLDL e QM e menor taxa de remoção dessas lipoproteínas da circulação.

Hipertrigliceridemia condiciona a formação de LDL pequenas e densas graças à atividade da proteína de transferência de colesterol esterificado (CETP) que transfere TG para as LDL. Isso propicia maior ação da lipase hepática sobre as LDL, durante trânsito nos sinusoides hepáticos, com a formação de partículas menores e mais densas. LDL pequenas são menos reconhecidas pelos receptores B/E, mais propensas a atravessarem a barreira endotelial e sofrerem oxidação pela exposição de epitopos de apoB ao meio adjacente.

O microRNA 33 pertence à região intrônica do *SREBF1*, gene que codifica a proteína SREBP1 e que é estimulada na vigência de hiperinsulinemia e hiperglicemia. O *SREBF1* induz a transcrição de genes lipogênicos favorecendo a síntese de ácidos graxos e triglicérides e, consequentemente, a hipertrigliceridemia. Em paralelo, o microRNA 33 impede a tradução do mRNA de *ABCA1*, reduzindo, a geração hepática de HDL. Esse é o primeiro elo entre hipertrigliceridemia e redução de HDLc que ocorre no hepatócito. Além disso, a redução da metabolização de TG pela lipoproteína lipase diminui a geração de partículas nascentes de HDL, denominadas pré-beta HDL. Finalmente, o aumento da atividade da CETP contribui para reduzir o HDLc por meio da transferência de colesterol das HDL para as VLDL, LDL e QM.

Importante salientar que, independentemente de mutações, a proteína ABCA1 é finamente regulada por mecanismos pós traducionais que modulam sua estabilidade e meia-vida. Exemplo é a hiperglicemia e formação de produtos de glicação avançada que aumentam a degradação intracelular de ABCA-1, contribuindo para redução do HDLc e diminuição da eficiência do transporte reverso de colesterol no *diabetes mellitus*.

Diagnóstico

O diagnóstico das dislipidemias é estabelecido de acordo com os valores de referência Quadro 37.4.

Quadro 37.4. Valores de referência para diagnóstico de dislipidemias.

CT (mg/dL)	
< 200	Desejável
200-239	Limítrofe
≥ 240	Alto
LDLc (mg/dL)	
< 100	Ótimo
100-129	Desejável
130-159	Limítrofe
160-189	Alto
≥ 190	Muito alto
Colesterol não-HDL (mg/dL)	
< 130	Ótimo
130-159	Desejável
160-189	Limítrofe
≥ 190	Alto
HDLc (mg/dL)	
< 40	Baixo
≥ 60	Alto
TG (mg/dL)	
< 150	Normal
150-200	Limítrofe
200-500	Alto
≥ 500	Muito alto

Manejo das dislipidemias

Inicia-se pela avaliação do peso, quadro clínico, cálculo de risco da DCV, hábitos alimentares e atividade física.

Adequação dietética é o passo inicial para controle da dislipidemia.

Tratamento dietético da hipercolesterolemia

A recomendação de restringir a ingestão de gordura total em 30% do VCT, sendo até 10% de gorduras saturadas e menos de 1% em gorduras trans foi determinada pelas principais diretrizes desde a década de 80. A recomedação alimentar americana (2015-2020) não limita a ingestão de gordura total, mas determina que ácidos graxos saturados sejam restritos em < 10% do VCT, abolindo-se o consumo de gordura trans, com substituição por ácidos graxos poli e monoinsaturados (Tabela 37.10).

Tabela 37.10. Recomendação para consumo dos principais macronutrientes.

Nutrientes	Recomendação
Gordura total	25% a 35 % VCT
AG poli-insaturados	10% VCT
AG monoinsaturados	20% VCT
AG saturados	< 10% VCT
Colesterol	200 mg/dia
Carboidratos	50-60% VCT
Proteínas	15% VCT
Fibras	20-30 g/dia

Tratamento dietético da hipertrigliceridemia

As causas mais frequentes de hipertrigliceridemia são decorrentes da maior ingestão calórica, excesso de peso e resistência à insulina. Desse modo, a recomendação inicial é a adequação da ingestão alimentar e redução do peso. Além disso, a ingestão de bebidas alcoólicas também pode elevar a trigliceridemia podendo atingir > 1.000 mg/dL. Portanto, a restrição deve ser total (Tabela 37.11).

Tabela 37.11. Orientação para redução da trigliceridemia.

	TG (mg/dL)		
	150-199	200-499	≥ 500
Perda de peso	5%	5% a 10%	5% a 10%
Carboidratos	50% a 60%	50% a 55%	45% a 50%
Açúcar adicionado	< 10%	5% a 10%	< 5%
Frutose	< 100 g	50-100 g	< 50g
Gordura total	25% a 35%	30% a 35%	30% a 35%
AG saturados	< 7%	< 5%	< 5%
AG monoinsaturados	10% a 20%	10% a 20%	10% a 20%
AG poli-insaturados	10% a 20%	10% a 20%	10% a 20%
Proteínas	15%	15% a 20%	20%

Indicação de uso de fármacos na hipercolesterolemia

Diversas diretrizes orientam a indicação de uso de medicamentos e os valores alvos do perfil lipídico no tratamento das dislipidemias para prevenção de eventos cardiovasculares.

A diretriz do *National Cholesterol Education Program – Adult Treatment Panel III* (NCEP - ATP III), baseado na população de Framinghan, publicado em 2001, norteou por longo tempo o tratamento das dislipidemias. Os principais fatores de riscos foram pontuados e a soma dos pontos indicava a taxa de risco (%) de eventos cardiovasculares em 10 anos. De acordo com o risco < 10% baixo risco, 10-20% risco moderado, > 20% alto risco ou risco muito alto determinava-se o alvo terapêutico de LDLc ou não HDLc. Em 2013, *American College of Cardiology* (ACC) e *American Heart Association* (AHA) publicaram nova diretriz para a prevenção das doenças cardiovasculares ateroscleróticas. Nessa, foi retirada as metas de LDLc de acordo com o risco e foi instituído a intensidade de tratamento de acordo com manifestação clínica de aterosclerose. Em 2017 o *American Association of Clinical Endocrinologists* e *American*

College of Endocrinology estabeleceu novo alvos terapêuticos para o tratamento da hipercolesterolemia de acordo com o risco de doenças cardiovasculares (Tabelas 37.12 a 37.16).

Tabela 37.12. Recomendação do National Cholesterol Education Program – Adult Treatment Panel III (NCEP – ATP III).

Risco	LDLc	Colesterol não HDL
Muito alto DCV + FR	< 70	< 100
Alto DCV ou risco equivalente (risco > 20%)	< 100	< 130
Moderado 2 ou mais FR (risco ≤ 20%)	< 130	< 160
Leve 0-1 FR (risco < 10 %)	< 160	< 190

Tabela 37.13. Recomendação do American College of Cardiology (ACC) e American Heart Association (AHA).

Tratamento com estatina	Indicação de tratamento	Redução de LDLc
Alta intensidade	• DCV • LDLc > 190 mg/dL • Diabetes (40-75 anos) • Risco estimado de DCV em 10 anos > 7,5%	> 50%
Moderada intensidade	Risco estimando de DCV em 10 anos 5% a 7,5%	30-50%
Baixa intensidade	Risco estimando de DCV em 10 anos < 5%	< 30%

http://my.americanheart.org/cvriskcalculator

Tabela 37.14. Recomendação do American Association of Clinical Endocrinologists e American College of Endocrinology.

Categorias de riscos	Fatores de risco/10 anos	Alvos no tratamento		
		LDLc (mg/dL)	Não HDLc (mg/dL)	Apo B (mg/dL)
Extremo	• DCV progressiva incluindo angina instável em indivíduo com LDLc < 70 mg/dL • DCV estabelecida em indivíduo DM, DRC estágio 3-4 ou hipercolesterolemia familiar heterozigótico • História de DCV prematura (homens < 55 e mulheres < 65 anos)	< 55	< 80	< 70
Muito alto	• DCV estabelecida ou recente • Risco > 20% em 10 anos • Diabetes ou DRC estágio 3-4 e mais 1 FR • Hipercolesterolemia familial heterozigótica	< 70	< 100	< 90
Alto	• ≥ 2 fatores de risco • Risco entre 10-20% em 10 anos • Diabtes ou DRC estágio 3-4 sem outros FR	< 100	< 130	< 90
Moderado	• ≤ 2 fatores de risco • Risco < 10% em 10 anos	< 100	< 130	< 90
Baixo	Sem fatores de risco	< 130	< 160	Não recomendado

Tabela 37.15. Tratamento farmacológico da hipercolesterolemia.

Medicamentos (doses)	Efeitos metabólicos
Estatinas: • Sinvastatina (10-40 mg/dia) • Atorvastatina (10-80 mg/dia) • Rosuvastatina (5-40 mg/dia) • Pitavastatina (1-4 mg/dia) • Pravastatina (20-40 mg/dia)	Diminui a síntese de colesterol por inibir competitivamente a HMG CoA redutase, aumentando a produção do receptor de LDL. • ↓ 20-55% LDLc • Efeito discreto nos TG e HDLc
Ezetimiba (10 mg/dia)	Reduz absorção intestinal de colesterol por bloqueio do transportador NCP1L1 • ↓ 20% LDLc
• Colestiramina (12-24 g/dia) • Colestipol ** • Colesevelam – 625 mg (4-6 comp/dia)**	Resinas quelantes de ácidos biliares reduzem o conteúdo hepático de colesterol e aumentam a síntese do receptor de LDL • ↓ 15-25% LDLc
• Evolocumabe (140 mg/2 semanas ou 420 mg/mês) • Alirocumabe (75-150 mg/2 semanas)	Anticorpos anti-PCSK9* reduzem a degradação dos receptores de LDL • ↓ 50-70% LDLc
Mipomersen (200 mg/semana)	Oligonucleotídeo anti-senso da apo B, reduz a síntese da apo B-100 e consequente secreção de VLDL e formação de LDL • ↓ 20% LDLc • ↓ 24% apo B
Lomitapide (5-60 mg/dia, aumento progressivo cada 2 semanas)	Inibe a proteína microssomal de transferência de TG (MTP) que reduz a síntese de VLDL e QM • ↓ 40% LDLc • ↓ 39% apo B • ↓ 45% TG

* PCSK9: Proprotein convertase subtilisin/kexin type 9; **(não disponível no Brasil).

Observações

- Sintomas frequentes: mialgia, fraqueza muscular
- Avaliar CK em caso de sintomas
- Avaliar ALT antes e após 3 meses
- Possibilidade de DM
- Cuidados na associação com drogas inibidoras da CYP 3A4, ciclosporina, warfarina

- Mialgia sem alteração de CK
- Miopatias graves são raras

- Aumento de TG
- Obstipação intestinal
- Reduz absorção de algumas drogas, vitaminas lipossolúveis e ácido fólico

- Via de administração subcutânea
- Efeitos adversos: reação no local da aplicação, indisposição
- Sintomas de gripe, nasofaringite, infecção respiratórias, mialgias, artralgias

- Administração via subcutânea
- Reação adversa no local da aplicação é frequente
- Efeitos adversos: elevação de enzimas hepáticas (monitorar ALT, AST, fosfatase alcalina, bilirrubinas antes e durante o tratamento), esteatose hepática

- Aprovado uso somente na HF homozigótica
- Efeitos adversos: elevação de enzimas hepáticas (monitorar ALT, AST, fosfatase alcalina, bilirrubinas antes e durante o tratamento), esteatose hepática, esteatorreia, redução de absorção de vitaminas lipossolúveis

Tabela 37.16. Tratamento farmacológico da hipertrigliceridemia.

Medicamentos	Efeitos metabólicos	Observações
Fibratos • Bezafibrato (200-600 mg/dia) • Genfibrozil (600-1.200 mg/dia) • Fenofibrato (160-200/250 mg/dia) • Ciprofibrato (100 mg/dia)	• ↓ 20-50% TG • ↑ 10-25% HDLc • Ativa PPAR alfa: reduz a produção e aumenta o catabolismo de VLDL.	• Efeitos adversos: distúrbios gastrointestinais, miopatia e aumento de enzimas hepáticas, elevação de crestinina que pode não refletir alteração da função renal • Contraindicados em insuficiência renal
Niacina/ácido nicotínico (500-2.000 mg/dia, aumento progressivo cada 4 semanas)	• ↓ 20-50% TG • ↑ 10-30% HDLc	Efeitos adversos frequentes, dependente da maior produção de prostaglandinas: rubor, prurido, cefaleia. Para esses sintomas recomenda-se tomar antes da dose, inibidores de prostaglandinas (ácido acetilsalicílico). Ativação de úlcera péptica, hiperglicemia e aumento de ácido úrico
Ômega-3 (EPA e DHA)	• ↓ 30 - 45% TG • Reduz a síntese hepática de TG e produção de VLDL	• Doses altas (> 4 g/dia) são necessárias para reduzir TG • Doses mais baixas tem efeitos na redução da agregação plaquetária, vasodilatação, antiarrítmico

Referências bibliográficas

1. Eder C, Quintao R, Edna R. Nakandakare e Marisa Passarelli. Lípides – do Metabolismo a Aterosclerose. Sarvier; 2011.

2. National Cholesterol Education Program (NCEP) Expert Panel on Detection, Evaluation, and Treatment of High Blood Cholesterol in Adults (Adult Treatment Panel III). Third Report of the National Cholesterol Education Program (NCEP) Expert Panel on Detection, Evaluation, and Treatment of High Blood Cholesterol in Adults (Adult Treatment Panel III) final report. Circulation. 2002 Dec 17;106(25):3143-421.

3. Scientific Steering Committee on behalf of the Simon Broome Register Group. Risk of fatal coronary heart disease in familial hypercholesterolaemia. BMJ 303, 893-6 (1991).

4. Umans-Eckenhausen MA, Defesche JC, Sijbrands EJ, Scheerder RL, Kastelein JJ. Review of first 5 years of screening for familial hypercholesterolaemia in the Netherlands. Lancet 357, 165-8 (2001).

5. Gidding SS, et al. The agenda for familial hypercholesterolemia: a scientific statement from the American Heart Association. Circulation 132, 2167-92 (2015).

6. Stone NJ, et al. 2013 ACC/AHA guideline on the treatment of blood cholesterol to reduce atherosclerotic cardiovascular risk in adults: a report of the American College of Cardiology/American Heart Association Task Force on Practice Guidelines. Circulation 129, S1–S45 (2014).

7. Jellinger PS, Handelsman Y, Rosenblit PD, Bloomgarden ZT, Fonseca VA, Garber AJ, et al. American Association of Clinical Endocrinologists and American College of Endocrinology Guidelines for Management of Dyslipidemia and Prevention of Cardiovascular Disease. Endocr Pract. 2017 Apr;23(Suppl 2):1-87.

8. Sabatine MS, et al. Efficacy and safety of evolocumab in reducing lipids and cardiovascular events. N. Engl. J. Med. 372, 1500-9 (2015).

9. Davidson M. The efficacy of colesevelam HCl in the treatment of heterozygous familial hypercholesterolemia in pediatric and adult patients. Clin. Ther. 35, 1247-52 (2013).

10. Stein EA, et al. Apolipoprotein B synthesis inhibition with mipomersen in heterozygous familial hypercholesterolemia: results of a randomized, double-blind, placebo-controlled trial to assess efficacy and safety as add-on therapy in patients with coronary artery disease. Circulation 126, 2283-92 (2012).

11. Cuchel M, et al. Inhibition of microsomal triglyceride transfer protein in familial hypercholesterolemia. N. Engl. J. Med. 356, 148-56 (2007).

12. Wierzbicki AS, Grant P. Drugs for hypercholesterolaemia - from statins to pro-protein convertase subtilisin kexin 9 (PCSK9) inhibition. Clin. Med. 16, 353-7 (2016).

13. Jun M, et al. Effects of fibrates on cardiovascular outcomes: a systemic review and meta-analysis. Lancet 375, 18-84 (2010).

14. Ginsberg HN. The ACCORD (Action to Control Cardiovascular Risk in Diabetes) Lipid trial: what we learn from subgroup analyses. Diabetes Care. 34 (Suppl. 2), S107–S108 (2011).

15. Kotwal S, et al. Omega 3 fatty acids and cardiovascular outcomes: systematic review and meta-analysis. Circ. Cardiovasc. Qual. Outcomes 5, 808-18 (2012).

Parte 8

· · · · · · · · · ·

Síndromes endócrinas

Capítulo 38

Síndromes endócrinas neoplásicas e paraneoplásicas

Delmar Muniz Lourenço Júnior
Ana Amélia Fialho de Oliveira Hoff
Madson Queiroz de Almeida

Neoplasia endócrina múltipla tipo 1

A neoplasia endócrina múltipla tipo 1 (MEN1) é uma síndrome genética que predispõe ao risco aumentado de desenvolvimento de diversas neoplasias endócrinas e não endócrinas, cujas penetrâncias são muito variáveis (Tabela 38.1).[1,2]

MEN1 é transmitida por um padrão de herança autossômica dominante sendo que a penetrância da doença é elevada aos 20 anos (~ 60%), crescente com a idade sendo praticamente completa aos 50 anos. MEN1 é causada, principalmente, por mutações inativadoras no gene supressor tumoral MEN1, um gene responsável pelo controle de diversas vias de sinalização intracelular que coordenam mecanismos de divisão, proliferação celular, remodelação e apoptose.[1,2] Alguns raros pacientes com MEN1 têm mutações em genes supressores tumorais inibidores de quinases dependentes de ciclinas (CDKIs): *p15*, *p18*, *p21* e *p27*, sendo que esse último é denominado MEN4. A história familial está presente na maioria dos pacientes. Entretanto, prevalências variáveis

(5%-60%) de casos com MEN1 aparentemente esporádica podem apresentar mutações germinativas MEN1, sendo que 10%-15% podem ser casos com "*mutação de novo*" (geração parental normal).[1]

A ocorrência de neoplasias nas glândulas paratireoides, hipófise e células endócrinas do pâncreas/duodeno auxiliam na definição do diagnóstico clínico de MEN1. Assim, um paciente é diagnosticado com MEN1 quando tem tumores em pelo menos dois desses três órgãos principais relacionados à MEN1. É definida como MEN1 familial quando se tem o diagnóstico de MEN1 em um paciente e há um familiar em primeiro grau com diagnóstico de tumor em pelo menos um desses três órgãos. O diagnóstico é genético quando mutações germinativas são documentadas em casos com diagnóstico clínico de MEN1 ou em membros de família assintomáticos e, ainda, sem expressão clínica ou penetrância da doença. O diagnóstico genético deve ser oferecido a todos os pacientes com MEN1 e, uma vez que for identificada a mutação, esse exame deve ser oferecido a todos os familiares sob risco a partir dos 5 anos de idade.[1,2] O diagnóstico genético dos familiares permite que os portadores participem de um programa de rastreamento hormonal/radiológico que permite vigilância contínua, diagnóstico e tratamento precoce dos diversos tumores relacionados à síndrome que pode variar nos diversos centros sendo que o protocolo adotado em nosso serviço é aqui apresentado (Tabela 38.2).[1-3] Os tumores endócrinos principais relacionados à MEN1 são: hiperparatireoidismo primário (HPT) por adenoma/hiperplasia de paratireoides, prolactinomas, gastrinomas e tumores neuroendócrinos pancreáticos (TNE) não funcionantes. O HPT é, na maioria, a primeira manifestação clínica de MEN1, enquanto que TNEs pancreáticos não funcionantes e gastrinomas são os tumores principais responsáveis pela mortalidade relacionada à MEN1.[1] Outros tumores malignos de menor penetrância, mas que merecem vigilância periódica, são os TNEs tímicos, brônquicos, gástricos e, mais recentemente, as neoplasias de mama.[1,3]

Há peculiaridades tanto para definição do momento ideal de tratamento como da extensão do tratamento cirúrgico dos diversos tumores relacionados à MEN1 que divergem da conduta usualmente empregada para os tumores esporádicos correspondentes. Uma exceção é a dos adenomas de hipófise cujo tratamento segue o mesmo protocolo definido para casos com adenomas esporádicos.[1]

Tabela 38.1. Penetrância de tumores endócrinos e não endócrinos aos 40 anos em MEN1.

Tumores endócrinos	Penetrância (%)
Hiperplasia/adenoma de paratireoide	90-100
TNEs enteropancreáticos	30-75
• Gastrinomas	40
• Não funcionantes	20-55
• Insulinoma	10
• Glucagonoma, vipoma, somatostatinoma	2
Adenoma hipófise	15-50
• Prolactinoma	20
• Acromegalia	5
Tumores carcinoides tímicos	2
Tumores carcinoides brônquicos	2
Tumores carcinoides gástricos	10
Tumores corticais adrenais não-funcionantes	25-40
Feocromocitoma	< 1
Tumores não endócrinos	**Penetrância (%)**
Angiofibroma	85
Colagenoma	70
Lipoma	30
Leiomiomas	<10

Tabela 38.2. Rastreamento hormonal e radiológico em portadores de mutação germinativa MEN1.

Tumores endócrinos	Início do rastreamento (anos)	Testes bioquímicos	Exames radiológicos
HPT	8	Cálcio, PTH	
Gastrinoma	20	Gastrina	
Insulinoma	5	Glicose; insulina peptídeo C, se houver hipoglicemia	
TNEs pancreáticos não funcionantes	10	–	RM, TC ou US-endoscópico (1-2 anos)
Adenomas hipofisários	5	Prolactina, IGF-1	RM (a cada 3 anos)
TC tímicos e brônquicos	15	–	TC ou RM (a cada 1-3 anos)
Tumores carcinoides gástricos	20	–	Endoscopia* (1-3 anos)
Tumores corticais adrenais/ feocromocitoma	10	Hormônios do córtex/medula adrenal, se sintomas ou se tumor for > 1 cm	RM ou TC abdome (anual)
Neoplasia de mama	40	–	Mamografia

* realização periódica, em casos com gastrinoma.

Neoplasia endócrina múltipla tipo 2

A neoplasia endócrina múltipla tipo 2 (MEN2) é uma síndrome de herança autossômica dominante, classificada em MEN2A e MEN2B, em que a manifestação mais importante é o carcinoma medular da tireoide (CMT). MEN2A representa 95% dos casos de MEN2, e é caracterizada pela ocorrência de CMT, feocromocitoma e hiperparatiroidismo primário. MEN2B é a forma mais rara e mais agressiva; é caracterizada pelo desenvolvimento precoce do CMT em mais de 98% dos pacientes, além do feocromocitoma e de caracteres distintos (Tabela 38.3).[4]

Essa síndrome está associada a mutações ativadoras do proto-oncogene *RET*, que codifica um receptor tirosina-quinase denominado RET. As mutações envolvem áreas específicas do gene que codificam regiões importantes para a função do receptor. A mutação mais frequente ocorre no códon 634 do exon 11 e está associada a MEN2A, já a mutação no códon 918 do exon 16 está associada a MEN2B. Várias outras mutações foram descritas nos exons 8, 10, 11, 13,15 e 16 que abrangem 99% das mutações descritas. Essas mutações causam a hiperativação do receptor RET, que é responsável pelo desenvolvimento tumoral. A análise genética do proto-oncogene *RET* deve ser realizada em todos os pacientes com CMT, já que 20%-30% desses tumores estão associados a MEN 2.[4]

A manifestação mais frequente e mais precoce é o carcinoma medular da tireoide. A idade de desenvolvimento desse tumor depende da agressividade da mutação. Após o diagnóstico do CMT no paciente índice, é importante realizar a análise genética e caso uma mutação seja identificada, prosseguir com a avaliação dos familiares. Nos familiares portadores de mutação, a tireoidectomia total (TT) profilática é recomendada. A recomendação da idade a se realizar a TT profilática se baseia na agressividade da mutação. A Tabela 38.4 descreve a classificação do risco das mutações de acordo com a Sociedade Americana da Tireoide, a idade recomendada para tireoidectomia profilática e o início de rastreamento do feocromocitoma (FEO) e hiperparatireoidismo primário (HPT). É importante enfatizar que o rastreamento e o tratamento do feocromocitoma devem ser sempre realizados antes do tratamento do carcinoma medular da tireoide.[4]

Tabela 38.3. Manifestações clínicas da neoplasia endócrina múltipla tipo 2.

	Manifestações clínicas	Frequência (%)
MEN2A	Carcinoma medular da tiroide	95-100
	Feocromocitoma	50
	Hiperparatiroidismo primário	15-20
	Líquen amiloide cutâneo	< 10
	Doença de Hirschsprung	< 2
MEN2B	Carcinoma medular da tiroide	
	Feocromocitoma	
	Caracteres típicos:	98-100
	• Hábito marfanoide	50
	• Neuromas de mucosa	> 90
	• Ganglioneuromatose intestinal	
	• Hipertrofia nervos corneanos	

Tabela 38.4. Classificação de risco das mutações do proto-oncogene *RET* associadas a MEN2 e recomendação de idade de tiroidectomia profilática e início de rastreamento para feocromocitoma e hiperparatiroidismo.

Mutações (Códons)	Classificação de risco	TT Profilática	Início rastreamento FEO	Início rastreamento HPT
533/611/620 631/666/768 790/804/891 912	Moderado	Ao redor de 5 anos	16 anos	16 anos
634 883	Alto	Até 5 anos	11 anos	11 anos
918	Altíssimo	Até 1 ano	11 anos	_____

Doença de Von Hippel-Lindau

A doença de Von Hippel-Lindau (VHL) é uma síndrome de neoplasia múltipla com herança autossômica dominante caracterizada por tumores altamente vascularizados dos olhos, cérebro e medula (hemangioblastomas), cistos e tumores malignos renais (carcinoma renal de células claras), feocromocitomas e paragangliomas, cistos e tumores neuroendócrinos pancreáticos, tumores do saco endolinfático, além de cistos de epidídimo e ligamento largo (Tabela 38.5). A doença de VHL possui uma penetrância > 90% aos 65 anos e é causada por mutações inativadoras do gene supressor tumoral *VHL,* responsável por regular genes induzidos por hipóxia através da ubiquitinação e posterior degradação das subunidades α dos fatores de transcrição induzidos por hipóxia (HIF1α, HIF2α e HIF3α).[5]

Tabela 38.5. Frequência e idade dos tumores associados a doença de VHL.

Tumor	Idade média ao diagnóstico (variação em anos)	%
Hemangioblastomas		
• Retina	25 (1-68)	25-60
• Cerebelo	33 (9-78)	44-72
• Medula	33 (11-66)	13-50
Tumores do saco endolinfático	22 (12-50)	10-15
Carcinoma renal de células claras ou cistos	39 (13-70)	25-75
Feocromocitomas	27 (5-58)	10-25
Tumores neuroendócrinos ou cistos pancreáticos	36 (5-70)	35-75

O diagnóstico de VHL é definido em um indivíduo com história familial na presença de um tumor característico da síndrome, como hemangioblastoma de retina ou SNC, carcinoma renal de células claras, feocromocitoma/paraganglioma ou tumor do saco endolinfático. Na ausência de história familial, o diagnóstico requer a presença de hemangioblastomas múltiplos ou hemangioblastoma associado a um tumor visceral, excluindo cistos renais e de epidídimo.[5] O rastreamento genético deve ser feitos em todos os indivíduos com um alto risco para o diagnóstico da doença de VHL, definido pelos critérios abaixo:

1. Achado isolado em qualquer idade de hemangioblastoma de retina ou SNC ou feocromocitoma ou tumor do saco endolinfático;

2. Carcinoma renal de células claras abaixo dos 50 anos;

3. Presença de mais de um dos seguintes tumores: cistos pancreáticos, tumor neuroendócrino, cistoadenoma de epidídimo e carcinoma renal de células claras (acima dos 50 anos).

Tabela 38.6. Rastreamento para os tumores associados a doença de VHL.

Idade, anos	Rastreamento	Frequência
0-4 anos	Fundo de olho	Anual
	Avaliação clínica (PA e exame neurológico)	Anual
5-15 anos	**Todos acima e:**	
	Metanefrinas plasmáticas (preferencialmente) ou urinárias de 24h	Anual
	USG abdômen após os 8 anos	Anual
	RM abdômen somente se alterações bioquímicas	
	Avaliação audiológica (se zumbido ou otites de repetição, realizar RM de ouvido)	2-3 anos (anual se zumbido)
≥ 16 anos	**Todos acima e:**	
	RM abdômen	Anual
	RM de cérebro e toda a coluna (cervical, torácica e lombar)	Anual

RM: ressonância magnética; PA: pressão arterial.

De acordo com a mutação do gene *VHL*, a doença de VHL pode ser classificada em: I) Tipo 1, causada por mutações truncadas ou deleções que conferem um baixo risco para feocromocitoma, alto risco para hemangioblastomas e um risco moderado para carcinoma renal de células claras; II) Tipo 2 é causada por mutações *missense* e conferem um alto risco para feocromocitoma: 2A, alto risco para feocromocitoma e baixo risco para carcinoma renal de células claras; 2B, alto risco para feocromocitoma e para carcinoma renal de células claras;

2C, feocromocitoma isolado. Apesar dessa classificação, existe uma variação fenotípica considerável, muitas vezes dentro da mesma família.[5] Desse modo, o rastreamento para o diagnóstico precoce dos tumores associados a doença de VHL deve ser realizado de modo rigoroso em todos os pacientes (Tabela 38.6).

Complexo de Carney

A hiperplasia micronodular pigmentosa das suprarrenais (PPNAD) acomete principalmente crianças e adultos jovens e pode ocorrer isoladamente ou associada ao complexo de Carney (CNC) (Tabela 38.7).[6] A maioria dos casos de PPNAD está associada ao CNC e constitui a manifestação endócrina mais frequente dessa síndrome, sendo diagnosticada em 60% dos indivíduos afetados. O CNC é uma síndrome de neoplasia endócrina múltipla caracterizada por lesões cutâneas hipermelanocíticas, mixomas, schwanomas e vários tumores endócrinos, incluindo hiperplasia micronodular pigmentosa das suprarrenais e adenomas hipofisários produtores de GH e PRL. Até o momento, mais de 300 casos de CNC foram reportados. A maioria dos casos (68%) tem história familial com uma idade média de 20 anos ao diagnóstico. O diagnóstico de CNC é estabelecido pela presença de 2 manifestações clínicas maiores ou quando o diagnóstico molecular é confirmado. As lesões de pele (lentiginose) ocorrem em 80% dos casos e acometem principalmente áreas de mucosa, conjuntiva e região periórbitaria. A lentiginose não se torna evidente antes dos 5 anos de idade. Os mixomas cardíacos estão presentes em 32% dos casos e constituem a principal causa de mortalidade no CNC.

O CNC é causado por mutações inativadoras do gene *PRKAR1A*, que codifica a subunidade regulatória 1 alfa da PKA, presentes em 73% dos indivíduos. A perda da subunidade regulatória 1 alfa ocasiona a ativação constitutiva das subunidades catalíticas da PKA e consequente estímulo a proliferação celular e produção hormonal. O que chama atenção para o diagnóstico da PPNAD é a associação de síndrome de Cushing ACTH-independente em um indivíduo jovem com TC ou RM de suprarrenais normais ou demonstrando somente micronódulos bilaterais. O diagnóstico da PPNAD é feito através da visualização dos nódulos hiperpigmentados na macroscopia e do acúmulo de lipofuscina na microscopia. Como o acometimento das suprarrenais é bilateral, o tratamento para a síndrome de Cushing causada pela PPNAD é adrenalectomia bilateral.[6]

Tabela 38.7. Critérios diagnósticos para complexo de Carney (CNC).

1. Pigmentação cutânea com distribuição típica (lábios, conjuntiva, mucosa vaginal e peniana)

2. Mixomas (cutâneo e mucosa)[a]

3. Mixoma cardíaco[a]

4. Mixomatose mamária[a] ou imagem na RM sugestiva do diagnóstico

5. Hiperplasia micronodular pigmentosa das suprarrenais (PPNAD)[a]

6. Acromegalia – adenoma produtor de GH[a]

7. Tu de células Sertoli calcificado[a] ou microcalcificações no US testicular

8. Neoplasia de tireoide[a] ou múltiplos nódulos hipoecóicos ao US

9. Schwanoma melanótico[a]

10. Nevos azuis múltiplos

11. Adenoma mamário ductal (múltiplo)[a]

12. Osteocondromixoma[a]

[a] Com confirmação histológica.

Neurofibromatose tipo 1

A neurofibromatose tipo 1 (NF1) é uma doença autossômica dominante com uma incidência de aproximadamente 1:3.000 indivíduos. Aproximadamente 50% dos casos são familiais e o restante causado por mutações *de novo* no gene *NF1*. A NF1 é causada por mutações no gene *NF1*, que codifica a proteína neurofibromina e está localizado no cromossomo 17q11.2. A neurofibromina estimula a atividade intrínseca da GTPase da família ras p21. O *NF1* funciona como um gene supressor tumoral, o que significa que a perda somática do alelo normal (por mutação ou deleção) associada a mutação germinativa do *NF1* promove o desenvolvimento das lesões características da NF1. Embora a expressão fenotípica seja variável, a penetrância da doença é completa.[7]

A apresentação típica da doença é o aparecimento de manchas café-com-leite (no primeiro ano de vida, aumentando a sua intensidade na puberdade e diminuindo a intensidade em idosos), sardas em região axilar e inguinal, hamartomas de íris (nódulos de Lisch) e neurofibromas periféricos e cutâneos. A presença de > 6 manchas café-com-leite é altamente sugestiva de NF1. Os pacientes com NF1 têm uma chance maior de desenvolver tumores malignos e benignos ao longo da vida (2,5 a 4 × maior que a população geral), como gliomas, rabdomiosarcomas, GIST, tumores malignos periféricos de bainha neural e feocromocitomas (< 1% dos casos de NF1 e tem uma maior chance de malignidade), entre outros.[7] O diagnóstico da NF1 depende da presença de pelo menos 2 características clínicas (Tabela 38.8).

Tabela 38.8. Critérios diagnósticos para neurofibromatose tipo 1 (pelos menos 2 critérios clínicos).

Manifestações clínicas
> 6 manchas café-com-leite: > 5 mm no maior diâmetro no período pré-puberal e > 15 mm após a puberdade
No mínimo 2 neurofibromas de qualquer tipo ou um neurofibroma plexiforme
Sardas na axila e região inguinal
Glioma óptico
No mínimo 2 nódulos de Lisch (hamartomas de íris)
Lesão óssea, como displasia esfenoidal ou espessamento cortical de ossos longos com ou sem pseudoartrose
Parente de primeiro grau afetado

Síndrome de Cowden

As síndromes de Cowden (CS), Bannayan-Riley-Ruvalcaba (BRRS) e a síndrome Proteus-like relacionada ao PTEN são parte de um espectro de doenças genéticas autossômicas dominantes classificadas dentro das síndromes de tumores hamartomas relacionados ao PTEN (PHTS). Essas síndromes apresentam tanto aspectos clínicos específicos como sobrepostos entre elas que dificultam por vezes o diagnóstico. Estão associadas com mutações germinativas em heterozigose no gene supressor tumoral *PTEN*. A penetrância é praticamente completa uma vez que os portadores de mutação *PTEN* terão pelo menos uma das manifestações clínicas de PHTS como adulto jovem. Outro fator que dificulta o diagnóstico é que cerca de 45% dos pacientes tem mutação "de novo". Essa dificuldade é exacerbada pela enorme variabilidade fenotípica associada a CS/PHTS. Os critérios clínicos de diagnóstico de CS/PHTS foram inicialmente definidos em Consórcio Internacional sobre a doença (1996) e revisados mais recentemente por *guidelines* publicados pela Current National Comprehensive Cancer Network (NCCN) (Tabela 38.9 e 38.10). Uma proporção menor de indivíduos tem CS/PHTS por mosaicismo somático no gene *PTEN*. A Tabela 38.11 ilustra os achados fenótipos não tumorais bem como os tumores principais associados a CS/PHTS. Assim, CS/PHTS é considerada uma síndrome genética de predisposição a câncer. Nesse contexto, os tumores de tireoide – carcinoma diferenciado da tireoide (CDT) – representam os tumores endócrinos principalmente associados com CS/PHTS, podendo ocorrer em até 1/3 dos pacientes (3%-35%). Embora o risco estimado de desenvolver CDT seja mais baixo quando comparado com outros, os tumores de tireoide parecer ser os mais prevalentes em crianças e adolescentes uma vez que até 5% dos pacientes com CS/PHTS serão diagnosticados com CDT até os 20 anos. De modo geral, a maioria dos casos é diagnosticada com CDT entre 25-45 anos de idade. Bócio multinodular atóxico é mais comum em pacientes com CS/PHTS que na população geral e, frequentemente, muitos pacientes tem esse diagnóstico antes do CDT. O carcinoma papilífero é mais frequente do que o folicular, entretanto, o último tem sido mais recentemente associado como a histopatologia característica da CD/PHTS. Embora não haja correlação genótipo-fenótipo claramente estabelecida, mutações pontuais parecem ser menos associadas com ocorrência de CDT. Não é conhecida se a evolução e o prognóstico de CDT em pacientes com CS/PHTS diferem da população geral. O rastreamento periódico anual com ultrassom cervical é recomendado por *guidelines* da NCCN com início aos 18 anos de idade ou 10 anos antes da idade ao diagnóstico mais precoce de CDT em membros de família com CS/PHTS. Entretanto, pela natureza indolente do CDT e pelo caso mais jovem ter sido diagnosticado com CDT associado a CS/PHTS aos 7 anos de idade, o US poderia ser iniciado nessa idade a cada 2 anos. É importante enfatizar que a ocorrência frequente de bócio (50%-73%) e adenomas de tireoide (~ 23%) na síndrome pode resultar invariavelmente no diagnóstico de nódulos nesses pacientes. O manejo clínico desses nódulos deve seguir os recomendados pela Associação Americana de Tireoide (ATA) para minimizar o risco por resultados falsos-positivos de nódulos malignos e de tireoidectomias desnecessárias. Muito raramente, pacientes com CS ou com achados clínicos CS-like apresentaram-se com mutações germinativas em genes SDHs (*SDHB*, *SDHC*, *SDHD*). Esses genes são associados, tipicamente, com feocromocitoma/paragangliomas. Esses tumores, por sua vez, são atípicos e raros em pacientes com CS/PHTS. Cabe ressaltar que tanto as síndromes SDHs como CS/PHTS podem apresentar-se com tumores renais e de tireoide. Ao contrário do CDT, em que carcinoma folicular é um dos critérios maiores e carcinoma papilífero ou achados estruturais da tireoide são critérios menores, feocromocitomas e paragangliomas são muito raros e não são parte desses critérios.

Tabela 38.9. Critérios de diagnóstico clínico de CS/PHTS.

Presença de pelo menos um dos seguintes critérios
13. Pelo menos três critérios maiores de diagnóstico (um deles sendo macrocefalia, doença de Lhermitte-Duclos ou hamartomas gastrointestinais)
14. Ao menos dois critérios de diagnóstico maiores e três menores
15. Um parente com diagnóstico clínico de PHTS ou uma mutação *PTEN* conhecida e um dos seguintes: a) Ao menos dois critérios de diagnóstico maiores   b) Ao menos um critério de diagnóstico maior e dois menores   c) Ao menos três critérios de diagnóstico menores

Tabela 38.10. Critérios maiores e menores aplicados ao diagnóstico clínico de CS/PHTS.

Critérios maiores

Câncer de mama
Câncer epitelial de endométrio
Câncer folicular de tiroide
Três ou mais hamartomas gastrointestinais
Ganglioneuromas
Macrocefalia
Doença de Lhermitte-Duclos de início na idade adulta
Pigmentação macular da glande do pênis
Lesões mucocutâneas:
- Três ou mais triquilemomas – ao menos uma biópsia comprovada
- Três ou mais nódulos palmoplantares ou pápulas hiperceratóticas acrais
- Três ou mais neuromas mucocutâneos
- Papilomas orais, três ou mais, ou ao menos uma biópsia comprovada ou diagnosticada por dermatologista

Critérios menores

Câncer de cólon
Carcinoma de células renais
Variante folicular do carcinoma papilífero de tiroide
Lesões estruturais da tiroide
Anomalias vasculares
Três ou mais lipomas
Lipomatose testicular
Três ou mais áreas de acantose glicogênica de esôfago
Desordens do espectro do autismo
Retardo mental

**Tabela 38.11. Manifestações clínicas tumorais
e não tumorais associadas com CS/PHTS.**

Tumores	Frequência
Mama	25–50
Endométrio	5–28
Rins	34
Cólon	9
Tireoide	3–17
Melanoma	6%
Achados clínicos não tumorais	**Frequência**
Macrocefalia	94
Doença de Lhermitte-Duclos	2–15
Deficiência de cognição	10–20
Bócio/nódulos/adenomas/tireoidite	50–70
Triquilimoma	6–38
Papiloma oral	?
Ceratose acral	?
Pigmentação da glande do pênis	54
Pólipos gastrointestinais	93
Acantose glicogênica	80
Anomalias vasculares	35
Lipomas	30–40

Síndrome de POEMS

A síndrome de POEMS é uma síndrome paraneoplásica que, ao contrário das previamente descritas neste capítulo, não tem etiologia definida e não está associada com aumento da susceptibilidade para desenvolvimento de neoplasias endócrinas. O termo POEMS foi, assim, alcunhado em 1980 por Bardiwick baseado em alguns, mas não todos dos achados principais da síndrome: Polirradiculoneuropatia, Organomegalia, Endocrinopatia, Doença das células plasmáticas de origem Monoclonal, modificações da pele (Skin). Os critérios maiores e menores para o diagnóstico são apresentados na Tabela 38.12 onde outros achados clínicos importantes que não são parte do acrônimo POEMS são apresentados e considerados importantes para definir esse diagnóstico, como papiledema, sobrecarga de volume extravascular, lesões ósseas escleróticas, trombocitose/eritrocitose, níveis séricos elevados de VEGF (fator de crescimento endotelial vascular), predisposição a trombose e testes de função pulmonar alterados. Invariavelmente, todos os pacientes se apresentam com polineurorradiculopatia ascendente motora e sensorial e com discrasias de células plasmáticas (gamopatia monoclonal). Assim, a presença tanto de polineurorradiculopatia como de gamopatia monoclonal é mandatória para o diagnóstico em associação com pelo menos 1 dos 3 critérios principais e pelo menos 1 de 6 critérios menores (anormalidades da tireoide ou diabetes não devem ser considerados como um critério menor isolado pela sua elevada prevalência na população geral).

Tabela 38.12. Critérios aplicados ao diagnóstico clínico de síndrome de POEMS.

Critérios mandatórios principais
16. Polineuropatia desmielinizante
17. Gamopatia monoclonal

Critérios maiores (presença de pelo menos um)
18. Doença de Castleman
19. Lesões ósseas escleróticas ou mistas (escleróticas/líticas)
20. Níveis séricos aumentados de VEGF

Continua

(Continuação) Tabela 38.12. Critérios aplicados ao diagnóstico clínico de síndrome de POEMS.

Critérios menores (presença de pelo menos um)

21. Organomegalia (esplenomegalia, hepatomegalia ou linfadenopatia)
22. Sobrecarga de volume extravascular (edema, derrame pleural ou ascite)
23. Endocrinopatia (insuficiência adrenal, hipogonadismo, hiperprolactinemia, hipoparatireoidismo, exceto hipotireoidismo e diabetes)
24. Mudanças de pele (hiperpigmentação, hipertricose, hemangioma glomerular, pletora, acrocianose, flushing e unhas brancas)
25. Papiledema
26. Trombocitose/policitemia

Outros sinais e sintomas

- Baqueteamento digital, perda de peso, hiperidrose
- Hipertensão pulmonar/Doença pulmonar restritiva
- Diátese trombótica, diarreia
- Níveis séricos baixos de vitamina B12

Há uma ampla variação da prevalência de manifestações endócrinas na Síndrome de POEMS (Tabela 38.13). Entretanto, o maior estudo avaliando essas manifestações indica que pelo menos uma endocrinopatia está presente em cerca de 84% dos pacientes, sendo que a maioria (54%) tem acometimento dos quatro eixos principais (gônada, tireoide, pâncreas e adrenal). Nesse estudo com 64 pacientes com síndrome de POEMS, o hipogonadismo (79%) foi a manifestação endócrina mais comum seguido de hipotireoidismo (52%), diabetes/intolerância à glicose (48%) e insuficiência adrenal, se avaliada por teste de cortrosina, foi confirmada em 6 de 9 pacientes testados. O manejo clínico e o tratamento dessas manifestações endócrinas não diferem daquele conduzido para outras causas e se baseiam na terapia de substituição hormonal para hipogonadismo, hipotireoidismo e insuficiência adrenal e no tratamento usual de controle glicêmico do diabetes. Alguns pacientes se apresentam com hiperprolactinemia leve e sustentada (28%). Outros achados endócrinos são hipocalcemia (28%) e ginecomastia.

É recomendado, tanto na avaliação inicial como na avaliação anual, investigação ativa – clínica e com dosagens hormonais – das endocrinopatias relacionadas à síndrome de POEMS. Em casos suspeitos, nos quais a avaliação clínica e dosagens hormonais basais não foram suficientes, testes adicionais como teste de cortrosina podem ser indicados.

A patogênese da endocrinopatia, como da própria síndrome de POEMS, não é conhecida. Há relatos de necropsia sem alteração em glândulas endócrinas. Do mesmo modo, também não há presença de anticorpos circulantes direcionados contra receptores hormonais. Assim, a deficiência glandular parece estar relacionada com prejuízo funcional mais do que por lesões estruturais das mesmas.

Há várias abordagens de tratamento para polirradiculopatia e a gamopatia monoclonal. Em casos com doença limitada, radioterapia é o tratamento de escolha enquanto que transplante de células jovens (*stem cell*) autólogas, provenientes de sangue periférico, é a preferida para casos sistêmicos, especialmente em jovens. Para casos em que o transplante não é possível alternativas terapêuticas são uso de agentes alquilantes (melfalan, ciclofosfamida) ou drogas como talidomida, lenalidomida, bortezomib. Todas essas estratégias podem promover, com diferentes performances, melhora de sintomas clínicos relacionados a polirradiculopatia, gamopatia, papiledema, anasarca, entre outros. Entretanto, não há descrição de melhora de endocrinopatias exceto em um único paciente que teve restauração da função adrenal após transplante. Assim, avaliação periódica de função/restauração da função hormonal poderia ser cogitada, embora, não haja estudos suficientes para respaldar essa ação.

Tabela 38.13. Prevalência estimada das manifestações endócrinas associadas com Síndrome de POEMS.

Endocrinopatias	Frequência (%)
Endocrinopatia (em geral)	67-84
Hipogonadismo	55-89
Insuficiência adrenal	16-33
Hiperprolactinemia	5-20
Ginecomastia ou galactorreia	12-18
Diabetes mellitus	3-36
Hipotireoidismo	9-67

Referências bibliográficas

1. Thakker RV, Newey PJ, Walls GV, et al. Clinical practice guidelines for multiple endocrine neoplasia type 1 (MEN1). J Clin Endocrinol Metab. 2012; 97(9): 2990-3011.

2. Gonçalves TD, Toledo RA, Sekiya T, Matuguma SE, Maluf Filho F, Rocha MS, et al. Penetrance of functioning and nonfunctioning pancreatic neuroendocrine tumors in multiple endocrine neoplasia type 1 in the second decade of life. J Clin Endocrinol Metab. 2014;99(1):E89-96.

3. MEN1-Dependent Breast Cancer: Indication for Early Screening? Results From the Dutch MEN1Study Group. van Leeuwaarde RS, Dreijerink KM, Ausems MG, Beijers HJ, Dekkers OM, de Herder WW, van der Horst-Schrivers AN, Drent ML, Bisschop PH, Havekes B, Peeters PHM, Pijnappel RM, Vriens MR, Valk GD. J Clin Endocrinol Metab. 2017;102(6):2083-90.

4. Wells SA Jr, Asa SL, Dralle H, Elisei R, Evans DB, Gagel RF, et al. Revised American Thyroid Association Guidelines for the Management of Medullary Thyroid Carcinoma. The American Thyroid Association Guidelines Task Force on Medullary Thyroid Carcinoma. Thyroid 2015;25(6): 567-610.

5. Nielsen SM, Rhodes L, Blanco I, Chung WK, Eng C, Maher ER, et al. Von Hippel-Lindau Disease: Genetics and Role of Genetic Counseling in a Multiple Neoplasia Syndrome. J Clin Oncol. 2016;34(18):2172-81.

6. Almeida MQ, Stratakis CA. Carney complex and other conditions associated with micronodular adrenal hyperplasias. Best Pract Res Cl En. 2010;24(6):907-14.

7. Shen MH, Harper PS, Upadhyaya M. Molecular genetics of neurofibromatosis type 1 (NF1). J Med Genet. 1996;33(1):2-17.

8. Gammon A, Jasperson K, Champine M. Genetic basis of Cowden syndrome and its implications for clinical practice and risk management. Appl Clin Genet. 2016;13(9):83-92.

9. Nozza A. Poems Syndrome: an Update. Mediterr J Hematol Infect Dis 2017, 9(1): e2017051.

10. Gandhi GY, Basu R, Dispenzieri A, Basu A, Montori VM, Brennan MD. Endocrinopathy in POEMS syndrome: the Mayo Clinic experience. Mayo Clin Proc. 2007 Jul;82(7):836-42.

11. Ashawesh K, Fiad TM. Spontaneous Recovery of Adrenal Insufficiency in POEMS Syndrome. Medscape J Med. 2009; 11(1): 21.

Parte 9

Urgências em endocrinologia

Capítulo 39

Urgências em endocrinologia

Tatiana Silva Goldbaum
Sharon Nina Admoni
Patrícia Helena Zanoni
Leila Suemi Harima Letaif
Daniel Fiordelisio de Carvalho
Berenice Bilharinho de Mendonça

Introdução

A endocrinologia é uma especialidade que trata principalmente de doenças de caráter ambulatorial. As emergências endocrinológicas, com exceção daquelas relacionadas à descompensação do diabetes mellitus, são raras. Entretanto, essas condições são potencialmente graves e devem ser prontamente reconhecidas e tratadas, muitas vezes antes da confirmação diagnóstica.

As orientações a seguir não visam discutir a fisiopatologia ou etiologia das emergências endocrinológicas, mas sim fornecer orientações práticas para seu pronto tratamento.

Reposição hormonal nas cirurgias hipofisárias

A cirurgia hipofisária constitui a base de tratamento da maioria dos tumores hipofisários funcionantes. Nessa região, também são encontrados outros tumores potencialmente cirúrgicos, como craniofaringeomas, meningeomas, cordomas de clivus etc.

A reposição homonal no intra e pós-operatório tem como objetivo evitar, diagnosticar e tratar as possíveis complicações inerentes ao procedimento, além de averiguar a eficácia da cirurgia.

Os adenomas hipofisários podem ser produtores e não produtores de glicocorticoide. Nos tumores produtores de ACTH a reposição de glicocorticoides no intra e pós-operatório é mandatória, tendo em vista a alta probabilidade de insuficiência suprarrenal subsequente.

Já nos tumores não produtores de glicocorticoide, a possibilidade de insuficiência suprarrenal é estimada com base na avaliação clínica, laboratorial e radiológica realizada no pré-operatório e no grau de manipulação da cirurgia.

Reposição de glicocorticoides

Indicação

Grande manipulação cirúrgica (tumores duros, sangrantes) independente da cortisolemia pré-operatória

Macroadenomas hipofisários não produtores de ACTH com cortisol pré-operatório < 13 µg/dl:

- » Cortisol pré-cirúrgico 9-13 µg/dL, administrar apenas a hidrocortisona parenteral no PO imediato e dosar cortisol pela manhã do 1 PO.
- » Cortisol pré-cirúrgico < 9 µg/dL → manter hidrocortisona durante toda a internação e após a alta.
- » Nos tumores produtores de ACTH (Doença de Cushing).

Intraoperatório e pós-operatório imediato

Hidrocortisona 100 mg EV imediatamente antes da indução anestésica e 50 mg a cada 8h até o paciente iniciar alimentação VO.

Pós-operatório

Dose de hidrocortisona via oral:

- » 1º PO: 20 mg ao levantar e às 14 e 22 horas.
- » 2º PO: 20 mg ao levantar e às 14: horas.
- » 3º e 4º PO: 20 mg ao levantar e 10 mg às 14:00 horas.
- » 5º PO: Alta com 20 mg ao levantar e 10 mg às 14:00 horas.

Microadenomas e cortisol basal no pré-operatório > 13 µg/dl

Intraoperatório e pós-operatório imediato

Prescrever hidrocortisona 50 mg via endovenosa se necessário (hipotensão arterial sintomática). Colher sangue para dosagem de cortisol antes de aplicar hidrocortisona).

Diabetes insipidus

Lesões da neurohipófise/haste e da região hipotalâmica podem ocorrer no pós-operatório de cirurgias hipofisárias, transitória ou definitiva – com consequente alteração na liberação de hormônio antidiurético (ADH). Essas alterações da liberação de ADH podem ocorrer num padrão de liberação trifásico (embora nem sempre as três fases estejam presentes):

» *Diabetes insipidus* (DI): se inicia no primeiro dia de pós-operatório.
» A seguir, liberação do ADH pela necrose dos neurônios produtores de ADH consistindo na síndrome de Secreção Inapropriada de ADH (SIADH).
» Após alguns de SIADH, DI definitivo.

A mudança de uma fase para outra é relativamente rápida e deve ser monitorada a diurese e a natremia, atentamente.

» Reposição de acetato de desmopressina (DDAVP).
» Pós-operatório:
  – Controlar diurese a cada 2 horas. Se sede intensa e diurese > 600 mL/2 horas administrar DDAVP 1/8 ampola (1 mL = 4 µg) via subcutânea.
  – Verificar natremia antes da administração de DDAVP e nunca administrar DDAVP quando houver hiponatremia, mesmo na presença de diurese elevada.

Não prescrever DDAVP em horário fixo no PO, a não ser que o paciente já o utilizasse no pré-operatório. Prescrição a critério médico.

Tratamento ambulatorial

Iniciar DDAVP com dose diária de 0,1 mg via oral (meia hora antes ou 2 horas após qualquer refeição) ou 5 µg via nasal 2 vezes ao dia.

Dose habitual: 0,1 a 0,2 mg via oral 2-3 vezes ao dia, ou 2,5 a 20 µg via nasal ao dia dividido em 2 a 3 doses.

Apresentações do DDAVP:

» DDAVP *spray* nasal: 1 *puff* = 10 µg. 100 × mais potente que por via oral.

» DDAVP solução nasal: 1 mL = 100 µg. 100 × mais potente que o oral. Cânula com marcações a cada 0,025 mL (2,5 µg).

» DDAVP comprimido: apresentação de 0,1 mg ou 0,2 mg.

» DDAVP ampola: 1 mL = 4 µg. Cinco a dez vezes mais potente que o nasal.

Orientação de uso do DDAVP nasal: seguir atentamente as indicações da bula. A cabeça do paciente dever estar inclinada a 45° e o paciente deve inspirar quando colocar o DDAVP líquido na região nasal para a medicação atingir a câmara nasal posterior, onde será absorvido.

Síndrome da secreção inapropriada de hormônio antidiurético (SIADH)

Deve-se suspeitar da SIADH em todo paciente com hiponatremia, osmolalidade urinária inapropriadamente elevada, sódio urinário elevado e sem alteração no equilíbrio acidobásico. As principais causas de SIADH são: ADH secretado como parte de síndrome paraneoplásica afecções de sistema nervoso central (hemorragias, acidentes vasculocerebrais, infecções etc.), drogas (antidepressivos, opioides, anticonvulsivantes, ciclofosfamida, clorpropramida etc.), cirurgias de grande porte, cirurgias hipofisárias, doença pulmonar, ventilação mecânica com PEEP, HIV, administração exógena de DDAVP e SIADH hereditário. O tratamento baseia-se na presença ou não de quadro clínico e na velocidade de instalação do mesmo.

Na hiponatremia, o liquido extracelular se torna hipotônico em relação ao líquor, gerando fluxo de água para o interior das células causando as principais manifestações da hiponatremia que são as neurológicas. A depender da gravidade e velocidade de instalação, a hiponatremia pode ser assintomática ou causar sonolência, estupor, coma e crises convulsivas. A correção rápida de uma hiponatremia crônica, ao elevar a osmolaridade do LEC, pode causar redução abrupta do volume neuronal com desmielinização de tronco cerebral, principalmente na ponte (mielinólise pontina) com danos neurológicos graves e frequentemente irreversíveis.

Diagnóstico

» Confusão mental, sonolência, ausência de hipotensão, hipovolemia e hipocalemia. Função tireoidiana, renal hepática, cardíaca, e suprarrenal normais, ausência de uso de diurético tiazídico.
» Hiponatremia não hipovolêmica.
» Osmolalidade plasmática baixa.
» Osmolalidade urinária inapropriadamente elevada (acima de 100 mOsm/kg).
» Concentração de sódio urinário acima de 40 mEq/L.

Tratamento

Casos assintomáticos

Restrição hídrica, aumento da ingesta de NaCl via oral.

Casos sintomáticos moderados

Objetivo: elevação do sódio sérico de 0,5-1,0 mEq/L/h até o máximo de 10 meq/L nas primeiras 24 horas (ideal 6 a 8 mEq) e < 18 mEq/L nas primeiras 48 horas.

» Soro fisiológico.
» Furosemida 20 mg por via endovenosa.
» Dosar sódio sérico a cada 4 horas e ajustar a velocidade de infusão do soro fisiológico.
» Suspender tratamento quando houver elevação do sódio sérico de 8-12 mEq/L nas primeiras 24 h.

Casos sintomáticos agudos ou com sintomas neurológicos

» Objetivo: elevação do sódio sérico de 2 mEq/L/h até o máximo de 10 meq/L nas primeiras 24 horas (ideal 6 a 8 mEq) e < 18 mEq/L nas primeiras 48 horas.
» NaCl 3%: 1-2 mL/kg/h por via endovenosa.
» Furosemida 0,5 a 2 mg/kg/dia, dividido em 2-3 vezes.
» Dosar Na sérico a cada 2 horas e ajustar a velocidade de infusão do NaCl 3%.

Cálculo da variação esperada do sódio sérico com infusão de 1 litro de qualquer solução

Δ Na estimada = [Na] infusão – [Na] sérico / Água corporal total + 1

Tabela 39.1. Cálculo da água corporal total por sexo e idade

Sexo e faixa etária	Água corporal total
Homem < 65 anos	Peso (kg) × 0,6
Homem ≥ 65 anos	Peso (kg) × 0,5
Mulher < 65 anos	Peso (kg) × 0,5
Mulher ≥ 65 anos	Peso (kg) × 0,45

Hiponatremia – pontos importantes para o diagnóstico

» A hiponatremia geralmente decorre de excesso de retenção de água e não perda de sódio.

» A hiponatremia em pacientes hospitalizados geralmente reflete excesso de fluidos hipotônicos.

» A osmolalidade sérica e urinaria são essenciais para definir o diagnóstico.

Crise tireotóxica

A crise tireotóxica é caracterizada pela exacerbação súbita das manifestações clínicas do hipertireoidismo, com descompensação de múltiplos sistemas. Acomete < 10% dos hipertireoidismos e a mortalidade é alta (20%-30%). A doença de Graves é a causa mais comum de crise tireotóxica, raramente o adenoma tóxico e BMN tóxico levam a essa condição.

Os fatores desencadeantes da crise tireotóxica estão relacionados com aumento rápido dos hormônios tireoidianos circulantes em consequência a cirurgia tireoidiana, tratamento com I-[131], administração de iodo (contraste iodado), interrupção indevida de tratamento com antitireoidianos ou uso exógenos de hormônios tireoidianos.

Outros fatores precipitantes são as infecções (principalmente pulmonares), cirurgia não tireoidiana, insuficiência cardíaca, tromboembolismo pulmonar, AVC, trauma, infarto mesentérico, cetoacidose diabética ou hipoglicemia.

Para diferenciar o quadro de hipertireoidismo grave da crise tireotóxica, utiliza-se o escore de Burch e Wartofsky (suspeita de crise tireotóxica = escore ≥ 45) (Tabela 39.2).

Tabela 39.2. Pontuação de Burch e Wartofsky (suspeita de crise tireotóxica = score ≥ 45).

Parâmetros		Pontos
Termorregulação	37,2-37,7 °C	5
	37,8-38,2 °C	10
	38,3-38,8 °C	15
	38,9-39,3 °C	20
	39,4-39,9 °C	25
	≥40 °C	30
Efeitos no SNC	Ausente	0
	Agitação	10
	Delirium, psicose, letargia	20
	Convulsão, coma	30
Disfunção gastrointestinal	Ausente	0
	Diarreia, náuseas/vômitos, dor abdominal	10
	Icterícia inexplicável	20
Taquicardia (FC em bpm)	99-109	5
	110-119	10
	120-129	15
	130-139	20
	≥ 140	25
Insuficiência cardíaca	Ausente	0
	Edema	5
	Crepitações pulmonares nas bases	10
	Edema pulmonar	15
Fibrilação atrial	Ausente	0
	Presente	10
Evento precipitante	Ausente	0
	Presente	10

Diagnóstico

Suspeitar em todos os pacientes com sinais intensos de hipertireoidismo, como bócio, oftalmopatia (nos casos de doença de Graves), tremores de extremidades, hiperreflexia, pele úmida e quente, hipertensão sistólica e história de evento precipitante. Quatro características principais predominam na crise tireotóxica:

» Febre, associada a sudorese excessiva, pode resultar em quadro de desidratação e insuficiência renal pré-renal.

» Taquicardia: geralmente sinusal, mas pode ocorrer taquicardia supraventricular, como fibrilação atrial, e pode se associar a manifestações de insuficiência cardíaca congestiva.

» Disfunção do SNC, caracterizada por agitação, nervosismo, labilidade emocional, até confusão mental, psicose e coma.

» Sintomas gastrointestinais: náuseas, vômitos, diarreia, obstrução intestinal, eventualmente quadro sugestivo de abdome agudo. Lesão hepática e icterícia podem ocorrer, mesmo antes da introdução de medicação. Hepatite autoimune também pode ocorrer concomitantemente.

Exames diagnósticos

Níveis séricos muito elevados de T4 livre, T3 e T4 e níveis séricos de TSH sempre suprimidos.

Observações

» Valores de T3 podem não ser tão elevados devido à presença concomitante da *euthyroid sick syndrome* (aumento de T3 reverso).

» Existem outras condições que podem elevar falsamente o T4 livre, como heparina, mas nesses casos os níveis de TSH não estão suprimidos.

Tratamento

Inibição da formação de hormônios tireoidianos

Metimazol 20 mg a cada 4 horas via oral ou por via nasogástrica (opção: via retal quando o paciente não consegue deglutir). Em gestantes no primeiro trimestre da gravidez utilizar o propiltiuracil 200 mg a cada 4 horas via oral ou via nasogástrica ou via retal).

Monitorar as enzimas hepáticas (para identificar hepatotoxicidade) e leucograma (para identificar agranulocitose) diariamente. Apesar da agranulocitose poder ocorrer a qualquer tempo, a evolução de neutropenia para agranulocitose pode ser observada. A hepatotoxicidade associada ao uso do metimazol é predominantemente canalicular e muitas vezes dose-dependente. A hepatite fulminante está relacionada ao uso do propiltiouracil.

Inibição da liberação do hormônio tireoidiano

» Carbonato lítio 300 mg 6/6h VO (monitorar níveis séricos de lítio, especialmente na presença de insuficiência renal).

» Iodeto de potássio – após 1 hora da administração do metimazol: 5 gotas 8/8 h VO ou lugol 4-8 gts 3 ×/d VO. O iodo por 1 a 3 semanas, inibe a síntese dos hormônios tireoidianos (efeito Wolff-Chaikoff) e pode ser usado como agente eficaz para redução aguda dos hormônios tireoidianos circulantes, especialmente quando associado ao metimazol. No entanto, 2 a 3 semanas após administração do iodo pode ocorrer escape do efeito Wolff-Chaikoff com exacerbação do hipertireoidismo.

Inibição da reabsorção dos hormônios tireoidianos

Colestiramina 4 g via oral 6/6h – diminui a reabsorção dos hormônios tireoidianos da circulação entero-hepática.

Inibição da conversão periférica de T4 em T3

Dexametasona 2 mg 6/6h ou hidrocortisona 100 mg 8/8 h EV.

Remoção dos hormônios tireoidianos circulantes por plasmaférese

Indicado apenas nos casos em que há deterioração progressiva do quadro clínico apesar da terapia convencional.

Controle de frequência cardíaca

A) Esmolol 500 mg em 1 min seguido de 50-100 mg/kg/min EV:

» Metoprolol 5-10 mg cada 2-4h EV.
» Diltiazem 60-90 mg VO cada 6-8h?

- » Propranolol 60 a 80 mg a cada 4 a 6 horas por via endovenosa na dose inicial de 0,5-1 mg em 1 minuto. Repetir a cada 10 minutos até obter bloqueio adrenérgico adequado.

B) Monitorização contínua da frequência cardíaca

Medidas de suporte geral

- » Tratamento da hipertermia:
  - — Paracetamol 750 mg a cada 6 horas. Evitar uso de aspirina.
  - — Técnicas de resfriamento: banhos com compressas embebidas em álcool, cobertores gelados, pacotes de gelo.
- » Sedação, se agitação.
- » Oxigenoterapia, se necessário.
- » Identificação de fator precipitante, com destaque para focos infecciosos e correção de distúrbios hidroeletrolíticos e metabólicos.
- » Monitorar níveis séricos de hormônios tireoidianos a cada 3 dias.

Coma mixedematoso

O coma (CM) mixedematoso é uma situação clinica rara que acomete pacientes com hipotireoidismo grave, de longa duração, não tratados, nos quais os mecanismos adaptativos para manter a homeostase são rompidos. Trata-se de uma emergência endocrinológica cuja evolução está ligada ao diagnóstico precoce e à instituição rápida do tratamento. No passado, a mortalidade atingia taxas de 80%, mas atualmente caiu para 20% a 40%. Acomete principalmente mulheres e idosos com hipotireoidismo primário, raramente o hipotireoidismo central leva ao coma mixedematoso. No CM as concentrações séricas de T4 e T3 total e livre estão diminuídas, enquanto o nível de TSH pode estar elevado ou baixo, dependendo se o hipotireoidismo é primário ou secundário.

O CM afeta essencialmente todos os órgãos. Sua fisiopatologia inclui diminuição do metabolismo basal e do consumo de oxigênio, vasoconstrição periférica para manutenção da temperatura corporal, diminuição da atividade beta-adrenérgica com manutenção da atividade alfa-adrenérgica que se traduz em hipertensão diastólica, redução do volume sanguíneo, diminuição da frequência e do débito cardíacos.

A hipotermia, com temperatura corporal < 35 °C está presente em 100% dos casos associada a sonolência, letargia, desorientação, confusão mental, sintomas psicóticos, depressão e convulsões. O coma pode ser uma manifestação mais tardia do CM. A insuficiência respiratória grave resultante da diminuição da resposta ventilatória à hipóxia e à hipercapnia, associada à diminuição da força da musculatura torácica e do diafragma, leva a hipoventilação, hipoxemia, hipercapnia, acidose respiratória e narcose. A narcose contribui para a instalação do coma. A obstrução mecânica pela macroglossia e mixedema da orofaringe e a presença de derrame pleural também contribuem para a piora progressiva da ventilação. A bradicardia sinusal é frequente, enquanto aumento do intervalo QT é incomum. A contratilidade cardíaca está diminuída e pode estar agravada por derrame pericárdico. O derrame pericárdico está presente em 25% dos casos e manifesta-se ao ECG com complexos QRS de baixa voltagem.

As alterações do aparelho geniturinário e da função renal incluem retenção urinária, atonia vesical e diminuição da taxa de filtração glomerular. A rabdomiólise com aumento de creatinoquinase também é descrita e contribui para a insuficiência renal. Entre os distúrbios eletrolíticos, o mais frequente é a hiponatremia secundária ao aumento da concentração de ADH e à menor eliminação de água e pode contribuir para a instalação do coma.

Entre as alterações hematológicas está a anemia, que pode ser microcítica, secundária a sangramento ou macrocítica por deficiência de vitamina B12. No coma mixedematoso, há um alto risco de sangramento secundário à síndrome de Von Willebrand adquirida por deficiência dos fatores V, VII, IX e X, alterações essas reversíveis com o tratamento.[9]

O tratamento baseia-se na reposição de hormônio tireoidiano, na assistência ventilatória e no manejo das complicações em suporte intensivo e tratamento precoce de fatores desencadeantes.

Fatores desencadeantes

O CM é mais comum no inverno e, geralmente, está associado a fatores desencadeantes. Tais fatores incluem exposição ao frio, sepse, uso de drogas como amiodarona, lítio, fenitoína, diuréticos, sedativos e analgésicos, distúrbios hidroeletrolíticos, trauma, acidente vascular cerebral, infarto agudo do miocárdio, insuficiência cardíaca, hemorragias gastrointestinais, queimaduras, anestesia e ingestão de alguns alimentos, como o repolho chinês, que contém glucosinolatos, cujos metabólitos inibem a captação de iodo.

Diagnóstico

1. Alteração do nível de consciência: desorientação, letargia, confusão mental, psicose, convulsões e coma.

2. Hipotermia ou ausência de febre na presença de quadro infeccioso.

Exames diagnósticos

Níveis séricos de T4 livre, T3 e T4 muito baixos e níveis de TSH elevados.

Observação: os valores de TSH podem não ser tão elevados quanto o esperado no hipotireoidismo primário, pela presença de doença grave (*euthyroidism sick syndrome*), porém os valores de T3, T4 e T4 livre são extremamente baixos.

Tratamento

Medidas de suporte inicial

O suporte ventilatório e hemodinâmico deve ser iniciado antes dos resultados laboratoriais, juntamente com a reposição de levotiroxina.

Reposição de glicocorticoide

Indicada pela possibilidade de insuficiência suprarrenal concomitante.

» Colher cortisol sérico antes de iniciar a reposição de levotiroxina.

» Administrar hidrocortisona EV 100 mg 8/8 horas.

» Reduzir a dose progressivamente, dependendo da evolução clínica e até obter os resultados de exames laboratoriais.

Reposição de hormônios tireoideanos

A reposição com levotiroxina deve ser feita preferencialmente por via endovenosa. Entretanto, devido à dificuldade de obter essa medicação em nosso serviço, a reposição pode ser feita via oral ou nasogástrica da seguinte maneira:

» Dose de ataque: Levotiroxina sódica 300 µg a 500 µg (paciente mais idoso ou com risco de doença cardiovascular iniciar com 300 µg).

» Dose de manutenção: Levotiroxina sódica 100 a 150 µg ao dia.

Medidas de suporte geral

» Tratamento da hipotermia: aquecimento central. Evitar aquecimento periférico para não provocar vasodilatação.
» Ventilação mecânica: diante da hipoventilação com hipoxemia e hipercapnia, controle pressórico e, na presença de hipotensão, realizar expansão volêmica e, eventualmente, uso de drogas vasoativas.
» Correção de hiponatremia: restrição de água livre e, em casos mais graves, uso de soluções hipertônicas.
» Controle dos níveis glicêmicos: podendo ser necessária a suplementação de glicose, especialmente se houver concomitância de hipocortisolismo.
» Evitar o uso de doses excessivas de narcóticos, sedativos ou hipnóticos (paciente tem tendência a apnéia mesmo já em reposição hormonal).
» Procurar fator precipitante: destaque para focos infecciosos.
» Monitorar níveis séricos de hormônios tireoidianos a cada 3 dias.

Insuficiência da suprarrenal

A insuficiência da suprarrenal decorre de causas primárias (lesões da glândula suprarrenal) ou de causas secundárias (deficiência na produção do ACTH). Os sintomas incluem fraqueza, fadiga, perda de apetite e hipotensão postural. Na deficiência secundaria (por falta de secreção de ACTH) a secreção de mineralocorticoides está preservada, assim na insuficiência suprarrenal de origem secundaria o quadro clinico é mais leve quando comparado a insuficiência primaria da suprarrenal.

A reposição de glico e/ou mineralocorticoide na insuficiência suprarrenal e sua dose é baseada na:

» Gravidade do quadro clínico.
» Diagnóstico prévio de insuficiência da suprarrenal.
» Etiologia da insuficiência suprarrenal (primária ou secundária).

Insuficiência suprarrenal aguda

Quadro clinico: fraqueza, hipotensão, náuseas, vômitos, torpor, desidratação, diarreia, dor abdominal, anorexia.

Procedimentos

Colher ACTH e cortisol sérico e iniciar tratamento antes dos resultados dos exames quando o quadro clinico for muito evidente.

Tratamento

» Expansão com soro fisiológico, 2-3 L por via endovenosa rapidamente.
» Reposição de glicocorticoide por via endovenosa:
  – Em adultos: dose de ataque de hidrocortisona 100 mg EV.
  – Dose de manutenção: hidrocortisona 50 EV 8/8 hs.
  – Em crianças de 0-12 anos.
  – Dose de ataque: hidrocortisona 50 mg/m² EV.
  – Manutenção: hidrocortisona 25 mg/m² EV 8/8h.

Se houver suspeita de insuficiência suprarrenal primária, associar fludrocortisona por via oral, com dose inicial de 50-100 μg ao dia.

Pacientes em uso crônico de glicocorticoide

Em situações de estresse, como febre, quadro infeccioso, trauma:
» Dobrar ou triplicar a dose do corticoide por via oral.
» Se houver vômitos, administrar glicocorticoides por via endovenosa.
» Não há necessidade de dobrar a dose de mineralocorticoide.

Insuficiência suprarrenal aguda

» Expansão com soro fisiológico, 2-3 L por via endovenosa rapidamente.
» Reposição de glicocorticoide por via endovenosa 50-100 mg de hidrocortisona.
» Após melhora, mudar para glicocorticoide por via oral, com dose dobrada por 3 dias ou até resolução do quadro e, a seguir, retornar para dose habitual.

Crise adrenérgica no feocromocitoma

O tratamento anti-hipertensivo do feocromocitoma prévio à cirurgia é necessário para evitar hipotensão arterial de difícil controle no pós-operatório imediato. Na presença de lesão aguda de órgão-alvo (AVC isquêmico, infarto do miocárdio etc., a pressão arterial deve ser imediatamente reduzida e, para tanto, se utilizam medicações via endovenosa. Caso não seja caracterizada urgência hipertensiva, o tratamento anti-hipertensivo é semelhante ao tratamento da hipertensão arterial essencial, com a particularidade de que a introdução de um alfa-bloqueador é necessária e o uso dos beta-bloqueadores como primeira droga está contraindicado pelo risco de provocar crise hipertensiva. A associação de um beta-bloqueador só está indicada após o alfa-bloqueio, com o objetivo de controlar a taquicardia e/ou arritmia cardíaca eventuais.

Hipertensão durante a crise, sem lesão de órgão-alvo

Opções terapêuticas:

» Prazosin:
- Dose de ataque: 1 mg via oral. Se não houver queda de pressão arterial, repetir em 1 hora.
- Dose de manutenção: 3 a 20 mg/dia (dividido em 2 a 3 vezes).
» Bloqueador de canal de cálcio:
- Dose habitual.
» Inibidor da enzima de conversão de angiotensina:
- Dose habitual.
» Betabloqueador → ATENÇÃO → só introduzir após o alfa-bloqueio, para controle de taquicardia ou arritmia cardíaca.

Frente a crise hipertensiva adrenérgica sem possibilidade de medicação por via oral ou sem resposta a medidas inicias ou na presença de lesão de órgão-alvo, introduzir:

» Nitroprussiato de sódio, em frasco escuro ou protegido de luz:
- Dose: 0,5-10 µg/kg/min via endovenosa.
- Diluição: 500 µg/mL.
- Nitroprussiato de sódio: 100 mg.
- SG 5%: 200 mL.

Em caso de contraindicações do nitroprussiato (insuficiência coronariana), utilizar:

» Nitroglicerina:
- Dose: não há limite de dose.
- Usar frasco de vidro obrigatoriamente.
- Diluição: 100 µg/mL.
- Nitroglicerina: 50 mg.
- Água destilada: 500 mL.

Hipercalcemia

O tratamento da hipercalcemia, independente da causa, leva em consideração o grau de hipercalcemia e a presença de sintomas decorrentes dessa (desidratação, cefaleia, náuseas, vômitos, confusão mental ou coma).

Antes do início do tratamento, colher amostra de sangue para dosagens de: cálcio, cálcio iônico, PTH, ureia e creatinina.

A) Hipercalcemia leve (cálcio total até 12 mg/dL) ou moderada (cálcio total de 12,1 a 13,9 mg/dL) em paciente assintomático:

» Hidratação oral (3 litros/dia): se não houver doença de base que restrinja ingesta hídrica.

» Controlar níveis de cálcio sérico.

B) Hipercalcemia moderada sintomática (cálcio total de 12,1 a 13,9 mg / dL) ou grave (cálcio total acima de 14 mg/dL):

» Hidratação endovenosa:

– Soro fisiológico 0,9% 200 a 400 mL/h. Reduzir a velocidade de infusão caso o paciente seja cardiopata e conforme o estado de hidratação do mesmo. Reavaliar a cada 2 horas até que o paciente esteja clinicamente hidratado.

– Associar furosemida 40 mg EV.

– Após 2 horas: reavaliar cálcio, cálcio iônico, magnésio, potássio, ureia e creatinina.

» Bifosfonato: se hipercalcemia grave sintomática ou se cálcio total >14 mg/dL após a hidratação endovenosa (corrigir dose na insuficiência renal) Pamidronato de sódio 90 mg + SF 0,9% 500 mL EV em 4 h ou ácido zolendrônico 4 mg + SF 100 mL EV em 15 minutos.

» Glicocorticoides: Se a causa da hipercalcemia for intoxicação por vitamina D, sarcoidose, tuberculose ou neoplasias hematológicas. Nos casos mais graves, aplicar hidrocortisona 100 mg 8/8 h EV e, nos casos menos intensos, prednisona 20 mg 8/8 h (VO) por 3 a 5 dias.

Observação: Método mnemônico para lembrar os componentes necessários a correção da hipercalcemia (ABCD):

A – Água (hidratação)

B – Bisfosfonato

C – Corticoide

D – Diurético (furosemida)

Hipocalcemia

A urgência no tratamento da hipocalcemia depende da natureza e gravidade dos sintomas, além dos níveis séricos de cálcio. Os sintomas geralmente aparecem quando o cálcio total é menor que 7,5 mg/dL ou o cálcio iônico menor que 2,8 mg/dL. Sintomas graves como convulsões, laringospasmo, broncospasmo, falência cardíaca e estado mental alterado requerem tratamento com cálcio EV, mesmo que a calcemia esteja apenas levemente reduzida (7 a 8 mg/dL).

Antes do início do tratamento, colher amostra de sangue para dosagens de cálcio e cálcio iônico, ureia e creatinina, PTH (caso a etiologia da hipocalcemia seja desconhecida), magnésio (corrigir hipomagnesemia que compromete a secreção e a ação do PTH, TSH e T4 livre (o hipotireoidismo dificulta a correção da hipocalcemia)

Crise hipocalcêmica (tetania, convulsões, laringospasmo)

A velocidade de infusão de cálcio deve ser lenta, superior a 10 minutos, e o cuidado deve ser redobrado em pacientes digitalizados, pois a hipercalcemia predispõe à intoxicação digitálica e arritmias. A infusão de cálcio em bólus EV deve ser repetida até que cessem os sintomas graves de hipocalcemia, momento em que se inicia a infusão EV contínua, já que a administração em bólus somente eleva os níveis de cálcio sérico transitoriamente.

- » 1 a 2 ampolas de gluconato de cálcio 10% (10 a 20 ml) EV em 20 minutos.
- » Repetir o procedimento se os sintomas persistirem.
- » Após controle dos sintomas, iniciar solução de gluconato de cálcio (0,93 mg/mL de cálcio elementar) EV em bomba de infusão contínua (BIC).

Hipocalcemia grave (cálcio total < 7,5 mg/dL)

- » Gluconato de cálcio 10% (10 ampolas = 100 mL) +Soro fisiológico 900 mL em BIC. Essa solução fornece (0,93 mg/mL de cálcio elementar). Iniciar 0,3 a 1,0 mg/kg/h de cálcio elementar.
- » 6 horas após início da infusão contínua de cálcio, repetir dosagens de cálcio e cálcio iônico para ajuste de taxa de infusão de cálcio:

- Se Ca > 8,5 mg/dL, reduzir infusão em 50%. se infusão < 15 mL/h.
- Se Ca entre 7,5 e 8,5 mg/dL; manter a mesma velocidade de infusão.
- Se Ca < 7,5 mg/dL, aumentar infusão até 1,0 mg/kg/h.

» Introduzir $CaCO_3$ via oral como complemento da dieta com o objetivo de fornecer 2 a 3 g/d de cálcio elementar.

» Iniciar calcitriol (1 cp = 0,25 mcg) em doses progressivamente decrescentes. A reposição de calcitriol depende dos valores da 25 hidroxivitamina D.

» Esquema inicial:
- 1º dia= 4 cp de calcitriol 3 ×/d (12 cp/d).
- 2º dia = 4 cp de calcitriol 2 ×/d (8 cp/d).
- 3º dia = 2cp de calcitriol 2 ×/d (4 cp/d).

Hipocalcemia moderada (cálcio total de 7,5 a 8,5 mg/dL)

» Introduzir $CaCO_3$ via oral como complemento da dieta com o objetivo de fornecer 2 a 3 g/d de cálcio elementar.

» Iniciar calcitriol (1 cp = 0,25 mcg) 1 a 2 cp 12/12 h.

Pós-operatório de ressecção de adenoma de paratireoide

» Na maioria dos casos, não há necessidade de infusão endovenosa contínua de cálcio (as paratireoides remanescentes tendem a normalizar sua função rapidamente).

» Colher cálcio, cálcio iônico, fósforo, magnésio e creatinina 6 h e 12 h após o término da cirurgia. Manter coletas a cada 12 h até normalização dos valores de cálcio.

» Se calcemia normal: introduzir $CaCO_3$ via oral como complemento da dieta com o objetivo de fornecer 1 a 3 g/d de cálcio elementar.

» Se o paciente receber alta antes do 4º PO e estiver normocalcêmico, associar calcitriol 0,25 µg/d. Nesse caso, o retorno ambulatorial deve ser em uma semana com dosagens de Ca, Cai, Cr, P, Mg, PTH, Cau e Pu 24 horas.

» Na presença de hipocalcemia, seguir fluxograma de hipocalcemia.

Pós-operatório de paratireoidectomia total com implante de paratireoides

Nesse caso, o paciente passará por um período de hipoparatireoidismo transitório até que o implante (composto de fragmentos de paratireoides) possa produzir quantidades sistêmicas suficientes de PTH. Em média, esse período é de três semanas.

» No pós-operatório imediato: gluconato de cálcio 10% (10 ampolas = 100 mL) + soro fisiológico 900 mL em bomba de infusão contínua (BIC). Velocidade inicial de 25 mL/h (essa solução fornece 0,93 mg/mL de cálcio elementar).

» Colher cálcio, cálcio iônico, fósforo, magnésio e creatinina 6h e 12h após o término da cirurgia. Manter coletas a cada 6h até normalização dos valores de cálcio.

» Quando houver normocalcemia e boa aceitação da dieta oral:
  - Introduzir $CaCO_3$ via oral como complemento da dieta, com o objetivo de fornecer 2 a 3 g/d de cálcio elementar.
  - Iniciar calcitriol (1 cp = 0,25 mcg) em doses progressivamente decrescentes:

» 1º dia = 8cp/d.
» 2º dia = 6 cp/d.
» a partir do 3º dia manter 4 cp/d.
  - 6 horas após início da introdução de medicação oral, repetir dosagens de: cálcio e cálcio iônico para ajuste de taxa de infusão de cálcio conforme esquema descrito anteriormente. Considerar suspensão total de infusão 24 a 36 horas após a introdução da medicação via oral.

» Evitar manutenção de cálcio EV em BIC por mais do que três dias pelo risco de flebite. Infusões com concentrações superiores a 2 mg/dL de cálcio elementar, em acesso periférico, não são recomendadas pelo mesmo motivo.

» A infusão EV de cálcio também pode ser realizada sob a forma de cloreto de cálcio, no entanto, como uma ampola de cloreto de cálcio 10% (10 mL) fornece 272 mg de cálcio elementar, evita-se o seu uso em acesso periférico.

Pós-operatório de tireoidectomia total

» Dosar cálcio total 12/12 horas.

- » Manter o paciente internado por 3 dias.
  - − 1º PO: 1 g/dia de cálcio elementar na dieta.
  - − 2º PO: se o cálcio total diminuir em relação ao anterior, aumentar aporte de cálcio via oral (2 a 3 g/dia de cálcio elementar).
  - − 3º PO: se cálcio total < 8,0 mg/dL ou sintomas de hipocalcemia, introduzir calcitriol 0,25 µg/dia.
- » A alta hospitalar deve ser condicionada a ausência de sintomas de hipocalcemia e cálcio total > 8,0 mg/dL.
- » Prescrição médica da alta hospitalar:
  - − Todos devem receber orientação para dieta com pelo menos 1 g/dia de cálcio elementar.
  - − Manter suplementação de cálcio que o paciente necessitou durante a internação.
  - − Se introduzido calcitriol, manter a dose até o retorno em uma semana).

Pós-operatório de tireoidectomia parcial

- » Fornecer 1 g/dia de cálcio elementar na dieta.
- » Dosar cálcio total 12 horas após a cirurgia.
- » A alta hospitalar deve ser condicionada a cálcio total > 8,0 mg/dL.
- » Se houver queda de cálcio, seguir orientações do pós-operatório de tireoidectomia total.

Informações sobre o uso de suplementos de cálcio

Os sais de cálcio são administrados em doses fracionadas e nos casos mais leves são suficientes para a correção da hipocalcemia. O carbonato de cálcio é o mais utilizado por ser o mais facilmente encontrado e o mais barato. Deve ser administrado com as refeições, pois sua solubilização depende da acidez gástrica. A absorção do lactato e do citrato de cálcio não é dependente da acidez gástrica podendo ser usada independente da alimentação.

De modo geral, as apresentações comerciais dos sais de cálcio dispõem de 500 ou 600 mg de cálcio elementar por comprimido, cápsula ou sache e, o máximo recomendado por refeição é de 1.200 mg. O consumo de laticínios deve ser incentivado a fim de reduzir as necessidades de suplementação de cálcio, desde que não haja hiperfosfatemia.

Hipomagnesemia

Na vigência de hipocalcemia, sempre deve ser dosada a magnesemia. A hipomagnesemia aguda deve ser corrigida por via endovenosa com soluções como o sulfato de magnésio cujas apresentações podem ser a 10, 20 ou 50%. Cada ampola de sulfato de magnésio a 10% fornece 8,1 mEq de magnésio e a dose máxima diária de magnésio recomendada é de 48 mEq. Alternativamente, a administração do sulfato de magnésio pode ser intramuscular. A reposição de magnésio para perdedores crônicos (por exemplo ileostomia de alto débito), pode ser feita com o pidolato ou com o cloreto de magnésio (disponíveis comercialmente) ou com manipulações a base de carbonato ou óxido de magnésio para uso oral. Um efeito indesejado frequente é a ocorrência de diarreia.

» Tratamento da hipomagnesemia: dose 48 mEq/dia:
   − Sulfato de magnésio 10%: 10 mL (0,81 mEq/mL).
   − Sulfato de magnésio 20%: 10 mL (1,62 mEq/mL).

Hipopotassemia do hiperaldosteronismo

O tratamento da hipopotassemia secundária ao hiperaldosternismo consiste na reposição de potássio por VO ou endovenosa e na antagonização da ação da aldosterona na bomba de sódio-potássio, induzindo à aumento da excreção de potássio na urina.

» Restrição de sódio (< 2,3 g de sódio/dia; < 6 g de sal/dia).
» Evitar consumo de álcool.
» Evitar diuréticos espoliadores de potássio (diuréticos tiazídicos e de alça).

Aumento da oferta de potássio

Suplementação oral:
» Dieta rica em potássio.
» Xarope de KCl 10% 10 a 20 mL diluído em 200 mL de suco de laranja, após as refeições, 3 a 4 ×/dia.
» KCl drágea 500 mg: 1 a 2 comprimidos, após as refeições, 3 a 4 ×/dia.

Se houver hipopotassemia grave, sintomática reposição por via endovenosa.

Veia periférica:
» KCl 19,1% 15 mL + soro fisiológico 1.000 mL, infusão EV em 4 a 8 horas.

Veia central:

» KCl 19,1% 25 mL + soro fisiológico 1.000 mL, infusão EV em 2 a 3 horas.

Iniciar espironolactona na dose inicial de 25 a 50 mg 2 ×/dia via oral (dose máxima de 400 mg/dia) para controle da pressão arterial e da hipopotassemia.

Referências bibliográficas

1. Nemergut E, et al. Perioperative Management of Patients Undergoing Transsphenoidal Pituitary Surgery. Anesthesia & Analgesia, 2005. 101(4): p. 1170-81.

2. Oiso Y, et al. Treatment of Neurohypophyseal Diabetes Insipidus. The Journal of Clinical Endocrinology & Metabolism, 2013. 98(10): p. 3958-67.

3. Lindsay J, et al. The Postoperative Basal Cortisol and CRH Tests for Prediction of Long-Term Remission from Cushing's Disease after Transsphenoidal Surgery. The Journal of Clinical Endocrinology & Metabolism, 2011. 96(7): p. 2057-64.

4. Hannon M, et al. Disorders of Water Homeostasis in Neurosurgical Patients. The Journal of Clinical Endocrinology & Metabolism, 2012. 97(5): p. 1423-33.

5. Ellison DH, Berl T. Clinical practice. The syndrome of inappropriate antidiuresis. The New England journal of medicine, 2007. 356(20): p. 2064-72.

6. Kitabchi A, et al. Hyperglycemic Crises in Adult Patients With Diabetes. Diabetes care, 2009. 32(7): p. 1335-43.

7. Nyenwe EA, Kitabchi AE. Evidence-based management of hyperglycemic emergencies in diabetes mellitus. Diabetes Research and Clinical Practice, 2011. 94(3): p. 340-51.

8. Choudhary P, Amiel S. Hypoglycaemia: current management and controversies. Postgraduate Medical Journal, 2011. 87(1026): p. 298-306.

9. Chiha MS, Samarasinghe, Kabaker A. Thyroid Storm: An Updated Review. Journal of Intensive Care Medicine, 2015. 30(3): p. 131-40.

10. Klubo-Gwiezdzinska J, Wartofsky L. Thyroid emergencies. Med Clin North Am. 2012 Mar;96(2):385-403. doi: 10.1016/j.mcna.2012.01.015.

11. Wartofsky L. Myxedema coma. Endocrinology and metabolism clinics of North America, 2006. 35(4): p. 687-viii.

12. Arlt W. The Approach to the Adult with Newly Diagnosed Adrenal Insufficiency. The Journal of Clinical Endocrinology & Metabolism, 2009. 94(4): p. 1059-67.

13. Lenders J, et al. Pheochromocytoma and Paraganglioma: An Endocrine Society Clinical Practice Guideline. The Journal of Clinical Endocrinology & Metabolism, 2014. 99(6): p. 1915-42.

14. Carroll MF, Schade DS. A practical approach to hypercalcemia. American family physician, 2003. 67(9): p. 1959-66.

15. Ziegler R. Hypercalcemic crisis. Journal of the American Society of Nephrology: JASN, 2001. 12 Suppl 17: p. S3-9.

16. Gillani SW. Monitoring of Hypocalcaemia & Hyperglycemia predictive consequences of Thyroidectomy. International Archives of Medicine, 2014. 7(1): p. 13.

17. Sousa A, et al. Predictors factors for post-thyroidectomy hypocalcaemia. Revista do Colégio Brasileiro de Cirurgiões, 2012. 39(6): p. 476-82.

Parte 10

Investigação complementar

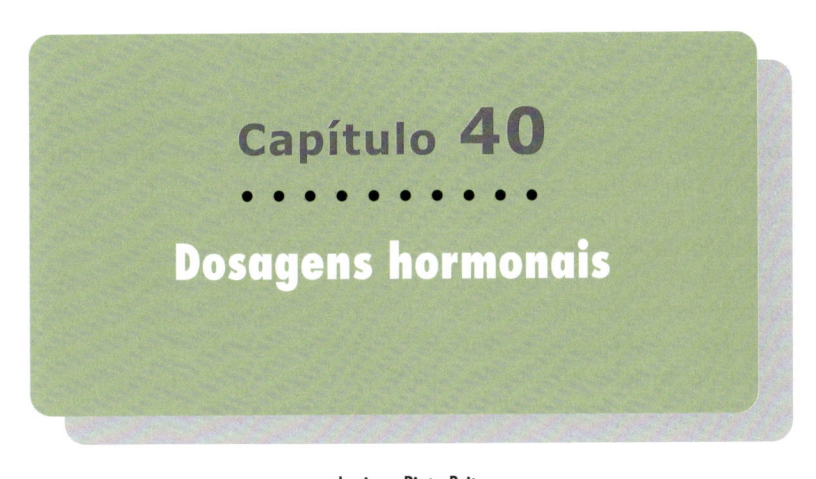

Capítulo 40

Dosagens hormonais

Luciana Pinto Brito
Helena Panteliou Lima Valassi
Vinicius Nahime Brito

Introdução

Atualmente, o diagnóstico e acompanhamento dos distúrbios hormonais são realizados, principalmente, por meio das dosagens hormonais basais, que estimam as concentrações circulantes dos hormônios totais ou livres.

Os testes dinâmicos, ou provas funcionais, consistem em avaliações hormonais seriadas, em resposta a algum agente provocativo (estímulo ou supressão) hormonal, medicamentoso, alimentar ou físico.

Os métodos laboratoriais de dosagens hormonais mais utilizados na rotina diagnóstica são as técnicas baseadas em imunoensaio (detecção/quantificação do analito de interesse por meio de uma reação antígeno-anticorpo) e a cromatografia líquida acoplada à espectrometria de massas (LC-MS/MS) que se baseia na razão massa/carga (m/z) do analito de interesse. Os imunoensaios podem ser competitivos, baseados em excesso de antígenos que competem por um anticorpo de fase sólida, ou não competitivos, também denominados ensaios imunométricos ou tipo "sanduíche", em que dois anticorpos, um de fase sólida e outro marcado com agente liberador de sinal se ligam ao antígeno de interesse. A quimioluminescência e a eletroquimioluminescência representam atualmente os imunoensaios mais utilizados para dosagem hormonal.

Avaliação da função hipofisária

Atualmente, o diagnóstico do hipotireoidismo central, hipogonadismo hipogonadotrófico e deficiência da prolactina são baseados principalmente nas concentrações basais de TSH, T4 livre, LH/FSH, Estradiol/Testosterona e prolactina, sendo os testes de estímulo reservados para situações específicas. Os testes dinâmicos classicamente utilizados na avaliação da reserva hipofisária do TSH, LH/FSH, cortisol e GH são os testes do TRH (hormônio liberador de tirotrofina), GnRH (hormônio liberador de gonadotrofinas) e de ITT (teste de tolerância à insulina), respectivamente. Esses testes podem ser realizados de maneira isolada para avaliação do setor hipofisário específico (tirotrófico, gonodotrófico ou corticotrófico e somatotrófico) ou de modo combinado.

Modo de execução

» Aplicar 200 µg de TRH EV em bólus e/ou
» 100 µg GnRH EV em bólus e/ou
» Insulina regular 0,1 U/kg (em acromegalia e Cushing usar 0,2 U/kg; em crianças < 30 kg ou com suspeita de hipopituitarismo, utilizar 0,05 U/kg de insulina regular). Cateterizar uma veia cubital com scalp 19 a 21 e mantê-la com solução fisiológica (SF 0,9%). Se houver hipoglicemia grave, aplicar glicose 25%-50% IV e oferecer carboidratos de rápida absorção por via oral, se o paciente estiver consciente, e continuar a coleta do sangue para a dosagem dos hormônios. No caso de hipoglicemia grave e perda do acesso venoso, aplicar glucagon IM (1 amp para adultos, ½ ampola crianças < 20 kg).

Efeitos colaterais

» Teste do TRH: náuseas e discreta cólica abdominal.
» ITT: hipoglicemia, podendo ocorrer até crise convulsiva e coma em casos mais graves. Dessa maneira, não se deve realizar o teste se o paciente não tiver acesso venoso adequado ou se relatar antecedentes de crises convulsivas, arritmias cardíacas, doença coronariana ou peso < 20 kg.
» GnRH: não apresenta efeitos colaterais relevantes.

Na Tabela 40.1, está representado o protocolo para realização do teste combinado.

Tabela 40.1. Protocolo do teste combinado para avaliar reserva hipofisária, incluindo tempos e dosagens a serem realizadas.

Tempos	0'	15'	30'	45'	60'	90'
TRH	TSH, PRL, T3, T4 e T4L	TSH*, PRL*	TSH*, PRL*	TSH, PRL	TSH**, PRL	TSH**, PRL
GnRH	LH, FSH Estradiol (♀) Testosterona (♂)	LH, FSH	LH, FSH	LH, FSH	LH, FSH	
ITT	Glic, GH, F, PRL	Glic, GH, F, PRL	Glic, GH, F, PRL	Glic, GH*, F*, PRL	Glic, GH*, F*, PRL	Glic, GH*, F*, PRL
Tempos	-15 e 0'***	15'	30'	45'	60'	90'
Teste combinado (TRH+ GnRH + ITT)	Glic, TSH, LH, FSH, GH, F, PRL	Glic, TSH*, LH, FSH, GH, F, PRL*	Glic, TSH*, LH, FSH, GH, F, PRL*	Glic, TSH, LH, FSH, GH*, F*, PRL	Glic, TSH**, LH, FSH, GH*, F*, PRL	Glic, TSH**, LH, FSH, GH*, F*, PRL

*Pico de resposta normal; ** Pico de resposta no hipotireoidismo hipotalâmico; *** Colher no tempo 0´ dosagem basal de T3, T4, T4L, IGF1, IGFBP3, T/E2, DHEAS; Glic = glicemia.*

Interpretação

» TRH: em indivíduos normais o TRH provoca um rápido aumento (dentro de 30 minutos) nas concentrações séricas de TSH (aumento de 3-5× ou > 4 mU/L) que se estende por volta de 2 a 3 horas. Em pacientes com hipotireoidismo hipofisário a elevação do TSH após o estímulo está reduzida ou ausente. No hipotiroidismo hipotalâmico, a resposta do TSH ao TRH é tardia (pico de resposta nos tempos 60' ou 90').[1]

» GnRH: na deficiência de GnRH hipotalâmico ou nas patologias hipofisárias, a resposta das gonadotrofinas, LH e FSH ao GnRH exógeno é variável. Desse modo, o teste traz poucas informações para o diagnóstico da deficiência central quando comparado às dosagens basais de LH, FSH e testosterona/estradiol. Também há grande sobreposição entre os resultados encontrados em pacientes com atraso puberal e hipogonadismo hipogonadotrófico isolado, não sendo indicado para o diagnóstico diferencial entre essas patologias.[2]

» ITT: em indivíduos normais, a hipoglicemia sintomática (glicemia < 40 mg/dL) estimula a secreção de GH e de cortisol (pico de GH >3,2 ng/mL e pico de cortisol > 18 µg/dL), em geral, dentro de 30 minutos após a hipoglicemia.[3]

» No hipopituitarismo de origem hipotalâmica a PRL é normal ou elevada e responsiva ao estímulo com TRH e ITT, enquanto é baixa e não responsiva no hipopituitarismo de origem hipofisária.

Variante do teste combinado

» Indicação: quando há contraindicação à hipoglicemia.

» Modo de execução: cateterizar veia com *scalp* 19 a 21 e mantê-la com SF 0,9%. Aplicar ACTH sintético 250 µg + 100 µg de GnRH + 200 µg de TRH, via EV. Administrar por via oral 0,1 mg/m^2 de clonidina (em crianças).

» Efeitos colaterais: sonolência e hipotensão (clonidina).

A Tabela 40.2 representa os tempos e as coletas da variante do teste combinado.

Tabela 40.2. Protocolo de dosagens realizadas na variante do teste combinado para avaliação da reserva hipofisária.

Tempos	-15'	0'	15'	30'	45'	60'	90'	120'
Dosagens	TSH, LH, FSH, GH, F, PRL	TSH, LH, FSH, GH, F, PRL	TSH, LH, FSH, PRL	TSH, LH, FSH, F, PRL	TSH, LH, FSH, PRL	TSH, LH, FSH, GH, F, PRL	TSH, LH, FSH, GH, PRL	TSH, LH, FSH, GH, PRL

* Colher no tempo 0' dosagem basal de T3, T4, T4L, IGF1, IGFBP3, T/E2, DHEAS.

» Interpretação: conforme descrito nos testes de TRH, GnRH, ACTH e ITT (onde substituiu-se a insulina regular pela clonidina).

Avaliação da capacidade de secreção de cortisol pelas suprarrenais

O ITT é considerado o padrão-ouro na avaliação da secreção de cortisol, pois atesta a capacidade de resposta do eixo hipotálamo-hipófise-suprarrenal ao estresse (ver ITT).

O teste de estímulo com ACTH sintético (cortrosina) foi inicialmente aplicado para o diagnóstico da insuficiência adrenal primária (IAP). Esse teste não distingue entre a IAP e a insuficiência secundária pois não testa diretamente a reserva de ACTH como no ITT.

Teste com ACTH exógeno (cortrosina) 250 μg

» Modo de execução: Aplicar ACTH sintético 250 μg endovenoso e coletar o cortisol conforme descrito na Tabela 40.3.

Tabela 40.3. Protocolo de dosagens do teste da cortrosina para avaliação da reserva adrenal.

Tempos	-15'	0'	30'	60'
Dosagens	Cortisol	Cortisol	Cortisol	Cortisol

» Interpretação: pico de cortisol > 18 μg/dL aos 30' ou 60'.

Teste da cortrosina para avaliação de defeitos de síntese de esteroides

Na avaliação dos defeitos de síntese da esteroidogênese suprarrenal, os valores basais hormonais podem sugerir o defeito enzimático, porém, há pacientes com defeito de síntese com valores hormonais basais normais.

» Indicação: identificar defeitos de síntese da 21-hidroxilase, 11-β-hidroxilase, 17-hidroxilase ou 3-β-hidroxiesteroidedesidrogenase.

Cuidados

» Em mulheres adultas com ciclos menstruais o teste deve ser realizado na fase folicular para evitar interferência da secreção de esteroides pelo corpo lúteo. se a paciente estiver em amenorreia realizar o teste em qualquer data.

» A qualidade do ensaio para dosagem dos esteroides adrenais é de extrema importância uma vez que a reação cruzada entre tais esteroides pode acontecer nos imunoensaios, tendo a LC-MS maior especificidade na identificação de cada esteroide adrenal.

» Modo de execução: aplicar ACTH sintético 250 μg endovenoso. Coletar hormônios nos tempos indicados na Tabela 40.4.

Tabela 40.4. Protocolo de dosagens do teste de estímulo com ACTH sintético para avaliação de defeitos de síntese da suprarrenal.

Tempos	-30'	0'	60'
Dosagens	Cortisol, 17OHP, 17OHPreg, progesterona, androstenediona, composto S	Cortisol, 17OHP, 17OHPreg, progesterona, androstenediona, composto S	F, 17OHP, 17OHPreg, progesterona, androstenediona, composto S

* Colher no tempo 0' dosagem basal de LH, FSH, PRL, testosterona total e livre, SHBG, SDHEA, E2.

» Interpretação: o marcador de cada defeito enzimático é o acúmulo do precursor imediato ao bloqueio na esteroidogênese:

» 3β-hidroxiesteroide-desidrogenase 2→ 17OH pregnenolona.

» 17-hidroxilase→ progesterona e deoxicorticosterona (DOC).

» 11-β-hidroxilase→ 11-desoxicortisol (composto S).

» 21-hidroxilase→ 17OH progesterona.

Testes para avaliação da secreção autônoma de ACTH ou cortisol

Os exames de primeira linha para o diagnóstico da síndrome de Cushing são: teste de supressão do cortisol (F) com baixa dose de dexametasona (Dexa), F salivar à meia-noite e F urinário de 24 h. Esses testes apresentam especificidade e sensibilidade semelhantes, mas que podem variar com o método utilizado para a dosagem (Tabela 40.5).[4]

Quando persistem dúvidas sobre o diagnóstico da síndrome de Cushing, após realização dos testes de rastreamento inicial (em especial nos estados de pseudo-Cushing), podem ser utilizados os testes de segunda linha (Tabela 40.6).[4]

No diagnóstico diferencial entre a doença de Cushing e a síndrome de ACTH ectópico, alguns testes são utilizados para avaliar a supressão da secreção de cortisol pelos corticotropinomas submetidos a doses suprafisiológicas de dexametasona, ou a resposta da secreção de ACTH ao CRH/DDAVP (Tabela 40.7).[4]

O exame padrão-ouro para localizar a origem da produção de ACTH na síndrome de Cushing ACTH-dependente é o cateterismo de seios petrosos inferiores, sendo indicado nos pacientes sem imagem hipofisária ou com tumores < 6 mm.[4]

Tabela 40.5. Diagnóstico da síndrome de Cushing: testes de primeira linha.

Teste	Procedimento	Cuidados	Resultado compatível com síndrome de Cushing
Cortisol salivar à meia-noite	Coleta da saliva em rolo de algodão: colocar na boca o algodão movendo-o até que esteja totalmente molhado (2-3 min); colocar o algodão no tubo plástico interno e vedá-lo com a tampa.	Não coletar se em uso de corticosteroides, lesões orais ou tratamentos dentários; não consumir bebida alcoólica 24 h antes da coleta; não comer 60 min antes da coleta; evitar alimentos ácidos e doces 4 h e não escovar os dentes 2 h antes da coleta; lavar a boca com água 10 min antes da coleta.	Concentrações elevadas (> 2 × LSN) do cortisol salivar à meia-noite (2 a 3 coletas); valor de referência método dependente (S: 88%-100% e E: 82%-100%)
Cortisol urinário de 24 horas	Desprezar a primeira urina da manhã e coletar todas as outras, inclusive a primeira da manhã do dia seguinte. Avaliar ao menos 3 amostras de urina 24 horas.	Coletar creatinina urinária para avaliar adequação da coleta. Prejuízos da função renal podem resultar em concentrações falsamente baixas do cortisol urinário.	Concentrações elevadas do cortisol urinário de 24h (> 2-3 × LSN), em especial por métodos específicos (LC-MS/MS) em 2-3 medidas
Teste de supressão do cortisol com baixa dose de Dexa	*Overnight:* 2 cp de 0,5 mg (1 mg) de Dexa por via oral entre 23-24 h. Na manhã seguinte, às 8 h, dosar o cortisol sérico. Liddle I: 0,5 mg de Dexa de 6/6 horas (12 h, 18 h, 24 h, 6 h) por 2 dias. Coleta de cortisol às 8 h do 3° dia (2 h após a última dose de Dexa).	Podem ocorrer falso-positivos: estados de pseudo-Cushing (depressão, alcoolismo, estresse crônico, doença aguda), uso de drogas que aumentam o metabolismo da Dexa (carbamazepina, fenitoína), elevação de estrógeno (ACO) e gravidez.	*Overnight:* cortisol sérico > 1,8 mcg/dL (S: > 95% e E: 80%) Liddle I: cortisol sérico > 1,8 mcg/dL (S: 92%-100% e E: 92%-100%)

LSN: limite superior normal; S: sensibilidade; E: especificidade; LC-MS/MS: cromatografia líquida seguida de espectrometria de massas; Dexa: dexametasona; ACO: anticoncepcionais orais.

**Tabela 40.6. Diagnóstico da síndrome de Cushing:
testes de segunda linha.**

Teste	Modo de execução	Resultado compatível com Doença de Cushing
Cortisol sérico à meia-noite	Coletar o cortisol sérico à meia-noite. É necessário aguardar 48 h da internação para essa dosagem, devido ao estresse da internação.	> 1,8 mcg/dL – pc dormindo > 7,5 mcg/dL – pc acordado (S: 96% e E: 100%)
Teste de estímulo com CRH humano	Injetar 100 μg de CRH humano EV em bólus Dosar ACTH nos tempos: -15, 0, 15, 30,45, 60,90 min	Pico de ACTH > 54 pg/mL e cortisol basal > 12 μg/dL (S: 91% e E: 98%)
Teste de estímulo com DDAVP	Injetar 10 μg de DDAVP (2 e ½ amp) EV em bólus Dosar ACTH nos tempos: -30, 0, 15, 30, 45 e 60 min	Incremento do ACTH > 18 pg/mL e cortisol basal > 12 μg/dL (S: 86%-100% e E: 93%)

S: sensibilidade; E: especificidade; Dexa: dexametasona; pc: paciente.

Tabela 40.7. Testes utilizados no diagnóstico diferencial da síndrome de Cushing ACTH-dependente.

Teste	Modo de execução	Resultado compatível com Doença de Cushing
Teste de supressão do cortisol com alta dose de Dexa (8 mg)	Liddle II: ingerir 2 mg de Dexa de 6/6 horas (12 h, 18 h, 24 h, 6 h) por 2 dias. Coleta do cortisol às 8h do 3° dia (2 h após a última dose de Dexa) *Overnigth:* ingerir 8 mg de Dexa entre 23 h-00 h e dosar cortisol sérico no dia seguinte às 8 h	Supressão do cortisol sérico > 50% (maior especificidade se supressão > 80%) com relação ao valor basal (acurácia: 63%-71%)
Teste de estímulo com CRH humano	Injetar 100 µg de CRH humano EV em bólus Dosar ACTH nos tempos: -15, 0, 15, 30,45, 60,90 min	Incremento de ACTH > 105% e cortisol > 14% (S: 70% (ACTH) e 85% (cortisol); E: 100%)
Cateterismo bilateral dos seios petrosos inferiores com estímulo por CRH ou DDAVP	Injetar 100 µg de CRH ou 10 µg de DDAVP EV em bólus Coletar ACTH nos seios petrosos D e E e em veia periférica nos tempos: 0*, 3, 5, 10* min	ACTH central: ACTH periférico > 2:1 (basal) ACTH central: ACTH periférico > 3:1 (estímulo) (S e E: 94%)

Dexa: dexametasona; CRH: hormônio liberador do ACTH; S: sensibilidade; E: especificidade; DDAVP: desmopressina.

Avaliação laboratorial do eixo gonadotrófico na puberdade precoce

Teste de estímulo com GnRH de ação curta

» Indicações: diagnóstico e monitorização do tratamento da puberdade precoce central com análogos de GnRH.

» Modo de execução: a dose padrão é 0,1 mg, dose única. O GnRH sintético (gonadorrelina, Relefact®, Relisorm®), quando administrado por via intravenosa ou subcutânea, estimula a síntese e secreção de LH e FSH hipofisários. Dosar esses hormônios conforme Tabela 40.8.

Tabela 40.8. Protocolo de dosagens do teste de estímulo com GnRH exógeno.

Tempos	0′	15′	30′	45′	60′
Dosagens	LH FSH	LH FSH	LH FSH	LH FSH	LH FSH

» Interpretação: vide Tabela 40.10 e texto abaixo.

Teste de estímulo com análogo de GnRH de ação prolongada (aGnRH)

Os aGnRH (leuprorrelina ou triptorrelina 3,75 mg, via subcutânea ou intramuscular) podem ser utilizados para avaliar a ativação do eixo gonadotrófico.

» Indicação: diagnóstico e monitorização do tratamento da puberdade precoce central com análogos de GnRH. Visto que essa formulação apresenta uma fração livre de GnRH de ação rápida, esse teste pode substituir o teste com GnRH clássico nas crianças com diagnóstico clínico de puberdade precoce e valores prépuberais de LH.

» Modo de execução: a dosagem das gonadotrofinas, principalmente do LH, realizada entre 40 minutos a 3 horas após a aplicação da medicação (Tabela 40.9). A dosagem dos esteroides sexuais (estradiol nas meninas e testosterona nos meninos) 24 horas após a administração do aGnRH é útil para avaliar a síntese gonadal.

Tabela 40.9. Protocolo de dosagens do teste de estímulo com aGnRH.

Tempos	LH	FSH	E$_2$/Testo
Basal	X	X	X
2 h após leuprolida depot	X	X	
24 h após leuprolida depot*	X	X	X

A dosagem de estradiol e testosterona 24 h após leuprorrelina depot pode ser útil para caracterizar a presença de ovotestes.

» Interpretação: são principalmente avaliadas as concentrações do LH basal e/ou pós-estímulo para diagnóstico e monitorização do tratamento da puberdade precoce central (PPC) (Tabela 40.10). De modo geral, atualmente os pontos de corte mais utilizados para o LH dosado por quimio (ICMA) e eletroquimioluminescência (ECLIA) são:[5]

Tabela 40.10. Valores de corte de LH que indicam ativação do eixo gonadotrófico e valores de corte que indicam bloqueio puberal adequado.

LH (U/L)	Diagnóstico		Monitorização do bloqueio puberal com aGnRH	
	Teste clássico GnRH	2 h pós aGnRH	Teste clássico GnRH	2 h pós aGnRH
Basal*	> 0,3	> 0,3	< 0,3	< 0,3
Pico	> 5	> 8	< 2,3	< 4

Estradiol 24 h após aGnRH > 80 pg/mL pode ser um critério adicional para diagnóstico de PPC.
* O LH basal > 0,3 U/L dispensa a realização do teste de estímulo.

Teste de estímulo de secreção de GH

Os testes abordados nessa seção serão clonidina e glucagon.

O ITT (descrito anteriormente) é o teste padrão-ouro tanto na avaliação da deficiência de GH (DGH) na infância como no adulto.

O teste de GHRH + arginina é indicado em adultos na investigação de DGH, mas não é disponível em nosso meio.

Em geral, são realizados pelo menos 2 testes (de preferência diferentes) para a confirmação da DGH, exceto em casos de lesão orgânica hipotálamo-hipofisária comprovada que justifique a DGH ou confirmação genética, em que um único teste não responsivo já é diagnóstico.

A realização de *"priming"* (50 mg de testosterona IM 10 dias antes do teste ou 0,3 mg/dia estrógenos conjugados, 4 a 7 dias antes do teste) aumentam a acurácia dos testes de estímulo de GH, reduzindo a probabilidade de resposta falso-positiva para DGH. É indicado em pacientes com atraso puberal, síndrome de Turner e deficiência parcial de GH.

Teste de estímulo de GH com clonidina (Atensina®, comp. de 100, 150 e 200 μg)

» Indicação: deve ser o primeiro teste dinâmico a ser realizado na investigação de DGH na infância pela sua alta sensibilidade e poucos efeitos colaterais. Não é um estímulo adequado em adultos. O estímulo com clonidina é tão potente quanto o teste de tolerância a insulina (ITT).

» Modo de execução: administrar 0,1 mg/m² de superfície corporal VO. Dissolver o comprimido em água e agitar bem para ficar em suspensão Aferir a PA antes e no fim do teste antes de retirar o soro fisiológico. Dosagens realizadas descritas na Tabela 40.11.

» Efeitos colaterais: sonolência e hipotensão postural.

Tabela 40.11. Protocolo de dosagens do teste de estímulo de GH com clonidina.

Tempos	0′	60′	90′	120′
Dosagens	GH	GH	GH	GH

» **Interpretação:** resposta normal: GH > 3,2 ng/mL (percentil 5), > 5 ng/mL (percentil 10), respectivamente, em qualquer dos tempos, quando dosado por método imunofluorométrico.[3]

» Teste de estímulo de GH com Glucagon

» Indicação: avaliação da secreção de GH e cortisol em crianças e adultos. Estímulo devido a hipoglicemia tardia, que se segue ao estado de hiperglicemia inicial.

» Modo de execução: aplicar glucagon 0,03 mg/kg (máximo 1 mg) IM. Dosagens realizadas conforme Tabela 40.12.
» Efeitos colaterais: indisposição, náuseas e vômitos e dor abdominal. Pode causar hipoglicemia.

Tabela 40.12. Protocolo de execução do teste de estímulo de GH e cortisol (alternativo) com glucagon.

Tempos	0'	30'	60'	90'	120'	150'	180'
Dosagens	GH Cortisol Glicemia	GH Cortisol Glicemia	GH Cortisol Glicemia	GH Cortisol Glicemia	GH Cortisol Glicemia	GH Cortisol Glicemia	GH Cortisol Glicemia

Teste de estímulo para avaliar a secreção de calcitonina

Teste de infusão de cálcio

» Indicação: rastreamento e seguimento do carcinoma medular de tireoide (CMT).
» Contraindicações: hipercalcemia, hipertensão severa e bradicardia (FC < 50 bpm).
» Modo de execução: cateterizar veia com scalp 19 a 21 e mantê-la com SF 0,9%. Infusão endovenosa em 1 minuto de cálcio na dose de 2 mg íon cálcio/kg (01 ampola de 10 mL de gluconato de cálcio a 10% tem 93 mg do íon cálcio). Dosagens realizadas conforme Tabela 40.13.

Tabela 40.13. Protocolo de dosagens do teste de infusão de cálcio para dosagem de calcitonina.

Tempos	0'	2'	5'	10'
Dosagem	Calcitonina	Calcitonina	Calcitonina	Calcitonina

» Efeitos colaterais: sintomas vasomotores e náuseas com duração de cerca de 1 minuto e bradicardia. Em caso de bradicardia grave, aplicar atropina EV na dose de 0,5-1,0 mg EV; repetir a cada 5 minutos se necessário. Dose máxima de atropina = 0,03-0,04 mg/kg. 1 ampola de atropina tem 0,25 mg.

> » **Interpretação:** um estudo publicado em 2014, com 91 pacientes, demonstrou que o melhor ponto de corte de calcitonina basal para a identificação de CMT foi de 26 e 68 pg/mL no sexo feminino e masculino, respectivamente. Após estímulo com cálcio, o valor de corte da calcitonina foi 79 e 544 pg/mL no sexo feminino e masculino, respectivamente.[6]

Referências bibliográficas

1. Mariotti, S. Physiology of the hypothalamic-pituitary-thyroid axis. In: http://www.thyroidmanager.org/chapter/physiology-of-the-hypothalamic-pituitary-thyroid-axis/. Acesso em: 14 de agosto de 2016.

2. Koch C. Endocrine Testing Protocols. Endotext [internet]. Disponível em: http://www.endotext.org/section/protocols. Acesso em: 2018 jan 02.

3. Silva EG, Slhessarenko N, Arnhold IJ, et al. GH values after clonidine stimulation measured by immunofluorometric assay in normal prepubertal children and GH-deficient patients. Horm Res. 2003;59(5):229-33.

4. Machado MC, Fragoso MCBV, Moreria AC, et al. Recommendations of the Neuroendocrinology Department of the Brazilian Society of Endocrinology and Metabolism for the diagnosis of Cushing's disease in Brazil. Arch Endocrinol Metab. 2016 Jun;60(3):267-86.

5. Brito VN, Spinola-Castro AM, Kochi C, Kopacek C, Silva PC, Guerra-Júnior G. Central precocious puberty: revisiting the diagnosis and therapeutic management. Arch Endocrinol Metab. 2016 Apr;60(2):163-72.

6. Mian C, Perrino M, Colombo C, et al. Refining Calcium Test for the Diagnosis of Medullary Thyroid Cancer: Cutoffs, Procedures, and Safety. J Clin Endocrinol Metab. 2014; 99: 1656-64.

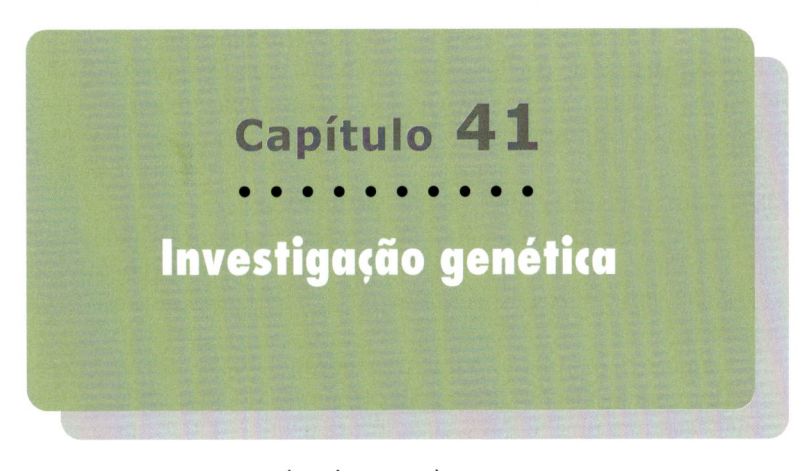

Capítulo 41

Investigação genética

Alexander Augusto de Lima Jorge
Bruno Ferraz de Souza
Berenice Bilharinho de Mendonça

Introdução

Com o projeto Genoma Humano iniciado na década de 1990 e, principalmente, na última década com advento de novas tecnologias para sequenciamento, o uso de testes genéticos está se tornando mais comum na prática clínica, sendo já indispensável em algumas condições.[1]

O teste genético é um exame laboratorial que analisa cromossomos, DNA ou RNA, com o objetivo de detectar alterações patológicas ou variações no genoma relacionadas a condições genéticas.[2] Os estudos genéticos podem ser utilizado como ferramenta diagnóstica; no auxílio na decisão terapêutica (farmacogenética),[3] no rastreamento de familiares assintomáticos ou no rastreamento pré-natal ou neonatal e no aconselhamento genético.[4] Como ferramenta diagnóstica os testes genéticos são na sua maioria confirmatórios e, assim, seu principal benefício é estabelecer um diagnóstico etiológico preciso. Já no contexto de rastreamento de indivíduos de uma mesma família com defeito genético previamente identificado, o exame genético tem como objetivo identificar os carreadores do defeito genético; esses carreadores vão necessitar de acompanhamento específico no estágio pré-clínico da doença para estabelecer o diagnóstico precoce.

Quando solicitar um teste genético

Como qualquer ferramenta diagnóstica, os testes genéticos devem ser utilizados por profissionais que tenham conhecimento das suas indicações, limitações e consequências a depender dos resultados possíveis.[1-4]

Como recomendação geral, o estudo genético deve ser precedido por uma avaliação clínica com ou sem exames subsidiários que permita elaborar uma hipótese diagnóstica (Figura 41.1).[4,5] Nessa etapa inicial, a adequada coleta de dados da família é essencial para o reconhecimento de condições genéticas e para elaboração da hipótese diagnóstica. Como regra, um teste genético pode ser indicado quando há potencial benefício do resultado para o paciente e/ou para seus familiares. Entretanto, essa definição é relativamente ampla e imprecisa. Existem diversos bancos de dados que fornecem lista de doenças, seus

Figura 41.1. Processo de decisão para solicitar um teste genético.

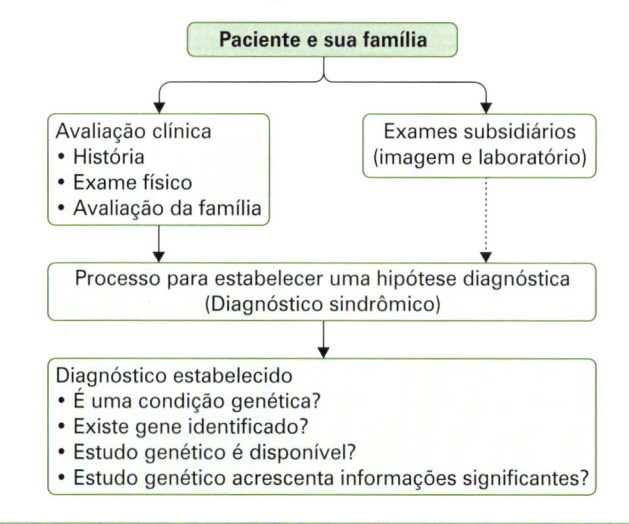

genes correlacionados e incluem informações sobre testes genéticos, dentre elas:

» Online Mendelian Inheritance in Man (OMIM): https://www.omim.org/.
» Genetics Home Reference: https://ghr.nlm.nih.gov/.

Antes de discutir com o paciente e/ou seus familiares sobre a realização de um teste genético, o clínico deve ter informações sobre qual ou quais genes podem estar envolvidos com a doença, quais testes genéticos seriam mais recomendados, levando em consideração seu custo, disponibilidade e limitações. Por fim, deve-se refletir o quanto esse teste acrescentará informações relevantes para o tratamento ou acompanhamento do paciente e/ou familiares. É recomendado o aconselhamento genético pré- e pós-teste, explorando as consequências do diagnóstico genético dentro desse âmbito pessoal e familiar.

A primeira etapa na solicitação de um teste genético-molecular é a escolha da amostra que será estudada. Três cenários devem ser aventados:[4]

» Nas doenças com herança mendeliana, o defeito genético está presente nas células germinativas, por isso todas as células do indivíduo apresentarão o defeito genético. Assim, amostras de DNA obtidos do sangue, saliva ou mucosa oral podem ser utilizadas. Essa categoria inclui a maior parte das condições com indicação de teste genético em endocrinologia.
» Defeitos genéticos podem ocorrer após a fertilização (defeito pós--zigótico) e assim estarem presentes em alguns tecidos do paciente, mas não em todos, resultando em mosaicismo de linhagens com proporções que dependem do período embrionário em que ocorreu o evento mutacional. Nesse caso, é necessário estudar um tecido sabidamente acometido. A síndrome de McCune-Albright é um exemplo dessa situação.
» A mutação pode ocorrer no tecido diferenciado e assim estar presente apenas no órgão afetado – mutação somática. Um exemplo são as mutações do BRAF associadas ao carcinoma papilífero da tireoide.
» O conhecimento dessas informações é fundamental para a escolha da amostra a ser estudada. A próxima etapa é conhecer os principais exames genéticos que podem ser solicitados.

Principais testes genéticos utilizados

Os principais exames genéticos oferecidos por laboratórios comerciais estão listados na Tabela 41.1.[4] Os exames genéticos podem ser divididos em dois grandes grupos conforme sua capacidade de análise: restritos a uma determinada região gênica ou irrestritos realizando a análise em escala genômica. O primeiro grupo inclui os testes clássicos, nos quais o exame é direcionado a uma determinada região (ou grupo limitado de regiões no genoma), baseado no conhecimento prévio do gene responsável pela doença. O segundo grupo inclui testes desenvolvidos mais recentemente, na maioria baseados em sequenciamento paralelo em larga escala, que investigam todo o genoma, independente da suspeita clínica.

Também podemos classificar os testes genéticos conforme o tipo de defeito molecular a ser identificado:[4-6]

- » Exames utilizados para analisar presença de variação no número de cópias de material genético (*copy number variations* - CNVs), ou seja, deleções ou duplicações.
- » Exames que são preferencialmente utilizados para analisar alterações de nucleotídeo (*single nucleotide variants* – SNVs) e pequenas inserções ou deleções (in/dels).

Interpretando um resultado genético

O resultado de um estudo geneticomolecular deve auxiliar o clínico na tomada de decisões, inclusive limitar exames complementares desnecessários e, além disso, permitir/contribuir com o entendimento da etiopatogênia de uma determinada doença. Com esse objetivo, os laudos precisam ser claros e de fácil entendimento. Os laudos de estudo genéticos devem conter:[5]

- » Identificação do paciente e informação da amostra analisada.
- » Breve descrição da metodologia empregada, o objetivo do estudo e suas limitações.
- » Descrição técnica dos resultados.
- » Conclusão interpretativa, visando a compreensão do resultado pelo médico não geneticista.

Tabela 41.1. Avaliação comparativa dos principais testes genéticos-moleculares e desempenho em relação aos principais defeitos moleculares.

Método	Principais defeitos identificados	Contexto
Citogenética clássica (cariótipo)	CNVs	Utilizado principalmente para avaliar a presença de aneuploidias (variações no número de cópias de cromossomos). Pode detectar grandes CNVs (> 5 Mb) e translocações e inversões. Exame laborioso, mas analisa todos os cromossomos simultaneamente.
FISH	CNVs	Exames utilizado principalmente para avaliar a presença de CNVs, translocações e inversões específicas. Exame laborioso e de alto custo. Necessita ser direcionado a um gene ou *locus* específico, determinado pela suspeita clínica.
MLPA	CNVs - Metilação	Exame utilizado para pesquisar simultaneamente CNVs em várias regiões, podendo cobrir vários exons de um mesmo gene ou vários genes. A depender do seu desenho pode ter maior capacidade de identificar pequenas CNVs. Mas necessita sempre de uma região alvo baseado no diagnóstico clínico. Alguns ensaios permitem analisar alterações de metilação.

Continua

Tabela 41.1. Avaliação comparativa dos principais testes genéticos-moleculares e desempenho em relação aos principais defeitos moleculares. (continuação)

Método	Principais defeitos identificados	Contexto
CGH-array e SNP-array	CNVs	Também conhecido como cariótipo molecular. É capaz de identificar CNVs com resolução 10 a 100 ´ melhor que o cariótipo (> 20-50 Kb). Vários ensaios são capazes de identificar também presença de dissomias uniparentais isocromossômicas. É um exame que analisa todo o genoma sem necessidade de haver uma suspeita clínica prévia.
Sequenciamento tradicional (Sanger)	SNVs	Exame principalmente utilizado para analisar a presença de defeitos no nucleotídeo (SNVs e pequenas in/dels). Necessita de uma região alvo. Frequentemente utilizado para doenças que possuem *hot spots* ou para o rastreamento de variantes dentro de uma família.
Sequenciamento paralelo em larga escala (SPLE) de múltiplas regiões alvos (painel)	SNVs	Exame que analisa um grande número de genes previamente selecionados (n 20 a 600) em busca de SNVs e in/dels. Apresenta razoável capacidade de identificar CNVs. É necessário que o(s) gene(s) associados ao fenótipo esteja no painel utilizado.
SPLE exômico ou genômico	SNVs	Exame que permite analisar todos os genes que compõem o genoma humano. O sequenciamento exômico restringe-se às regiões codificadoras dos genes. O exoma apresenta limitações na análise de CNVs, enquanto o genoma apresenta custo mais elevado.

CNVs: variações no número de cópias; in/dels: inserções/deleções; Mb: mega bases; Kb: kilo bases.

De modo geral, os resultados de um estudo geneticomolecular podem ser agrupados dentre uma das seguintes categorias:[7]

1. Achados sabidamente patogênicos – quando a alteração genética identificada já é de amplo conhecimento estar associada ao fenótipo.
2. Achados sabidamente benignos e sem associação com o fenótipo.
3. Achados de significado incerto, ou seja, alterações genéticas sobre as quais, à luz dos conhecimentos atuais, não é possível afirmar ou excluir a possibilidade de associação com o fenótipo em estudo.

Essa classificação leva em conta diversos parâmetros, entre eles frequência da variante em bancos populacionais ou nos bancos que organizam variantes associadas a doenças, tipo de defeito genético, forma de herança – genótipo, dados de literatura e de estudos funcionais. Nesse sentido, os resultados/laudos de um estudo geneticomolecular devem conter informações suficientes para diferenciar essas possíveis categorias de achados.

Principais indicações de investigação genética em endocrinologia

As Tabelas 41.2 e 41.3 listam os principais testes genéticos em doenças endocrinológicas, selecionados porque:

1. O teste permite estabelecer um diagnóstico que não seria alcançado com avaliação clínica, laboratorial e de imagem.[1,4,8]
2. O resultado traz mudanças significativas no tratamento, acompanhamento e/ou prognóstico da doença.
3. O conhecimento de um resultado positivo permite rastrear familiares resultando em diagnóstico precoce e melhor prognóstico e/ou menos complicações.
4. O teste é fundamental para o aconselhamento genético.

A maioria dos testes listados é oferecida por diversos laboratórios comerciais e centros terciários de saúde. Muitas condições envolvem doenças que predispõe a tumores/câncer familiares e são disponibilizados na Rede Nacional de Câncer Familial, coordenada pela Divisão de Genética do Instituto Nacional de Câncer (http://www.inca.gov.br/cancer_familial/).

Tabela 41.2. Testes genéticos essenciais para estabelecer o diagnóstico, acompanhamento e/ou tratamento de pacientes e/ou seus familiares ou que são capazes de modificar a história natural da doença.

Doença	Gene	Teste
Neoplasia Endócrina tipo 1	MEN1	Sequenciamento tradicional, se resultado negativo complementar com MLPA.
Neoplasia Endócrina tipo 2 e Carcinoma Medular da Tireoide	RET	Sequenciamento tradicional.
Feocromocitoma e paragangliomas	VHL, RET, TMEM127, MAX, SDHB, SDHD, outros	Definir o gene a ser estudado de acordo com o fenótipo para o sequenciamento tradicional, com ou sem MLPA. Sequenciamento de genes alvos ou exoma.
Hiperparatireoidismo familiar isolado ou associado a tumor de mandíbula	CDC73 (HRPT2)	Sequenciamento tradicional.
Síndrome de Li-Fraumeni	TP53	Sequenciamento do gene e pesquisa de grandes deleções por MLPA.
Hiperaldosteronismo supressivo por glicocorticoide	Quimera do CYP11B1 e CYP11B2	Long-range PCR.

Pacientes com dois ou mais tumores associados com MEN1, com hiperparatireoidismo primário com múltiplas glândulas acometidas, pacientes com gastrinoma ou com múltiplos tumores neuroendócrino-pancreáticos.

Pacientes com quadro clínico compatível com MEN2 e todos os pacientes com carcinoma medular da tireoide.

Recomendado para pacientes com história familiar suspeita, com feocromocitoma maligno ou bilateral, com paraganglioma ou com idade < 46 anos.

Hiperparatireoidismo familiar isolado, casos de carcinoma de paratireoide e hiperparatireoidismo associado a tumor de mandíbula.

Probando com idade < 46 anos e múltiplos tumores; paciente com idade < 46 anos e parentes de primeiro ou segundo grau com tumores pertencentes ao espectro Li-Fraumeni (câncer de mama, leucemia, sarcomas, osteosarcoma, tumor cerebral, carcinoma bronquioloalveolar); ou ainda pacientes com associação de tumor adrenocortical com tumor de plexo coroide.

Hiperaldosteronismo primário de início na juventude, com história familiar de herança autossômico dominante.

Tabela 41.3. Testes genéticos potencialmente úteis com benefícios possíveis no estabelecimento do diagnóstico, acompanhamento e tratamento dos pacientes e/ou familiares.

Doença	Gene	Teste
Tumor adrenocortical	TP53	Iniciar pela pesquisa da mutação germinativa p.R337H por sequenciamento do exon 10. Na ausência dessa mutação, estudar todo o gene TP53.
MODY e diabetes neonatal	GCK, HNF1A, HNF4A, PDX1, HNF1B, NEUROD1, KLF11, CEL, PAX4, INS, BLK, ABCC8 e KCNJ11	Sequenciamento simultâneo de todos os genes através de painel (incluindo análise de CNVs) ou a depender do fenótipo sequenciamento tradicional do gene candidato/MLPA para detecção de deleções.
Hiperplasia adrenal congênita virilizante	CYP21A2 CYP11A1	Sequenciamento pelo método de Sanger do gene e pesquisa de grandes deleções por MLPA.
Baixa estatura	SHOX, ACAN, IHH, NPR2, IGF1R	Sequenciamento simultâneo de todos os genes através de painel (incluindo análise de CNVs) ou a depender do fenótipo sequenciamento tradicional do gene candidato/MLPA para detecção de deleções.
Pseudo-hipoparatireoidismo	GNAS	Sequenciamento pelo método de Sanger
Resistência ao hormônio tireoidiano	THRB	Sequenciamento pelo método de Sanger
Osteogênese imperfeita	COL1A1, COL1A2, CRTAP, P3H1, PPIB, SERPINH1, BMP1, FKBP10, PLOD2, IFITM5, SERPINF1, SP7, TMEM38B, WNT1, CREB3L1, SPARC	Sequenciamento simultâneo de todos os genes, através de painel.
Genitália atípica em paciente 46,XY	SR5A1 e HSD17B3	Sequenciamento pelo método de Sanger

MLPA: multiplex ligation-dependent probe amplification; FISH: fluorescence in situ hybridization.

O gene *TP53* deve ser estudado em todas as crianças e adolescentes com tumor adrenocortical. Nos adultos, o teste está indicado nos pacientes que preencherem os critérios de Chompret para síndrome de Li-Fraumeni.*

Pacientes com diabetes com início antes dos 25 anos, com história familiar sugestiva de DM autossômico dominante (2 gerações consecutivas), anticorpos marcadores de DM tipo 1 negativos, peptídeo C detectável, ausência de sinais de resistência à insulina e não obesos.

Casos índices com forma clássica que os pais desejam uma nova gestação e planejem tratamento pré-natal.

Baixa estatura desproporcional e baixa estatura em família com discondrosteose de Leri-Weill.

Casos suspeitos de pseudo-hipoparatiredismo para identificação da mutação e subsequente rastreamento familiar.

TSH inapropriadamente não suprimido com T4L alto.

Fragilidade óssea de início na infância, incorrendo em deformidades ósseas e baixa estatura, acompanhada ou não de esclera azulada, hiperelasticidade e perda auditiva.

Genitália atípica pouco virilizada em recém-nascido com cariótipo 46,XY para atribuir o sexo social masculino

Referências bibliográficas

1. Ashley EA. Towards precision medicine. Nat Rev Genet. 2016;17(9):507-22.

2. Sociedade Brasileira de Genética Clínica. Genética Médica: Teste Laboratorial para Diagnóstico de Doenças Sintomáticas. Em: CFM, editor. Projeto Diretrizes da Associação Médica Brasileira e Conselho Federal de Medicina. 3. 1 ed. Brasília2004. p. 1-11.

3. Swen JJ, Huizinga TW, Gelderblom H, de Vries EG, Assendelft WJ, Kirchheiner J, et al. Translating pharmacogenomics: challenges on the road to the clinic. PLoS Med. 2007;4(8):e209.

4. Katsanis SH, Katsanis N. Molecular genetic testing and the future of clinical genomics. Nat Rev Genet. 2013;14(6):415-26.

5. Feero WG, Guttmacher AE, Collins FS. Genomic medicine — an updated primer. N Engl J Med. 2010;362(21):2001-11.

6. Carson AR, Feuk L, Mohammed M, Scherer SW. Strategies for the detection of copy number and other structural variants in the human genome. Hum Genomics. 2006;2(6):403-14.

7. Richards S, Aziz N, Bale S, Bick D, Das S, Gastier-Foster J, et al. Standards and guidelines for the interpretation of sequence variants: a joint consensus recommendation of the American College of Medical Genetics and Genomics and the Association for Molecular Pathology. Genet Med. 2015;17(5):405-24.

8. de Bruin C, Dauber A. Insights from exome sequencing for endocrine disorders. Nat Rev Endocrinol. 2015;11(8):455-64.

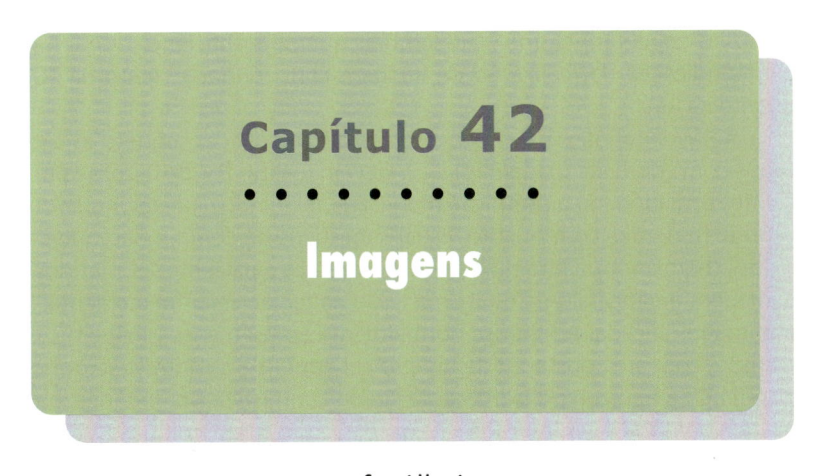

Capítulo 42

• • • • • • • • • •

Imagens

Suemi Marui
Madson Queiroz de Almeida
Andrea Glezer

Neste capítulo, serão apontadas as principais indicações e interpretações de diversos exames de imagem. Para conhecimento mais específico de cada doença, sugerimos a leitura do respectivo capítulo neste mesmo Manual.

Tumores hipofisários-hipotalâmicos no adulto

O método de imagem padrão-ouro para avaliar alterações da região selar é a ressonância magnética (RM) da região selar, com e sem contraste paramagnético. A tomografia computadorizada (TC) deve ser realizada quando há impossibilidade de realizar RM (obesidade extrema, portadores de marca-passo, portadores de clips metálicos por aneurisma em vascularização cerebral etc). Outras indicações específicas para realização da tomografia são quadro agudo de apoplexia hipofisária e avaliação de estruturas ósseas e calcificações, por exemplo, na programação pré-operatória de neurocirurgia por via transesfenoidal, na suspeita de invasão tumoral de seio esfenoidal e em lesões tipicamente calcificadas, como no craniofaringioma. Vale lembrar que na insuficiência renal há contraindicação da realização de imagem com contraste, tanto na TC quanto na RM.

A RM de hipófise habitualmente é realizada com as sequências T1, sem e com contraste (gadolínio) e T2. Devem realizar RM de hipófise pacientes com hiper ou hipofunção hipofisária, incluindo *diabetes insipidus* central, pacientes com quadro visual sugestivos de compressão quiasmática (hemianopsia bitemporal), oftalmoplegia e paciente submetidos a imagem de encéfalo na qual uma lesão na região selar foi incidentalmente identificada. A hipófise normalmente apresenta isossinal em T1 e em T2, com área posterior de hiperssinal em T1 sem contraste correspondendo à neuro-hipófise. A captação de contraste é homogênea e a haste hipofisária é centralizada.

Mais de 80% das lesões selares correspondem a tumores hipofisários, que se apresentam comumente como nódulos com hipo ou isossinal em T1, captação de contraste mais tardia que a hipófise normal e sinal variável em T2. Cistos, hemorragia e necrose são mais frequentes em tumores maiores e são visualizados pelo hiperssinal em T2. Habitualmente, há desvio da haste hipofisária contralateral à lesão. Nos somatotrofinomas, o sinal em T2 pode ser considerado fator preditivo de resposta aos ligantes do receptor de somatostatina (ver capítulo de Acromegalia). A invasão tumoral de seio cavernoso é fator de pior prognóstico para qualquer subtipo de adenoma de hipófise e pode ser avaliada de acordo com a classificação de Knosp. A presença de lesão ultrapassando a linha intercarotídea lateral tem valor preditivo positivo de 95% para invasão parasselar. Tumores hipofisários, em geral, envolvem os segmentos da carótida sem estreitamento vascular, achado que em conjunto com o "dural tail" são sugestivos de meningioma, a segunda lesão selar em frequência. Os tumores de hipófise podem deslocar a haste hipofisária superiormente, porém o espessamento da haste e a não visualização da neurohipófise sugerem lesões de outra natureza, tais como inflamatória, infecciosa ou neoplásica, como tumores de células germinativas, que frequentemente também acometem a glândula pineal.

Vale lembrar que lesões vasculares, como aneurisma de carótida, podem acometer a região selar. Outro achado possível na RM é a aracnoidocele intrasselar, ou sela "vazia", caracterizada pela redução do tecido hipofisário e ocupação do espaço pelo líquor, sendo que a haste hipofisária se estende até o assoalho selar. Hiperssinal em T1 pode estar relacionado a sangramento, conteúdo proteico elevado (cisto de bolsa de Rathke, craniofaringeoma, mucocele), gordura (lipoma, cisto dermóide), calcificação (craniofaringioma, cordoma). Portanto, a visualização e identificação cuidadosa das estruturas da região selar são importantes para o diagnóstico diferencial.

A Tabela 42.1 detalha os diagnósticos diferenciais de lesões selares dos tumores hipofisários.

Tabela 42.1. Lesões selares com diagnóstico diferencial de tumores hipofisários.

Doenças infecciosas	Tuberculose, sífilis, abscesso hipofisário
Doenças inflamatórias	Hipofisites primárias, histiocitose, granulomatose de Wegner, sarcoidose
Tumores	A partir de restos embrionários: cisto de bolsa de Rathke, cistos dermoide e epidermoide, cordoma
	Tumores de células germinativas: germinoma, teratoma
	Meningioma
	Ependimoma
	Glioma, astrocitoma
	Metástase de outros tumores
Lesões vasculares	Aneurisma de carótida
	Apoplexia
Outros	Aracnoidocele selar

Nos pacientes portadores de prolactinomas em tratamento clínico, a frequência da realização de RM depende das dimensões tumorais. Nos microadenomas, repete-se em um ano e cada dois anos. Se a lesão não for mais visível, não há necessidade de acompanhamento por imagem, enquanto a prolactina sérica permanecer normal. Nos macroadenomas, a reavaliação por imagem deve ser realizada de três a seis meses da imagem inicial e a seguir anualmente, com reavaliações em intervalos maiores a depender da localização da lesão e da resposta ao tratamento.

Nos pacientes portadores de somatotrofinomas em tratamento clínico, deve-se repetir a RM em três meses. Se optar-se pela manutenção do tratamento clínico, a reavaliação por imagem é recomendada em seis e doze meses. A frequência da realização da RM deve ser reavaliada em função do grau de redução tumoral e do controle laboratorial.

Nos pacientes portadores de corticotrofinomas em tratamento clínico, nova avaliação por imagem deve ser repetida se não houver controle hormonal nos microadenomas, para rediscussão de tratamento cirúrgico. Nos pacientes com macroadenomas, a reavaliação por imagem deve ser repetida em três a seis meses. Vale lembrar que os macroadenomas são menos frequentes na doença de Cushing e, em geral, são tumores com eficiência biológica menor, portanto, a avaliação por imagem deve ser realizada mesmo se houver controle hormonal. Nos pacientes submetidos à adrenalectomia bilateral, a avaliação por imagem deve ser anual (ou mais prolongada, dependendo dos níveis de ACTH) para detecção precoce da progressão do tumor corticotrófico (síndrome de Nelson).

Nos pacientes portadores de adenomas clinicamente não funcionantes nos quais não se indicou tratamento cirúrgico, ou ainda, quando se optou por tratamento clínico (cabergolina), deve-se reavaliar a imagem a cada seis meses no primeiro ano e depois anualmente nos primeiros cinco anos, se não houver crescimento da lesão. A seguir, a monitorização pode ser a cada dois anos. O acompanhamento dos incidentalomas de hipófise está detalhado no *Capítulo 5 – Tumores hipofisários*.

Nos pacientes submetidos a tratamento cirúrgico, a RM da região selar deve ser realizada após três meses e, daí em diante, anualmente. A critério do médico-assistente, portadores de tumores agressivos e casos sem resíduo tumoral e sem recidiva laboratorial podem encurtar ou espaçar a realização da RM.

Nos pacientes submetidos à radioterapia, repete-se a RM após três a seis meses e depois, anualmente, se houver controle do crescimento tumoral. Vale lembrar que RM de encéfalo deve ser realizada também a cada cinco anos na vigilância de tumores secundários, como meningiomas e gliomas.

Região hipotálamo-hipofisária em crianças

Nos pacientes com puberdade precoce dependente de gonadotrofinas, deve-se realizar a RM de região hipotálamo-hipofisária basal. Se alterada, a repetição deve ser feita a critério clínico. Em pacientes do sexo masculino com puberdade precoce independente de gonadotrofinas, por suspeita de tumor produtor de hCG, a RM de região hipotálamo-hipofisária deve ser feita para afastar tumores de células germinativas na região do hipotálamo e pineal.

Pacientes com deficiência de hormônio de crescimento, isolado ou associado a outras deficiências hipofisárias, a RM de região hipotálamo-hipofisária também é mandatória, tanto para excluir a presença de tumores como avaliação da hipófise. A RM de encéfalo deve ser feita na suspeita de mutação no gene LHX4.

Pacientes com hipogonadismo hipogonadotrófico devem ser avaliados por RM da região hipotálamo-hipofisária, com cortes coronais e axiais a partir da órbita para bulbos e sulcos olfatórios.

Tumores de pâncreas

Tumores neuroendócrinos (TNE) pancreáticos são neoplasias raras que se originam do tecido endócrino pancreático. Os TNE pancreáticos podem secretar hormônios peptídicos, incluindo insulina, gastrina, glucagon e peptídeo intestinal vasoativo. Contudo, 50-75% dos TNE pancreáticos são não-funcionantes. TC de abdome tem uma alta acurácia para o diagnóstico dos TNE pancreáticos. A sua sensibilidade é > 80% para tumores de no mínimo 4 mm. As metástases hepáticas dos TNE são altamente vascularizadas e visualizadas na fase arterial precoce da injeção de contraste. Na RM, os TNE pancreáticos apresentam um baixo sinal em T1 e um hipersinal em T2. A sensibilidade da RM para o diagnóstico é 85% (similar a TC), mas algumas séries indicam uma maior sensibilidade da RM em relação a TC para o diagnóstico de metástases hepáticas.

A ultrassonografia endoscópica possibilita a melhor resolução de imagem para o pâncreas e permite a detecção de lesões tão pequenas como 2-3 mm. A sensibilidade do ultrassom endoscópico para o diagnóstico dos TNE é > 90%, sendo superior à da RM e TC. Uma vantagem adicional do ultrassom endoscópico é permitir a realização de biópsia guiada por agulha fina das lesões pancreáticas. Em relação aos insulinomas, que são tumores em geral < 1 cm, o exame de maior sensibilidade é o ultrassom intraoperatório associado com a palpação de um cirurgião experiente, que permite a identificação da lesão em 95%-99% dos casos.

Estudos de imagem usando análogos da somatostatina com radiofármaco estão indicados para a maior parte dos pacientes com TNE pancreáticos. Uma captação positiva dos análogos de somatostatina radiomarcados é preditivo de resposta clínica a terapia com análogos da somatostatina e pode ainda identificar sítios primários ocultos de TNE. O estudo funcional com Ga68 DOTATATE PET-CT possui uma maior sensibilidade quando comparado ao Indium111 pentetreotide (OctreoScan).

Tumores da suprarrenal

Os exames de imagem determinam se a massa da suprarrenal é homogênea e rica em gordura e, portanto, sugestiva de benignidade. Lesões benignas possuem em geral densidade à TC $\leq$ 10 UH (unidade Housfield) (Tabela 42.2). A presença de baixa densidade é indicativa de alto conteúdo intracitoplasmático de gordura, sendo um achado típico das lesões benignas. O mielolipoma, constituído por tecido adiposo maduro e tecido hematopoiético, aparece na TC com densidade < -30 UH. Vale ressaltar que até 30% dos adenomas não contém grandes quantidades de gordura, ou seja, apresentam densidade pré-contraste na TC entre 10 e 30 UH. É nesse contexto de lesões indeterminadas que se indica a avaliação complementar do *washout* na TC. A avaliação do *washout* consiste em avaliar a dinâmica de captação e eliminação de contraste entre as fases pré-contraste, venosa (1 minuto) e tardia (15 minutos). Lesões com *washout* absoluto > 60% são sugestivas de adenomas (eliminação rápida de contraste) e com *washout* < 60% é visto em carcinomas, metástases e na maioria dos feocromocitomas. A única desvantagem da TC é o fato de conferir exposição à radiação ionizante, particularmente preocupante em pacientes que necessitam seguimento a longo prazo e/ou apresentam síndrome genética com predisposição ao desenvolvimento de tumores. Os feocromocitomas apresentam-se frequentemente como massas heterogêneas com áreas hemorrágicas e necróticas. Esses tumores são classicamente hiperdensos na avaliação pré-contraste (frequentemente > 20 UH), hipervascularizados e com *washout* lento após injeção de contraste.

Tabela 42.2. Características radiológicas dos tumores da glândula suprarrenal.

	Adenoma	Carcinoma/ metástase	Feocromocitoma
Tamanho	< 4 cm	≥ 4 cm	Variável
Lesão	Homogênea	Heterogênea, necrose, hemorragia e calcificação	Alterações císticas e hemorrágicas ↑ Vascularização
Densidade pré-contraste	≤ 10UH	> 20 UH	> 20 UH
Washout absoluto na TC	≥ 60%	< 60%	< 60%
Queda sinal na RM (T1 em fase e fora de fase)	≥ 30%-40%	< 30%-40%	< 30%-40%
Sinal na RM T2	Isossinal	Hipersinal	Hipersinal

UH: unidade Housfield; TC: tomografia computadorizada; RM: ressonância magnética.

Os resultados da RM com análise de *chemical shift* permitem estimar o conteúdo lipídico de uma lesão da suprarrenal. A queda de sinal na sequência fora de fase (lesão fica mais escura) é sugestiva de alto conteúdo de gordura. A presença de hipersinal na sequência T2 também é frequentemente encontrada em carcinomas do córtex da suprarrenal, metástases e feocromocitomas.

O PET-TC com 18-FDG possui uma importância maior no seguimento dos pacientes com carcinoma do córtex da suprarrenal de alto risco (Ki67 > 10%). Nesse contexto, o PET-CT com 18-FDG aumenta a sensibilidade para o diagnóstico de lesões metastáticas. Na avaliação inicial das massas da suprarrenal, o PET-TC distingue lesões benignas e malignas (que tipicamente apresentam um SUV > 6,0). Mas na maior parte dos casos essa distinção já é óbvia com os achados da TC ou RM. Os feocromocitomas, tanto benignos como malignos, apresentam uma alta captação do PET-TC. A hiperplasia primária bilateral das suprarrenais, embora seja uma doença benigna, também pode apresentar uma captação aumentada no PET-CT.

Imagem da pelve

Tumores e doenças da pelve

O melhor método de imagem para avaliação dos órgãos da pelve é a ultrassonografia, no entanto, a TC e a RM são úteis na avaliação dos tumores dessa região.

Tumores em gônadas disgenéticas. TC e RM são úteis no diagnóstico e estadiamento de tumores gonadais, porém, não se mostram superiores a ultrassonografia. O seguimento desses tumores, após tratamento, deve ser realizado semestralmente no primeiro ano e em seguida anualmente com ultrassonografia e/ou TC de pelve.

Tumores testiculares

A TC e RM se prestam apenas para avaliação e detecção de metástases pélvicas de tumores testiculares. No seguimento, devem ser realizadas TC de abdome e pelve a cada 3 meses durante o 1º ano, depois a cada 4 meses no 2º ano, a cada 6 meses no 3º ano e, a partir daí, anualmente.

Tumores uterinos

A TC e RM têm acurácias semelhantes à da linfangiografia para a detecção de metástases de câncer de colo uterino e para gânglios pélvicos e para-aórticos. Portanto devem ser os métodos de escolha na avaliação das pacientes por serem menos invasivos. O seguimento deve ser realizado com ultrassonografia ou TC a cada 3 meses no 1º ano, 6 meses no 2º ano e, a seguir, anualmente.

Tumores de bexiga

A TC e RM são os métodos de imagem melhores indicados para o diagnóstico e estadiamento local do câncer de bexiga. TC e RM para o seguimento após tratamento devem ser realizados a critério clínico.

Trauma pélvico

A TC tem se mostrado superior à cistografia convencional na detecção e classificação do local da ruptura vesical, assim como na detecção e localização de hematomas pélvicos e hemorragia ativa.

Tumores prostáticos

A TC e RM têm acurácia similares na avaliação de metástases em linfonodos, desde que esses estejam aumentados e no estadiamento de tumores com crescimento extraprostáticos, principalmente no planejamento da radioterapia. A RM associada a linfografia pode detectar metástases em linfonodos não aumentados. A TC ou RM de pelve estão indicados no seguimento desses pacientes após a detecção bioquímica de recorrência.

Avaliação de genitália interna

A ultrassonografia ainda é um exame com excelente acurácia para definição e identificação de órgãos sexuais internos (ovários, útero, derivados Müllerianos e Wolffianos, próstata e testículos criptorquídicos). No entanto, depende da experiência do examinador em diferenciar estruturas que possam ser incompatíveis com o sexo social do paciente. A TC não apresenta acurácia superior a ultrassonografia para avaliação de genitália interna. A RM é um método de imagem com acurácia semelhante à ultrassonografia e superior a TC para avaliação e identificação de órgão genitais internos, com a vantagem sobre os outros dois métodos de melhor definição de localização das estruturas, auxiliando o planejamento da abordagem cirúrgica.

Imagem baseada em radioisótopos

Em geral, a realização de imagem com radioisótopos não aumenta a sensibilidade dos métodos convencionais de imagem (TC ou RM), mas apresentam alta especificidade, o que pode ser útil na avaliação de achados inespecíficos. Além disso, podem trazer informações quanto a biologia e funcionalidade das lesões e extensão da doença. Devem ser realizados em casos selecionados (Tabela 42.3). Os principais e atualmente disponíveis radiotraçadores estão na Tabela 42.4.

Tabela 42.3. Indicações de realização de imagem com radioisótopos em Endocrinologia.

Estadiamento e avaliação da extensão da doença

Diagnóstico diferencial de lesões múltiplas e pequenas (achados inespecíficos).

Diagnóstico de lesões ocultas (90% dos casos de secreção ectópica de ACTH estão localizadas no tórax).

Seguimento de pacientes portadores de síndromes genéticas

Avaliação de resposta terapêutica – redução da captação de F18-FDG em geral é tido como um critério de resposta terapêutica.

Predição de resposta terapêutica a radiofármacos com os mesmos alvos moleculares, tais como o Y-90, Lu-177 e I-131.

Tabela 42.4. Principais radiotraçadores utilizados em endocrinologia e os seus respectivos alvos moleculares.

Radiotraçador	Exame	Alvo molecular	Indicação	Observações
In-111 pentetreotídeo	Octreoscan (In-111 SPECT-TC)	Receptores de somatostatina (SSTR2 e SSTR5)	Tumores neuroendócrinos (carcinoides)	Lesões inflamatórias e linfomas podem ser causas de resultados falso-positivos.
I131/I123-MIBG	Cintilografia SPECT-TC com MIBG	Transportador de catecolaminas	Feocromocitomas/paragangliomas	Alta especificidade e baixa sensibilidade para lesões extra-adrenais.
Ga-68 octreotídeo	PET-TC Ga-68 DOTA TOC/TATE/ NOC	Receptores de somatostatina (SSTR2 e SSTR5)	Tumores neuroendócrinos (carcinoides) Feocromocitoma/ paraganglioma	Apresenta maior sensibilidade e melhor resolução espacial que o octreoscan.
F-18 FDG	PET-SCAN FDG PET-TC	Hexoquinase	Diagnóstico e resposta terapêutica de lesões metastáticas de carcinoma do córtex da suprarrenal e tumores da tireoide	Os tumores neuroendócrinos geralmente apresentam baixa avidez pelo FDG, limitando sua sensibilidade.
F18-DOPA	DOPA PET-TC	Transportadores de aminoácidos	Feocromocitoma/ paragangliomas e Tumores neuroendócrinos	Alta sensibilidade e excelente resolução espacial.

SSTR: receptor de somatostatina; TC: tomografia computadorizada.

Imagem em tireoide

Ultrassonografia

O melhor método de imagem para avaliação da glândula tireoide é a ultrassonografia. Ela está indicada para todos os pacientes com suspeita de disfunção tireoidiana, bócio ou nódulos. Pode ser simples ou com doppler colorido. É um excelente exame para definir a localização e tamanho da tireoide, por não ser invasivo e de fácil execução.

Hipotireoidismo

A presença de hipoecogenicidade e ecotextura heterogênea da glândula, com aumento da vascularização ao Doppler sugerem etiologia autoimune. Não há necessidade de realizações periódicas se não houver alteração ao exame físico. Está indicada no diagnóstico etiológico do hipotireoidismo congênito.

Hipertireoidismo

O aumento difuso da glândula associado à hipoecogenicidade e aumento da vascularização ao Doppler sugere etiologia autoimune (Doença de Graves). A avaliação do volume da glândula é necessária para cálculo de dose de radioiodoterapia. No seguimento, a recuperação da ecogenicidade normal e diminuição da vascularização sugerem remissão da doença de Graves.

Tireoidite subaguda

Observa-se áreas hipoecoicas mal definidas (manchas escuras) com vascularização ausente ou diminuída, auxiliando o diagnóstico diferencial. Na tireoidite induzida por amiodarona e lítio, a vascularização também pode auxiliar, sendo diminuída ou ausente na destrutiva e aumentada na autoimune.

Nódulos

Todos os nódulos devem ter a descrição de estrutura (sólido, cisto ou misto), ecogenicidade (hipo, isso ou hiper), bordas (regulares, irregulares, com halo), tamanho (altura, largura e profundidade) e localização nos lobos ou istmo. A avaliação das características ultrassonográficas sugestivas de benignidade ou suspeitas para malignidade, auxiliam na seleção dos nódulos para punção aspirativa por agulha fina (PAAF). As

indicações para PAAF estão no *Capítulo 4 – Câncer de tireoide* . De maneira geral, nódulo cístico (cisto simples) não necessita de PAAF e nódulo
espongiforme é sugestivo de benignidade (bócio). As seguintes características são sugestivas de malignidade: hipoecogenicidade acentuada,
bordas irregulares, infiltrativas ou espiculadas, presença de microcalcificações, vascularização predominantemente central, nódulo com altura >
largura (transversal) e presença de linfonodo suspeito. A avaliação também deve levar em conta o antecedente familiar de câncer de tireoide,
história de radiação externa na infância, PET positivo. Todos os nódulos
com linfonodos suspeitos (ausência de hilo central hiperecogênico, arre-
dondado, com microcalcificação ou áreas císticas) devem ser punciona-
dos. Nódulos espongiformes devem ser submetidos à PAAF se > 2,0 cm.

Nódulos com citologia benigna (Bethesda II) podem ser acompanhados com exame ultrassonográfico anual e, se não houver crescimento, a cada 2 anos. Não há necessidade de incluir o Doppler colorido no
seguimento, a menos que aparecem novos nódulos. Em nódulos com
citologia maligna (Bethesda VI), é recomendável a realização de ultrassonografia cervical para avaliação de linfonodos cervicais no pré-operatório, pois o diagnóstico de metástase linfonodal muda o planejamento
cirúrgico. A ultrassonografia cervical deve citar as localizações de linfonodos suspeitos (nível II a VI).

Carcinoma diferenciado

Em pacientes submetidos a tireoidectomia total por carcinoma
diferenciado de tireoide, a ultrassonografia do pescoço, avaliando lei-
to tireoidiano e linfonodos cervicais, deve ser realizada apenas 6 meses
após a tireoidectomia. O seguimento deve ser feito a cada 6 meses, juntamente com dosagem de tireoglobulina sérica (Tg) e anticorpo anti-Tg.
Se após 1 ano a ultrassonografia do pescoço não apresentar alterações,
a Tg for indectável e anticorpo anti-Tg negativo, a ultrassonografia do
pescoço pode ser realizada anualmente.

Tomografia cervical, tórax e mediastino
Bócio multinodular

Deve ser realizada na suspeita de bócio mergulhante para avaliar a
extensão torácica para planejamento cirúrgico, caso os limites inferiores
ao ultrassom não sejam visualizados. Não administrar contraste iodado.

Câncer de tireoide

Deve ser realizada quando a ultrassonografia cervical não apresentar metástase e a Tg sérica estimulada for elevada. É útil na avaliação de invasão vascular e mediastinal e para detecção de metástase pulmonar. A detecção de linfonodos é melhor quando realizada com contraste. Entretanto, lembrar que o uso de iodo radioativo só poderá ser feito após 2 a 3 meses. Na presença de metástases linfonodais conhecidas, a tomografia cervical com contraste deve ser realizada no pré-operatório para programação da extensão da cirurgia.

Mapeamento e captação da tireoide com Iodo 131

Tireotoxicose

Utilizado caso haja dúvida no diagnóstico de tireotoxicose. Na doença de Graves e no bócio uni- ou multinodular tóxico, a captação de 2 horas e 24 horas estão aumentadas, enquanto na tireoidite subaguda e factícia, a captação está ausente ou muito baixa. É sempre realizada imediatamente antes do tratamento de hipertireoidismo com radioiodo, para o cálculo da dose.

Hipotireoidismo

Não há indicação.

Hipotireoidismo congênito

É o padrão-ouro no diagnóstico etiológico do hipotireoidismo congênito. Deve ser feito após suspensão da levotiroxina em pacientes > 3 anos de idade. Identifica tireoide ectópica, ausente e defeitos de síntese.

Nódulo tireoidiano

Indicado apenas se o TSH está baixo ou suprimido na presença de nódulo. Caso o nódulo seja captante (quente), não há necessidade de PAAF. No bócio multinodular tóxico pode auxiliar na indicação de qual nódulo deve ser submetido a PAAF, quando todos apresentam as mesmas características na ultrassonografia.

Carcinoma diferenciado da tireoide

Mapeamento de corpo inteiro ou pesquisa de corpo inteiro (PCI) com 131I. Pode ser realizada após suspensão da levotiroxina e TSH > 30 mU/L ou após TSH recombinante (Thyrogen®). Antes da dose ablativa, deve ser feita apenas em casos de risco intermediário e alto (ver *Capítulo 4 – Câncer de tireoide*). PCI após a dose ablativa ou terapêutica deve ser feita em todos os pacientes, 5 a 8 dias após a dose de radioiodo. PCI pode ser indicada se a tireoglobulina sérica for elevada ou se estiver em ascensão durante o seguimento, na ausência de metástases na ultrassonografia e na tomografia de tórax.

Cintilografia com tecnécio

Como o tecnécio compete com o iodo, mas não é metabolizado, é útil na determinação da localização da tireoide, mas não sua função. Pode ser usada no diagnóstico de hipotireoidismo congênito. Pode ser usado, com cautela, na interpretação de tireotoxicose, pois o cálculo é difícil na determinação de captação do tecnécio.

Tomografia e ressonância de órbitas

Deve ser solicitada apenas nos quadros de exoftalmopatia moderada a grave, diplopia e exoftalmopatia unilateral e piora da movimentação ocular extrínseca ou piora visual. A ressonância de órbitas pode também ser solicitada nos casos agudos de perda visual ou diplopia.

Imagem no paciente com *diabetes mellitus*

Os portadores de diabetes podem ter qualquer outra doença que exija a realização de TC ou RM, sendo algumas mais prevalentes nos diabéticos que na população geral. A avaliação do pâncreas deve ser feita nas condições descritas na Tabela 42.5.

Tabela 42.5: Indicações de imagem de pâncreas em pacientes com diabetes.

Diabetes neonatal	US ou TC: para diagnóstico de agenesia pancreática
Câncer de pâncreas	TC ou RM
Hemocromatose	TC ou RM (incluindo fígado)

US: ultrassonografia; TC: tomografia computadorizada; RM: ressonância magnética.

No paciente com pé diabético, a RM deve ser feita para avaliar as lesões na fase 1 da doença de Charcot, suspeita de infecção e tendinopatias.

Imagem nas doenças osteometabólicas

Osteoporose

» Densitometria óssea de L1-L4 e fêmur proximal para avaliação de densidade mineral óssea (BMD).
» Rx de coluna toracolombar (PA + perfil) para pesquisa de fraturas e "artefatos" que possam interferir na análise do BMD, como na presença de osteófitos e calcificações em aorta.

Hiperparatireoidismo primário

Para avaliação de repercussão óssea, os exames abaixo devem ser realizados.

» Densitometria óssea de L1-L4, fêmur proximal e antebraço para avaliação de BMD.
» Cintilografia óssea com tecnécio 99m-metildifofonato (^{99m}Tc-MDP) para pesquisa de áreas de hipercaptação, indicando remodelação aumentada. Caso necessário, complementar com Rx simples do local com hipercaptação.
» Rx de mãos para pesquisa de reabsorção subperiosteal.
» Rx de crânio (PA + Perfil) para avaliar lesões tipo "sal e pimenta".

Para avaliação de repercussão renal no hiperparatireoidismo, o seguinte exame deve ser solicitado:

TC de rins e vias urinárias sem contraste multislice

É o padrão-ouro para avaliação de nefrolitíase e nefrocalcinose.

Para determinar a localização de paratireoide(s) hiperfuncionante(s), os exames abaixo devem ser solicitados:

Cintilografia de paratireoides com ^{99m}Tc-MIBI

Dependendo do resultado e a critério do Serviço de Medicina Nuclear, o exame é complementado com aplicação de pertecnetato, que mostra uma captação preferencialmente tireoidiana. Assim com a subtração da captação tireoidiana, que pode confundir o diagnóstico se apresentar nódulo tireoidiano.

Ultrassonografia da tireoide e paratireoides

Determinar a presença de nódulos tireoidianos, que interferem na sensibilidade da cintilografia com MIBI (risco de falsos positivo).

TC cervical e tórax

Indicada nos casos de reoperação ou para localização de paratireoide ectópica.

Osteomálacia, displasia fibrosa e doença de Paget

Densitometria óssea de L1-L4 e fêmur proximal

Para avaliação de BMD.

Cintilografia óssea com ^{99m}Tc-MDP

Para pesquisa de áreas de hipercaptação (remodelação aumentada); avaliação de pseudofraturas ou fraturas. Complementação com outros exames de imagem a depender dos achados (Rx simples, TC ou RM).

Cintilografia de corpo inteiro com ^{99m}Tc-MIBI

Para casos suspeitos de osteomálacia oncogênica visando localização tumoral. É um exame menos específico que o ^{111}In octreotide. Entretanto é mais barato e mais disponível. A complementação com TC ou RM irá depender dos achados.

Cintilografia de corpo inteiro com ^{111}In octreotide

Somente para casos suspeitos de osteomálacia oncogênica visando localização tumoral. É mais específico que o ^{99m}Tc-MIBI, porém mais caro, dependendo da importação do radioisótopo, pois não é feita de rotina e nem custeada pelo SUS. A complementação com TC ou RM dependerá dos achados.

Hipoparatireoidismo e pseudo-hipoparatireoidismo

Densitometria óssea de L1-L4 e fêmur proximal

Para avaliação de BMD.

TC de crânio sem contraste

Para avaliação de calcificação em SNC, particularmente em núcleos da base, região frontal, paraventricular e cerebelar.

Rx de mãos e punhos e Rx pés (com carga)

Para avaliação de braquidactilia para os casos de pseudo--hipoparatireoidismo.

Neoplasias endócrinas múltiplas

Neoplasia endócrina múltipla tipo 1

Investigação da hipófise

RM de hipófise deve ser realizada a cada 3 anos em portadores de mutação germinativa MEN1, a partir dos 5 anos, independente de dosagens hormonais. A periodicidade de RM de hipófise para casos com diagnóstico de adenoma hipofisário estabelecido segue as recomendações para seguimento de adenomas de hipófise em geral.

Investigação das paratireoides

A avaliação, após diagnóstico laboratorial de hiperparatireoidismo primário, inclui a realização de ultrassonografia de paratireoides, cintilografia com Sestamibi, ultrassonografia de vias urinárias, densitometria óssea (coluna lombar, fêmur e antebraço) e radiografia de mãos/crânio em todos os pacientes. RM da região cervical e TC de tórax devem ser conduzidas em casos com recorrência, principalmente, se a cintilografia é negativa e na localização precisa de paratireoide ectópica previamente identificada ou não pela cintilografia. A TC 3D é preferível em substituição a TC ou RM convencionais, exceto se função renal é alterada. A cintilografia óssea é feita em casos com evidência de doença óssea importante.

Investigação de pâncreas e/ou trato gastrointestinal

A RM (preferencial) ou TC do abdome, com contraste – fase arterial, devem ser realizadas anualmente em portadores de mutação germinativa MEN1, a partir dos 10 anos, independente de dosagens hormonais. Ultrassonografia endoscópica deve ser feita anualmente em associação com RM de abdome e a partir dos 15 anos, independente de dosagens hormonais. Em caso com tumores subcentimétricos estáveis à ultrassonografia, o intervalo de RM pode ser aumentado. A cintilografia com PET-CT-Gálio é realizada com o propósito de estadiamento de tumores identificados por outros métodos e, principalmente, se há proposta cirúrgica.

Investigação das adrenais. A RM (preferencial) ou TC de abdome deve ser feita anualmente em portadores de mutação germinativa MEN1, a partir dos 10 anos, independente de dosagens hormonais.

Investigação de tumores tímicos e brônquicos

TC de tórax deve ser feita anualmente ou a cada dois anos em portadores de mutação germinativa MEN1, a partir de 15 anos de idade, independente de dosagens hormonais.

Neoplasia endócrina múltipla tipo 2
Carcinoma medular de tireoide (CMT)

A ultrassonografia cervical deve ser realizada em todos os pacientes com diagnóstico inicial de CMT. No seguimento após tireoidectomia total e esvaziamento cervical, a ultrassonografia cervical deve ser realizada anualmente ou em intervalos menores, a critério médico e, principalmente, dependendo do tempo de duplicação de calcitonina. Outras imagens, como TC de tórax, RM de abdome, RM ou TC da coluna vertebral e cintilografia óssea devem ser conduzidas nos casos com:

» Diagnóstico inicial de CMT com doença cervical extensa, com sintomas e sinais de metástases locais ou à distância e em todos os pacientes com valores de calcitonina basais superiores a 500 pg/mL;

» Casos com CMT previamente submetidos à tireoidectomia total e esvaziamento cervical associados a níveis basais de calcitonina superiores a 150 pg/mL.

Investigação de feocromocitoma

RM ou TC das adrenais deve ser realizada quando diagnóstico laboratorial de feocromocitoma é estabelecido por valores elevados de metanefrinas e normetanefrinas livres séricas e urinárias. Cintilografia com MIBG pode complementar a investigação para documentar especificidade da captação do radionuclídeo pelo nódulo adrenal.

Imagem na doença de von Hippel-Lindau

Na doença de von-Hippel-Lindau, de herança autossômica dominante, mutações no gene VHL determinam o desenvolvimento de cistos e diversos tipos de tumores benignos e malignos em vários tecidos. No sistema nervoso central, ocorrem hemangioblastomas supratentoriais, cerebelares, de medula espinhal, de tronco e de raízes nervosas lombosacrais; hemangioblastomas de retina e tumores de saco endolinfático. No sistema nervoso autônomo, desenvolvem-se paragangliomas na região de cabeça e pescoço, tórax e abdome. Cistos renais, carcinoma de células renais, feocromocitomas, cistos pancreáticos e tumores neuroendócrinos pancreáticos também podem ser vistos. Nos órgãos genitais, podem ocorrer cistoadenoma de epidídimo e cistoadenoma de ligamento largo. Os indivíduos que devem ser considerados de alto risco para o desenvolvimento de tumores e que devem ser submetidos ao rastreamento clínico são os pacientes sabidamente portadores de doença de von Hippel-Lindau, familiares de pacientes afetados que apresentam mutação no gene VHL detectada pelo exame genético e familiares de pacientes afetados (irmãos, pais, filhos) que não realizaram o exame genético. De acordo com as recomendações do National Institutes of Health, os pacientes de alto risco devem realizar os exames e periodicidade de acordo com a Tabela 42.6.

Tabela 42.6. Exames que devem ser realizados e sua periodicidade, para pacientes de alto risco de VHL, de acordo com as recomendações do National Institutes of Health.

Exames	Idade do início do rastreamento	Periodicidade
Exame de fundo de olho	Infância	Anualmente
Metanefrinas e catecolaminas	2 anos	Anualmente ou quando houver elevação da PA
US de abdome	8-17 anos	Anualmente
US de testículos	8 anos	Anualmente
TC de abdome com e sem contraste	18 anos ou quando houver imagens suspeitas ao US de abdome	A cada 2 anos
RM de abdome	Quando houver dúvidas na imagem da TC	-
TC de cabeça e pescoço	18 anos	A cada 2 anos
TC de tórax	18 anos	A cada 2 anos
TC ou RM dos canais auditivos internos	Quando houver perda auditiva, vertigem, distúrbios do equilíbrio ou zumbido	-
RM de crânio e de medula espinhal	11 anos	Anualmente

US: ultrassonografia; TC: tomografia computadorizada; RM: ressonância magnética; PA: pressão arterial.

Referências bibliográficas

1. Auchus RJ, Pressman BD, Turcu AF, Waxman AD. Biochemical and Imaging Diagnostics in Endocrinology. Endocrinology and Metabolism Clinics of North America Volume 46, Number 3, 2017.

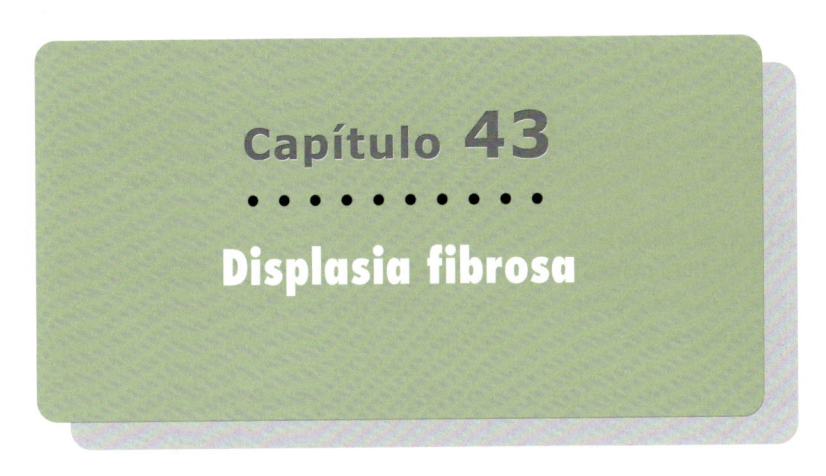

Capítulo 43
Displasia fibrosa

Regina Matsunaga Martin

Introdução

A displasia fibrosa (DF) é uma doença esquelética rara e debilitante que resulta em fraturas, deformidades, prejuízo funcional e dor. O osso acometido apresenta matriz óssea, trabéculas e colágeno anormais, produzidas por células mesenquimais indiferenciadas.

Qualquer osso pode ser afetado e a doença apresenta um amplo espectro de manifestações clínicas dependendo de sua localização e extensão, variando desde casos assintomáticos até formas graves e incapacitantes. Pode envolver apenas um osso (DF monostótica), múltiplos ossos (DF poliostótica) ou todo o esqueleto (DF panostótica).

O primeiro relatado da DF data de 1891, por Von Recklinghausen, sendo posteriormente descrita por Lichtenstein, em 1938. No entanto, em 1937, de modo independente, Donovan McCune e Füller Albright também descreveram a DF associada a manchas "café com leite" e puberdade precoce, condição que passou a ser conhecida como síndrome de McCune-Albright.

Hoje se sabe que ambas as condições fazem parte do espectro de uma mesma doença, resultado de uma mutação somática ativadora no gene *GNAS* que ocorre muito precocemente durante o desenvolvimento embrionário. Apesar de congênita, por não resultar de mutações germinativas, tanto síndrome de McCune-Albright como a DF isolada não são transmissíveis.

Diagnóstico

O diagnóstico da displasia fibrosa pode ser feito baseado em uma avaliação global de suas características clínicas, radiológicas e histopatológicas.

Avaliação clínica e manifestações endócrinas

Na região craniofacial, dependendo do(s) osso(s) acometido(s), são relatados: dor e parestesias relacionadas à compressão de pares cranianos; alterações visuais, déficit auditivo, obstrução das vias aéreas e má oclusão, perdas e falhas na erupção dentária.

No esqueleto apendicular, principalmente quando há comprometimento dos membros inferiores, pode haver prejuízo da marcha e deformidades ósseas progressivas levando à impotência funcional.

A doença na coluna vertebral pode cursar com escoliose e fraturas na idade adulta, podendo exigir tratamento cirúrgico.

A forma monostótica costuma ser assintomática ou manifesta-se mais tardiamente, em indivíduos entre 20 e 30 anos de idade. A forma poliostótica apresenta manifestações mais precoces, geralmente na infância e adolescência, coincidindo com a fase de crescimento ósseo rápido, porém a queixa de dor é mais comum na idade adulta.

Em geral, as lesões da DF apresentam crescimento lento; no entanto, além da infância e puberdade onde se espera um crescimento acelerado das lesões, o crescimento acelerado pode ocorrer; quando a DF está associada a cisto ósseo aneurismático ou mucoceles. Na presença de excesso de GH e no caso de transformação maligna, que é raro e tem como principal fator de risco a radioterapia local prévia.

A definição clínica da síndrome de McCune-Albright inclui a presença da displasia fibrosa associada a lesões cutâneas hiperpigmentadas tipo "café com leite" ou a anormalidades endócrinas, presente em menos de 5% dos casos de DF.

Entre as hiperfunções endócrinas descritas na síndrome de McCune-Albright temos a puberdade precoce, o hipertireoidismo, o gigantismo/acromegalia e o hipercortisolismo neonatal, que estão descritos em outros capítulos.

Além das hiperfunções endócrinas, têm sido descritas: lesões testiculares, mesmo sem alteração de produção hormonal; mixomas intramusculares que, quando associados à DF, recebem a designação de síndrome de Mazabraud; lesões hepatobiliares e pancreáticas, além de raros casos de tumores malignos (em ossos, tireoide, testículo e mama) nos quais foi identificada a mutação na $G_s\alpha$ no tecido tumoral, mas não no tecido adjacente, justificando o papel dessa proteína como proto-oncogene.

Exames laboratoriais

Os marcadores bioquímicos do metabolismo ósseo refletem a extensão e atividade da DF e seus valores devem ser comparados para indivíduos da mesma faixa etária uma vez que, na infância e adolescência, os valores de referências são superiores aos valores encontrados nos adultos. Na doença poliostótica, em geral, os marcadores de formação (fosfatase alcalina e P1NP) estão preferencialmente elevados e, pelo efeito do aumento da reabsorção óssea (via IL-6 e RANKL), os marcadores de reabsorção óssea também se encontram elevados (CTX1). Nas lesões monostóticas, detectadas na vida adulta, com baixa taxa de crescimento, não costumam ser observadas alterações dos marcadores bioquímicos do metabolismo ósseo.

Nos casos de DF poliostótica, deve-se avaliar a fosfatemia, pois pode haver hipofosfatemia, secundária à produção excessiva de FGF23 pelo osso displásico, e consequente osteomalácia secundária aumentando o risco de fraturas.

As hiperfunções endócrinas devem ser pesquisadas ativamente desde a infância e confirmadas por dosagens laboratoriais. A piora das lesões ósseas depois que o indivíduo atinge a maturidade esquelética, pode estar relacionada às hiperfunções endócrinas, particularmente o excesso de GH.

Exames de imagem

A aparência radiográfica das lesões de DF é variável, dependendo da proporção dos componentes ósseo e fibroso da lesão. O osso normal é substituído por tecido fibroso, que é mais radiolucente, com um aspecto de "vidro despolido" ou "vidro fosco". Com a idade, o aspecto radiográfico é misto, com áreas sólidas e líticas (Figura 43.1A).

A cintilografia óssea com 99mTc-MDP é útil para avaliar não só a extensão da doença, mas também de sua atividade, pois lesões ativas apresentam maior captação do radiofármaco, ao contrário das lesões menos ativas. Além do mais, nos casos de DF poliostótica, o exame também é capaz de fornecer o prognóstico das lesões ósseas (Figura 43.1B).

A tomografia computadorizada e a ressonância magnética permitem melhor definição do tamanho da lesão e acompanhamento evolutivo, identificação de microfraturas, diagnóstico diferencial com metástases e outras lesões ósseas, além de avaliação de comprometimento funcional nos casos de lesões ósseas craniofaciais.

Figura 43.1. A. Radiografia de fêmur esquerdo com displasia fibrosa de paciente aos 39 anos com síndrome de McCune-Albright exibindo padrão radiológico misto (áreas sólidas e líticas) com consolidação de fratura em região diafisária.
B. Cintilografia óssea com ⁹⁹ᵐTc-MDP, mostrando comprometimento panostótico, com predomínio de lesões crânio faciais e em membro inferior esquerdo do mesmo paciente aos 32 anos.
Fonte: arquivo pessoal da autora.

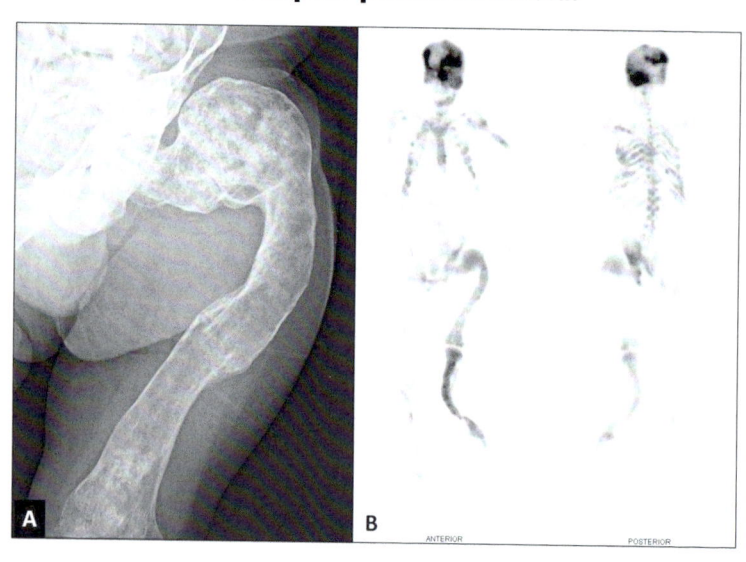

Diagnóstico diferencial

A biópsia óssea está indicada quando houver dúvidas sobre o diagnóstico e nos casos de crescimento acelerado quando há suspeita de transformação maligna. A detecção de mutações do gene *GNAS* por testes genéticos tem indicação bastante limitada e fornece o diagnóstico de certeza desde que inclua tecido displásico viável.

O diagnóstico diferencial deve ser feito com doença de Paget, osteossarcoma, hiperparatireoidismo, cisto ósseo simples, fibroma ossificante, fibroma não ossificante e tumor de células gigantes, entre outros.

Tratamento

As lesões assintomáticas e estáveis, especialmente na forma monostótica da doença, não necessitam de tratamento específico, devendo ser apenas monitorizadas. No entanto, a forma poliostótica requer acompanhamento por uma equipe multiprofissional, incluindo endocrinologista, ortopedista, psicólogo, fisiatra e que o tratamento seja individualizado e baseado no quadro clínico específico do paciente.

Na DF monostótica craniofacial associada a deformidades, se houver necessidade de abordagem cirúrgica, recomenda-se realizá-la preferencialmente quando o indivíduo atinge a maioridade esquelética, ou seja, ao final do processo de aquisição de massa óssea que ocorre por volta dos 25 anos.

Na DF poliostótica craniofacial estável, recomenda-se ressecção radical se possível e necessária, assim que o indivíduo atingir a maturidade esquelética. Caso não seja possível a ressecção radical, procede-se à ressecção parcial, podendo ou não haver recrescimento da lesão óssea. Nos casos de lesão com crescimento progressivo, além da abordagem cirúrgica, é importante o controle hormonal (particularmente quando há excesso de GH) e discute-se a indicação de drogas antirreabsortivas ósseas.

De modo geral, a mesma abordagem é recomendada para o comprometimento ósseo nas demais regiões. No entanto, no caso dos ossos dos membros inferiores (particularmente o fêmur), por estarem sujeitos a maiores cargas mecânicas, a abordagem pode envolver tratamento cirúrgico mais precoce, antes mesmo da maturidade esquelética. O mesmo tratamento deve ser considerado para a coluna vertebral, no caso de desenvolvimento de escoliose e/ou compressão de estruturas nervosas.

Tratamento clínico

O tratamento clínico envolve medidas gerais, como a adequação do aporte de cálcio através da dieta e, quando não for possível, a utilização de suplementos à base de carbonato de cálcio, além da correção dos níveis de vitamina D, tendo como meta valores acima de 30 ng/mL de 25 hidroxivitamina D. Nos casos de hipofosfatemia com evidências de raquitismo e osteomalácia, faz-se mandatória a reposição de fosfato, embora não haja consenso sobre a dose a ser utilizada.

Considerando a raridade da doença e sua variabilidade fenotípica quanto à idade de manifestação, localização, extensão e atividade da doença óssea, podendo contar com a presença ou não de hipofosfatemia e/ou excesso de GH, diferentes esquemas de tratamento com bisfosfonatos têm sido registrados na literatura médica, dificultando a avaliação da sua eficácia e a padronização de esquemas terapêuticos.

Apesar da heterogeneidade da DF e dos diferentes esquemas terapêuticos com bisfosfonatos, as principais indicações para o uso dessa classe de medicamento são: o alívio da dor, que curiosamente é mais frequente em adultos do que em crianças, e a tentativa de conter a progressão da doença.

Em adultos, pode ser utilizado o tanto o ácido zoledrônico (mais potente) como o pamidronato. A dose deve ser ajustada de acordo com o peso em crianças. Os bisfosfanatos orais não se mostraram eficazes para esse fim.

Mulheres em idade fértil utilizando bisfosfonatos devem evitar engravidar, dado o potencial teratogênico da medicação. E, do mesmo modo que o uso por tempo prolongado de bisfosfonato em osteoporose está associado a fraturas atípicas, o mesmo pode ocorrer em pacientes com DF, particularmente nos ossos não afetados pela doença.

Outra opção de terapia antirreabsortiva é o uso do denosumabe, anticorpo inibidor do RANKL, inicialmente relatado em casos dramáticos nos quais os bisfosfonatos se mostraram ineficazes.

Tratamento cirúrgico

O tratamento cirúrgico é indicado para correção de deformidades, descompressão nervosa, estabilização de fraturas patológicas e alívio da dor. O enxerto ósseo é raramente indicado e o uso de hastes intramedulares é preferível em relação às placas e parafusos, sempre que possível.

A descompressão profilática do nervo óptico para prevenir a perda de visão não é indicada.

Referências bibliográficas

1. Robinson C, Collins MT, Boyce AM. Fibrous Dysplasia/McCune-Albright Syndrome: Clinical and Translational Perspectives. Curr Osteoporos Rep, 2016 (14):178-86.

2. Lee JS, et al. Clinical guidelines for the management of craniofacial fibrous dysplasia. Orphanet J Rare Dis, 2012. 7 Suppl 1: p. S2.

3. Chapurlat RD, et al. Pathophysiology and medical treatment of pain in fibrous dysplasia of bone. Orphanet J Rare Dis, 2012. 7 Suppl 1: p. S3.

4. Stanton RP, et al. The surgical management of fibrous dysplasia of bone. Orphanet J Rare Dis, 2012. 7 Suppl 1: p. S1.

5. DiCaprio MR, Enneking WF. Fibrous dysplasia. Pathophysiology, evaluation, and treatment. J Bone Joint Surg Am, 2005. 87(8): p. 1848-64.

Índice remissivo

ÍNDICE REMISSIVO

T

U